世界毒物史全

WORLD HISTORY OF POISON

51—60卷

毒理学分学史
毒学支科

History of the Branch of Toxicology

主编 史志诚

国家出版基金项目
NATIONAL PUBLICATION FOUNDATION

"十三五"国家重点图书出版规划项目

西北大学出版社

图书在版编目（CIP）数据

毒理学分支学科史/史志诚主编.—西安：西北大学出版社，2016.8

（世界毒物全史：第六册）

ISBN 978-7-5604-3871-9

Ⅰ.①毒… Ⅱ.①史… Ⅲ.①毒理学—分支科学—科学史—世界 Ⅳ.①R994-091

中国版本图书馆CIP数据核字(2016)第110669号

世界毒物全史

毒理学分支学科史

主　　编：	史志诚
出版发行：	西北大学出版社
地　　址：	西安市太白北路229号
邮　　编：	710069
电　　话：	029-88303059
经　　销：	全国新华书店
印　　装：	陕西博文印务有限责任公司
开　　本：	787毫米×1092毫米　1/16
印　　张：	26.5
字　　数：	550千
版　　次：	2016年8月第1版
印　　次：	2016年8月第1次印刷
书　　号：	ISBN 978-7-5604-3871-9
定　　价：	158.00元

献
DEDICATED
给

为人类健康做出贡献的伟大的毒物学家和从事相关职业的人们!

To the great toxicologists and people in related occupations who have contributed to human health

世界毒物
全史

WORLD
HISTORY
OF POISON

序
PREFACE

毒物及其危害的存在产生了毒理学，当科学家研究毒物引发生物体中毒机制和防治中毒危害的时期，毒理学属于医学和自然科学的范畴。然而，当生态毒理学、管理毒理学出现之后，毒理学走向自然界和整个社会，参与经济管理和立法，并与相关学科交叉，不断产生新的学科，这个时期，毒理学又从属于生物科学。

回顾现代毒理学的分支学科不断向生物学、自然界和社会管理扩展的历史，不难看出，20 世纪 70 年代以前，毒理学向医学和生物应用学科扩展；而 20 世纪 70 年代之后，毒理学的扩展趋势走向大自然和社会管理的层面，特别是研究毒物对人类和整个生态系统及其环境影响的生态毒理学形成并发展之后，毒理学走向了整个自然界，关注生物安全、生态安全。管理毒理学介入国家法律法规的制定。此时，人们开始意识到毒理学不仅关注食品安全与药品安全，而且关注生物安全与生态安全。这一动向不仅影响了毒理学的未来取向，而且影响到社会上的每一个群体和个人。

众多的毒理学分支学科及其相关学科的发展，体现了毒理学的应用性、广泛性和特殊性。目前还没有任何一门学科像毒理学涉及科学、文化、社会、管理、法律等如此广泛的领域。

《世界毒物全史》第六册《毒理学分支学科史》共 10 卷，分别介绍法医毒理学、工业毒理学、食品毒理学、生化与分子毒理学、环境毒理学、生态毒理学、生殖毒理学、放射毒理学和兽医毒理学形成和发展的历史。同时，也介绍了药物毒理学、遗传毒理学、免疫毒理学、饲料毒理学等毒理学基础与应用学科和靶器官与系统毒理学科。此外，简要介绍了毒物与毒素学学科和 20 世纪、21 世纪出现的毒理学新兴分支学科，总共 50 多个分支学科。这些毒理学的分支学科，既有在毒理科学领域之内形成的学科交叉，又有毒理学与生命科学领域的相关学科交叉，还有毒理学与社会科学领域的相关学科交叉，使毒理学研究的范围不断扩大和深入。可以预计未来还将出现更多新的分支学科。

我们之所以将毒理学的分支学科集中为一册，是希望以此引起科学家关注现代毒理学的未来发展，以全新的智慧创新毒理学的未来！

史志诚

2015年6月

目 录
CONTENTS

序

第51卷 法医毒理学史

卷首语

1 法医学与法医毒理学   003
   1.1 世界法医学的发展史   003
   1.2 法医毒理学及其分支学科   006

2 法医毒理学的早期研究   007
   2.1 相关法律与规定   007
   2.2 中毒的医学检验   010
   2.3 中毒诊断与鉴定   013

3 法医毒理学的形成和发展   017
   3.1 16世纪法医毒理学的形成   017
   3.2 奥尔菲拉与法医毒理学   019
   3.3 从砷镜反应开始的法医毒物学   019
   3.4 克里斯泰森与法医毒理学   021
   3.5 英国厨娘之死与法医毒理学教育   022
   3.6 林几对中国法医毒理学的贡献   024
   3.7 法医毒理学在中毒案件中的应用   025
   3.8 毒物分析化学方法的建立与完善   027

4 法医毒物分析学科的发展   029
   4.1 法医毒理学与法医毒物分析的关系   029
   4.2 法医毒物分析学科的发展   029
   4.3 前苏联法化学简史   031

5 法医毒物学重要著作与期刊   034
   5.1 法医毒理学著作   034
   5.2 法医毒物分析著作   036
   5.3 法医毒理学期刊   038

6 法医毒理学展望   039

第52卷 工业毒理学史

卷首语

1 工业毒理学的发展历程   043
   1.1 工业毒理学的历史印迹   043
   1.2 工业中毒事件推动工业毒理学的发展   045
   1.3 近现代工业毒理学家的贡献   046

2 现代工业毒理学的发展   050
   2.1 现代工业毒理学的拓展   050
   2.2 主要工业化学物毒性研究进展   051
   2.3 循证医学在工业毒理学研究中的应用   059
   2.4 转化医学在工业毒理学研究中的应用   060

3 20世纪50年代以来的中国工业毒理学   061
   3.1 中国工业毒理学的进展   061
   3.2 中国工业毒理学的社团组织   064
   3.3 中国工业毒理学专著   064

4 职业接触限值与职业卫生标准的制定   066
   4.1 职业接触限值的国际历史   066
   4.2 中国职业接触限值应用历史   068

5 工业毒理学发展趋势与展望 069
5.1 工业毒理学面临两个"增长" 069
5.2 加快现代生物技术的研究与应用 070
5.3 应对新经济环境下新问题的研究 071
5.4 加强人力资源建设和学术交流 071

第53卷 食品毒理学史

卷首语

1 食品毒理学的发展历程 075
1.1 食品毒性研究的起源 075
1.2 现代食品毒理学的形成 075
1.3 现代食品毒理学的发展 077

2 食品毒理学学科的重大成果 080
2.1 食品毒理学评价体系的建立 080
2.2 新资源食品的管理与毒理学安全性评价 081
2.3 辐照保藏食品技术的研究 085

3 转基因食品的发展与毒理学评价 088
3.1 转基因食品的发展史 088
3.2 转基因食品的安全性评价 088
3.3 转基因食品的管理 090

4 保健食品的管理与毒理学安全性评价 092
4.1 保健食品及其管理 092
4.2 保健食品的安全性及其毒理学评价 095

5 食品添加剂的管理与安全评价 097
5.1 食品添加剂及其定义 097
5.2 管理机构与法规标准 097
5.3 食品添加剂安全评价 100
5.4 食品包装材料（食品接触材料） 103

6 食品安全管理与风险评估 105
6.1 风险分析框架的形成 105
6.2 风险评估机构的组建与发展历程 106
6.3 中国食品安全的风险评估 108
6.4 膳食暴露评估的进展 110

7 食品毒理学教育事业的发展 111
7.1 各国食品毒理学教育状况 111
7.2 中国的食品毒理学教育 112
7.3 食品毒理学教材与专著 113

8 21世纪食品毒理学展望 115
8.1 开拓营养毒理学的新局面 115
8.2 将现代生物技术引入食品毒理学 115
8.3 发展食品毒理学教育事业 118

第54卷 生化与分子毒理学史

卷首语

1 生化与分子毒理学的发展历程 121
1.1 分子生物学促进了分子毒理学的形成 121
1.2 现代生物技术推进了生化与分子毒理学的发展 122

2 生化与分子毒理学新技术的应用 126
2.1 实时荧光定量PCR技术在毒理学上的应用 126
2.2 基因多态性检测技术在毒理研究中的应用 127
2.3 RNA干扰在分子毒理学上的应用 128
2.4 基因敲除在分子毒理学上的应用 129
2.5 转基因技术在毒理学上的应用 130
2.6 基因组学技术在毒理学上的应用 132
2.7 蛋白质分离鉴定技术在毒理学中的应用 133
2.8 蛋白质组学技术在毒理学中的应用 134
2.9 生物芯片技术在毒理学上的应用 135
2.10 分子克隆技术在毒理学上的应用 137
2.11 生物信息学在毒理学上的应用 138

3 生化与分子毒理学重大成果 139
3.1 揭示了酶与化学物中毒的关系 139
3.2 发现新的生物标志物 143
3.3 表观遗传学毒性机制研究有新突破 144

4 中国生化与分子毒理学的发展 147
4.1 中国生化与分子毒理学的研究进展 147
4.2 生化与分子毒理学社团组织 149

5 生化与分子毒理学发展趋势与展望　151

第55卷　环境毒理学史

卷首语

1 环境毒理学的早期研究　155
1.1 大气污染事件与大气毒理研究　155
1.2 水污染事件与水环境毒理研究　156
1.3 土壤污染事件与土壤毒理研究　157
1.4 化学杀虫剂毒性作用的早期研究　157
1.5 《寂静的春天》对环境毒理学的启蒙　158

2 环境毒理学的诞生与形成　160
2.1 环境毒理学诞生前期的科研形势　160
2.2 环境毒理学学科形成的科学优势　161
2.3 环境毒理学的诞生与形成　161

3 环境毒理学的发展　164
3.1 20世纪70年代环境毒理学快速发展　164
3.2 20世纪80年代环境毒理学全面发展　165
3.3 20世纪90年代以来环境毒理学创新发展　167

4 环境毒理学的重大成果　169
4.1 二氧化硫　169
4.2 大气颗粒物　174
4.3 环境内分泌干扰物　178
4.4 持久性有机污染物　180

5 环境毒理学专著与期刊　181
5.1 环境毒理学专著　181
5.2 环境毒理学期刊　186

6 环境毒理学未来发展趋势和展望　187

第56卷　生态毒理学史

卷首语

1 生态毒理学学科发展历程　191
1.1 生态毒理学的早期研究　191
1.2 生态毒理学的诞生与形成　193
1.3 生态毒理学的发展　193

2 生态毒理学研究方法的发展　196
2.1 常规毒性试验的完善　196
2.2 细胞及分子生态毒理方法　197
2.3 生物致突变效应检测　199
2.4 生态毒理学方法的发展趋势　200

3 生态毒理学重大理论的提出与影响　201
3.1 模型生态系统的建立和改进　201
3.2 化学物生态毒理学性质的评估　202
3.3 生态风险评价的发展　203
3.4 生物标志物的应用　205
3.5 生态系统健康理论的扩展　206

4 典型污染物的生态毒理学　209
4.1 滴滴涕　209
4.2 石油　210
4.3 多环芳烃　211
4.4 多氯联苯　212
4.5 铅　213
4.6 汞　214

5 全球性污染问题的生态毒理学　216
5.1 酸雨　216
5.2 温室效应　217
5.3 臭氧层减少　219

6 生态毒理学专著与期刊　221
6.1 生态毒理学专著　221
6.2 生态毒理学专业期刊　225

7 生态毒理学未来发展趋势和展望　227

第57卷　生殖毒理学史

卷首语

1 生殖与生殖毒理学　231
1.1 生殖与人类的繁衍兴衰　231
1.2 人类主要的出生缺陷　232
1.3 生殖毒性与发育毒性的发现　235
1.4 生殖毒理学与发育毒理学　235

2 古代对生殖危害的初步认知　237

2.1 生殖危害与罗马帝国的灭亡　237
　　2.2 关于妊娠禁忌药的记载　237
3 毒物引发的生殖危害与研究成果　239
　　3.1 生殖毒理学史上的灾难性事件　239
　　3.2 环境因素与出生缺陷　240
　　3.3 阴囊鳞状细胞癌　242
　　3.4 内分泌干扰物导致的生殖毒性　242
　　3.5 药物滥用导致的生殖毒性　244
　　3.6 有机化合物与生殖毒性　245
　　3.7 职业女性与生殖健康　247
　　3.8 吸毒与生殖毒性　247
　　3.9 兴奋剂与生殖毒性　248
4 生殖毒理学研究方法的创新　249
　　4.1 生殖毒性实验技术的发展　249
　　4.2 分子生物学方法的引进　251
　　4.3 生殖发育毒性的评定　252
5 生殖毒理学数据库和期刊与专著　253
　　5.1 生殖毒理学数据库与期刊　253
　　5.2 生殖毒理学专著　253
6 生殖毒理学的发展趋势与展望　256
　　6.1 研究人类性学的三个里程碑　256
　　6.2 现代生殖毒理学的机遇与挑战　257

第58卷 放射毒理学史

卷首语

1 放射毒理学的发展历程　261
　　1.1 放射毒理学　261
　　1.2 放射性核素的发现与元素周期表　262
　　1.3 X线的发现启蒙了放射毒理学　264
　　1.4 天然放射性核素的发现　266
　　1.5 核裂变及人工放射性核素的发现　271
　　1.6 核能利用与放射毒理学的发展　275
　　1.7 放射毒理学研究领域的扩展　277
2 放射毒理学的研究成果　278
　　2.1 发现辐射类型与放射性衰变　278
　　2.2 确定辐射的分类及其来源　279
　　2.3 规定辐射剂量的量和单位　281
　　2.4 电离辐射与生物效应的差异性　282
3 中国放射毒理学研究进展　284
　　3.1 中国放射毒理学研究历史回顾　284
　　3.2 中国放射毒理学研究主要成果　285
　　3.3 中国放射毒理学研究专著　288
　　3.4 中国放射毒理学社团组织　290
4 放射毒理学的未来展望　291

第59卷 兽医毒理学史

卷首语

1 兽医毒理学的发展历程　295
　　1.1 古代防治动物中毒病的记载　295
　　1.2 近代兽医毒理学的形成　297
　　1.3 家畜中毒病的流行病学研究　298
　　1.4 现代兽医毒理学的学科发展　299
2 兽医毒理学的重大发现与研究成果　302
　　2.1 牛"翘摇病"与双香豆素　302
　　2.2 "震颤痉挛症"与有毒黑麦草　303
　　2.3 牛"水肿病"与栎单宁中毒　304
　　2.4 牛"地方性血尿症"与蕨中毒　306
　　2.5 牛"腹泻病"与钼中毒　307
　　2.6 牛"气喘病"与黑斑病甘薯中毒　308
　　2.7 羊"瞎眼病"与萱草根素中毒　309
　　2.8 马"喘气病"与紫茎泽兰中毒　310
　　2.9 阿里"醉马草"与冰川棘豆中毒　312
3 中国动物毒物学学科的发展历程　314
　　3.1 确定研究方向，编译学科教材　314
　　3.2 开展学术交流，组建学术团体　315
　　3.3 总结历史经验，出版学科专著　316
4 兽医毒理学社团组织的发展　318
　　4.1 美国兽医毒理学会　318
　　4.2 欧洲兽医药理学与毒理学协会　318
　　4.3 中国兽医毒理学社团组织　319
5 兽医毒理学里程碑著作　321
　　5.1 《兽医毒物学》专著　321

    5.2 《兽医毒理学》专著 　　322
    5.3 《家畜中毒学》专著 　　323
    5.4 《动物毒物学》专著 　　324
  6 兽医毒理学展望 　　326

第60卷　其他毒理学分支学科史

卷首语

1 毒理学基础与应用学科史　　329
    1.1 药物毒理学 　　329
    1.2 农药毒理学 　　334
    1.3 分析毒理学 　　339
    1.4 临床毒理学 　　345
    1.5 遗传毒理学 　　350
    1.6 免疫毒理学 　　357
    1.7 卫生毒理学 　　366
    1.8 饲料毒理学 　　367
    1.9 昆虫毒理学 　　371
    1.10 管理毒理学 　　376

2 靶器官毒理学学科史　　378
    2.1 肝脏毒理学 　　379
    2.2 肾脏毒理学 　　379
    2.3 呼吸系统毒理学 　　380
    2.4 心血管系统毒理学 　　380
    2.5 血液毒理学 　　381
    2.6 神经系统毒理学 　　381
    2.7 行为毒理学 　　382
    2.8 皮肤毒理学 　　383
    2.9 眼毒理学 　　383
    2.10 耳毒理学 　　384

3 毒物与毒素学学科史　　385
    3.1 有毒植物学 　　385
    3.2 植物种子毒物学 　　386
    3.3 植物毒理学 　　387
    3.4 毒素学 　　388
    3.5 植物毒素学 　　389

4 20世纪毒理学新兴学科史　　391
    4.1 发现毒理学 　　391
    4.2 金属毒理学 　　392
    4.3 燃烧毒理学 　　394
    4.4 毒性病理学 　　395
    4.5 军事毒理学与军事卫生毒理学 　　396
    4.6 航空毒理学 　　397
    4.7 航天毒理学 　　398

5 21世纪毒理学新学科史　　400
    5.1 毒理基因组学 　　400
    5.2 计算毒理学 　　401
    5.3 循证毒理学 　　403
    5.4 比较毒理学 　　404
    5.5 转化毒理学 　　406
    5.6 纳米毒理学 　　406
    5.7 预测毒理学 　　409
    5.8 系统毒理学 　　410
    5.9 灾害毒理学 　　410

第51卷

法医毒理学史

本卷主编 马丽霞

WORLD HISTORY OF POISON
世界毒物全史

卷首语

形成于16世纪的法医毒理学是研究以自杀、他杀为目的以及因滥用药物、意外事故引起中毒的一门学科。

20世纪初,随着分析化学和现代仪器分析技术的飞速发展,法医毒物分析虽然已经成为一门独立的学科,但它一直是法医毒理学的重要研究内容和一个重要的研究手段。法医毒物分析在俄罗斯被称为法化学,在日本则被称为裁判化学,在美国及欧洲一些国家和地区则被称为法毒物学。

法医毒理学具有的特殊性在于它不仅是毒理学的一门分支学科,同时也是法医学的重要组成部分,并随着毒理学和法医学的发展而发展。同时,法医毒理学也像法医学一样,是为法律服务的一门应用学科,其发生、发展必然受到社会与法律发展、变革的影响。

本卷回顾了世界法医学的发展、法医毒理学的特殊性、法医毒理学的早期研究、法医学家对法医毒理学的形成与发展所做出的贡献,以及法医毒理学相关学科的发展。此外,还对未来法医毒理学的发展趋向进行了展望。

1 法医学与法医毒理学

1.1 世界法医学的发展史

法医学是应用医学及其他自然科学的理论与方法,研究并解决立法、侦查、审判实践中涉及的医学问题的一门科学。法医学是一门应用医学,又是法学的一个分支。

法医学为制定法律提供依据,为侦查、审判提供科学证据,因此法医学是联结医学与法学的一门交叉科学。现代法医学分两个部分:基础法医学研究法医学的原理和基础;应用法医学运用法医学的理论和方法,解决司法、立法和行政上的有关问题。包括受理杀人、伤害交通事故、亲子鉴定等案件的鉴定,为侦查、审判提供线索和证据,为制定死亡判定、脏器移植、现代生殖技术以及解决由此带来的社会问题的法律提供依据。此外,还有通过对非正常死亡的尸体检验来发现传染病,进行中毒和灾害事故的防治以及行政处理。

法医学的历史

法医学的诞生和发展,与社会经济的发展、法的出现,以及医学和其他自然科学的进步有着密切的关系。法医学的历史大体可以分为三个时期,即萌芽时期、形成时期、发展和成熟时期。

萌芽时期

在公元前 500 年到公元 10 世纪期间。这时不仅法已经出现,而且医学已经得到一定程度的发展,在处理人命案件时,执法人已知道征求医生的意见来处理案件。如中国先秦时期就有了损伤检验,《礼记·月令》中记载,"孟秋之月……命理瞻伤、察创、视折、审断,决狱讼,必端平"。在已发掘的秦墓竹简中,亦有他杀、杀婴、自缢、外伤性流产等检验案例的记载。战国末期还有"令史"专门从事尸体检验和活体检验。

欧洲古代法医学的发展却缓慢得多,仅有个别案例的传闻,如公元前 44 年凯撒大帝被杀:身上有 23 处创伤,检验确定贯穿胸部第一、第二肋间的是致命伤。

形成时期

为公元 11 至 19 世纪,这时社会经济得到进一步的发展,法制趋向健全,案件的鉴定有专业医生参与,开始有较系统的法医著作出现。

这一时期最有代表性的著作是中国南宋理宗淳祐七年(1247)湖南提点刑狱宋慈[①]编著的《洗冤集录》五卷。内容包括:检验总说、疑难杂说、初检、复检、验尸、四时变动、验骨、自缢、溺死、自刑、杀伤、火死、跌死、服毒及其他各种死共 53 项。这是世界上最早的一部系统法医学著作,曾被译成多种文字在许多国家出版。

---

① 宋慈(1186—1249),字惠父,中国古代法医学家,被称为世界"法医学之父",著有《洗冤集录》。

13 至 15 世纪，对损伤的检查已聘请医师进行。13 世纪初巴雷利蒙开始施行了法医解剖。卡尔五世（Karl V，1500—1558）颁布的刑法（1532）中，规定杀婴、中毒等必须经医师检查。

中世纪的欧洲，以法国、德国和意大利的法医学发展较快。1562 年法国外科医师帕雷（Ambroise Pare）对升汞中毒做了第一例解剖，1575 年他在《外科手术学》一书中，阐述了机械性窒息、杀婴、电击死、处女鉴定等方法。1598 年意大利医师菲德利斯（Fidelis）出版《医生关系论》一书，这是欧洲第一部法医学著作。

在中国，《洗冤集录》之后赵逸斋出版了《平冤录》（年代不详），1308 年，王与①出版了《无冤录》，都显示了中国法医学的形成历史。

进入 16 世纪，Ambroise Pare（1575）、Fortunatus Fidelis（1598）、Paulus Zacchias（1621）等法医学先驱者出版了法医学专著，反对以女巫审判等迷信为基础的刑法取得了成果。1642 年，德国莱比锡大学首先开设了系统的法医学讲座；1782 年，柏林创办了第一份法医学杂志，从此法医科学初步形成它自己独立的体系。

发展和成熟时期

工业革命给科学技术的发展开辟了广阔的前景。18 世纪以前的法医学主要靠肉眼观察活体、尸体现象，所得到的是直观的、浅显的结论，19 世纪后则由于显微镜技术的出现和化学分析方法的应用，法医学的研究工作得到深入发展。这个时期的代表作有法国著名法医学者奥尔菲拉著的《论毒物》。

1899 年，西方近代法医学开始传入中国；1915 年北京和浙江医学专门学校开设法医课；1930 年国立北平大学医学院创立法医教研室，1932 年在上海建立法医研究所并出版《法医月刊》。

随着 18 世纪以后病理学的发展，以及 19 世纪其他科学领域的进步和设备更新，法医学专业得到了飞跃式的发展。

20 世纪以来，经济的发展和自然科学的突飞猛进大大促进了法医学的发展，现代分析仪器的运用和新检验技术的应用，标志着现代法医学体系的形成。

法医学的研究范畴

第一，死亡与尸体现象。讨论死亡概念、死亡过程和死亡分类；研究死亡诊断标准；鉴别真死和假死；研究死后尸体在内外因素作用下发生的一系列变化，包括早期尸体现象（肌肉弛缓、尸冷、局部干燥、尸僵、尸斑、组织自溶）、晚期尸体现象（尸体腐败、干尸、尸蜡、泥炭鞣尸、霉尸、白骨化），以及昆虫等动物对尸体的毁坏，昆虫的生长周期；推断死亡时间、死亡方式等。

第二，各种机械性窒息的发生机制、征象、后果和检验方法。如对缢死、勒死、扼死、闷死、压迫胸腹部所致的窒息死，异物堵塞呼吸所致的窒息死，溺死进行鉴别，研究各种机械性窒息的作案方式。

第三，机械性损伤的分类、形成机制。讨论钝器、锐器、火器损伤的基本形态、损伤后果、致死原因，阐述各种徒手伤、器械伤、坠落伤、交通工具所致损伤、咬

---

① 王与（1206—1346），著有《无冤录》（1308 年出版），曾成为朝鲜与日本的检验参考专著，为国际文化交流做出了贡献。

伤、切创、砍创、刺创、剪创以及枪弹创和爆炸伤的特点和鉴定要点，鉴别生前伤与死后伤，推断致伤物，判断打击次数、打击顺序和方向，推断伤后经过时间，确定损伤性质（他杀、自杀、意外事故、灾害事故）。

第四，高温、低温、电流或其他物理因素所致的损伤和死亡。讨论烧死、烫死、冻死、电击伤、雷击伤的机制和征象，鉴别生前烧伤（死）与死后焚尸。

第五，毒物与中毒。各种毒物的性状、毒理作用，毒物进入体内的途径和体内过程，中毒症状，病理改变，中毒量和致死量，毒物检验方法和预防措施。

第六，各种猝死与自杀、他杀引起的突然死亡。

第七，性功能的生理和病理状态。讨论强奸、猥亵、性变态行为的作案方法和手段，以及人身检查和鉴定标准。研究妊娠和分娩，确定受精时间和妊娠期间。研究堕胎、杀婴的方法、后果和法律责任。

第八，各种人体组织和体液。各种人体组织、体液、分泌物、排泄物及其斑迹的种属、红细胞型、白细胞型、血清型、酶型以及遗传基因纹（DNA指纹）、基因频率分布的理论和检验方法，出血部位、出血量和出血时间，亲子鉴定的理论和方法。

第九，法医人类学的个人识别。根据骨骼、牙齿、毛发推断人种、性别、年龄、身高、职业特点、面貌特征，确定无名尸及碎尸的身源；研究如何根据颅骨复原生前面貌，以及将颅骨与嫌疑人相片重合以确定是否为同一个人等。

第十，他伤、自杀、他杀伪装自杀、自杀伪装他杀的特点和规律。研究自伤他伤的规律和损伤程度鉴定，研究诈病（假装或夸大病情）、造作病（或自残）的特点和规律以及检验和鉴定方法。

第十一，医疗事故的鉴定、医疗工作中的刑事和民事责任。分清医疗事故和医疗差错及医护人员应负的责任，帮助医疗机构提高质量，促进医学科学的发展。

第十二，法医学的尸体检验方法和步骤研究。研究无名尸体检验、碎尸检验、重大灾害事故尸体检验，挖掘尸体检验的特殊方法和技术。

第十三，活体检验的各种方法和技术，确定相应的鉴定标准。

第十四，涉及法律的其他医学问题。如研究违法或犯罪行为与精神病态的关系，精神病患者违法或犯罪后的责任能力鉴定，损伤所致劳动能力丧失及赔偿，等等。

法医学的研究方法

法医学的研究方法主要有医学、生物学、化学和物理学四类。

医学研究方法主要是尸体剖验和组织学检查。为研究超微结构和测定微量金属含量还可应用电子显微镜观察和微区分析。此外，根据需要提取相应检材做化学和生物学检查。临床医学检查，确定活体的生理、病理状态，解决医疗事故中的医疗责任以及传染病、中毒、公害的防治问题等。

化学研究方法包括应用化学分析方法对毒物进行定性和定量，对排泄物、呕吐物进行毒物检验，用化学反应方法确定是否有血迹，以及用生物化学方法检查人体酶型和遗传指纹（DNA技术），以进行个体识别和亲子鉴定等。

生物学研究方法，主要采用免疫血清学鉴别个体和动物的血、精斑及其他体液斑、分泌物、骨、毛发的种属和血型；采用微生物学理论和技术，对有关检材进行细菌和病毒检查等；采用动物试验方法进行中毒病理学、机械性损伤、其他物理性损伤、机械性窒息的模拟试验；应用人类学知识对无名尸体进行年龄、性别、种族特征的研究。

物理学研究方法主要采用物理仪器测定皮肤、骨骼的强度，进行损伤模拟试验；采用 X 线技术进行损伤、身体异物和骨骼年龄的推断；采用气相色谱法、光谱法、质谱法、磁共振技术、中子活化技术等对毒物和药物进行定性和定量分析；用光谱分析、电泳技术、显微镜技术进行法医物证的检验等。

1.2 法医毒理学及其分支学科

法医毒理学的概念

法医毒理学（Forensic Toxicology 或 Legal Toxicology），又称法医毒物学，是应用毒理学、药学、分析化学等相关学科的理论和技术，研究并解决与法律有关的以自杀、他杀为目的以及因滥用药物（Drug Abuse）、意外事故引起中毒的一门学科。

法医毒理学不仅是毒理学的一门分支学科，也是法医学的重要组成部分，随着毒理学和法医学的发展而发展。同时，法医毒理学也像法医学一样，是为法律服务的一门应用学科，其发生、发展必然受到社会与法律发展、变革的影响。

法医毒理学研究的范畴也包括造成个体或群体性人身中毒伤亡的药物滥用、环境污染和医源性药物中毒等事件。主要研究各种毒物的性状与来源，对生物体的毒害作用及其作用机制，中毒所致的临床表现和病理变化，中毒原因，中毒量和致死量，毒物分析检材的采取、保存、送检与鉴别分析方法，中毒方式的法医学鉴定等。其任务是确定是否发生了中毒，是何种毒物引起的中毒，进入体内的毒物量是否足以引起中毒或死亡，毒物进入机体的途径、时间和形式，并推断中毒的方式等。因此，法医毒理学着重揭露毒物对人体所造成的危害，为有关案件的侦查提供线索，为司法审判或民事调解提供证据。

法医毒理学的分支学科

法医毒理学的分科主要包括：死后法医毒理学（Postmortem Forensic Toxicology）、人类行为毒理学（Human Performance Toxicology）和法医毒物分析（Forensic Toxicological Analysis）。2009 年，中国的贠克明[①]提出法医毒理学的一个新分支学科——法医毒物动力学。

---

① 贠克明，教授，山西医科大学法医学院副院长，从事高发率中毒毒物动力学及其在死因判定中的应用研究。曾在中国北京（2007）、美国新奥尔良（2008）、日本大阪（2008）国际法医学学术会议上宣读其专论"法医毒物动力学"。

2

法医毒理学的早期研究

中毒就像人类的历史一样久远。人类在漫长的生产与生活实践中，不仅能够识别和利用各种自然毒物进行治病、解毒、狩猎，造福于人类，而且毒物作为不流血的谋杀武器也一直为一些居心险恶者所利用。但是，毒物进入人体后是如何产生作用的？人们又怎么知道毒害身体的是什么毒物？随着人类文明的进步和社会的发展，人们渴望能有公正的社会规则来保护自己的生命安全。世界古代文明①的发源地，两河流域②和小亚细亚诸国，古印度、希腊、罗马以及春秋战国时期的中国便已初步形成了各自特有的法律体系和原则，对早期法医学的发展产生了深远的影响。

2.1 相关法律与规定

两河流域和小亚细亚诸国以及古代印度和希腊等国的古代法律与法医学有关的记载主要反映在伤害赔偿、报复性惩罚和神明裁判方面。

1975年中国考古学界在湖北云梦县睡虎地秦墓中出土的秦代竹简《睡虎地秦墓竹简》③（简称《秦简》）中的《封诊式》，是现今世界上发现最早的有关活体、尸体检验和现场勘验的法医检验鉴定书格式或样板。"封"指查封，"诊"指诊察、勘验、检验，"式"是指格式、程序。值得一提的是，它要求法官（理官）在审理刑事案件时必须重视证据，检验不同程度的损伤，这对后世中国法医学的发展起到了重要的作用。

现存《封诊式》共有98支竹简，内容共有25节，其中涉及法医鉴定的内容主要有《出子》《经死》《贼死》《毒言》等几份"爰书"。通过具体的案例，对司法鉴定方面的问题进行了阐述。在《毒言》一篇中，通过对一起被邻里认为口舌有毒之人的讯问、检验，认定此人口

---

① 公元前 3500 年到公元前 1000 年这段时期被称为世界古代文明的时期。
② 两河流域指亚洲底格里斯河（Tigris）与幼发拉底河（Euphrates）流域，希腊文称这一地区为美索不达米亚（Mesopotamia），意思为两河之间的地方。
③ 《睡虎地秦墓竹简》，又称《睡虎地秦简》《云梦秦简》，共1155枚，残片80枚，记录当时的法律及公文，分类整理为十个部分，即《秦律十八种》《效律》《秦律杂抄》《法律答问》《封诊式》《编年记》《语书》《为吏之道》和甲种与乙种《日书》。其中《语书》《效律》《封诊式》《日书》为原书标题，其他均为后人整理拟定。竹简长23.1~27.8厘米，宽0.5~0.8厘米，内文为墨书秦篆，写于战国晚期及秦始皇时期。

舌无毒，并免遭惩罚。

毒言例［译文］

爱书：某里公士甲等二十人送来同里的士伍丙，共同报告说："丙口舌有毒，甲等不能和他一起饮食，前来报告。"当即将甲等的姓名、身份和籍贯记录在文书背面。审讯丙，供称："本人的外祖母同里人丁，曾因口舌有毒论罪，在三十多岁时被流放。丙家如有祭祀，邀请甲等，甲等不肯来，他们也没有邀请过丙饮酒。里中如有祭祀，丙与同里的人和甲等聚会饮酒，他们都不肯与丙共有饮食器具，甲等和同里弟兄以及其他认识丙的人，都不愿和丙一起饮食。""丙并没有毒，也没有其他过错。"①

公元526年，东罗马帝国皇帝查士丁尼一世（Justinianus，483—565）下令组织了一个由10名法学家组成的法典编纂委员会编写一部汇编式法典，内容包括《查士丁尼法典》10卷、《学说汇编》50卷、《法学总论》（又译为《法学阶梯》），以及法典颁布后增编的《新律》。以上这四部法典在12世纪总称为《查士丁尼民法大全》（Corpus Juris Civilis）或《国法大全》。查士丁尼最值得称赞的功绩就是为后世保存了这部较系统的罗马法。《查士丁尼法典》中规定对于施毒者，或用毒物和魔术等可恶奸计杀人，或公开出售有毒药品的人，处以极刑。②

《唐律》是中国历史上保存下来的一部最早、最完整的封建法典，也是对医学检验制度有明确规定的一部古代成文法律。唐朝初期统治者鉴于隋末滥刑暴政而迅速灭亡，君臣上下均非常重视立法安民，遂先后制定了《武德律》《贞观律》《永徽律》等法典，《唐律》即是对上述唐代法律的总称。《贞观律》是在贞观十一年（637）颁布的。《永徽律》是由长孙无忌（594—659）等人根据《武德律》和《贞观律》编撰的法典，共12卷、502条，于永徽二年（651）颁布。唐高宗永徽三年（652），鉴于"律学未有定疏，每年所举明法，遂无凭准"和律文在执行中遇到的疑难分歧问题，下令召集律学通才和一些重要臣僚疏奏条义，由长孙无忌等19人对《永徽律》进行逐条逐句的解释，编成《唐律疏议》30卷，于永徽四年（653）颁

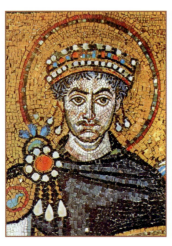

图1　查士丁尼大帝与法典

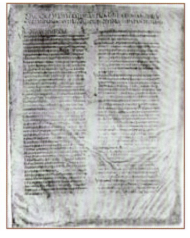

---

① 睡虎地秦墓竹简整理小组. 睡虎地秦墓竹简. 北京：文物出版社，1990：305.
② 贾静涛. 世界法医学与法科学史. 北京：科学出版社，2000：31.

发。《唐律》对患病的人、死者和受伤者的检验做出了明文规定，是中国古代医学检验制度的基础，并被其后历代法律所沿用。在中毒方面，《唐律》对"造畜蛊毒"和"以毒药药人"都做了规定。①

造畜蛊毒

《唐律》规定："诸造、畜蛊毒②及教令者，绞。造、畜者同居家口，虽不知情，若里正（坊正、村正亦同）知而不纠者，皆流三千里。"按《唐律疏议》：蛊有多种，罕能究悉，事关左道，不可备知。或集合诸蛊，置于一器之内，久而相食，诸虫皆尽，若蛇在，即为"蛇蛊"之类。可见"蛊毒"之说在中国流传已有千年。

以毒药药人

《唐律疏议》规定："诸以毒药药人及卖者，绞""即卖买而未用者流二千里"。按《唐律疏议》，毒药指"鸩毒③、冶葛④、乌头、附子之类堪以杀人者"。防止食物中毒的有关法律规定为："脯肉⑤有毒，曾经病人，有余者，速焚之。违者，杖九十。若故与人食并出卖，令人病者，徒一年。以故致死者，绞。即人自食致死者，从过失杀人法。"

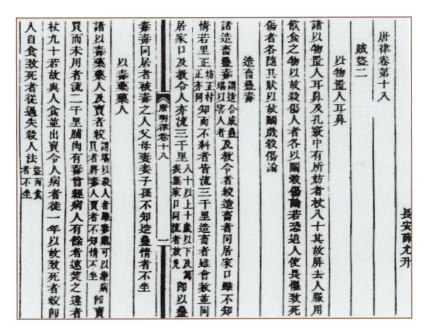

图2 唐律对造畜蛊毒和以毒药药人的规定

---

① 薛允升，等. 唐明律合编·唐律第十八卷. 北京：中国书店出版社，1990：174.

② 蛊，是一种以毒虫作祟害人的巫术，主要流行于中国南方各地和一些少数民族中。蛊毒，指以神秘方式配制的巫化了的毒物。《本草纲目·蛊虫下》说：造蛊的人把上百种毒虫装在器皿里，让它们互相咬吃，最后生存的那一条就用来做蛊。

③ 鸩毒，指一种毒酒。

④ 冶葛，即野葛，又称葫蔓藤或钩吻。

⑤ 脯肉，即干肉，腊肉。这里专指已霉变含有剧毒的干肉。

2.2 中毒的医学检验

中毒的法医学检验主要包括对中毒患者、死者尸体的检查和毒物检验。在15世纪之前，对尸体的检查主要局限于尸表检验，且都是医学检验，尚没有对司法解剖的明确法律规定。而中毒的检验方法，有些现在看来虽不科学，但在当时的社会条件下却有着积极的意义。

尸体检验

1975年出土的《睡虎地秦墓竹简》中没有找到有关医学检验的明确记载，但从《封诊式》介绍的内容可以看出，战国时期已经有了检验的组织制度。检验人员有令史、医生、隶妾[①]、隶臣[②]。令史是一县的下属官吏，从事尸体检验和活体检验，还负责现场勘查、捉拿罪犯，可以说是中国现在的法医、现场勘查人员、痕迹检验人员的前身。医生主要参与与疾病有关的活体检验和物证检验。检验时允许家属和有关同里的人共同观看。检验后由史令写出检验报告书即“爰书”，与现在的法医鉴定书类似，主要由案件理由、检验记录、结论组成。

古代对医学检验制度有明确规定的成文法律出自中国的《唐律》。《唐律》明文规定了检验对象是患病的人、死者和受伤者，要求检验人员进行鉴定时一定要诚实，但对检验人员没有明确的规定。《唐律》规定：“诸诈病及死伤受使检验不实者，各依所欺减一等；若实病死及伤不以实验者，以故入人罪论”[③]。

宋代对检验人员有了明确的规定。绍兴三十二年（1162）规定：“检验之官，州差司理，县差尉，以次差承，簿监当；若皆缺，则须县令自行”。参与尸体检验有关的还有仵作。仵作一词最早见于五代乾祐年间（948—950），是帮助丧家埋葬

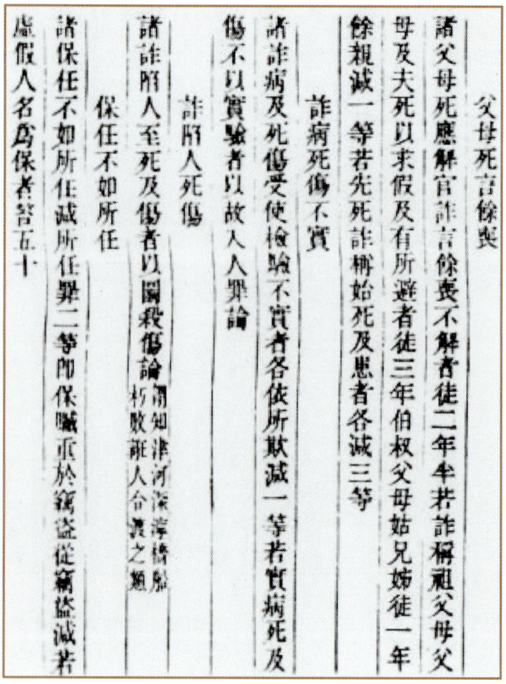
父母死言餘喪
諸父母死應解官詐言餘喪不解者徒二年半若詐稱祖父母父
母及夫死以求假及有所避者徒三年伯叔父母姑兄姊徒一年
餘親減一等若先死詐稱始死及患者各減三等
詐病死傷不實
諸詐病及死傷受使檢驗不實者各依所欺減一等若實病死及
傷不以實驗者以故入人罪論
詐陷人死傷
諸詐陷人至死及傷者以鬬殺傷論謂知津河深濘橋船朽敗誑人令渡之類
保任不如所任
諸保任不如所任減所任罪二等即保贓重於竊盜從竊盜減若
虛假人名爲保者笞五十

图3　唐律诈病及死伤不实

① 隶妾是女奴隶。
② 隶臣是男奴隶。
③ 薛允升，等. 唐明律合编：唐律第二十五卷. 北京：中国书店出版社，1990：248.

的人，仵作又称行人。在宋代，仵作是验尸官验尸时的辅助人员，其任务是处理尸体，在验尸官指挥下向在场的群众喝报伤情。与仵作类似的还有"坐婆"，又称"稳婆"，只在检验妇女身体时才有坐婆参加。此外，宋朝检验制度还规定了报检、初检、复检、免检的范围与要求以及验尸官的职责，验尸官失职时应受刑罚。同时还颁布了验状、验尸格目（1174）和检验正背人形图（1211）三个相关的验尸文件。验状是验尸官验尸的正式文件，包括检验记录和死因确定。验尸格目是验状的辅助文件，相当于检验官吏报告赴验情况及执行检验制度的保证书。检验正背人形图是中国最早的尸图。可见宋代对尸体检验十分重视，但因受当时封建礼教的束缚，其检验制度只是对尸体外表的检验。虽然如此，宋代的法医学检验制度仍是中世纪世界上最先进、最完备的检验制度，也是《洗冤集录》等法医学书籍诞生于此时的重要原因①。

元代的检验制度基本因袭宋代，不同的是验尸官由"亲自检验"改为"亲自监视"了。元代的仵作可独立验尸、鉴定死因，并出具保证书，保证"并无漏落、不实"之处。大德八年（1304）颁布的法令，将宋代的验状、验尸格目和检验正背人形图三种验尸文件简化为一种，称为"检尸法式"，将其简化为"仰面"和"合面"②。明代仍沿用此法式。

清代的检验制度也基本上承袭了唐宋规定，但《大清律例》对仵作的定额、招募、学习、考试、待遇与奖惩等做出了明文规定。清代初期仍沿用元代的"验尸法式"，以后改为"尸格"与"尸图"，乾隆三十五年（1770）颁布了《检骨图格》。至此可见宋代以后没有一项措施超出尸表检验的范围，并且长期不允许医生做尸体检验，使中国宋代以后法医学的发展变得缓慢。

欧洲最早的尸体检验制度出自12世纪中叶的耶路撒冷王国（1099—1187）宪章，它对活体和尸体检验都做了明文规定，活体检验主要由医生进行，而尸体检验则由领主指定的仲裁人进行，并需有三个检验人参加。1252年意大利波伦亚都市法对医学检验的规定要求市属医生应检查创伤和疑为中毒的案例，必要时进行尸体检查。Frederick 二世（1212—1250）在1238年颁布的敕令中规定每五年公开进行一次尸体解剖。这些规定都是限于医学检验，在15世纪以前对司法解剖尚无明确的法律规定。英格兰是最早创立验尸官（Coroner）制度的西方国家。验尸官职位设立一般认为始于1194年9月所颁布的《巡回法院条例》，最初是从土地占有人中选出的。验尸的主要对象是突然死亡的尸体，包括谋杀、过失杀人、意外死和自然死。但在18世纪以前，验尸官验尸仅是对尸体外表检验，这和中国古代的验尸官相似。法国1207年颁布的《诺曼底习惯法》（*The Customary Law of Normandy*）要求对被杀害的尸体进行检验③。

---

① 贾静涛. 中国古代法医学史. 北京：群众出版社，1984：53-65.
② 贾静涛. 中国古代法医学史. 北京：群众出版社，1984：98.
③ 贾静涛. 世界法医学与法科学史. 北京：科学出版社，2000：70-73.

毒物检验方法

在法医毒理学史上，最早的毒物检验方法是用银及银钗验毒的方法，在中国中毒检验中用了一千多年，现在看来此法虽不科学，但在法医学发展的历程中却有一定的积极意义。据隋代巢元方在《诸病源候论》（图4）中记载①："欲知是毒非毒者，初得便以灰磨洗好熟银令净，复以水杨枝洗口齿，含此银一宿卧，明旦吐出看之，银黑者是不强药②，银青黑者，是蓝药③，银紫斑者，是焦铜药④。"唐代名医王焘（670—755）在《外台秘要》试蛊法（图5）中记载用银筷或银钗验毒："取银匙若箸或钗含之，经宿色黑即是，不黑者非。"⑤

巢元方在《诸病源候论》的同一节又记载了另一种在中国古代使用的验毒方法"卵白验毒法"："取鸡子煮去壳，令病人齿啮鸡子白处，亦着露下，若齿啮痕处黑，即是也。"除这两种常用验毒方法外，巢元方还介绍："取大戟长三寸许食之，必大吐利。若色青者，是焦铜药；色赤者，是金药；吐菌子者，是菌药。"

据《左传》⑥记载春秋时期（前722—前476）"晋国骊姬之乱"时晋献公所用的验毒方法是将有毒的肉放在地上，或者将此肉喂狗和给人食用，看其反应。"公⑦至，毒而献之⑧。公祭之地，地坟⑨；与犬，犬毙；与小臣，小臣亦毙。"⑩

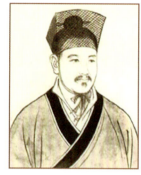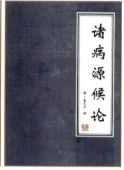

图4　巢元方像及《诸病源候论》

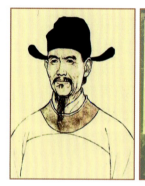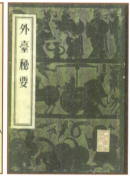

图5　王焘像及《外台秘要》

---

① 巢元方. 诸病源候论·解诸毒候：二十六卷. 沈阳：辽宁科学技术出版社，1997：125.
② 不强药：未详何物。
③ 蓝药：以蓝蛇头制成的毒药。
④ 焦铜药：以焦铜制成的毒药。
⑤ 王焘. 外台秘要·中蛊毒方：卷二十八. 北京：人民卫生出版社，1982：764.
⑥《左传》原名为《左氏春秋》，汉代改称《春秋左氏传》，简称《左传》。相传是春秋末年左丘明所著，是一部编年体史书，它起自鲁隐公元年（前722），迄于鲁悼公十四年（前453）。
⑦ 公：晋献公。
⑧ 毒而献之：骊姬把毒药下在祭肉上，然后献给晋献公。
⑨ 地坟：地隆起。
⑩ 左丘明. 春秋左氏传·卷五·僖公.

2.3 中毒诊断与鉴定

隋代巢元方在《诸病源候论》中介绍了一些动植物中毒的症状。如服用具有大毒的钩吻、阴命、海姜①、鸩羽等毒药表现出的中毒症状为："但被此诸毒药，发动之状，皆似劳黄，头项强直，背痛而欲寒，四肢酸洒，毛悴色枯，肌肉缠急，神情不乐。又欲似瘴病，或振寒如疟，或壮热似时行，或吐或利，多苦头痛。又言人齿色黑，舌色赤多黑少，并着药之候也"。又描述了乌头（图6）中毒的表现为："又着乌头毒者，其病发时，咽喉强而眼睛疼，鼻中艾臭，手脚沉重，常呕吐，腹中热闷，唇口习习②，颜色乍青乍赤，经百日死。"食用毒堇"多致死，其疾速；其不死者，犹能令烦闷吐利，良久始醒"。并写鲈鱼肝有毒，"人食之中其毒者，即面皮剥落。虽尔，不至于死"③。

公元1247年，即南宋淳祐七年（1247）由宋慈（1186—1249）编著的《洗冤集录》出版，这部书是目前世界上公认的、现存最早的系统法医学著作。该书是宋慈汇集了唐宋及以前的医学检验及尸体外表检验的实践成果而编撰的法医学著作，反映了中国在13世纪的法医学发展水平，对中国后世及世界法医学的发展都产生了巨大影响。世界上现存最古老的著作是元代刻本《宋提刑洗冤集录》（第14页图7），宋刻本至今尚未发现。自南宋《洗冤集录》问世后，流传于后世的版本不下十种，并有多种语言译本④。《洗冤集录》全书共5卷，53节，系统阐述了尸体检验前的注意事项及各种死亡情况下的尸表检验。在第四卷的二十八"服毒"一节中，较系统地介绍了中毒死亡尸体的检

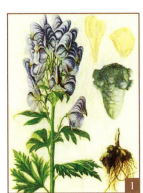 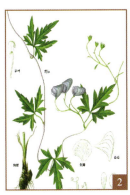 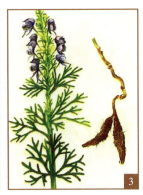 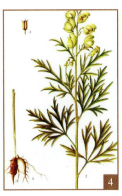

图6　不同种类的乌头植物（1. 川乌；2. 藤乌头；3. 短柄乌头；4. 黄花乌头）

---

① 阴命、海姜：不知为何物。
② 习习：形容唇口发麻，状似蚁行感。
③ 巢元方. 诸病源候论：二十六卷. 沈阳：辽宁科学技术出版社，1997：125-127.
④ 贾静涛. 世界法医学与法科学史. 北京：科学出版社，2000：92-94.

验，鼠莽草、砒霜、葫蔓藤、毒蕈等多种毒物中毒及中毒的检验鉴定方法。

《洗冤集录》在中毒鉴定方面的成就：

第一，中毒死亡尸体外表改变。详细描述了一般中毒死者和严重中毒死亡尸体外表的变化，主要包括眼、耳、口、鼻、颜面及指甲的变化。指出，"凡服毒死者，尸口、眼多开，面紫黯或青色，唇紫黑，手足指甲俱青黯，口眼耳鼻间有血出"。这些描述现在看来并不都正确，尤其将"七窍"（眼、耳、口、鼻）出血也视为中毒征象，是不正确的。对严重中毒死者尸体体表的变化描述为："遍身黑肿，面作青黑色，唇卷发疱，舌缩或裂拆，烂肿微出，唇亦烂肿或裂拆，指甲尖黑，喉腹胀作黑色、生疱，身或青斑，眼突，口鼻眼内出紫黑血，须发浮不堪洗。"这些描述如同尸体高度腐败的改变，而并非中毒征象。虽然这些现象现在看来并不能作为中毒致死的依据，但却反映出在当时条件下验尸官对待案件的严肃态度和细致的观察能力。

第二，影响中毒的条件。首先认识到了胃的充盈程度对中毒产生的影响，反映在中毒尸体上的变化为：空腹服毒死者"惟腹肚青胀而唇、指甲不青"，而饱食后服毒死者"惟唇、指甲青而腹肚不青"。其次认识到个人体质和年龄对中毒的影响，"腹脏虚弱老病之人，略服毒而便死"，因而尸体上的中毒征象不明显，即"腹肚、口唇指甲并不青"，对这些案件的鉴定"须参以他证"。同时还认识到中毒发生快慢的个体差异以及药性对中毒的影响，"凡服毒死，或时即发作，或当日早晚，若其药慢，即有一日或二日发"。这些认识，显然是经过长期细致的观察才总结得到的。

第三，生前服药中毒死亡与死后灌服药物的鉴别。值得称赞的是《洗冤集录》记载了生前服药中毒死亡和死后灌服药物在尸检时要加以区别，这一点即使是现在对一些怀疑中毒的案件鉴定时也要格外注意。虽然其中描述有不正确之处，但仍能反映出当时验尸官在中毒案件检验时的细致入微。对于生前服药中毒死者，尸体检查所见，"生前中毒而遍身作青黑，多日皮肉尚有，亦作黑色。若经久，皮肉腐烂见骨，其骨黪①黑色"。而死后灌服药物尸体检查，"死后将毒药在口内假作中毒，皮肉与骨只作黄白色"。

第四，中毒物证的收集。《洗冤集录》明确记载："凡服毒死……仍须于衣服上寻余药，及死尸坐处寻药物器皿之类。"从服毒死者的衣服和现场收集到可疑药（毒）物和盛药

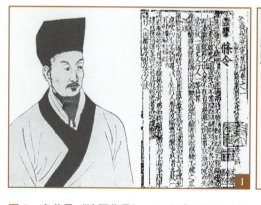

图7 宋慈及《洗冤集录》（1.宋慈《宋提刑洗冤集录》首页〔元刻本〕；2.贾静涛点注《洗冤集录》首页）

---

① 黪：（音 cǎn）浅青黑色。

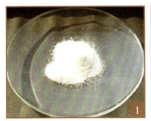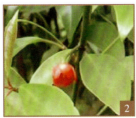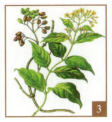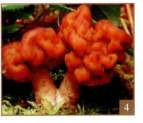

图8 《洗冤集录》记载的几种毒物（1. 砒霜；2. 莽草；3. 葫蔓藤〔野葛〕；4. 毒蕈，鹿花菌）

的容器，是中毒案件鉴定中的重要物证，有利于案件的侦查和保证审理中证据链的完整性。

第五，中虫毒死者尸体所见。虫毒即蛊毒，现在已很少见，但在古代蛊毒很常见，尤其在南方，有蛇蛊、蜥蜴蛊、蜈蚣蛊、马蝗蛊、金蚕蛊等多种。放蛊一般是把蛊毒放在饮食里害人。指出"中虫毒，遍身上下、头面、胸心并深青黑色，肚胀，或口内吐血，或粪门内泻血"。又服用金蚕蛊中毒死者，"死尸瘦劣，遍身黄白色，眼睛塌，口齿露出，上下唇缩，腹肚塌"，如用银钗检验，银钗呈"黄浪色"，用皂角水擦洗都洗不掉。同时还记载了另一种中金蚕蛊毒死者的形状，"只身体胀，皮肉似汤火疱起，渐次为脓，舌头、唇、鼻皆破裂"。

第六，中鼠莽草毒。鼠莽草①，又称莽草、山大茴。常绿灌木或小乔木，高3~10米。树皮灰褐色。主要分布于江苏南部、浙江、江西、安徽、福建、湖北、湖南、贵州等地。莽草果实8—10月成熟。服用鼠莽草中毒死者，尸表改变"亦类中虫，加之唇裂，齿龈青黑色。此毒经一宿一日，方见九窍有血出"。

第七，中砒霜、野葛毒。服用砒霜、野葛即冶葛（又称钩吻或葫蔓藤）中毒者，不过做一顿饭的工夫，便"遍身发小疱，作青黑色，眼睛耸出，舌上生小刺疱绽出，口唇破裂，两耳胀大，腹肚膨胀，粪门胀绽，十指甲青黑"。并指出葫蔓藤的毒性很大，"服三叶以上即死"；干枯或收藏已久的葫蔓草，研成粉末食用同样会中毒致死；其嫩叶毒性极强，"将嫩叶心浸水，涓滴入口即百窍溃血"。

第八，服用其他毒物中毒。服用毒蕈中毒死者，尸检时可见："手脚指甲及身上青黑色，口、鼻内多出血，皮肉多裂，舌与粪门皆露出。"饮酒中毒亡者，则"腹胀或吐、泻血"。

第九，中毒抢救方法。催吐是毒物中毒急救中常用的抢救措施。在古代由于科技条件的限制，没有理想的催吐剂可供选择使用。《洗冤集录》记载了两种催吐方法，一是灌服粪汁，因粪汁污秽不堪而令人作呕，通过条件反射引起呕吐，将服入胃中的毒物清理出来。第二种方法则好得多，是将不能孵化出小鸡的鸡蛋捣碎后加入麻油调拌，给服毒者灌服催吐。

第十，中毒致死的检验方法。一种是银钗验毒法，详细描述了对于不同情况中毒致死尸体的检验过程和操作方法。先是"用银钗，皂角水揩洗过，探入死人喉内，以纸密封，良久取出，作青黑色，再用皂

---

① 《本草纲目·草六·莽草》说：此物有毒，食之令人迷惘，故名。山人以毒鼠，谓之鼠莽。

角水揩洗，其色不去（有毒）。如无，其色鲜白"。如果中毒死者生前服药后又吃了其他食物，用银钗插入喉内测试不出来，可改从肛门插入。对于服毒已久的尸体，用上述方法不能取证，可先将银钗插入喉内，然后"用热糟醋自下盦①洗，渐渐向上，须令气透，其毒气熏蒸，黑色始现"，如将方向相反，"则其毒气逼热气向下，不复见。或就粪门上试探，则用糟、醋当反是"。另一种是采用糯米饭试验法，操作要复杂得多。具体是，"用大米或占米三升炊饭；用净糯米一升淘洗了，用布袱盛就所炊饭上炊。取鸡子一个（鸭子亦可），打破取白，拌糯米饭令匀，依前袱起，着在前大米占米饭上。以手三指，紧握糯米饭，如鸭子大，毋令冷，急开尸口齿外放着，及用小纸三五张搭遮尸口、耳、鼻、臀、阴门之处，仍用新棉絮三五条，酽醋三五升，用猛火煎数沸，将棉絮放醋锅内煮半时取出，仍用糟盘罨尸，却将棉絮盖覆。若是死人生前被毒，其尸即肿胀，口内黑臭恶汁喷来棉絮上，不可近。后除去棉絮，糯米饭被臭恶之汁亦黑色而臭，此是受毒药之状。如无，则非也"。而且这种方法还经过了"大理寺"的审核认可。这些毒物检验方法现在看来虽然都不科学，但在当时的历史条件下却有重要作用，说明在中国宋朝时对于怀疑中毒死亡的案件，除进行尸体检查外，体内中毒检验作为案件侦查和审理的证据作用已受到重视。

---

① 盦（ān）：古代一种盛食物的器皿。

3 法医毒理学的形成和发展

3.1 16世纪法医毒理学的形成

从16世纪开始，欧洲学者对毒物进行的科学研究促进了法医毒理学的形成。1558年，法国的医学教授罗德莱特（G. Rondelet，1507—1566）出版了《毒物全史》（L'histoire Entiere des Poisons），总结了对毒物和中毒的认识史。巴雷对汞中毒致死例的解剖和对煤气中毒例的鉴定，是研究毒物和中毒最早的实例。

毒物谋杀与法庭审理

1589年，那不勒斯的波塔（G. Porta）论述了使人中毒的技术问题，特别推荐可用于谋杀的毒物有颠茄、藜芦、乌头和马钱子。指出常用的投毒方法是混入酒中，也可用乌头、砷、苦杏仁或玻璃粉加蜂蜜制成丸剂投毒。令人震惊的是不仅有毒杀方法的公开介绍，还有专门的中毒学校在威尼斯和罗马兴办起来。威尼斯的官方十人委员会（Council of Ten）甚至给出需被谋杀者的名单、理由和报酬。1543年，在西西里有人竟然向该委员会提出受雇毒杀上自国王下至侯爵等不同地位人的价格表，在委员会同意以后，一系列毒杀事件接连发生了。

16至18世纪，罗马的中毒学校持续繁荣发展。由于投毒肆虐，人们缺乏安全感。17至18世纪意大利所受的毒害涉及三个姓名相似的妇人。1633年，Teofania因制作和贩卖有名的毒药"托法娜仙液"（Aqua Tofana）而被处死。1640年，又有个格·托法娜（G. Tofana）在罗马贩卖有毒药水；1709年还有个托法娜（Tofana）在那不勒斯作为毒品贩子被处以死刑。这后一个托法娜是最毒的妇人，她在17世纪后半叶进行了广泛的投毒活动。她贩卖的"Napoli水"名义上是化妆品，主要被妇女用于毒杀自己的丈夫。据说被毒杀的有600余人，最后她被处以绞刑。中毒学校的一个学生Catherine，把这个学校的杀人方法传入法国，因此使法国的毒杀案件显著增加，据说巴黎人连吃饭喝水都处于恐怖之中。17世纪法国有名的投毒犯Marquise，她毒杀了自己的父亲和两个兄弟，并企图谋杀自己的姐妹，结果被处以斩刑。

为了制止中毒事件的发生，1662年，路易十四世颁布法令禁止出售砷、升汞和其他毒物，除非是卖给认识的人，买者需登记说明使用的目的。同时指定一个火刑法庭（Chambre Ardente）调查和审判投毒案件。火刑法庭受理了42件指控，但舆论认为有些最险恶的罪犯由于其高贵的地位而逃避了调查。如果说的确有些丈夫被其妻子所毒杀，则火刑法庭又因此杀害了更多的无辜妇女。如在所破获的一起震惊全国的大案中，被逮捕的有不少是贵族，并有牧师、法官、女巫、算命家和产婆等，用当时盛行的刑讯使之招供，其结果又牵连许多在皇家法院工作的妇女。宗教法庭杀害异己，火刑法庭摧残妇女是中世纪欧洲封建制度野蛮与黑暗的重要表现。当时，中毒和投毒的背后大都与性的问题有牵连，妇女不贞，往往被认为是罪恶的根源，要受法律的制裁。出于法律的这一需要，欧洲早期法医学以与性有关的问题就成为主要的研究对象。

对毒物与中毒的科学认识

卡尔丹努斯（H. Cardanus）在 1563 年提到医师和法学家对毒物的定义有所不同。法学家认为作为毒物的某种物质本来就是药物，只是对人的生命产生了障碍或不利的后果；医师则反对这一见解，认为毒物对生命是绝对不利的，且有别于其他物质。卡尔丹努斯认为摄取各种毒物后在人体出现的各种异常现象为中毒症状。

1767 年，法塞路易斯（Faselius）著书，将毒物定义为"任何进入人体内，依其本身的固有性质，有损于人体的保存或促使其破坏的物质"。同时，指出毒物进入人体的途径有口、鼻，有时经由身体的表面。毒物对人体的作用主要是改变机体的固体的和液体的正常组成。其作用方式有刺激性和腐蚀性，使失去知觉，窒息性，有刺激性并使血液浓缩，使体液浓缩并变干，或本身是锐利的尖锐物能机械地损害胃肠及其他尚未发现的作用方式。他还依据上述六种毒物作用机制，将毒物分为六类，记载了上百种动物性、植物性和矿物性毒物，对有些毒物同时介绍了其化学性质，着重介绍了乌头、毒芹、强酸、砷、汞、铅、锑等中毒的症状和特点。

中毒死的尸体所见

范登（Fedde）指出疑为中毒案件，如解剖胸腹部发现有腐蚀、腐败液的蓄积、恶性肿物等所见，可认为中毒。本人平素健康突然死亡又发现有异常所见，此异常所见应被疑为中毒。

法塞路易斯详细介绍了疑为中毒尸体的解剖和检验方法。其中对胃的观察相当仔细，具体观察内容如下：是否异常膨胀或皱缩；是否发炎或处于坏疽状态；胃的外面有无异常的斑点、变红、变黑或血液瘀滞，有无穿孔，如有，是一个或多个；静脉是否被血液异常染色；是否有腐蚀，内层有无剥脱和血液浸润，有无剥脱物浮游于胃内容中，胃壁有无黑色或黄色瘢痕。

毒物的检出

在注意毒物所致的内脏变化外，可分析胃肠内的毒物残留物。1662 年，威尔斯克认为毒物隐蔽存在于胃肠内，如能发现则可作为中毒的确证。由于在胃肠内发现毒物的极小残片很难，可疑时可将被检物投火炭上，如出现有臭味的烟，是为毒物，特别是砷化物。1751 年，赫本蒂斯瑞特（Hebetistreit）主张对可疑中毒的尸体，应采集其胃内容以供检查时将剩余部分保存，必要时送往大学医学系鉴定。这一时期，曾记载用化学分析法检查金属毒物，但尚无法检出植物性和动物性毒物。

3.2 奥尔菲拉[①]与法医毒理学

奥尔菲拉所著《毒物与毒理学概论》一书成为现代毒物学的奠基之作。对法医毒理学来说，他的最为重要的贡献是：用尸检材料和化学分析方法作为中毒的法律证据。

奥尔菲拉认为，毒理学与其他学科的区别在于它是研究毒物的科学。"进入人体的毒物蓄积在一定的组织中。"毒理学需要用最好的化学方法才能检出中毒者呕吐物、排泄物或组织中的毒物。奥尔菲拉的科学成就为以后一些德国科学家在实验毒理学、中毒机制取得成果打下基础。同时，也为毒理学专业教育和培训做出了重要贡献。

奥尔菲拉所处的年代，无论在人身上或是在动物身上，对剂量重要性的认识几乎完全是根据临床观察。奥尔菲拉在当时是一流的法医专家，他精通化学并将其应用到犯罪的现场调查。他在法庭上提供严谨的化学证据，可以对受害者的器官进行鉴定，不仅可以让法官信服，而且可以让陪审团信服。可以说，他是历史上第一位在法庭上系统地用尸检材料和化学分析方法作为中毒的法律证据的毒理学家。

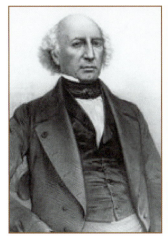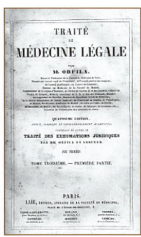

图 9　奥尔菲拉与他的著作《法医教程》（1823）

3.3 从砷镜反应开始的法医毒物学

法医毒物学起步之时，面临的主要毒物就是三氧化二砷——砒霜。

利用砷化物杀人有着悠久的历史。由于人们始终没有寻找到有效的检测方法，因此无数的中毒者的死因难以确定，同时也使得无数的投毒杀人犯逍遥法外。

鉴于毒物科学的创始人奥尔菲拉最先提出，只有从人体的内脏中用化学分析法

[①] 马修·琼斯福·邦娜威琼·奥尔菲拉（Mathieu Joseph Bonaventure Orfila，1787—1853），法国的毒理学家，近代毒理学的创始人，现代毒理学的奠基者。著有《毒物与毒理学概论》《论及中毒的诊断与治疗》《法医教程》等六部重要的毒理学著作以及三部医学著作。

分离出毒物来，才能够对中毒案件做出公正裁判。于是，1790年，一位名叫约翰·梅斯格的化学家发现，在对含有砷的物质加热处理后，把凉的金属板放置于蒸气的上方，就会在金属板上出现白色的砷氧化合物层。

尽管这层砷镜能够证明被检物质内含有砷，但却不能证明这些砷是否存在于身体组织中。1806年以后，这一问题被瓦廷伦·罗兹博士解决了。

当时在森林化工厂工作的瓦廷伦·罗兹博士，将一具怀疑砷中毒的尸体组织材料，放在一个池内煮沸，并将煮沸的组织过滤去除后，用硝酸处理了滤液，成功地将砷从组织检材中分离出来。瓦廷伦·罗兹博士发现，当他将砷从检材组织中分离出来后，砷镜反应就更加易于形成了。

1836年，化学家詹姆斯·马什在经过长达四年之久的潜心研究后，发展完善了砷镜反应，终于使人类解决了检验小剂量砷的问题。

1832年的一天，詹姆斯·马什所在的兵工厂附近发生了一桩命案。当地有名的农庄主乔治·博德尔在那天的早饭后喝了一杯咖啡，很快就出现呕吐、腹痛、腹泻及四肢无力的急性中毒症状，最后死在自己家里。

80岁的乔治·博德尔是个非常富裕的老人，当地的侦探们虽然明知死者早已年逾古稀，但对他的突然死亡还是深感蹊跷，尤其对他那穷困潦倒、作恶多端的孙子约翰颇为怀疑。

侦探们调查时发现，在此之前，约翰曾经在药商埃文斯先生那里买过两次砒霜，每次都说用来消灭家里的老鼠。乔治·博德尔发病的那天早晨，约翰去过老人的家，还反常地到井边亲自打水给爷爷煮咖啡。

侦探们封存了死者死前所用的咖啡壶，同时委托当地的医生巴特勒对乔治·博德尔的尸体进行解剖检验，并委托詹姆斯·马什对咖啡壶和尸体的有关组织检材进行化学检验。

经过一系列的实验，詹姆斯·马什发现，送检的每一种检材提取物中都有可溶于氨水的黄色沉淀产生，他认为这是一种能够证实砒霜存在的阳性反应。詹姆斯·马什向警方提供了自己所做的实验结果，警方结合其他证据，指控约翰犯有谋杀罪。同年12月，法庭对约翰进行了审判。

由于当时的英国公众对警方和"科学"深感厌恶，陪审团成员对詹姆斯·马什的黄色沉淀、砷化氢和氨水等科学词汇一窍不通，他们甚至把这些词汇比作巫术中的"咒符"。结果可想而知，"年幼"的科学在"年老"的无知面前败下阵来，詹姆斯·马什的实验不但没有被当作证据采纳，反而在法庭上受到众人的讥笑和嘲弄，法官当庭宣布了约翰无罪的判决。

在当时那种科学不被认知的情况下，马什尽最大的努力查阅了有限的资料，终于发现了距当时100多年前的一位瑞典化学家有关制造砷化氢方法的著作。

经过大量的研究，马什知道含有砷的有毒化合物一旦变成砷化氢，在空气中经过一定的处理，其中的砷就能够以其原形显现出来，变成单质的砷和水。

詹姆斯·马什所采用的方法是在一个U形管中进行的。管的开头是个开口，另一头是个尖尖的喷嘴，在有喷嘴的这头放有一个锌盘。可凝物质被滴在一个锌盘上，然后在锌盘上覆盖一层薄的硫酸，目的是为了能够产生氢气。如果可凝物质中含有砷化物，那么，当砷化物遇到被硫酸覆盖的锌盘时，在锌盘上不但会生成硫酸锌，同时也会生成砷化氢气体。这样一来，通过试管加热，只要可凝物质里含有砷元素，通过喷嘴喷出的砷化氢气体在遇到一个凉的瓷片时，就会立即凝结而形成砷镜。

这种特异的砷镜反应就是证实检材内含有任何一种砷化物的科学证据。经过反复试验，马什发现这个方法的灵敏度很高，只要检材物质里有一点点砷，无论是无机砷化物还是有机砷化物，都难以逃脱出现砷镜反应的命运。

经过一个漫长的研究发展过程，法医毒理学的两大分支学科——法医毒理学和法医毒物分析，随着电子显微镜技术、酶化学技术以及各种仪器分析方法的问世和改进，已经发生了惊人的变化。毒理学的研究工作从肉眼水平到细胞水平，再从细胞水平进入超微结构水平，毒物分析化学的方法从常量分析到微量分析进入超微量分析。

3.4 克里斯泰森与法医毒理学

1781年，普兰克（Plenck）提出"从人体脏器中用化学方法鉴定毒物是中毒的唯一证明"这一著名论断以来，许多学者在这方面进行研究，至奥尔菲拉取得空前的成就。但是克里斯泰森（Christison）提出了异议，他指出："我不能同意德国和多数法国法医学者的这种主张，仿佛医学的证据对中毒的证明永远不会超出很高的可能性，但是医学证据如与其他情况证据相结合，其概率之高将会使人无理由去怀疑中毒的存在。"这一论点认为中毒的证明不是单纯根据化学分析结果，而是根据医学证据的综合判断。这正是今天对中毒诊断应持的观点。普兰克的观点在毒物分析发展史上曾经起了积极的作用，但其片面性也不利于对中毒证明。

在建立科学的毒物学总论方面，奥尔菲拉关于毒物学的概论着眼于毒物的分类，有一些总论性的内容却放在第二卷的后部，而克里斯泰森则用较大的篇幅在各论之前明确列出中毒总论，包括毒物的生理作用的三个途径，即局部作用、吸收后作用（在血液中的发现）和远隔作用（对脏器）。另外，他还提出了毒物作用发生变化的原因，即作用的条件：量的效应、固态或液态、化学结合、混合作用和是否稀释、组织的差异、器官的差异、习惯与特异体质等。

在科学地认识毒物对人体的损害方面，克里斯泰森重视介绍中毒症状与一般疾病的差异，刺激性或腐蚀性毒物中毒、麻醉性毒物中毒、麻醉刺激性毒物中毒的临床特点。

关于砷中毒，克里斯泰森总结古今文献报告的许多实例和研究，指出砷中毒有如下特点：

第一，化学性质。金属砷无毒，砷蒸气有毒，其化合物在水中溶解度愈大，毒性愈烈。

第二，作用途径。最常见是内服中毒。除健康皮肤以外，毒物可通过表皮剥脱的创面、皮肤溃疡、眼结膜、鼻黏膜、直肠和阴道黏膜吸收中毒，这些都有实例为证。

第三，中毒症状。明确分为三种：(1) 有明显消化道刺激症状，伴有全身衰弱，但神经症状不明显。此型最多见，多死于 24 小时至 3 日内。(2) 很轻或不伴有消化道刺激症状，以麻醉症状为主，多死于五六个小时内。(3) 见于服用量少或大部分毒物随吐物排除例，其病程迁延至少 6 日以上，可有消化道刺激症状和神经症状。有不少例子证实消化道症状不仅见于内服中毒，其他途径中毒也可见到。

第四，致死量。为 0.13~0.26 克。

第五，解剖所见。第二型症状死亡者，胃肠道大都无炎性反应，而第一型者炎性反应十分明显。可出现黏膜糜烂和小溃疡。胃内多有血性液体，黏膜皱襞间常见毒物结晶残留。十二指肠常受累，小肠和结肠可表现正常，但直肠却有明显的炎性表现；在迁延死亡者即使由其他途径投毒也常见胃黏膜刺激反应，对这些由于毒物排泄所致的继发性损害，当时尚缺乏明确的理解。注意到砷对心的肉眼损害，但未指出其对肝肾的损害。还介绍了一些砷能延迟尸体腐败的例子。

第六，毒物分析。在马什法出现前，只有几种沉淀法和一种还原法由胃内容中检验砷，且并不特异。马什法出现后，奥尔菲拉首先用马什法从人体脏器中检出砷，成为由脏器中检出毒物的起点，并被认为是科学毒物学检验在法庭上应用的第一例。

关于汞中毒的毒物分析，克里斯泰森认识到升汞易与有机物质结合，提出用氧化亚锡沉淀法由胃内容液体中检出汞。

关于阿片中毒的毒物分析，克里斯泰森设计了由混合液体中提取阿片及其主要成分的方法，应该认为这是最早的由生物检材中提取生物碱的方法。

3.5 英国厨娘之死与法医毒理学教育[①]

厨娘芬宁因投毒被送上绞刑架

1815 年 6 月 26 日早晨，英国伦敦西门纽盖特监狱外的绞刑台上，20 岁的厨娘埃丽萨·芬宁弓着身子向监狱牧师耳语。一些旁观者以为，发自她灵魂的恐惧最终迫使她承认了自己所犯下的死罪。然而，事实恰恰相反。监狱牧师后来透露，芬宁当时是在为自己的清白做最后一辩。

芬宁案的案情

芬宁是当地的法律文件代书人罗伯特·特纳雇用的厨娘。一天夜晚，罗伯特夫妇、罗伯特的父亲、一名女佣，以及两名学徒在吃了芬宁做的布丁后，出现剧烈的胃痉挛和呕吐。法庭上，证人做证说，案发当天，在芬宁制作布丁期间，没有其他人进过厨房。证人还做证说，芬宁看起

---

① 吴青. 中世纪纷乱年代的毒杀案：法毒理学的创立. 信息时报，2014-02-10.

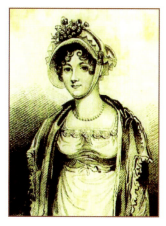

图10 埃丽萨·芬宁（画像）

来不喜欢自己的老板。法庭最终认定芬宁是投毒者，尽管她自己也有中毒症状（这被法庭解读为，她为了避免被怀疑，也吃了一点有毒的布丁），于是芬宁被送上了绞刑架。

专家证人认为芬宁用了剧毒砒霜

把芬宁送上绞刑架的关键人物是此案的专家证人——马歇尔。从一开始，他就笃信此案受害者遭到了砒霜的毒害。

1815年被用来鉴别砒霜的方法有三种。其中最古老（也最可疑）的方法是，把被怀疑为砒霜的物质投进火炉中，闻一闻有没有大蒜味。第二种方法是还原法，其原理是砒霜受热后会失去氧，还原为砷，留下一层镜面似的沉积物。第三种方法是沉淀测试法，即向可疑溶液中添加特定的化合物，然后观察溶液颜色的改变情况。

马歇尔称，他从清洗芬宁和面用的工具的水中得到了半茶匙白色沉积物，当他把其中一些投入火炉后，闻到了明显的蒜味。他还把芬宁做布丁剩下的一点面团置于一枚半便士的铜币上，用蜡烛加热铜币，结果也闻到了"几乎无可辩驳"的蒜味。冷却后，铜币表面呈现"银白色"。马歇尔还称，他还请科芬园（伦敦中部一个花卉蔬菜市场）的一名化学家对他提供的样本进行了两次沉淀测试。

马歇尔向法庭提供了他的结论：这是一桩"确定无疑"的砒霜中毒案。然而，当时英国少有的几名真正的专家之一，罗伯特·克里斯蒂森提醒说，对这类测试要多加小心，尤其是所谓的颜色改变实际上很不明确。

证人的无知和疏忽葬送了芬宁

当时的作家约翰·沃特金斯也对马歇尔的结论提出了质疑。他指出，如果从清洗和面的工具中残留的少许生面团的水中真能产生半茶匙的砒霜，那么，当晚被吃掉的四个半布丁必定包含1800个砒霜颗粒，只需其中5个砒霜颗粒就足以杀死一个人。当晚仅罗伯特的妻子所吃的四分之一个布丁就能杀死10个人，而罗伯特所吃的一个半布丁足以杀死120个人。可是，此案中并没有一人死亡。沃特金斯认为，对此唯一的解释是：砒霜粉末是在面团和好之后撒进去的。芬宁并非唯一有机会作案的人，在她和面期间无人进过厨房这一点并不重要，因为砒霜完全有可能是后来被人加进面团里的。

沃特金斯还提出了几个问题：马歇尔是否检验过用于煮面团的盆子？是否检验过和面所用的水和煮面团所用的水？是否检验过烹饪所用的酱料？是否检验过牛奶罐（制作面团布丁需要加奶）？而这些问题的答案都是"否"。

马歇尔还犯了一个严重错误。法庭上，罗伯特做证说，他家的刀叉在这次事件后严重变污。法庭问马歇尔：砷是否会让铁变黑？马歇尔回答："毫无疑问。"

砷中毒课程成为法医必修课

有关芬宁有罪与否的争论持续了至少20年之久。这桩闹得满城风雨的诉讼案引发了一场学术征战，其发起者是英国陆军前外科医生约翰·戈登·史密斯，他于1828

年被任命为英格兰首位法医学教授。史密斯在伦敦大学履职后不久,就请求政府把法医学列为所有医学专业学生的必修课。在他看来,在医院里备受信赖的医生们,对法庭的贡献却令人相当不满意。事实上,19世纪初期,法庭在断案时所依赖的"专家证据"的质量大多数都很差,当时法医毒理学尚处于启蒙阶段,而大多数所谓的"专家"其实只是诊治过受害人的医生。投毒案审理尤其如此。

对史密斯来说,芬宁案就像是一份厚礼。在一次讲座中,他向听众展示了两个盒子:在一个盒子里,有一把暴露在砷中10小时的刀;在另一个盒子里,有一把在腌核桃旁边放了一段时间的刀。前一把刀没有变黑,后一把刀变黑了。马歇尔在公众面前难以自圆其说,但对芬宁来说,一切已经太晚。不过,这个女厨却在无意中推动了现代法医学尤其是法医毒理学的发展。

两年后,英国药剂师学会宣布,任何欲获得法医执业证者都必修为期三个月的砷中毒课程,英国皇家内科大学和皇家外科大学随即响应了这一号召。

3.6 林几对中国法医毒理学的贡献①

林几作为中国现代法医毒理学的开拓者之一,对法医毒理学的贡献不仅在于理论与技术方面,而且着眼于学科的整体发展。

1913年11月,北京医学专门学校汤尔和校长推动中华民国临时政府内务部公布了中国第一个《解剖规则》。1914年4月,他力促教育部颁布《解剖规则施行细则》(十条)。解剖禁区的打开为法医学的确立与法医培养制度提供了基础,1915年,北京医学专门学校在课程表上列入裁判医学,1921年,北平大学医学院(北京大学医学部前身)正式开设裁判化学课。

1928年,林几在柏林大学医学院法医研究所深造毕业,获博士学位。回国后,因江苏省政府向中央政治会议提交《速养成法医人才》案,当局交中央大学办理,林几受中央大学医学院之聘筹建法医教研室,他边教学边研究,拟议了《速养成法医人才》。在此意签名簿书中,林几叙述了建立法医学教研室的作用及意义,并为成立教研室在人员、设备、规模等方面做出了详尽的规划。

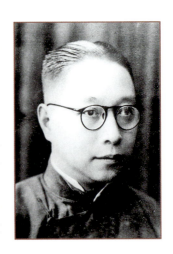

图11 林几

1932年受司法行政部委托,到上海筹建法医学研究所,并任所长。

1935年,林几因胃病重返北平大学医学院法医学教研室。1937—1939年,追随恩师徐诵明任西北联大医学院(北平大学

---

① 王一方. 林几与中国现代法医学的发端. 中国社会科学报(449),2013-05-13.

医学院内迁时的建制）教授。1939年，受聘于在成都的国立中央大学医学院，创建了法医学科，并为四川省高等法院举办高级司法检验员培训班。1948年创办中央大学医学院法医研究所，林几任所长。

1949年，中华人民共和国成立后，林几分别担任了南京大学医学院法医学科主任及中央人民政府卫生部卫生教材编审委员会法医学组主任。1951年秋季受卫生部委托，创办第一届法医学师资培训班。

林几在法医教学与科研方面，于1930—1935年编著《法医学总论》《法医学各论》，作为法官训练所、中央大学、北平大学医学院的教材。他还将在法医研究所和北平大学医学院鉴定的疑难案件汇编成册，公开出版。他在鸦片与吗啡中毒、骨质血荫检查、已腐溺尸体的溺死液等方面进行了较为深入的研究。他还致力中国传统法医学技法的甄别与评述，认定中国古代法医学中的"合血法""滴骨法"是现代亲权鉴定、血清学之先声，而"检地法"合于犯罪搜索学之本义，"保辜"则合于伤害赔偿之原则。同时，他通过实验研究批判了沿用千余年的银钗验毒法和颅内灌液验溺死法的不确实性。

林几还是一位出色的组织者和管理者，他主持的上海法医学研究所规模日渐壮大，运作也日益规范。内设三科（第一科含三股，管研究、审核鉴定、人才培训、教务、教材、资料、图书等；第二科含四股，分管毒化、解剖、活体检验、病理检验、细菌学检验、物证检验等；第三科为事务主任），配备了解剖，病理组织学检验，毒物分析，摄影室，第一、二人证诊查室，心神鉴定收容室，眼耳鼻科暗检处，动物饲养室、实验室、教室等工作和办公用房；有关大小仪器均购自德、美、法三国；建造了当时国内鲜有的尸体冷藏柜；并且已能自己制造人和动物的鉴别血清、亲子鉴定血清，开展生化、定性定量分析和细菌培养；在当时，该所平均每月收检普通案140多起。

为攻克法医疑难案例，研究所聘请了外部的专门人才，"凡遇疑难专门案件有所咨询或共同研究，对于检务获益甚大"。1935年，各省高等法院相继建立法医学检验室。一个法医检验鉴定网络在国内形成。司法部法医学研究所、广东法医学研究所、北京大学医学院法医学研究室为国家法医检验鉴定网的最高权威机构，解决由全国各地法院送检的疑难复杂问题。林几在任法医学研究所所长的另一项突出贡献是创办了《法医月刊》，刊登了一批高质量的论文，还出版了各地典型案件的《法医鉴定书》专刊。

3.7 法医毒理学在中毒案件中的应用

常见的致死性毒物中毒

据福比斯（Forbes）介绍，1837—1838年英格兰和威尔士中毒致死的统计资料，两年间共有540例，涉及40种毒物。其中主要是阿片类（34.3%）和砷类（34.1%），其次有硫酸（5.9%）、氢氰酸（5.7%）、草酸（3.1%）、升汞（3.5%）等。

中央刑事法院（Old Bailey）在1739—1878年间审判的中毒案件共有83起，91.6%发生在19世纪，48.2%发生在19世纪中叶（1839—1858），其中用于毒杀或试图毒杀的主要是砷类（22.9%）和阿片酊（10.8%），其次有草酸（7.2%）、氢氰酸（6.0%）、汞剂（6.0%）和乙醇（6.0%），其他如硫酸、士的宁、醋酸铅等各占3.6%。19世纪中叶是毒物分析化学的蓬勃发展时期，中毒案件审理过程应用毒物分析方法的实践促进了法医毒理学的发展。

Smethurst 案件的经验教训

1859年8月，T. Smethurst 因投毒杀害与其重婚的女子 I. Bankes 而受审判。依谋杀罪提起公诉的检验证据是由 Taylor 提供的。Taylor 从死者体内检出砷，是依 Reinsch 法由铜网上检出了在显微镜下可见的结晶。但在审判时，Taylor 承认他的试验有误，砷不是来自这个女尸，而是来自铜网的污染物。他在尸体中还检出锑，这是 Bankes 最后患病时服用药物的成分。解剖发现其胃充血，回肠有炎症，大肠有炎症和溃疡。这些所见被认为是"生前反复服用刺激剂的结果"。尽管 Taylor 和其他医学鉴定人的证据有些矛盾，Smethurst 还是被判处绞刑。但有缓刑申请提交大法官 Pollock，他将此案推荐给内务秘书处，B. Brodie 被指定来解决这一案件中的疑点。Brodie 复查的结果，发现有六点支持 Smethurst 有罪，但又有八点支持其无罪。认为"Smethurst 有罪，缺乏绝对的完全的证据"。于是，Smethurst 被免罪。后来的医学发展表明，Bankes 的肠道病变并不是来源于刺激性毒物，而是患了溃疡性结肠炎（Davison，1964）或克罗恩病（Nagle，1970）。Forbes 认为，这一案例有助于说明需要更可靠的毒物检验方法，以及对该方法的充分理解和熟练掌握。

Palmer 案件的经验教训

1856年5月的审判案，被害人 Cook，被告 Palmer 是一名外科医生。二人是赛马场上的朋友，经常住在一起。1855年11月13日 Cook 成为赢家以后，Palmer 多次向 Cook 提供各种饮料。后来 Cook 发病，频繁呕吐。有证据表明提供的饮料中含有酒石酸锑钾。11月20日 Palmer 又由药店购得含有氢氰酸、士的宁、阿片酊的镇静剂。当晚10时30分 Cook 服用了 Palmer 的药丸，至午夜，经过几次剧烈的破伤风样痉挛发作后死亡，Palmer 以投毒杀人罪被起诉。死后解剖和两个月后的开棺复查均未发现足以说明死因的疾病。Taylor 进行毒物检验，发现所送检材已经被人处理过，只由脏器中检出微量锑，未检出士的宁，审判时有24位法医专家赞成对 Palmar 起诉，有15位鉴定人支持被告一方。Taylor、Brodie 和另一些鉴定人否定 Cook 的生前症状来自破伤风或癫痫；Brodie 指出这些症状不同于已知的任何疾病，他的主张得到被告一方的三个鉴定人的赞同。陪审团裁决 Palmer 有罪，判处死刑。这是一个根据死亡经过和症状判定士的宁中毒死的例子，而不是依据毒物检验结果。

Taylor 在其后的著书中详细总结了这个案件的鉴定经验和教训，明确指出："在被疑为士的宁中毒死案例，除非有死亡前症状的特别支持或用提取物进行动物实验证实，单纯依'痕迹量'的化学证据是不足为凭的"。Taylor 认为，所谓"痕迹量"的化学证据很可能是个虚假的结果。后来 Taylor 发明了硫酸-重铬酸钾呈色反应，并指出这个方法对鉴定士的宁的可信性及其应用的条件。

Bocarmé 案件与植物毒的系统分析法

这是一个典型的由于案件鉴定的需要而产生的方法。1850 年，比利时发生 C. Bocarmé 案件，作案人企图谋夺其堂兄的财产，遂翻阅 1843 年版的奥尔菲拉《论毒物》，发现书中提到烟碱尚无鉴定方法，于是千方百计弄到烟碱，灌入其堂兄口内致死。由于化学家斯塔斯（Stas）的认真研究，不仅解决了烟碱的鉴定方法，还研制出生物碱的系统分析法（1851）。他的检验结果为法庭所接受，这是一个科学发展有能力战胜邪恶的最好例证。奥尔菲拉知道这一消息后立即给斯塔斯写信，说是为了出版第 5 版《论毒物》要把这一毒物分析技术载于该书。在他得到斯塔斯的方法以后，竟然迅速发表了 Stas 法的变法，从而引起一场受到舆论重视的争论。

3.8 毒物分析化学方法的建立与完善

金属毒的系统分析法

自奥尔菲拉（1840）首先应用马什法由人体脏器中检出砷以后，鉴于金属离子有与细胞蛋白质结合不易分离的特点，迫切要求有一种破坏金属离子与蛋白质络合从而可由溶液中检出其离子的方法。奥尔菲拉应用的方法是将有机质燃烧或加氧化剂燃烧后，再进行分析。1844 年 Fresenius 和 Von Babo 成功研制第一个氯化破坏有机质的方法，即基于氯酸钾与盐酸作用可生成初生态氯及其低级氧化物，从而具有强有力的破坏有机质的作用。1876 年，Gautier 提出第二个重要的破坏有机质的方法——硫酸硝酸破机法。这一方法是在 Danger 和 Flandin（1841，1846）的硫酸破机法和 Fihol（1848）的硫酸硝酸混合液破机法基础上形成的。之后一些科学家又做了一定程度的改良。

植物毒的系统分析法

在斯塔斯（Stas）研究出生物碱的系统分析法（1851）以后，1856 年奥托（Otto）对斯塔斯法做了重要的修正和补充，提出在使酸性水溶液变成碱性之前先用乙醚振摇，使所得生物碱残渣的纯化得到改善，使吗啡易于分离，并增加了斯塔斯法所未分离的一些毒物，于是一个完整的植物毒的系统分析法诞生了，被科学界公认为"斯塔斯-奥托法（Stas-Otto Method）"。其基本原理是生物碱大都能与酸结合形成酸性盐溶解于水或乙醇中，因此用有游离酸（如酒石酸）存在的乙醇可由脏器中提取生物碱及其他有机毒物。所得的酸性水溶液用乙醚振摇，可提取糖苷和非生物碱物质并除去杂质；然后用氢氧化钠使溶液呈强碱性，则生物碱的酸性盐被分解，用乙醚能提取其中的游离盐基。继用各种呈色反应定性。

此外，Rodgers 和 Girdwood（1856）提出以盐酸代替酒石酸，以氯仿代替乙醚；Uslar 和 Erdmann（1861）提出在氨碱性条件下用戊醇提取吗啡等使斯-奥法更为完善。

此外，Dragendorff（1836—1898）在1868年开发了植物毒系统分析法。其基本原理是用硫酸酸性水由生物检材中分离毒物，然后按顺序用石油醚、苯、氯仿和戊醇提取。本法目的是提取士的宁和马钱子碱，但对提取其他多数生物碱及其类似物也很适用，在毒物分析史上有重要的影响。

未知毒物的系统分析法

奥托在总结毒物分析经验的基础上，提出了对未知毒物的系统分析法，基本上不需要分割检材：先用蒸馏法提取氰酸和磷，再按斯塔斯法检查生物碱，而后用Fresenius-Babp法破坏有机质检查金属毒。1870年奥托又补充透析法用于事先检出强酸、强碱和有机酸等。

其他重要的毒物定性方法

一氧化碳定性

1865—1889年陆续发现Hopp-Seyler分光镜检查法、Salkowski氢氧化钠试法、Stopczanski稀释及鞣酸沉淀法等，由血中检测一氧化碳。

乙醇定性

1870年发现Lieben碘仿试法。

氯仿定性

1868年发现Hofmann异腈反应(Igo-nitril Reaction)，1888年发现Schwartz雷琐辛反应。

生物碱定性

呈色反应大都发现于1861—1883年，结晶反应大都发现于1846—1884年。Helwig于1865年首次报告微量升华（Microsublimation）反应。

毒物定量方法

金属毒

用于检测脏器中的金属毒的重量法测定大约出现于1850年，主要是测定其硫酸盐或氧化物；1862年首次用电解沉积法测定电极增加的重量；以后逐渐发现砷、锑、汞、铅等的滴定分析法；1879年Gutzeit设计一种生物检材中的微量砷定量法。

一氧化碳

1880年Fodor研制成功用氯化钯法定量血中一氧化碳。

生物碱

生物碱定量法大约在1863年（或1890年）开始应用，将提取的生物碱纯化后，用重量法或滴定法测定。

氯仿

1867年Schmiedeberg用含有氧化镁的燃烧管使氯仿分解，然后滴定氯化物。

乙醇

在1852—1883年，由Cotte、Subbotin、Bodlnder和Strassmann等研制成铬酸还原法。

值得指出的是尸碱（Ptomaine）的发现。1874年，Selmi首先由一埋葬两周的尸体中检出一种物质，报告为吗啡，实际是吗啡样尸碱，是尸体腐败过程中形成的，可对生物碱试剂显示出呈色反应。此后又发现多种尸碱。

4
法医毒物分析学科的发展

4.1 法医毒理学与法医毒物分析的关系

法医毒理学的具体任务主要是:

第一,确定是否发生了中毒。

第二,如系中毒,确定系何种毒物中毒。

第三,确定进入体内毒物的含量是否足以引起中毒或死亡。

第四,分析毒物是何时、以何种途径和形式进入人体内。

第五,推断中毒或死亡方式,比如自杀、他杀、意外、灾害事故、环境污染、药物滥用、医源性药物中毒等。

随着分析化学和现代仪器分析技术的飞速发展,自20世纪初法医毒物分析已经成为一门独立的学科,但其一直是法医毒理学的重要研究内容和一个重要的研究手段。法医毒物分析在俄国被称为法化学(Forensic Chemistry),在日本则被称为裁判化学(Juridical Chemistry),在欧美则被称为法毒物学。

法医毒物分析主要研究涉及法律问题的生物检材或其他检材中毒物的分离与鉴定,是为确定是否中毒或中毒致死提供证据的科学。因此,法医毒物分析一直是法医毒理学的重要研究内容和一个重要的研究手段。

法医毒理学科包含毒物分析。法医毒理学与毒物分析学科的区别在于:法医毒理学侧重命案现场,负责提取现场毒物分析检材,并根据案情、现场和尸检等情况综合判断可能引起中毒的毒物种类,为化验人员提供检验方向;而毒物分析则侧重于化验室检验。

4.2 法医毒物分析学科的发展

法医毒物分析的起源

在过去的两个世纪,化学家为法医科学做出重大贡献。当犯罪学家们意识到指纹作为一种可靠个体识别手段所具有的价值时,他们便开始寻找能够收集和解释指纹图案的方法。同样,化学家也在法医血清学领域做出极具价值的贡献,最早可以追溯至19世纪中期。舒贝因发明的过氧化氢测试和范·迪恩的愈创木脂测试是最早用于法医学的化学试验方法。一个世纪后,同工酶和多态蛋白质的发现极大地丰富了将血样与特定个体联系起来的方法。一直到19世纪,法医化学家开始研究通过化学鉴定的方法,找到下毒或者投毒的毒物证据。

对毒品和毒药进行化学测试的历史转折点正是1832年发明的第一种毒药化学测试方法——马什测试。如今数百种特定化学测试能够鉴别一大批毒品和毒药。

20世纪初，随着分析化学和现代仪器分析技术的飞速发展，法医毒物分析逐步成为独立于法医学的一门学科。

法医毒物分析技术的进展

近代法医毒物分析的最大特点是除传统的物理化学分析法外，进入仪器分析法。传统的理化分析法利用物质的物理特性或化学性质来达到分析目的。法医毒物分析常常按照物理常数如熔点、沸点、折光率等，作为定性的依据之一。然而，物理常数只对纯物质有定性意义，而且不同的物质可以有相同的物理常数。在法医毒物分析中有时可以从体外检材中得到一点纯物质，可能用到理化分析法。而对法医中毒鉴定的检材，重点毒物鉴定对象是中毒者体内生物性检材，所以物理分析的方法具有明显的局限性。相比之下，化学分析法一直被用于法医毒物分析。特别是应用微量化学方法，多采用微量显色反应，从有限的生物检材中分离出含量很低的待检毒物。微量化学反应操作简单，无需特殊设备，花费少，方法易于掌握，耗时短，便于实行，甚至可及时就地（包括在现场）进行，有利于迅速提供线索，把握侦查时机和方向。为此，理化分析法在近代和现代法医毒理分析中起到了不可磨灭的作用。

随着20世纪科学技术的飞速发展，种类繁多的高性能的分析仪器相继问世，许多先进的分析仪器与分析手段应用于毒物分析领域，解决了许多毒物上的难题，大大提高了法医毒物分析的能力和精确度。仪器分析技术与经典分析方法相比，具有灵敏度高、重现性好、分析速度快、检材用量少等特点，尤其是各种集分离和测定于一体的色谱分析，不仅能准确分析毒物的组成和含量，而且可以用于毒物研究和解决各种复杂问题。

例如，应用紫外-可见吸收光谱法、红外吸收光谱法、荧光发射光谱法等进行光谱分析。

应用薄层色谱法、气相色谱法、高效液相色谱法、毛细管电泳法等色谱法分离氨基酸、蛋白质、生物碱、抗生素、合成药物等。利用质谱图中离子峰位置进行定性和结构分析，利用离子峰强度进行定量分析的方法，对微量或痕量毒物有很高的鉴别和测定效能。如应用质谱法测定吗啡，在鉴定和纯度检测方面具有重要的应用价值。应用气相色谱-质谱联用分析，更加精确地分析和确证检材中微量或痕量毒物，在很大程度上弥补了普通气相色谱法的不足。这项技术应用于法医毒物分析已有20多年历史，使用相当成熟。此外，还有高效液相色谱-质谱联用仪，也逐步应用于毒物分析。

现代法医毒物分析的学科定义

从法理的角度看，法医毒物分析是应用现代分析化学的理论和方法，对那些与犯罪有关的各种物证（如爆炸物、文化用品、纤维、油脂、涂料、毒物等）进行理化检验，为侦破案件提供线索和证据的学科。

从毒理学的角度，法医毒物分析是运用化学、物理学、生物学的原理和方法，对体内外未知毒物进行定性和定量分析；并运用毒理学理论和方法，通过对毒物的毒性、中毒机制、代谢动力学及卫生学等方面问题的分析，综合做出毒物中毒的性质、方式、程度及危害的评定。

在怀疑中毒[①]时，为了查明死亡和伤害的原因，法院审理机关在预审过程中所委托的以及保健医疗机构所委托的一切分析检验工作均属于法化学的研究范围。分析检验的材料主要是：尸体各部分、呕吐物、残剩食物、饮料、药品、化妆品、家庭日常用品和陈设用具、水、空气以及土壤等，分析其中是否含有剧毒物存在。由此可见，法医毒物分析的产生主要是为了适应法医学的需要。

目前，法医毒物分析是刑事科学技术专业中的一个专业方向。法医毒物分析专业人才应用现代分析化学的理论和方法，对与犯罪有关的各种物质进行理化检验，从而为侦破案件提供线索和证据；应用毒物毒品分析方法对中毒案件中的毒物及其代谢物和贩毒、吸毒、制毒等案件中的毒品进行定性和定量分析，以确定检材中含有的毒物或毒品的种类和含量。

4.3 前苏联法化学简史[②]

前苏联法化学是为了适应法医学的需要而产生并发展起来的。法医学给法化学提出"录像带"（证据）问题，而法化学要解决这些问题又有赖于分析化学的发展和创新。

19世纪之前的法化学

在彼得大帝[③]以前，还没有具有科学基础的法化学鉴定。当时，分析化学也还没有发展起来。一些零星的医学检验工作通常是在炼金术士的药房或私营药房里进行的。彼得一世为了提高医药事业水平，于1761年颁布了《军事惩治条例》。该条例第154条规定：应当解剖尸体以便查明致死的原因（中毒致死的案件也包括在内）。因此，1761年是法医学和法化学合法化的一年。

1737年，彼得一世又颁布了一道命令，规定在"著名城市"内设置负责法医检验的药师。1797年成立了医疗管理局，并且设立了医疗监督职位，负责毒物检查的工作。但毒物的检验工作也往往委托给药房主任和私营药房的经理进行。

在沙皇俄国时代，在毒物检查（即法化学）和奠定法化学基础和编写法化学专门参考书的工作中，参加得最多的机构是：

第一，1775年由罗蒙诺索夫倡议而建立的莫斯科大学医学系。

第二，以彼得堡内外科医学校为基

---

① 凡因毒物作用而引起的机体机能破坏或健康的损害，在毒理学上称为中毒。
② 斯切潘诺夫. 法化学. 北京：人民卫生出版社，1958：5-16。
③ 彼得大帝，是后世对沙皇彼得一世的尊称。彼得一世（1672—1725），原名彼得·阿列克谢耶维奇·罗曼诺夫，是沙皇阿列克谢·米哈伊洛维奇·罗曼诺夫之子，俄国罗曼诺夫王朝第四代沙皇（1682—1725）。俄国沙皇（1682—1725）、俄罗斯帝国皇帝（1721—1725），著名统帅，1682年即位，1689年掌握实权。作为罗曼诺夫朝仅有的两位"大帝"之一，彼得大帝一般被认为是俄罗斯最杰出的皇帝。他制定的西方化政策是促使俄罗斯变成一个强国的主要因素。

础，于1798年诞生的内外科医学院。

第三，1802年建立的德尔普特（Дерп-тский）大学（后来改为尤尔叶夫Юрьев-ский），现为塔尔土（Тартуский）。

第四，1805年建立的哈尔科夫大学（Х-арьековский）。

1808年，在各大学医学系和内外科医学院之下设立了独立药科来培养药师，药学科学自此就真正诞生了。后来，又从医学系讲授的"药物学"中分出了几个独立科目，如药理学、药剂学、处方学和毒理学。毒物检查（即法化学）也列入药学范围以内。

十月革命前的俄国，在法化学鉴定和法化学方面的工作最有名的专家有：莫斯科大学的尧夫斯基①，内外科医学院的涅柳滨②和特拉普③，德尔普特大学的德拉根多尔夫④和德沃尔尼成科（С. П. Дворниченко）。

十月革命之后的法化学

自1917年起，便开始建立了法医检验所，在法医检验所之下又附设了法化学分析室、负责进行化学及其他检验工作；在工农兵总管理局的科学技术部，在人民内务委员部和人民司法委员部也都设立了检验室。

1918年，在人民保健委员部之下又成立了医学检验部；当时还设立了法医检验员的职位并且制定了《国家法医检验员职责条例》。进行法医检验时根据刑事诉讼法典第63条应遵守下列程序：

第一，查明致死的原因。

第二，查明身体伤害的性质。

第三，如果在审判或调查发生怀疑时，应查明被告人或证人的心理状态。

1919年，国立莫斯科第二大学的药物化学系率先开始培养法化学检验员，研究矿水、浴泥和工厂企业空气的专门人才、化学分析人员和水生物化学人员。1920年时，该校药化学系设立了独立的法化学教研组。后来，在各药学院内，都有法化学教研组。药学硕士、化学硕士、生物学博士斯切潘诺夫（А. В. Степанов，1872—1946）教授是国立莫斯科第二大学药化学系的第一个法化学教研组的创始人，自

---

① 尧夫斯基（А. А. Иовский），毕业于莫斯科大学医学系。1826—1844年在莫斯科大学工作，这一期间于1836—1844年曾依据自己所写的参考书用俄语讲授过化学、分析化学、药剂学、药理学和毒理学。著有《毒物和解毒鉴别以及体内外毒物最主要的测定方法（用化学试剂）》，1834年出版。当时列在毒物附表中的毒物是：酸类（有毒酸的一些盐〔如硝酸盐〕）、碱类以及砷、汞、铜、铅、铋和锑的盐类。书中还列举了中毒症状和"解毒剂"，并且指出检查毒物用的试剂。

② 涅柳滨（А. П. Нелюбий），是医生和药师。1816—1844年在内外科医学院主持药学讲座。1829年他在《军医杂志》上发表了《检验中毒时法医参考规程》，此文的重点是分离毒物的方法。1851—1852年，著有《法化学和警察化学》（总论与各论）并附以普通毒理学或称为"毒物和解毒剂学"，该书是药师必备参考书。此外，涅柳滨还撰写了30多部关于药物化学和毒物检验的著作，在当时产生了很大的影响。

③ 特拉普（Ю. К. Трапп），药学专家，1851—1877年在内外科医学院主持药学讲座。在此期间，他为了检查中毒、假造的签名和伪造文件，曾做了不少法化学分析工作。著有《中毒后紧急措施和毒物化学检验手册》（1863）、《毒物法化分析指南》（1877，又译为《法化学分析教程》），在许多年内，该教程是培养俄国药师的唯一参考书。

④ 德拉根多尔夫（Г.Драгендорф）是第一个把法化学作为一门独立学科来讲授的专家，著有《毒物的法化学检查》（1875）一书，曾经出版了四版。

1920年起一直是该组的领导人。斯切潘诺夫系属于莫斯科药师学派,该派的创始人是莫斯科大学毕业的利亚斯科夫斯基（Н. Э. Лясковский）教授。

根据人民保健委员部1929年8月2日第161号通令,1925年在莫斯科办了一个为期四个月的训练班,培养法化学工作人员。

1934年2月16日,前苏联人民保健委员部会同人民司法委员部颁布了新《法医检验和法医检验所规程》。

1934年12月7日,前苏联人民保健委员部又会同检察署批准了《物证的法医和法化学分析规程》。

5
法医毒物学重要著作与期刊

5.1 法医毒理学著作

《洗冤集录》

中国宋朝法官宋慈所著《洗冤集录》（又称《洗冤录》）是世界上第一部系统的法医学著作，也是法医毒理学专著。

《洗冤集录》计5卷53条。内容包括法医检验的重要性及具体步骤、疑难伤亡现象的辨别、真假伤痕的判析等；涉及尸体识别、四时尸变，以及凶杀、自刎、火烧、水溺、服毒、中毒、绳缢、杖死、跌死、牛马踏死、酒食饱死、筑踏内损死等法医学诸多方面的详尽知识；并包含了病理、药理、毒理、解剖、急救、妇科、儿科等医学方面的知识。

《洗冤集录》总结了历代法医的宝贵经验，又在实践中行之有效。从13世纪到19世纪沿用了600多年，成为审判官必读的法学经典著作，被译成多种文字，曾在朝鲜、日本出版。《洗冤集录》记述了人体解剖、检验尸体、勘察现场、鉴定死伤原因、自杀或谋杀的各种现象、各种毒物和急救、解毒方法等十分广泛的内容；区别溺死、自缢与假自缢、自刑与杀伤、火死与假火死的方法；书中记载的洗尸法、人工呼吸法、迎日隔伞验伤以及银针验毒、明矾蛋白解砒霜中毒等都很合乎科学道理。

《法医毒物学》

徐英含[①]编著的《法医毒物学》（新医书局，1955；上海卫生出版社，1956）分总论、各论两篇。总论主要阐述中国毒物学简史、毒物的定义与毒物学研究的领域、中毒的原因、毒物的作用、中毒症

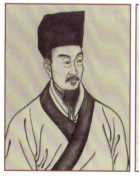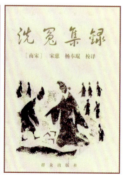

图12 宋慈著《洗冤集录》（杨奉琨校译，群众出版社）

---

① 徐英含（1926— ），中国法医学家。1926年出生在浙江省萧山市。1952年毕业于浙江医学院，1953年在中国法医高级师资训练班结业后，回到浙江医学院工作。先后任浙江医科大学病理教研室教授、主任。兼任国家教委法医学专业教育指导委员会委员、浙江省人民检察院法医顾问、司法部司法鉴定技术研究所特约研究员，第七届和第八届全国政协委员，第六届、第七届民盟浙江省副主委和常务副主委，中国法医学理事。编著《法医毒物学》《法医病理解剖学》《实用法医病理学》和《法医疑案》。

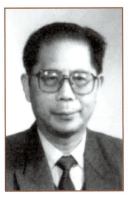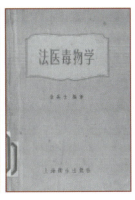

图 13 徐英含和《法医毒物学》（封面）

状、中毒的治疗及预防和中毒的法医学鉴定；各论重点介绍挥发性毒物、非挥发性有机毒物，金属毒物，可用水抽出的酸、碱和盐，气体毒物和杂类毒物。

《常见中毒的法医学鉴定》，西安医学院法医学教研室胡炳蔚、刘明俊编著，人民卫生出版社，1964。

《法医毒理学——控制物品与危险药品》，W. T. Lowry 和 J. C. Carriott 编著，Plenum，1979。

《法医毒理学》J. S. Oliver 编著，Croom Helm，1980。

《中毒的法医学鉴定指南》，R. V. Berezhnoy 等编著，莫斯科医学出版社，1980（俄文）。

由黄光照主编、胡炳蔚副主编《法医毒理学》（人民卫生出版社，1988；2004）。该书是一部高等院校的教材用书。编者认为《法医毒理学》是应用毒理学及相关学科的理论和技术，研究与法律有关的自杀、他杀和意外或灾害事故引起中毒的一门学科。药物滥用、环境污染和医源性药物中毒是其研究内容。通过这门课程的学习，要求学生掌握本学科的基本理论、基本知识和基本技能；熟悉常见法医毒物的性状、中毒途径、毒理作用、中毒症状、中毒量和致死量、中毒血浓度和致死血浓度、中毒病理变化、毒物化验检材采取；再紧密结合《法医毒物分析》的学习，能够承担一般中毒案件的法医学鉴定工作，并能对疑难案例做出正确的初步处理；具有初步的法医毒理学科研能力。

此外，还有刘良主编的《法医毒理学》（人民卫生出版社，2009）。

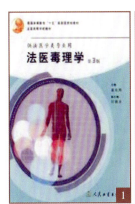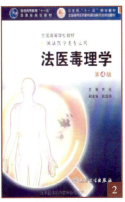

图 14 《法医毒理学》封面（1. 黄光照主编，人民卫生出版社，2004；2. 刘良主编，人民卫生出版社，2009）

5.2 法医毒物分析著作

《化学毒理学教程及毒物检查指南》，嘎达玛（Gadamer）著（1924，第2版）。

《法化学——毒物化学分析及职业性毒物的测定》是由前苏联法化学奠基人斯切潘诺夫[①]所著，1929年第1版（俄文）。1939年第2版，并经前苏联人民保健委员部审定作为前苏联高等药学院教学用书。1947年出了第3版。1951年，国家医学书籍出版社委托什瓦依科娃（М. Д. Щвайковой）教授修订，增补了前苏联法化学发展简史的概述、物证概念以及重金属的法化学分析内容，出版了第4版。该版由中国人民卫生出版社1955年出版，取名《法化学》。1958年，南京药学院外语教研组胡廷熹重新译出，人民卫生出版社于1958年出版。

《毒剧药检查》，奥登里奇特（W. Autenricht）著（1945）。

《法化学——药学系教科主任》（Forensic Chemistry: A Textbook for Pharmaceutic Students），M. D. Shvaikova 教授编者，Moscow: Medgiz，1951年第1版，1969年第2版（俄文）。

《新编裁判化学》（Forensic Chemistry, a New Edition），东京帝国大学名誉教授丹波敬三（K.Tanba）编著，东京南江堂出版，1929年第6版，1989年第1版。

《裁判化学》（Forensic Chemistry），日本九州大学名誉教授吉村英敏（H. Yoshimura）编著，东京南江堂出版，1983年第1版，1991年第2版。

《最新裁判化学》（The Current Forensic Chemistry），日本京都药科大学名誉教授藤川福二郎（F. Fujikawa）编辑，东京南江堂出版，1971年第1版，1984年第4版。

《法医毒物分析》，江焘教授主编，中国人民卫生出版社1988年出版。

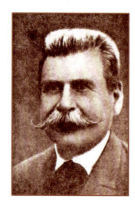 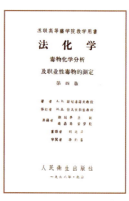

图15 斯切潘诺夫和《法化学》（中文版封面，胡廷熹译，人民卫生出版社，1958）

---

① 亚历山大·瓦西里耶维契·斯切潘诺夫（А. В. Степанов，1872—1946），前苏联功勋科学家、生物科学博士、有机化学家、法化学奠基人。1901年毕业于莫斯科大学医学系。通过研究碘化钾在生物体内的分解问题，获得药学硕士学位。历任莫斯科大学实验员、助教（1915）、讲师（1919）。1922年起，组织并领导有机化学教研室直至1946年。1920年，在莫斯科第二大学化学药学系创立第一个法化学教研室，领导该室工作至1930年，同时兼任法医学实验室的顾问工作。1932年起，主持国立法医学科学研究所法化学部的工作。1936—1941年，他是莫斯科药学院的创始人之一，并在1942至1946年主持该院的法化学教研室。1946年3月30日逝世。

《法医化学》，本书由牛顿博士[①]著，该书介绍了法医化学领域新的研究进展以及在犯罪调查中的贡献，探讨了众多仪器、现场设备、化学物质和其他物证检查方法，以及法医程序的技术发展水平。内容包含纵火和爆炸调查、法医血清学、血痕、法医科学起源、DNA、粉末和化学品测试、指纹识别以及毒理学和毒品测试。该书由杨延涛译为中文（上海科学技术文献出版社，2011）。

《法医毒物分析》，贺浪冲主编（人民卫生出版社，2006）。

《法医毒物分析》，廖林川[②]主编，为中国法医学专业第四轮修订教材之一。

《法庭毒品分析手册》，是由美国纽黑文大学史密斯（Frederick P. Smith）教授编著，张绍雨、黄增萍、黄李彦译为中文版（中国人民公安大学出版社，2011）。书中汇集了法庭毒品分析的最新成果。重点介绍当今广泛滥用的阿片类、大麻、可卡因以及新型毒品苯丙胺类和氯胺酮等毒品，具有很强的针对性。在介绍分析方法的同时，提出了当前毒品检验鉴定中出现的新问题及解决的途径。

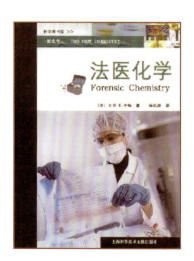

图16 大卫·E.牛顿著《法医化学》（中译本，封面）

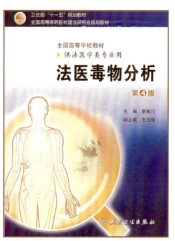

图17 廖林川主编《法医毒物分析》（封面）

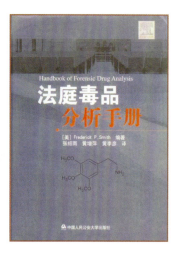

图18 《法庭毒品分析手册》（中译本，封面）

---

① 大卫·E.牛顿（David E. Netwon），博士，从事数学和物理学教学13年。在美国塞勒姆州立学院（Salem State University）担任化学和物理学教授长达15年。在旧金山大学职业技术学院任兼职副教授10年。他著作颇丰，已出版的达400多部。这些著作中包括教材、百科全书、教师参考书、研究指南、普及读物，还有其他类型的教育材料。牛顿博士在Facts On File出版公司出版了《核能量》与《干细胞研究》。

② 廖林川，四川大学华西基础医学与法医学院毒物分析教研室教授。1986年毕业于华西医科大学药学系；1986—1998年在华西医科大学法医学系任助教、讲师、教研室副主任；1994—1997年获理学博士；1998—2004年历任教研室主任、副教授、教授；2001—2002年在香港大学做博士后访问学者。现任中国刑事科学技术协会毒品及毒物分析专委会副主任委员，中国法医学会毒物分析专业委员会委员，四川省法医学会毒物分析专业委员会副主任委员。

5.3 法医毒理学期刊

《法医毒理学》（*Forensic Toxicology* 或 *Legal Toxicology*）杂志为有毒物质、滥用药物、兴奋剂、化学战剂，以及它们的代谢研究和分析提供了一个国际法医毒理学论坛。其中包括原创文章、评论、小评论、简短通信和病例报告。

该杂志由法医毒理学日本协会（JAFT）出版，发行人：施普林格(Springer)。

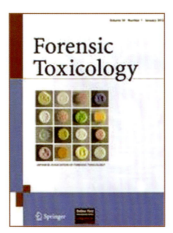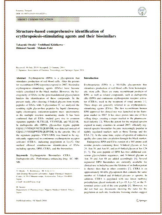

图 19 《法医毒理学》（日本出版）

6
法医毒理学展望

20世纪，随着生物学、计算机、化学合成和仪器分析技术的迅猛发展，使从事法医毒理学研究的人员和机构迅速壮大，国际学术交流不断增加，推动了法医毒理学的不断进步，同时也为其带来了巨大的挑战。

新合成的药物和毒物层出不穷，施毒的手段愈加隐蔽和复杂，毒物剂量的精准把握等，给中毒鉴定带来了许多困难。社会上酗酒、药物滥用及由此带来的交通安全问题、犯罪和其他法律问题，环境污染、食品安全、非法行医和医疗纠纷所涉医源性药物等引起的中毒事件，有毒动植物中有毒成分的分离和确定，毒物代谢产物和生物标志物的鉴定，法医昆虫毒理学的研究，死后毒物变化和再分布等都是目前法医毒理学要研究和面临的问题。这对法医毒理学从业人员的素质和业务水平有了更高的要求。

法医毒物分析从定性到定量、从常量发展到微量和痕量分析；分析方法由单一光谱法、色谱法、质谱法分析到多谱联用，结合免疫学、分子毒理学等的技术和方法；毒物分离净化方法更加灵敏、环保和注重特异性；检材使用量逐步缩小，可实现从1克组织或1毫升体液甚至更少量检材中检测毒物；非常规和对身体无损的检材使用越来越多，如从毛发、指（趾）甲、口腔液中分析检测乙醇、毒品、镇静安眠药等；实验室建设规范化，对采用的毒物分析方法和技术进行质量控制和科学评价，使分析结果更加可靠，误差更小。

随着科学技术的发展，学科之间的相互渗透、相互交叉也在不断地增加，蛋白质组学、代谢组学、毒物基因组学和遗传学等的技术和研究成果将不断地应用于法医毒理学，使法医毒理学的研究内容越来越广，技术手段越来越强，中毒鉴定范围越来越宽，为法庭提供的证据更加公正、真实，同时也能更好地服务于社会，保护人类的安全和健康。

第 52 卷

工业毒理学史

本卷主编 郑玉新 田昊渊

WORLD HISTORY OF POISON
世界毒物全史

卷首语

在工业生产中所接触的化学物质，称为工业毒物或生产性毒物。工业毒理学是运用毒理学的原理及其方法研究工作场所中化学物或生物学危害因素对劳动者健康产生的影响。工业毒理学是集职业卫生、流行病学、职业医学、分子生物学和管理毒理学等学科于一体的综合性学科，具有基础与应用的双重性。工业毒理学的发展不仅与社会经济发展息息相关，更受到科学和技术进步浪潮的影响，尤其是在近现代得到了较快的稳步发展。工业毒理学者的目标是预防工作场所环境对劳动者健康产生有害作用。

本卷通过对工业毒理学的发展历程、现代工业毒理学的发展、主要工业化学物毒性研究进展、中国工业毒理学的发展，以及工业毒理学发展趋势和展望几个方面进行系统归纳和梳理。通过回顾历史，总结历史经验和研究成果，从中吸取精华，探寻工业毒理学发展前行的方向。编史是一项很具挑战性的工作，由于目前对工业毒理学的历史研究甚少，掌握的素材有限，极有可能对很多重要的工业毒理学史料没有收纳，望有机会继续完善。

最后，借用意大利同行的一句话——"忽视过去，如无根之本，无缘未来"(He who ignores the past has no roots and he who no roots has no future)，愿与大家一起从工业毒理学研究的历史积淀中汲取营养，共同发展。

1 工业毒理学的发展历程

1.1 工业毒理学的历史印迹

工业毒理学的发展一直与人类的生产活动相随相伴，生产活动不断为工业毒理学提出新的问题，在认识和解决生产过程中有害因素的问题中不断发展。早在4000多年前中国夏末和商初时期，中国的青铜冶炼和铸造便已达到较高水平，开始使用锡、铅、汞的化合物。到汉代，在王充（27—100）《论衡》中记载，冶炼时可产生灼伤和火烟侵害眼鼻；公元4世纪葛洪编著的《抱朴子》中提到了使用汞与硫化合炼丹。公元7世纪，隋代巢元方的《诸病源候论》中记载了古井和深坑多有毒气，是最早对窒息性气体中毒的文字记录。11至12世纪北宋孔平仲在《谈苑》中表述，"后苑银作镀金，为水银所熏，手头俱颤"，反映了在冶炼作业中的烧伤、刺激性气体中毒和汞中毒的现象。而"贾古山采石人，石末伤肺，肺焦多死"等句，则反映了当时石工所患肺病。

15世纪，在工作场所环境中化学物和生物学有害因素对人体健康造成危害的历史已延续了数百年。起初人们注意到与金属制造加工有关的职业危害。大约在1480年，埃伦博杰（Ellenbogjiu）就发表文章，提醒人们注意金饰加工过程接触的汞和铅的毒性。

1556年，德国医生阿格里科拉[①]发表了一篇关于矿工病的短篇论文。他是长期工作在约希姆斯塔尔（Joachimsthal）等当时欧洲主要的采矿冶炼中心的医生。他以饱满的职业热情，投入到矿业和地质研究中，对矿山开采和金属冶炼做了深入的实地考察。他花了20年时间用拉丁文写成《论冶金》[②]，这是一部既叙述金属的性质，又论述矿工肺病和职业病的著作。由于他对矿物的形成及分类等方面有独到的见解，被誉为"矿物学之父"。

1567年，已故的帕拉塞尔苏斯生前所著论文《采矿病与矿工的其他疾患》（*On the Miners' Sickness and Other Diseases of Miners*）刊登。这篇文章阐述了矿工病的病因、治疗和预防策略。

中国明代李时珍在《本草纲目》

[①] 阿格里科拉（Georgius Agricola，1494—1555），德国人，1494年3月24日出生于萨克森州的格劳豪（Glauchau）。1526年在意大利取得医学博士学位，成为一位执行业医生。1555年11月21日逝世。

[②] 《论冶金》（*On the Nature of Metals*），成为一部既叙述金属的性质，又论述矿工肺病和职业病的著作，由于制版印刷花了五年时间，使他未及亲自见到它的发行。1561年出版后立即引起了人们极大的兴趣。次年被译成德文，1563年又被译成意大利文。1621年、1657年再版。在明代天启元年（1621）传到中国，1640年译为中文。1919年和1950年出版英译本，1968年出版日译本。

(1593)中，明确提到铅矿工人的铅中毒。明朝宋应星所著《天工开物》（1637）中，提到煤矿井下的简易通风方法，指出烧砒霜（三氧化二砷）工人应当站在上风向操作，并保持十余丈距离，以免发生中毒。

工业革命的发展，使许多职业性疾病集中显现。1700年，伯纳迪诺·拉马齐尼①发表了题为《论工人疾病》（*Discourse on the Disease of Workers*）的论文，把职业医学的研究范围从矿工扩展到助产士，包括印刷工人、织造工人和陶瓷工人，成为此后19世纪的职业医学的基础，大大推动了工业毒理学的进一步发展。

1775年，珀西瓦尔·波特②首先发现扫烟囱工患阴囊癌与煤烟接触有关。这是多环芳烃致癌性的最早的发现。而有关多环芳烃的致癌机制，至今仍然是毒理学家孜孜探求的一个问题。

1800年，有机化学尚处于摇篮时代。1825年合成的光气和芥子气被作为战争毒气用于第一次世界大战。至1880年，已合成了上万种有机化合物，包括氯仿、四氯化碳、乙醚和碳酸、石油和煤炭气化的副产品也已开始商业交易。确定这些新合成的化合物的潜在毒性，构成了工业毒理学的科学基础。但在19世纪中期，由于人们更多地关注工业化发展，在工业毒理学方面几乎没有任何兴趣。因此，在劳工保险法出台之前，工业毒理学的这一系列发现，并没有产生较大的影响。它的影响在德国（1883）、英国（1897）和美国（1910）颁布劳工保险法之后方被认知。

回顾工业毒理学的发展历史，阿格里科拉和帕拉塞尔苏斯早期的著作揭示了采矿、熔炼和冶金等作业中接触有害物质的毒性本质。伯纳迪诺·拉马齐尼的专著对矿业、化学师、冶金工人、皮革工人、药剂师、谷物筛选工人、采石工人、污水处理工人等各种职业危害做出了系统的描述。至今，人们仍在持续不断地关注着这些职业及其作业环境的职业卫生与安全。现今的工作场所作业环境比过去有了很大的改观，职业接触限值也逐步降低，对接触有害因素相关疾病的因果关系也有了更清楚的认识，劳动者对自身健康和安全也更为重视。

---

① 伯纳迪诺·拉马齐尼（Bernardino Ramazzini，1633—1714），意大利的医生。1633年11月3日生于卡尔皮（Carpi），大学时期就对职业病研究有兴趣。1682年他被任命为摩德纳大学（University of Modena）的医学理论主席。在疟疾流行的年代，当时许多人认为奎宁有毒，对治疗疟疾是无效的，但拉马齐尼却是第一个支持使用奎宁治疗疟疾的医生。1700年开始在帕多瓦大学（University of Padua）担任医学教授，直到1714年11月5日因中风在帕多瓦去世。

② 珀西瓦尔·波特（Percivall Pott，1714—1788），英国外科医生。1714年1月6日生于英国伦敦，1788年12月22日逝世。他是英国矫形外科的创始人之一，是第一位证明癌症发生的原因与环境职业致癌物质有关的科学家。

1.2 工业中毒事件推动工业毒理学的发展

在自然史和人类控制毒物的历史上，初期很少有因环境污染导致中毒的文字记载。随着科技的进步，在工业大革命以后，工业界经济和科技的爆发性进步，工作场所中有毒有害物对劳动者健康造成的危害逐步增加，使许多劳动者因所从事的职业患上了疾病，有的人甚至因此失去了生命。

工业中毒事件的频繁发生与全球工业化的发展息息相关，给整个社会带来许多公共卫生问题。有些导致灾难性事件的化学品甚至没有被登记过，特别是在一些发展中国家，由于受到经济发展的制约，往往以牺牲劳动者健康为代价，不仅对劳动者造成了巨大伤害，也对当地环境造成了严重污染。20世纪前后是职业危害因素从发达地区向欠发达地区转移，从欧美发达国家向亚洲等发展中国家转移的阶段。

值得指出的是，历史上发生的重大工业中毒事件在推动工业毒理学的发展中起到了重要作用。

1700年，意大利在棉花、亚麻及麻绒生产加工过程中，棉尘（Cotton Dust）导致呼吸系统疾病暴发。

18世纪，英国发现多环芳烃（Polycyclic Aromatic Hydrocarbons）可引起男性烟囱清扫工患上阴囊癌。

19世纪，在美国新泽西州，硝酸亚汞在制帽业被广泛使用于毛毡处理过程中，导致制帽工人慢性汞中毒。欧洲，黄磷（Yellow Phosphorus）被使用在手表制造业，引发接触工人磷中毒性下颌骨坏死。

20世纪初，美国和印度，β-萘胺（β-Naphthylamine）在印染业的使用导致了接触工人膀胱癌发病率的上升。

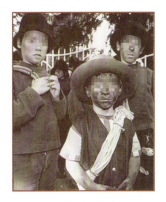

图20 英国烟囱清扫工

1910年，英国曼彻斯特，发现阴囊癌与接触多环芳烃有关。岩油被用于润滑纱锭。患阴囊癌的工人中，纺纱工人24名，曾经从事纺纱的工人5名，烟囱清扫工1名以及焦油石蜡处理工人22名。

20世纪20至90年代，全球范围内石棉的广泛使用导致石棉相关疾病和癌症的发病率显著增长。

1928年，美国俄亥俄州克利夫兰医院，含有硝化纤维的X线片在大火中燃烧，产生大量氰化物、二氧化氮和一氧化碳混合的有毒气体，导致97人当场死亡，随后的几个月中又有26人死亡。

20世纪50至80年代，美国科罗拉多州Rocky Flats，在制造核武器触发器工厂的制陶厂，超过200名工人中发现不同程度的铍中毒疾病。

1960至1970年，美国肯塔基州路易维尔（Louisville），聚氯乙烯聚合生产过程中工人因使用氯乙烯，导致患肝血管瘤。

1973至1975年，美国弗吉尼亚州詹姆士河（James River），十氯酮杀虫剂的使用，导致 148 名工人中神经系统异常症状的增加。

1975 年，美国得克萨斯州埃尔帕索（El Paso），一座冶金厂大量有害物质排放，导致距其 6.6 千米半径范围内生活的儿童血铅超过 60 毫克/升。

1975 年，美国爱达荷州，冶金厂有害物质排放，导致生活在其附近 98% 的 1~9 岁儿童血铅超过 40 毫克/升。

1976 年，意大利塞韦索（Seveso），一座化工厂爆炸后释放出大量二噁英（Dioxin），导致该地区氯痤疮发病率的上升。

1984 年，印度博帕尔（Bhopal）联合碳化物工厂泄漏异氰酸甲酯（Methyl Isocyanate），导致 2500 人死亡，20 多万人受伤。这是世界上最严重的一次工业化学品中毒事故。事故后，附近的哈美达医院对遇难者的头骨进行了研究，发现了有毒气体对大脑造成了严重的伤害。

1990 年，美国得克萨斯州，一座石油工厂泄漏的氢氟酸，导致 3000 人被疏散，1000 多人就医，其中大多数出现急性中毒症状，100 人住院治疗，但没有发生死亡。

20 世纪 90 年代，在中国江西发生铊中毒（700 余例）、急性一甲胺中毒（380 余例）；河南、湖南及福建发生红斑肢痛症（1500 余例）；湖北发生病因不明的皮肤、肌肉、神经病变（60 余例）；河南发生甲醇中毒（28 例）；北京郊区和陕西发生磷酸三甲苯酯中毒（100 余例）和有机磷中毒（100 例）；在保定发生拟菊酯农药中毒（60 余例）；广西连续发生毒鼠强中毒（57 例）。

上述工业中毒事件的发生，一方面促使公众对职业危害重视程度的转变，推动了各国政府近年来加强对规范职业卫生的工作力度，特别是一些重大职业卫生事件得到严肃查处，为进一步完善保护劳动者健康打下了一定基础。另一方面，职业危害事件的不断发生，促进了工业毒理学的形成与发展。人类将从这些灾难中总结经验教训，做好职业危害控制、职业卫生防护、宣传教育和受伤害劳动者救治的工作，为有效地预防和处理职业危害的发生提出了更科学、更可行的思路和措施。

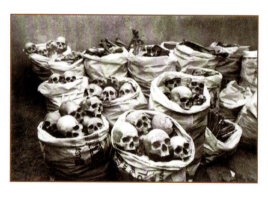

图 21 印度博帕尔联合碳化物工厂泄漏事件遇难者的遗骨

1.3 近现代工业毒理学家的贡献

意大利工业卫生先驱伯纳迪诺·拉马齐尼

伯纳迪诺·拉马齐尼（Bernardino Ramazzini，1633—1714），意大利医学家，职业病和工业卫生学先驱，著有医学史上第一本职业病专著《论手工业者的疾病》。1659 年拉马齐尼获帕尔马大学医学博士

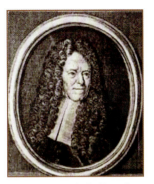

图22 伯纳迪诺·拉马齐尼

学位后,先在罗马郊外行医。1671年到刚建立的摩德纳医学院任教,1682年成为理论医学教授,1700年任帕多瓦大学医学临床首席教授和医学院院长。17世纪末和18世纪初,由于欧洲许多城市手工工场逐渐转向大机器,工人们生产和生活条件恶劣,缺乏劳动保护措施,出现了许多职业病。拉马齐尼深入各地调查访问,观察各种行业工人的工作情况和健康状态,于1700年撰写《论工匠的疾病》。书中提到的手工业者主要有矿工、陶工、漆工、石匠、铁匠、饰匠、农夫、渔民、猎人、医生、助产士、药剂师以及画家、士兵、学者等52种不同职业。他提倡医生在给患者检查前应先询问其职业和所处环境。他阐述了职业病的内涵、致病原因、治疗方案等。他发现外科医生或镀金工人会受水银的损害,陶工和画家受铅的损害等。还提出洗澡、勤换衣服、采取正确的姿势、做体操,以及在灰尘多的工作环境中要遮掩口鼻等个人防护手段。

法国工业毒理学先驱阿梅第·莱韦利

阿梅第·莱韦利(Amédée Lefèvre,1798—1869)出生在巴黎,1812年参加法国海军,并参加了帝国战争。在1816年1月,他成为位于罗什福尔(Rochefort)地区Naval医院的医学生。他先后从事过外科医生指挥官、教授等7个职位。当时一种烈性流行疾病在海军水手中发生时,经过研究观察,他证明了该病是由铅和含铅的产品引发的,如油漆、盘子等。他成功地晋升为海军部长后着力禁止在船上使用铅。在他担任外科海军中将和医学院院士期间,法国海军中基本消除了铅中毒。

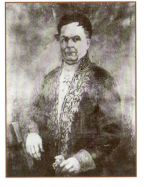

图23 阿梅第·莱韦利

美国工业毒理学创始人爱丽丝·汉密尔顿

爱丽丝·汉密尔顿(Alice Hamilton,1869—1970),美国女医师,病理学家,主要从事工业卫生与职业病研究。1893年从密歇根大学医学院毕业并获医学博士,随后在明尼阿波利斯医院及新英格兰地区医院从事妇科和儿科工作。1895—1897年赴欧洲,在慕尼黑和莱比锡研究细菌学和病理学。1897年回到美国,移居芝加哥,在美国西北大学医疗学院任病理学教授。1910年她被任命为新成立的伊利诺伊州职业病委员会主任,该委员会是美国第一个职业病调查机构,委员会提出了一个新概念,即工人有权获得健康损害的赔偿。在芝加哥,她曾关注工人所面临的职业伤害和疾病,开始研究"工业职业病",成为美国研究职业病毒理学的一位先驱。1911—1920年她担任特别卫生调查员,为美国联邦调查

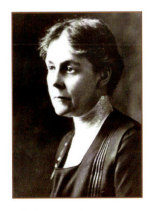

图24 爱丽丝·汉密尔顿

局工作。她做了一项划时代的研究，即有关使用白铅和氧化铅制造涂料的过程中产生的危害，并提出了安全工作条例的建议，设法避免铅中毒。汉密尔顿多年的研究探索结果，引起了政府和工业界对工业有毒苯胺染料、一氧化碳、汞、四乙基铅、镭等物质使用的关注。

国际职业卫生委员会首位主席克里斯佛利斯

克里斯佛利斯（Malachia De Cristoforis，1832—1915），职业卫生专家，首任国际职业卫生委员会（International Commission on Occupational Health，ICOH）主席。克里斯佛利斯1865年毕业于帕维亚医学与外科学院。1895年，他当选国会议员，从1905年起成为意大利皇家参议员。1906年，在意大利的米兰首次组织召开国际职业卫生大会，会议结束后，成立了国际职业卫生委员会。该委员会的宗旨是在全球范围内促进科学进步，促进职业卫生及其相关学科知识的发展。同时，ICOH每年在全球各地举办多次学术活动，为工业卫生学者和工业毒理学者搭建了良好的交流平台。

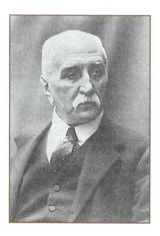

图25 克里斯佛利斯

中国职业医学的奠基人吴执中教授

吴执中教授（1906—1980），医学教育家，中国职业医学的奠基人。1934年当选英国皇家医学协会外籍院士。曾任湘雅医学院教务主任，中国医科大学教务长。早年致力于内科学的教育事业，20世纪50

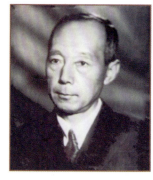

图26 吴执中教授

年代开始从事职业病临床工作，并深入农村、工厂，对尘肺病、职业中毒等进行防治和科学研究。1956年，受卫生部委托负责组建中国首家国家级劳动卫生与职业病研究所。他赴前苏联考察学习回国后，根据中国实际情况，从最常见的职业病入手，通过临床实践总结防治经验。在他的带领下，中国尘肺防治、铅中毒、苯中毒、汞中毒及农药中毒诊疗等方面取得重大成果。他对中国职业病防治网络的建立做出了里程碑的贡献。主编130万字的《职业病》。

中国职业卫生学奠基人顾学箕教授

顾学箕教授（1911—2006）是中国预防医学家，劳动卫生学家，中国职业卫生学奠基人之一。1938年毕业于国立上海医学院，1947年获美国哈佛大学公共卫生硕士学位。20世纪50年代起从事女工劳动卫生、尘肺病、工业毒物和农药中毒防治，以及高温劳动生理等研究工作。20世纪80年代，他参与世界卫生组

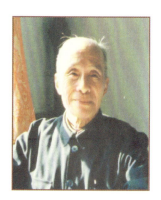

图27 顾学箕教授

织（World Health Organization，WHO）活动，1984年他领衔申请并被授权在中国医学院校建立首家WHO职业卫生合作中心，1985年提出对中小企业实施"职业卫生与初级卫生保健相结合"的理念和实践模式。他所领导的农药研究室，广泛深入地研究危害严重的职业性疾患，是中国较早从事农药中毒防治综合研究的重点单位之一。著有《劳动卫生与职业病学》（1965）、《工业毒理学》和《中国医学百科全书·毒理学》。他创造性地总结了公共卫生教育的"服务—教学—科研"的教学模式，获得了国家教委优秀教学成果国家级特等奖。

中国职业卫生学奠基人刘世杰教授

刘世杰教授（1913—2002），中国职业卫生学奠基人之一。1950年任东北军区和中国人民志愿军卫生部防疫保健处处长。1952年秋回北京医学院任教，曾先后任劳动卫生教研室教授、主任。20世纪50年代参与制定了中国"十二年科学远景规划"。主持完成了"高温车间气象条件卫生标准"研究课题，该课题被收入国家颁布的《工业企业设计卫生标准》，荣获1978年全国科学大会奖。他致力中国硅肺①防治及其发病机制研究，开拓了硅肺综合治理的新领域。1961年主编中国第一部《劳动卫生学》教材。

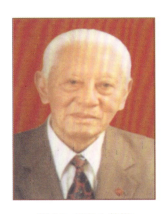

图28 刘世杰教授

中国职业医学的开拓者何凤生院士

何凤生（1932—2004），中国职业医学的开拓者，中国职业神经病学的奠基人。曾于1979至1981年在英国伦敦大学神经病研究所做高级访问学者。从事职业医学研究40余年，她将神经病学与职业医学相结合，对多种职业毒物引起人体神经系统损伤开展了深入研究，荣获西比昂卡古里（Scipione Caccuri）国际奖及国家科技进步二等奖。创立了职业卫生与职业病学的新分支"职业神经病学"。主编了大型参考书《中华职业医学》（1999）。1994年当选中国工程院院士。英国皇家科学院名誉院士。她是一位活跃于国际舞台的职业卫生与职业医学专家，组织建立了中国国家职业卫生研究机构的"WHO职业卫生合作中心"。1991至1994年任WHO日内瓦总部职业卫生顾问，1994年共同主持在北京召开的"WHO职业卫生合作中心网络会议"，参与起草《人人享有职业卫生》（Occupational Health for All）建议书，即WHO《北京宣言》，并于1996年在第49届世界卫生大会上，成为WHO的全球性策略之一。

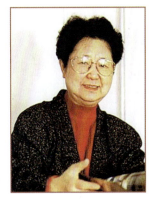

图29 何凤生院士

---

① 硅肺，旧称矽肺，是由于长期吸入含二氧化硅的灰尘引起的一种职业病。

2

现代工业毒理学的发展

2.1 现代工业毒理学的拓展

工业毒理学与其他学科的互促关系

工业毒理学与毒理学的其他分支学科一样,经过与有关学科的渗透、嫁接、成长和发展而形成目前的状况。随着细胞与分子生物学、电生理学、生物化学、细胞和分子遗传学等基础学科的先进理论、新兴手段和技术的不断诞生和发展,工业毒理学的研究也发生了很大改变,从组织形态器官结构水平进入亚微结构和分子水平,完成了从整体和器官水平向细胞和分子水平的迈进,在研究毒物损害作用机制和致癌分子机制等方面取得了巨大突破,新的研究热点不断产生。工业毒理学作为预防职业中毒、保护劳动者健康的一门分支学科,在工业化学物安全性或危险性评价、中毒机制以及解毒药物等方面开展了深入研究。而这些研究的开展也体现出各成果间的相互关联和相互促进。通过实验室检测、现场劳动卫生学调查、职业流行病学研究、志愿者试验、劳动者中毒临床救治等多学科间的相互合作,有力地促进了工业毒理学的发展。

现代工业毒理学及其研究范围的拓展

在工业生产中所接触的毒物,一般是指化学物质,统称为工业毒物或生产性毒物。如何确认劳动者所患疾病与其所从事的职业接触有因果关系,往往很复杂。首先,在临床表现上往往无法鉴别职业诱发的疾病与非职业所患疾病两者之间的区别。其次,从开始接触到发病之间,还可能存在生物学上的漫长潜伏期。第三,职业病可能是多因素导致的,自身因素或者其他环境因素对疾病进展都会产生影响,但实际情况表明,毒物的接触剂量则是推测疾病发生的可能性、严重程度和作用类型的可靠依据。为此,工业毒理学工作者不仅要熟悉劳动者的工作场所环境,能够识别并按照重要性列出各种接触因素的危害性,而且要识别各种有化学物间联合作用的特殊危害性。

正因为上述原因,加之工作场所环境中的有害物往往呈复杂的混合物存在形式,所以现代工业毒理学的研究范围也在不断拓展。

工业毒理学是环境毒理学的一个特殊研究领域,研究工作环境与人体健康之间的关系,是工业卫生学的一个重要组成部分。工业毒理学是集职业卫生、流行病学、职业医学、分子生物学和管理毒理学等学科于一体的一门综合性学科。

工业毒理学的目标是研究工作场所环境对劳动者健康产生的损害。由于非职业性接触会成为职业性接触的混杂因素,或者会增强劳动者的易感性,工业毒理学需要对劳动者所接触的有害因素种类做出评估,探讨毒作用机制,继而为国家制定政策提供科学依据,更好地保护劳动者健康。

2.2 主要工业化学物毒性研究进展

金属毒物

20世纪，随着工业科技迅速发展，金属及金属化合物越来越多地被人类广泛地应用到电子产品、半导体、航天、武器、核能以及医药等生产过程中。由于忽视对工业废料的处理，造成了生产和生活环境的污染，不仅使职业接触人群的健康受到损害，甚至有些地区普通人群的健康也受到了严重影响。如日本20世纪50年代先后发生了汞污染所致的甲基汞中毒（"水俣病"）、镉污染所致的痛痛病。

在20世纪20年代以前，研究人员对金属中毒的认识主要来自临床观察和病理所见。从20世纪60年代起才对金属靶器官进行毒理学研究，特别是金属对神经系统和肾脏伤害的研究引起高度关注。科学家首先发现先天性甲基汞中毒，小儿铅中毒遗留神经系统症状。鉴于儿童神经系统对铅敏感，接触低浓度铅对智力发育的影响，20世纪70至80年代，美国疾病控制中心多次将儿童铅中毒诊断标准的血铅浓度下调，1991年降至10毫摩尔/升。

神经系统对金属毒性十分敏感。为了探索低剂量金属出现的神经精神障碍，采用了一些电生理检查方法（如脑电图、脑诱发电位、神经肌电图），以及神经行为检查，用量化方法做出比较客观的评价。研究较多的包括有中枢神经毒性的铅、汞、砷、镉、锰、铝、甲基汞、四乙基铅、三乙基锡等，以及有周围神经毒性的砷、铅、铊、汞等。

肾脏是金属的主要排泄器官，容易受损。20世纪50年代，研究人员探讨慢性镉中毒患者尿中低分子量蛋白。金属对血液系统损伤研究较多的是铅中毒贫血。1977年发现铅抑制红细胞嘧啶-5'-核苷酸酶，证明和解释了铅引起的溶血性贫血。

与此同时，随着免疫学理论和检测方法的进步，为研究金属引起的免疫性疾病创造了良好的条件。20世纪初，研究人员认识了一系列金属所引起免疫反应中的超敏反应。20世纪70至80年代，对铅、汞、镉、砷进行了生殖发育毒理学研究。1923年研究人员首先发现砷等金属的毒性作用在于其与巯基（—SH）结合。金属中毒机制的研究在20世纪后半期有了突破性进展，为预防金属中毒，保护人类健康提供了科学依据。

铅

铅（Lead，Pb），是一种灰白色的重金属，是一种很老的工业毒物，也是人类最早使用的金属之一。早在7000年前人类就已认识并使用铅。据相关调查显示，在公元前3800年埃及寺庙中，曾发现有铅制品，古罗马和古希腊人也在很早时期开始使用铅。当时罗马入侵不列颠的主要原因是康沃尔地区有丰富的铅矿。铅的用途十分广泛，常见接触铅的行业有：铅矿开采及冶炼，含铅耐腐蚀化工设备、管道和构件、铅酸蓄电池及防色相防护材料等制造业，建筑材料、印刷、电力与电子、军火、化工、食品、交通运输等行业。除了在职业中可以接触到铅，生活中人们接触铅的机会也非常多，如使用含铅的中药偏方治癫痫、哮喘和牛皮癣等疾病，儿童误食含铅油漆墙、玩具或家具，以及汽油的添加物四乙基铅造成的环境污染。

人类对于铅中毒危害的认识较早。公元前 370 年，希波克拉底就曾描述过一名金属冶炼工患有铅中毒的病例；1767 年英国的乔治·巴克尔（George Baker）也描述过含铅器皿导致腹绞痛的众多铅中毒病例；19 世纪英国卫生行政部门将铅中毒归类为职业病；20 世纪中期科学家开始对铅中毒的发病机制进行研究；直到 20 世纪后期，有关法规对铅暴露的安全接触限值进行了明确的规定。

铅中毒早期的分子机制研究中，人们认识到铅与含硫、氮、氧基团（作为电子的供应者）的物质有高度亲和力，如—SH、氨基（—NH$_2$）、羟基（—OH）、磷酸酰基（—H$_2$PO$_3$）等，可与上述基团及简单的氨基酸结合形成稳定的络合物。而—SH 是机体重要的活性基团，在维持机体内疏基的氧化还原的正常比率和蛋白质或酶疏基的功能状态方面发挥重要的作用。铅与含巯基蛋白（如细胞膜、线粒体及线粒体膜上的蛋白质）相结合，也就是与蛋白质上—SH 发生的络合反应，引起含—SH 相关蛋白或酶功能的异常，进一步引起一系列生理、病理反应。在铅毒性机制研究方面，发现：

第一，在卟啉代谢过程中，铅可抑制 δ-氨基乙酰丙酸脱水酶（ALAD）和粪卟啉原氧化酶的合成，使血中氨基乙酰丙酸（ALA）、粪卟啉增多，后经尿排出；铅还可抑制亚铁络合酶的活性，使合成血红素受阻，引起血中原卟啉（EP）和锌原卟啉（ZPP）增多；因此尿 ALA、粪卟啉和血 EP、ZPP 可作为铅中毒的诊断指标。上述卟啉合成的障碍可引起血红蛋白合成受阻，进一步导致骨髓内幼红细胞代偿性增加，使血中点彩、网织、碱性粒细胞等异常细胞增多，细胞超微结构发生改变。此外铅还可抑制细胞膜上的 Na$^+$-K$^+$-ATP 酶活性，使细胞内 K$^+$ 逸出，进而引起细胞膜崩溃而溶血。铅也可通过结合细胞膜上的—H$_2$PO$_3$ 使细胞脆性增加，进而发生溶血。急性铅中毒时溶血较为明显，慢性铅中毒以卟啉代谢和血红素合成障碍为主。

第二，铅可使卟啉代谢异常，引起体内 ALA 增多，而 ALA 可通过血脑屏障进入脑组织，对 γ-氨基丁酸产生竞争性抑制作用，进而导致神经行为的改变，如类神经症、周围神经病等。此外，铅还可模拟或抑制钙对神经系统的生理作用，引起神经细胞内钙代谢的异常，干扰干神经递质的释放，进一步影响儿童的神经发育。

第三，铅可抑制肠壁碱性磷酸酶和 ATP 酶活性，使平滑肌痉挛，引起腹绞痛。

第四，铅不仅可导致男性精子数目减少、活力减弱和畸形率增加，也可引起女性月经失调、流产、早产、低体重儿的出生及婴儿发育不良等，因此有关法律已规定铅作业工人的最低暴露限值，以保护妇女的生殖能力。

第五，铅可与肾小管上皮细胞线粒体及线粒体膜上含—SH 的蛋白质结合，影响线粒体的功能、抑制 ATP 酶等的活性，导致肾小管功能障碍、损伤等。

第六，急性中毒时，铅可直接损害肝细胞，使肝内小动脉痉挛而引起局部缺血，导致急性铅中毒性肝病。铅还可降低肝细胞色素 P450 酶及混合功能氧化酶的活性。

第七，基因多态性方面，δ-氨基乙酰

丙酸脱水酶（ALAD）基因和维生素D受体基因对铅的代谢有明显的影响，斯科瓦兹（Schwartz）等研究发现[1]，铅作业工人中，有维生素D受体B等位基因者血铅和胫骨中铅的浓度明显高于有维生素D受体bb等位基因者；有ALAD-2等位基因者的血铅浓度高于缺少该基因者。史密斯（Smith）等[2]在铅职业暴露人群中也发现，ALAD-2基因型可影响铅在体内的代谢、分布和急性肾毒性。

在铅生物标志物研究方面，尿铅是反映近期铅接触水平的敏感指标之一，由于收集样本方便，已成为最常用的生物监测指标。铅的其他生物监测指标还有尿ALA、尿粪卟啉和血铅、血EP、血ZPP及点彩、网织、碱性红细胞等。尿铅与空气中铅暴露浓度、血铅、尿ALA、EP、ZPP及临床症状均呈正相关，是观察驱铅效果的最好指标。由于尿ALA、尿粪卟啉及点彩、网织、碱性红细胞等指标的敏感性相对较差，因此尿铅、诊断性驱铅试验后的尿铅和血铅常用于职业性铅中毒的监测及诊断。

锰

锰（Manganese，Mn）及其化合物广泛存在于锰矿开采、冶金、陶瓷、玻璃、纺织、电焊、干电池等行业中，在这些行业的从业人群中存在因过量接触锰或其化合物而导致健康损害的现象。有机锰化合物，如三羟基甲基戊基锰（MMT）是用于汽油中的一种良好的抗暴剂和硝烟剂，MMT见光后可迅速还原成Mn，导致城市人群中Mn一般环境暴露机会的增加。早期流行病学研究发现，锰在职业人群中，主要暴露途径是经呼吸道，吸收入血后主要以Mn^{3+}的形式存在，多分布在肝、胰、肾、脑等器官，然后经粪便排出。锰对神经系统、心血管系统、生殖系统及体内脂质过氧化和脑组织造成明显损伤。大量吸入含锰及其化合物无机锰烟尘主要引起轻度呼吸道刺激症状；有机锰烟尘如MMT虽然可经皮肤吸收，但对眼及皮肤刺激性较弱，主要引起胸闷、呼吸困难等肺部刺激性损伤及头痛、感觉异常、腹部不适等。

在职业人群调查中发现，慢性锰中毒患者多表现为类神经症和自主神经功能障碍，锰电焊作业工人接触一定量的锰后，首先出现神经系统异常，如嗜睡、精神萎靡、注意力分散、记忆力减退等症状和情绪改变如易激动、话多、好哭，然后表现出食欲减退、阳痿、多汗等自主神经异常等症状。锰可降低锰电焊作业工人的副交感神经调节功能，损害心血管自主神经系统。长期锰暴露者还可出现椎体外神经障碍的症状和体征，患者走路速度减慢、易跌倒，说话口吃，完成精细的动作困难，情感淡漠或感情冲动，四肢肌张力增高，震颤等；严重者可出现四肢发僵、说话含糊不清、腱反射亢进、腹壁反射或提睾反射减弱或消失、一侧中枢性面瘫等椎体损害、不自主哭笑、智力下降等精神症状。

---

[1] SCHWARTZ B S, LEE B K, et al. Associations of blood lead, dimercaptosuccinic acid-chelatable lead, and tibia lead with polymorphisms in the vitamin D receptor and δ-aminolevulinic acid dehydratase genes. Environmental Health Perspectives, 2000, 108 (10): 949-954.

[2] SMAILI S S, HSU Y T, CARVALHO A C, et al. Mitochondria, calcium and pro-apoptosis proteinas mediators in cell death signaling. 2003, 36 (2): 183-190.

从分子水平上对锰中毒机制的研究结果显示，锰中毒的机制主要为：

第一，线粒体损伤。锰对线粒体有特殊的亲和力，可抑制神经细胞或神经突触中 ATP 的合成，引起神经细胞能力代谢障碍、神经细胞病变，进一步影响神经突触的传递。

第二，自由基氧化损伤。锰在机体内主要以三种价态存在：Mn^{2+}、Mn^{3+}、Mn^{4+}，在上述锰价态的转变过程中可产生电子自由基，进而引起多巴胺耗竭、线粒体损伤及一系列生物大分子改变，并产生神经毒性作用。

第三，钙稳态失衡。锰在造成脑内 ATP 合成减少后，可造成细胞膜钙转运机制的失调，导致细胞变性。

第四，多巴胺耗竭。锰在脑组织主要蓄积于黑质纹状体系统的多巴胺能神经细胞中，锰中毒时可减少神经组织内多巴胺和 5-羟色胺的含量，引起中枢神经系统传导功能障碍；随着蓄积在黑质纹状体中锰的不断释放，可引起持续性进行性锥体外系毒性。

第五，基因易感性。研究表明，MPTP 基因、CYP2E1 基因、GSTM1 基因和 MnSOD 基因的多态性等遗传因素，在锰中毒过程中发挥着重要的作用。虽然锰是一种较强的染色体断裂剂，但至今仍没有锰致癌的确凿证据。

有机溶剂

苯

苯（Benzene）最初被用作煤气照明。苯在工业上是一种非常廉价的有机溶剂，被广泛使用到橡胶、油漆、喷漆、胶黏剂等物质中，以及金属脱脂及汽油添加剂和抗暴剂中。由于苯严重危害人群健康，美国国家环境保护局规定汽油中苯含量不能高于 0.62%，日本已经禁止将苯作为溶剂使用，只允许苯的化合物作为化工原料，如合成苯乙烯、苯酚、洗涤剂、染料、化肥、炸药等化工产品。在中国，90%的溶剂都是使用苯及其化合物，人们接触苯的机会很多，如果防护不当或没有专业的防护措施，很容易发生苯中毒。

苯的致癌性研究始于 1897 年，奈奥尔（Nenoir）与克劳德（Claude）报道了第一例苯作业工人白血病。在 20 世纪 50 年代，布朗茵（Browing）调查收集到苯接触工人中不同类型的白血病，随后有关苯的毒性、致癌性及诊断、治疗、预防等问题在全球范围内受到广泛关注，开展了大量苯接触引起造血毒性效应关系的流行病学研究、动物试验和临床病例的报道，进一步证实了苯的血液毒性和遗传致癌毒性，因此 1982 年国际癌症研究机构（International Agency for Research on Cancer, IARC）正式将苯列为人类一类致癌物。20 世纪 90 年代，举行了多次关于苯的毒性与危害的国际专题会议。一直到目前为止，苯仍是现代数万种工业化学品中受到广泛、持久和深入研究的少数化学物之一。

中国在 20 世纪 50 年代初期就有关于苯中毒的研究报告。为解决苯中毒的诊断和治疗等实际问题，1956 年国家建委、卫生部联合发布了《工业企业设计暂行卫生标准》，规定苯的最高容许浓度（Maximum Allowable Concentration，MAC）为 80 毫克/立方米。1962 年《工业企业设计卫生标准》将苯的 MAC 修改为 50 毫克/立方米，1979 年再次修改为 40 毫克/立方米，在居民区大气中 MAC 为 0.8 毫克/立方米。1965 年卫生部首次发布《苯中毒的诊断、治疗和处理方法（草案）》，1974 年正式发布《苯中毒的诊断标准及处理原则》，此后，于1982年及1997年又经过两次修订。2002年中国苯职业接触限值由原来的10毫克/立方米降到6毫克/立方米。1987年，根据调查结果，中国将苯白血病确定为八种职业肿瘤之一。

20世纪末，苯的毒性机制研究多聚焦在苯及其代谢产物的遗传毒性、自由基氧化损伤及其相关基因多态性等方面。近年来的研究，多研究苯的表观遗传学。然而，尽管经过多年的研究，苯的毒性机制在DNA损伤、癌基因的激活、抑制细胞增殖和改变造血微环境等方面取得了进展，但迄今为止苯中毒的机制尚不十分清楚。

正己烷

正己烷（N-hexane），是一种无色有机溶剂，广泛用于提取植物油的萃取剂，合成橡胶的溶剂和化工原料，皮革、箱包和家具制造的胶黏剂，纺织品、电子和电器、运动器材及机械设备等制品的清洗剂，己内酰胺生产中的冷却剂，化验试剂、低温温度计的填充物和变性剂以及汽油添加剂等。

早在1957年意大利就有因接触正己烷而引起中毒性周围神经性病变的报道；20世纪60年代，日本也有正己烷慢性中毒事故的报道，随后分别在1968年和1982年又发生了两次因接触正己烷而导致暴露工人周围神经病变的案例。1982年中国台湾也曾报道有15名印刷工人因接触正己烷而中毒，作业场所正己烷的浓度为74~669毫克/立方米。美国苹果公司的代工企业富士康公司曾发生过工人正己烷中毒事件，造成了很大的社会影响。1990年以来，中国广东省发生正己烷中毒的事故就有十几起，中毒人数上千人。特别是近几年，正己烷作为一些电子产品的清洗剂，在生产过程中中毒事件频发，如，在欧洲的一些国家及加拿大、巴西、南非等地也曾有大量正己烷中毒病例的报道。

多年的研究表明，正己烷可通过呼吸道、消化道和皮肤接触等途径进入机体，但职业中毒仅见于经呼吸道吸收者。进入机体的正己烷，主要分布并蓄积在脂肪含量较高的组织中，如脑、肾、肝、脾、睾丸等。在肝微粒体细胞色素P450和细胞色素C的作用下被降解，然后经肺和肾排出。正己烷属于低毒类物质，但是由于它有很强的脂溶性、挥发性和蓄积性，且对神经系统有明显的毒性作用，因此在毒性分类时将其归为高危毒物。

急性吸收大量正己烷后，可对眼睛、鼻孔、喉咙和呼吸道产生明显的刺激作用，严重者可出现头痛、眩晕、麻醉等，甚至死亡。慢性正己烷中毒多表现为多发性周围神经病变，病理改变主要是：最初为肢体远端的感觉和运动神经轴索肿胀、髓鞘脱失和血管周围淋巴细胞浸润，最后发展为沃勒尔变性。

为了能及早发现正己烷接触工人出现的异常，有效地对工人进行职业防护，在生物标志物方面的研究表明，尿中2,5-己二醇（2,5-HD）与作业场所中正己烷的浓度密切相关（$r=0.6725$），但2,5-HD在体内的半衰期仅为100分钟，血清除率仅为16小时，且受年龄、性别及检测时加酸水解等因素的影响，因此尿2,5-HD仅能反映近期正己烷的暴露水平。在基因多态性方面，研究显示，尿2,5-HD、血清S-100蛋白、骨成型蛋白质和神经特异性烯醇等可以作为正己烷中毒性周围神经病的分子标志物，有利于正己烷暴露工人的早期预防和监测。

三氯乙烯

三氯乙烯（Trichloroethylene，TCE），是一种易挥发的卤代烃类有机溶剂，工业上主要用作金属和电子元件的脱脂剂和清洗剂、油脂和石蜡等的萃取剂及化工合成的原料等。TCE 是一种脂溶性毒物，对中枢神经系统有强烈的抑制作用，其麻醉作用仅次于氯仿，对心、肝、肾等器官也有损害作用。1915 年，普莱曾报道有四名 TCE 职业暴露工人发生以三叉神经感觉缺失为主的神经系统损伤；1931 年科赫（Koch）报道了一例因吸入大量 TCE 溶剂而致死的病例；1952 年迪罗拜特报道了两名清洗工因接触大量 TCE 而诱发肝肾障碍而死亡的案例。中国深圳、广东也有 TCE 职业接触而引起中毒的报道。

从 20 世纪末开始，研究人员对 TCE 的毒性进行研究发现，三氯乙醇对中枢神经系统产生抑制作用，水合氯醛、三氯乙酸、二氯乙酸三种代谢产物都可引起心律失常和肝脏损害。邹志方等[1]研究发现，低浓度 TCE 可抑制接触者 IgG、CD_3^+、CD_4^+ 及 CD_4^+/CD_8^+ 等均显著低于对照组，可见 TCE 可对体液免疫和细胞免疫有抑制作用。由于 TCE 职业暴露人群流行病调查证据有限，国际癌症研究机构将 TCE 归为对人类可能的致癌物（2A）。

其他工业有害化学物质

氯乙烯

氯乙烯（Vinyl Chloride），又名乙烯基氯，是一种应用于高分子化工的重要单体，主要用于生产聚氯乙烯，并能与醋酸乙烯酯、丙烯腈、丙烯酸酯、偏二氯乙烯（1,1-二氯乙烯）等共聚，制得各种性能的树脂，还可用于合成 1,1,2-三氯乙烷及 1,1-二氯乙烯等。氯乙烯单体（VCM）是目前聚氯乙烯生产工业的主要原料。20 世纪 70 年代首次报道 VCM 对实验大鼠的致癌作用，1974 年首次报道职业性接触 VCM 引起人肝血管肉瘤后，其毒性日益受到关注。现在氯乙烯已被确定为人类致癌物，可导致人肝血管肉瘤。

研究显示，氯乙烯代谢活化为亲核性代谢产物：氯乙烯氧化物（CEO）和氯乙醛（CAA）。氯乙烯可被体内肝微粒体细胞色素 P450 酶所代谢，以及活性代谢产物与蛋白质、DNA 和 RNA 生成多种产物，其中 DNA 加合物是前致突变剂，导致原癌基因和抑癌基因发生突变失活等。但肿瘤形成是复杂的多阶段过程。其中加合物所致突变能否通过有效方式修复，人肝细胞和肝窦状细胞对氯乙烯的代谢过程及其在致癌机制中的地位还有待更深入的研究。

多环芳烃

多环芳烃（Polycyclic Aromatic Hydrocarbons，PAHs），是分子中含有两个及两个以上苯环，且以稠环形式相连的碳氢化合物。其种类繁多，目前已知的 PAHs 有 200 多种，主要来源于煤、石油、天然气等有机物的高温分解和不完全燃烧、人类生活和生产活动以及地球化学过程。PAHs 的职业暴露人群十分广泛，如在焦化厂、煤气厂、钢铁厂、炭黑厂、铝厂、生产石墨电机厂等工作的作业工人，以及

---

[1] 邹志方，等. 低浓度三氯乙烯对接触者免疫功能的影响. 环境与职业医学，2006，23（1）：45-47.

柏油铺路工人、消防队员和垃圾焚烧工人等均有机会较多地接触PAHs。在平常生活环境中人们也有很多机会接触PAHs，如烟草、生活取暖或做饭时低能耗燃料不完全燃烧、汽车废气以及烧烤烟气，新鲜水果和蔬菜等食物中也含有多种PAHs。研究显示，PAHs具有致癌[①]、致畸、致突变作用，是公认的有毒有机污染物，对人类健康和生态环境危害极大，中国已将其中七种PAHs列为优先控制的有机污染物质。由于苯并芘是第一个被发现的环境化学致癌物，且其致癌性和致畸性很强，高达20%的PAHs的致癌性由苯并芘所致。

研究发现，PAHs多经呼吸道和皮肤进入机体，然后在肝细胞微粒体中的细胞色素P450酶系（如细胞色素P4501A1）代谢转化为具有致癌活性的环氧化物，再被环氧化物水解酶（EH）和细胞色素P450酶系代谢为终致癌物，作用于机体的遗传物质，导致DNA发生碱基突变、单双链断裂，形成DNA加合物等DNA染色体损伤等。机体DNA修复酶基因的多态性对肿瘤易感性也有明显的影响，因此DNA损伤修复基因的多态性和修复机制及其相关机制可能是PAHs致突变和致癌效应的重要机制。目前在职业肿瘤分子流行病学研究中，对DNA修复基因多态性的研究多集中于核酸切除修复（NER）、碱基切除修复（BER）和双链断裂修复（DSBR）三条DNA修复通路。也有研究表明，低剂量PAHs可诱导细胞色素P4501A1同工酶的表达，长期接触PAHs的人细胞色素P4501A1酶活性显著增高，进一步加剧了PAHs在机体的代谢速度和毒性。而且细胞色素P4501A1酶的可诱导性存在遗传学差异，细胞色素P450酶系的细胞色素P4501A1代谢活性及其多态性是PAHs致癌的重要机制之一。近年来对其他PAHs的代谢酶的研究也有很大发展，如谷胱甘肽硫转移酶（GST）和EH酶等，这些酶的活性及其基因多态性也影响PAHs的致癌效应。

除了上述遗传机制外，研究人员从表观遗传学的角度，发现PAHs还可通过改变基因的表观遗传学修饰模式，如DNA甲基化、组蛋白乙酰化等，引起原癌基因的激活、抑癌基因和DNA修复基因的失活或表达沉默等，增加机体基因组的不稳定性和肿瘤形成的风险。在对人群分子流行病学研究中，发现在焦炉逸散物暴露人群中的p16基因发生甲基化改变，且甲基化水平显著高于对照组人群，因此DNA甲基化等表观遗传学修饰改变发生在肿瘤形成的早期，可能是PAHs致癌早期阶段比较敏感的生物标志物。

氯丙烯

氯丙烯（Allyl Chloride），又名3-氯丙烯或烯丙基氯，是一种无色透明、易燃易挥发、有辛辣味的液体。在工业中，氯丙烯的主要用途是作为生产环氧氯丙烷、环氧树脂或甘油的原料，也可用于合成丙烯磺酸钠、聚丙烯腈纤维的生产原料。

氯丙烯主要经过呼吸道、消化道及皮肤进入体内。中国20世纪70年代，在丙烯磺酸钠及环氧氯丙烷的工厂中，不少作

[①] 1976年，国际癌症研究中心确定的94种实验动物致癌物中，其中15种属于PAHs。

业工人出现周围神经病的症状，病因一时无法明确。何凤生院士带领同事通过采用流行病学、临床、毒理与神经病理等方法经过多年深入研究，在国内外首次证实了氯丙烯损害周围神经系统，其神经病理表现为中枢-周围性远端型轴索病。该发现为中毒性神经病发病机制理论增添了新的一笔。在此基础上，进一步研究制定了氯丙烯的职业接触限值标准及职业中毒诊断标准，并被卫生部批准颁布，为中国防治氯丙烯职业危害工作提供了依据，为保护工人健康做出了积极贡献。这一独创性成果，荣获国家科技进步奖二等奖和Scipione Caccuri国际奖，并被作为经典载入美国最新的神经病学教科书。

农药

农药主要是指用以消灭和防治农作物病、虫、鼠、草害的物质或化合物。在生产农药过程中，由于设备的不完善，跑、冒、滴、漏等现象导致工作场所浓度过高，引起劳动者健康受损；或者是在农药使用过程中，由于不遵守安全操作规程，常易发生中毒。为了有效地预防和控制农药中毒的发生，研究人员通过研究农药的毒性机制，为政府制定相关政策提供科学依据。

到目前为止，全球已注册登记的农药有效成分已多达1200种，农药产品3500多种。中国目前使用的农药超过250种，农药制剂接近1600种，其中80%为国内生产，国外进口的占20%。据世界卫生组织1992年报道，全球每年发生农药中毒病例超300万人，其中死亡约2万人，并且中毒病例主要发生在发展中国家。为此，对农药毒性机制研究的需求日渐凸显。在过去的几十年间专业人员对有机磷农药、拟除虫菊酯类农药、氨基甲酸酯类农药、有机氮类农药、有机硫类农药、有机汞类农药、有机氟类农药、有机锡类农药、杀鼠药以及其他农药的毒性机制开展了深入的研究。

在中国使用的农药中，76%为杀虫剂，而杀虫剂又以有机磷农药为主，约占77%。有机磷农药主要用于农业杀虫剂，是中国目前使用最广、用量最多的杀虫药。中国每年农药中毒患者有5万~10万人，其中有机磷农药中毒的占70%以上，死亡率在10%左右。有机磷农药主要通过皮肤、胃肠道进入体内，迅速随血液及淋巴循环到达全身各脏器组织。急性中毒，在体内可抑制胆碱酯酶（ChE）的活性，使ChE失去水解乙酰胆碱（Ach）的能力，导致Ach蓄积而产生一系列临床症状。有机磷农药某些品种具有迟发性神经毒性作用。在急性中毒症状消失后，经过1至5周的潜伏期，有些病例可出现有机磷迟发性神经病（OPIDP），主要为周围神经及脊索长束的轴索变性，轴索内聚集管囊样物继发脱髓鞘改变。有机磷中毒的两种主要发病机制学说是抑制神经病靶酯酶和钙稳态失调。20世纪90年代，何凤生院士主持的国家"九五"攻关课题"混配农药中毒的防治研究"，在流行病学、混配农药毒代动力学、生物标志物和中间期肌无力综合征的诊断方面开展了深入探索。有机磷中毒中间期肌无力综合征（LEMS）首次被何凤生院士提出，并被国际学术界广泛接受。

拟除虫菊酯类农药，自1949年首次合成以来，在中国的使用量仅次于有机磷农药，其中应用较多的为溴氰菊酯、氰戊菊酯、氯氰菊酯和氯菊酯。近年来拟菊酯与有机磷混配联合使用较为广泛。该类农药主要经过呼吸道、皮肤和消化道进入体内，经肝脏水解及氧化，主要表现为神经毒性。如溴氰菊酯、氰戊菊酯、氯氰菊酯等引起中毒后，可导致动物产生舞蹈与手足徐动、易激动兴奋，最终瘫痪。主要毒性机制为选择性地作用于神经细胞膜的钠离子通道，使去极化后的钠离子通道 m 闸门关闭延缓，钠通道开放延长，产生一系列兴奋症状。拟菊酯类农药中毒引起中枢神经兴奋的机制目前尚未阐明。除延长神经细胞膜钠离子通道开放外，还有学者观察到动物小脑中环鸟苷酸水平明显增高，葡萄糖利用率上升，表现为小脑神经元活动增加。此外溴氰菊酯可能改变局部脑区的多胺水平，干扰神经细胞的钙稳态。

2.3 循证医学在工业毒理学研究中的应用

循证医学（Evidence-based Medicine，EBM），即遵循证据的医学，是在传统医学的基础上伴随着信息网络时代的到来而建立和发展起来的，是近 10 年来医学领域中备受关注的一种研究方法。它的出现对医学界产生了重要影响，并且已经被逐渐应用到工业毒理学的研究中。

循证医学主要是基于最新的科学研究成果，以及对这些证据进行科学、系统的评价，根据评价结果予以采纳应用。循证实践（Evidence-based Practice）是指寻找、评价和应用科学证据进行决策和系统管理的整个过程。应用当前最佳的研究成果来制定临床和卫生保健决策，以减少甚至消除无效的、不恰当的、昂贵的和可能有害的实践活动。

循证医学和循证实践的基本思想与危险度评价、职业卫生标准制定、职业病的诊断与处理所遵循的原则具有一致性，很多成功的职业卫生实践活动和工业毒理学研究都是遵守循证的基本原则。例如，在 19 个焦化厂焦炉工人的队列研究中发现焦炉工人肺癌发生率高于一般人群。通过对焦化厂不同暴露水平的炉顶、炉侧和其他工种工人的肺癌发生率进行分析，发现存在明显接触水平-反应关系，焦炉作业工人肺癌发生随接触时间的增加而增加。由此可见，确定焦炉工人肺癌的过程是成功的循证实践活动。

良好的科学证据和正确的决策程序是改善职业卫生服务的重要元素。开展工业毒理学研究的目的是发现和寻找高质量的证据，实现从研究到实践的过程。目前循证医学已逐渐渗透到工业毒理学的研究中，由于学科的特殊性，在应用循证医学到工业毒理学研究过程中，应充分考虑工作暴露环境的复杂性。因此在研究设计和方法的选择上，既要根据循证医学原则，也要结合学科特点，以便更好地将循证医学应用到研究中，推动工业毒理学研究不断发展。

2.4 转化医学在工业毒理学研究中的应用

转化医学（Translational Medicine）或转化研究（Translational Research），是医学研究的一个分支。21世纪的医学将更加关注"环境—社会—心理—工程—生物"医学模式。转化医学正是在这样的背景下应运而生的，转化医学符合医学科学发展的内在客观规律。如何将研究成果造福人类健康这一命题，被越来越多的学者所思考，在2003年美国国立卫生研究院（NIH）正式提出后，转化医学日益受到各国医学界的广泛关注。其中，预警（Prediction）、预防（Prevention）和个体化（Personalization）的3P为其重要标志。而转化医学是基础研究成果应用到医学实践的重要桥梁，实现了基础研究成果与医学应用的转化与衔接。倡导通过实验室到临床的双向轨道转化模式。

第一，将基础研究成果应用于疾病的临床诊断、治疗和预防之中。

第二，针对疾病诊断治疗和预防中的观点和假设用科学的方法加以检验和验证。依据转化医学的双通道，一方面，基础研究学者为临床医生和预防医学研究者提供了新的治疗、诊断和预防工具，将基础研究成果转化为可以使用的技术和方法；另一方面，在一线工作的医务工作者通过对疾病和人群健康状况的观察，向研究人员提供有意义的线索和反馈意见，间接地促进基础研究的发展。

工业毒理学具有应用科学和基础科学的特性，转化研究理念的引入，促进了工业毒理学基础研究成果的转化，如生物标志物被应用于筛查职业高危人群，反过来对生物标志物的监测结果也为科学制定接触限值标准提供第一手研究资料。因此，转化医学这座隐形的桥梁在今后预防职业危害、保护劳动者健康的工作中，将起到不可或缺的作用。

3

20世纪50年代以来的中国工业毒理学

3.1 中国工业毒理学的进展

作业场所使用的化学品是工业毒理学研究的主要内容。中国的工业毒理学一直与职业卫生的发展相伴而行，以解决劳动者的健康保护问题。

工业毒理学的学科建设稳步推进

1949年，中华人民共和国第一届政治协商会议共同纲领中提出"实行工矿检查制度，以改进工矿的安全和卫生设备"。1954年颁布的《宪法》及其有关部门发布的各种规章制度中，都有"改善劳动条件、保护劳动者健康"的规定。全国工业卫生工作会议提出"积极领导，稳步前进，面向生产，依靠工人，预防为主"的工业卫生工作方针。1956年，国务院颁布《工厂安全卫生规程》，成为工业卫生管理的重要依据。

1949年，中国医科大学建立了公共卫生学院，并设立工矿卫生组，由日籍教师安倍三史编写教材，并与王文彦、刚葆琪等开设"工矿卫生学课程"。

1950年上海医学院设立了三年制的公共卫生专修科。之后，浙江、山东、湖北、广东、四川等医学院校招收公共卫生专业本科生，并开展了工业卫生的教学培训活动。

1950年，卫生部在天津成立"工业卫生实验院"，1951年成立了华东劳动卫生研究所和鞍钢劳动卫生研究所。1954年，成立了"中央卫生研究院劳动卫生研究所"，后更名或组合为中国医学科学院卫生研究所、中国预防医学科学院劳动卫生与职业病研究所，即中国疾病预防控制中心职业卫生研究所的前身。

20世纪50年代末期，中国医学科学院建立工业毒理学实验室。此后，随着社会经济的发展，为了适应当时工业建设、职业中毒和农药中毒防治的需要，中国医学科学院向前苏联派出留学专家，学习工业化学物毒理学实验与毒性评价以及职业病的诊治。专家留学归来后在中国医学科学院劳动卫生职业病研究所举办了毒理学培训班，并于1960年邀请前苏联毒理学专家来北京讲学，再次举办了全国性毒理学培训班。随后，天津、上海、广州等城市及湖南、四川等省，相继成立了工业毒理学实验室，工业毒理学研究工作迅速在全国范围内开展起来。

1983年，全国和七个区域建立劳动卫生职业病防治中心，WHO在上海和北京设立职业卫生合作中心。1994年11月，第二届WHO职业卫生合作中心主任会议在北京召开。会议提议将"全体劳动者享有职业卫生保健宣言"作为WHO全球策略。

中国台湾于1992年成立劳工安全卫

生研究所①。1993年，台湾大学成立职业医学与工业卫生研究所并开设硕士班，之后于1995年设立博士班。该所的教学与科研涉及职业医学、工业卫生、环境职业流行病学、环境毒理、气胶技术、人因工程、风险评估、生活品质与健康计量和暴露评估九个领域。

工业毒理学的科学研究取得成效

20世纪60年代，工业毒理学的专业知识和技术队伍在防治粉尘和化学中毒等职业病方面发挥重要作用。1957—1958年中国卫生部组织了13个省、市、区的10万余名粉尘作业工人的肺病普查，国务院于1956年颁布《关于防止厂矿、企业中硅尘危害的决定》，将作业地点空气中所含游离二氧化硅10%以上的粉尘允许浓度规定为2毫克/立方米。卫生部、劳动部、总工会1958年联合制订《矿山和工厂防止硅尘危害技术措施》《硅尘作业工作医疗预防措施》《产生硅尘厂矿企业防痨工作》等三个暂行办法。与此同时，卫生部提出了硅肺诊断标准在全国实行。1979年，国务院在批转《关于加强厂矿企业防尘防毒工作报告》时，责成劳动、卫生部门要求经常进行监督检查。1986年颁布《尘肺X线诊断标准及处理原则》，1988年颁布《尘肺病理诊断标准》，1987年实施《国务院关于尘肺病防治条例》。从此防治尘肺工作正式纳入法制管理的轨道。

1952年，政务院批发了《关于防止沥青中毒的办法》。1956年卫生部发布《职业中毒和职业病报告试行办法》。在《工业企业设计暂行卫生标准》中，规定了作业地带空气中有毒气体、蒸气及粉尘共51种的最高容许浓度。经过积极防治，严重的急性中毒事故得到控制。

1957年，中国首次发布了《关于试行〈职业病范围和职业病患者处理办法〉的规定》，将职业病确定为14种。1982年，卫生部、国家劳动总局联合颁布职业中毒和职业病报告办法。1987年卫生、劳动人事、财政三部和全国总工会联合发布职业病范围和职业病患者处理办法的规定，废止旧的，提出新的职业病名单，计9大类99种。2002年，为配合《职业病防治法》的实施，原卫生部联合原劳动保障部发布了《职业病目录》，将职业病增加到10类115种。该名单几经修订，于2013年增至10大类132种。

20世纪60年代，中国开展了铅、苯、汞及有机磷农药的毒性评定及毒理作用的研究，探讨毒作用阈值浓度，为中国工作场所车间有毒物质在空气中的接触限值提供了科学依据，为急、慢性中毒的诊断和治疗方法提供参考。

20世纪70年代末期，研究人员们对危害大、接触人群广的有毒工业化学物和有机氮、有机氟、有机磷等各类杀菌剂、杀虫剂和除草剂等农药进行了大量毒理学实验研究。此外，还进行了航天固体推进剂的毒性及其作用机制研究，为其安全生产、使用、储存及运输等保护工人健康的措施提供了重要的毒理学依据。通过不断的工作锻炼，一支工业毒理学科研队伍真正建立起来。毒理学实验在开展常见工业毒物研究的同期，各重点医学院校卫生系也开设了毒理学课程

---

① 戴基福.台湾职业安全卫生制度.劳动保护，2007-01-16.

及毒性研究实验室，工业毒理学研究人员学术交流也逐渐活跃起来，研究的成果在各种学术会议中崭露头角。

20世纪80年代，中国扩大与国际毒理学界的交流与沟通，前后有不少研究人员赴欧美发达国家进行学术交流或开展科研合作，引进毒理学新技术和新方法，大大促进了中国工业毒理学的发展。国家卫生部紧跟蓬勃发展的工业建设形势，组织全国性调查，摸清常见工业毒物的分布及其危害，为工业毒理学的发展带来了机遇。全国各省及大城市普遍成立了工业毒理学或毒理学实验室，中国预防医学科学院劳动卫生与职业病研究所举办了多次全国性工业毒理学讲座及研讨会。

由于受到医学、毒理学和相关学科发展的影响，工业毒理学的技术方法和研究手段大为改进。20世纪50年代，工业毒理学重点开展的是急性毒性试验方法的研究，包括各种途径的LD_{50}测试方法的探讨。至20世纪60年代初，加大了对快速毒性测试、蓄积毒性测试、急性阈浓度测定方法等的研究，积累了一定基础。工业毒理学先后为开展三乙基氯化锡、美曲膦酯、敌敌畏、丙烯腈、氯乙烯等卫生标准的研制提供了宝贵的科学依据。由于农药中毒的主要接触途径是经皮肤吸收，为此，比较了毒物在动物皮肤与人皮肤吸收的速度，随后建立了体外经皮吸收速度模型，为皮肤毒理学的研究提供了新的方法。20世纪80年代，从国外引进体外试验理念，先后开展了致癌、致畸、致突变研究，并建立了一系列快速筛检方法。在毒性机制研究方面，使用分子生物学的技术和方法，开展了例如苯的DNA加合物、三硝基甲苯血红蛋白加合物、DNA蛋白交联、癌基因蛋白的检测，以及一系列化学物对超氧化物歧化酶的多种酶基因表达等毒作用机制的研究。

20世纪90年代，生殖、免疫、肝肾、神经、行为、管理等毒理学的研究，为提高职业卫生与职业病防控质量，促进职业流行病学发展发挥了重要作用。

进入21世纪，转基因细胞株和若干质粒载体转基因动物的建立，生物芯片试制成功，毒物作用下突变基因的分离、测序取得初步成功，以及蛋白质组学应用于毒性机制研究，反映了中国毒理学领域研究已达到或接近国际先进水平。将毒理学和流行病学资料，应用于暴露水平-反应（效应）关系评价、暴露评价、危险度特征描述和健康危险度评估，为制定相关卫生标准和其他卫生技术法规提供科学依据。继20世纪80年代对杀虫脒致膀胱癌的危险度评估后，又对镉的毒理学和环境流行病学进行了系统研究。从人群镉接触评定入手，估计污染环境（包括生产和生活环境）对经口和呼吸道摄入的可能性、贡献率和总摄入量；进而探索镉对接触人群某些特定损害（如肾脏损害、骨密度降低等）的"似然率"（Probability of the Likelihood），确定剂量-反应关系，确定并描述镉引起肾损害危险度特征，提出危险度管理的各项预防措施，研究成果受到国际关注。

3.2 中国工业毒理学的社团组织

1993年中国毒理学会成立后，中国预防医学科学院劳卫所的工业毒理学家和北京、沈阳、上海、广州的工业毒理学家共同酝酿筹备，于1994年成立工业毒理学专业委员会。这不仅为工业毒理学专家提供了学术交流的论坛，更重要的是对中国工业毒理学的发展和提高，加强国际间的学术交流与合作，协助政府加强对化学品的安全管理等方面起到了重要的作用，标志着中国工业毒理学走上了一个新的阶段。

第一届中国毒理学会工业毒理学专业委员会推选尹松年为主任委员并连任第二、三届主任委员（1994—2003）。李桂兰当选第四届委员会主任委员（2004—2008）。郑玉新①当选第五届（2009—2012）和第六届（2013—　）专业委员会主任委员。中国毒理学会工业毒理学专业委员会每两年召开一次全国工业毒理学学术会议，交流新成果，探讨新问题，推进了学科的发展。

3.3 中国工业毒理学专著

中国工业毒理学的出版物见证着中国毒理学发展的历程。1953年，张一飞教授编写《工业病学》。1959年，吴振球教授编写《职业中毒》（1964年再版），受到当时工业毒理学界的赞誉。其后，英国亨特（Donald Hunter）著的《职业病》（1956年版）和前苏联列达维特(Летавет)主编的《职业病学》（1957年版）相继被译成中文在中国出版。

《工业毒理学》

《工业毒理学》由上海市化工局职业病防治所、上海市劳动卫生职业病防治院、上海市徐汇区吴泾医院职业病组、上海第一医学院卫生系、中山医学院卫生学教研组、唐山煤矿医学院卫生学教研组和遵义医学院卫生防疫学教研组共同主编，1976年出版。全书分为上下两册，共32章，主要阐述有关工业毒物的理化特性、接触机会和动物实验，同时收录了当时工农业生产中所常接触的29类品种化学物质的毒性、临床和防治方法。

《职业病》

《职业病》由吴执中教授主编，1982年出版。全书分为上下两册，1984年曾出

---

① 郑玉新（1961—　），研究员，博士生导师。从事职业卫生、工业毒理和生物标志物研究。现任中国疾病预防控制中心职业卫生与中毒控制所副所长、WHO职业卫生合作中心（北京）主任、中国毒理学会副理事长。

版印刷了合订本。书中系统阐述了工业毒理学概论、常见职业中毒的病理、临床表现、诊断原则、治疗和预防；按化学物质分类，分别对金属、烃类化合物、卤烃、氨基及硝基烃化物、醇和酚类、醚、醛和酮类、环氧化合物、有机酸及其衍生物、氰和腈类化合物、杂环类化合物、农药、石油化工和高分子化合物等有机化合物导致的中毒问题分章节进行了叙述。该书既是医学院校毕业生的入门之书，又是一本科技参考书。

《化学物质毒性全书》

《化学物质毒性全书》由顾学箕教授任名誉主编，夏元洵教授主编，1991年出版。该书作为《工业毒理学》（1976）的修订本，重点补充了新理论、新知识和新技术，反映了同期国内外有关的最新成果。全书共34章，分别介绍29大类3000余种化学物质的特性、毒性和对人体的影响，以及中毒的诊断、治疗和预防。该书是20世纪90年代劳动卫生、职业病防治、工业毒理、劳动保护、环境保护等专业教学、科研、管理和实际工作者的重要参考书之一。

《中华职业医学》

《中华职业医学》由何凤生院士主编，全国70多位职业医学专家参编，1999年出版。全书共分7篇51章，全面系统地介绍了由化学毒物、生产性粉尘、物理因素等职业有害因素引起的各种职业病、工作有关疾病、职业性外伤和有关亚临床病变的发病机制、早期检测、诊断治疗与预防，以及作为一名职业医学工作者所需要掌握的有关临床学科的专业知识与职业健康监护、生物标志物、职业流行病学等新的理论、概念和进展；根据实际工作需要，书中还撰写了有关工伤与职业病致残程度鉴定、职业病防治法规和管理等章节。该书在《职业病》（1982）的基础上，引进了新理论、新概念与新技术，书中不仅总结了过去和当时职业病诊断和治疗的经验，而且还反映了国际职业医学的新进展和今后发展的方向。

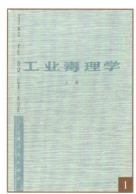
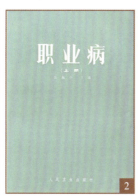
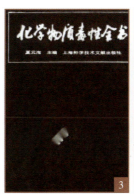
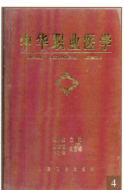

图30 中国工业毒理学专著（1.《工业毒理学》，1976；2.《职业病》，1982；3.《化学物质毒性全书》，1991；4.《中华职业医学》，1999）

4

职业接触限值与职业卫生标准的制定

职业接触限值（Occupational Exposure Limit, OEL），一般是由一个国家主管部门或相关研究机构进行制定的，其目的是为了保护和促进劳动者健康和职业安全。

工业毒理学者为制定标准和确定标准的合适性提供可靠的科学数据。毒理学研究和职业卫生学调查资料是制定有害化学物质卫生标准的核心工作。研究人员通过大量现有的文献回顾，结合工作场所的实际情况，经过人群和实验室调查的验证，提出可以有效保护大多数劳动者健康的接触限值标准。限值标准的提出不仅要考虑到科学性和有效性，也要充分考虑到可行性和合理性。

4.1 职业接触限值的国际历史

职业接触限值标准（Occupational Exposure Limit Standard, OELs）具有久远的历史，早在19世纪，德国就通过立法强制实施对职业活动所导致的健康损害应给予赔偿。要求雇主参与"赔偿基金，以保证劳动者得到赔偿，并改进保护工人健康的措施。这些法规促进了工业毒理学工作者对职业接触化学物质工人健康影响开展研究。最早的工作场所化学物质极限值，是在1886年由莱赫曼（K. B. Lehmann）在德国发表，主要是关于盐酸、氨和氯，但英国的普克宁（Elmhurst Puckering）于1910年首先提出了OEL这一概念，是为了限制对粉尘的接触，但当时没有受到重视。随之，在1912年，德国的毒理学家考比特（Kobert）发表了最早的接触极限表，但仍没有得到职业卫生专家的使用和宣传，因此未得到推广应用。此后，OEL在美国受到工业卫生学家的重视，1921年美国矿山局颁布33种化学物的OELs。20世纪30年代，美国早期工业卫生学得到快速发展，并出版了不同的OEL表。除德国外，前苏联及美国成为职业卫生标准研制的领军国家。其中，受到关注并被广泛认同的是美国工业卫生学家委员会（American Conference of Governmental Industrial Hygienists, ACGIH），其每年发布更新阈限值（Threshold Limit Value, TLVs），前苏联早在20世纪30年代，制定了数量可观的工业毒物最高容许浓度（MAC）。ACGIH的"TLVs"为美国的工业卫生工作提供了标准和OELs，TLVs一直是世界上最有影响的OELs，被许多工业国家在20世纪50年代所采纳，并直到现在依旧对其他OEL设定委员会有很大的影响。

在美国，劳动部下属的职业安全与卫生管理局（Occupational Safety and Health

Administration，OSHA）颁布的标准称为容许接触浓度（Permissible Exposure Limit，PEL），具有法律的强制性。这类限值的设置，是采用最可靠的科学证据，"在可行性的范围内，确保在日常的接触条件下，终生工作期间内，每个人不会在健康或功能上遭受实质性的损害"。OSHA 颁布的限值与劳动者工作中实际接触到的化学物种类数目相比，限值数目相对较少，并且有些现行 PEL 并不能体现出最新的科学研究成果。美国疾病预防控制中心下属的美国国家职业安全与卫生研究所（National Institute for Occupational Safety and Health，NIOSH）负责公布推荐性接触限值（Recommended Exposure Limit，REL），这个一般来说比 PEL 更严格。NIOSH 也从事科学研究工作，并负责发布作业危害及其预防有关的信息。世界上大多数国家都有类似美国 OSHA 的政府监督机构，负责制定和强制实施 OEL。

ACGIH 是一个行业性的组织，每年发表的化学和物理因素的职业接触限值是采用 TLV 和生物接触指数（Biological Exposure Indices，BEI）的形式，时常修订，基本反映了工业毒理学和职业卫生的最新成果。这些限值和指数仅作为指南，而非强制性标准。但许多工厂、企业采用 TLV 和 BEI 作为内部使用的职业接触限值。ACGIH 指出，"TLV 是指在工作场所空气中化学物的浓度，代表在该环境中几乎全体工人可每日反复接触而不产生健康损害效应"（ACGIH，2000）。

到目前为止，根据毒物引起有害健康影响的实际模式区分，TLV 分为三种。时间加权平衡阈限值（Time Weighted Average TLV，TLV-TWA），是指每日 8 小时、每周五天工作的职业接触平均限值，一般用于需较长时间以后才产生效应的毒物。短时间接触阈限值（Short-Term Exposure Limit，TLV-STEL）是用于检测 15 分钟职业接触的限值，任何 15 分钟的采样都不应超过此限值，并且每次接触后需有 60 分钟以上不接触该毒物的间歇时间。上限值（The Ceiling Limit，TLV-C）是指绝对不应超过的浓度。短时间接触阈限值和上限值通常用于产生急性效应（如对感官的强烈刺激）的毒物，并且现场有实时监测设备的工作场所。

在职业接触限值内的工作场所环境并不是表示完全无健康危险的环境。可接受的接触浓度一般指：在一定浓度下，接触工人遭受健康损害的可能性是可以接受的。在决定职业或环境有害因素中什么是可接受的危害时，既会遇到科学评估和毒理学等方法问题，也会遇到现实的政策问题。从历史上说，社会所能接受的职业危害必定与人口整体健康状况有关，并且也与影响人们对职业危害认识的其他因素有关。如果要确定职业因素造成的危害是可以接受的，就应对有害因素的特征、可导致的潜在疾病或不良后果做出分析，并确定接触职业生物学标志或早期可逆性效应，将有助于职业危害的评估。

4.2 中国职业接触限值应用历史

中国为了贯彻预防为主的方针,保护劳动者的健康,早在1950年,就翻译出版了前苏联国家标准《工厂设计卫生条例》(Roct1324—47)。1956年,人民卫生出版社出版了前苏联《工业企业设计暂行卫生标准》(H101—56);同年,国家建设委员会和卫生部联合颁布了《工业企业设计暂行卫生标准》(101—56),这是中国第一部与职业卫生有关的国家标准。标准附录中含有害物质MAC(即中国最早的OEL)53项。1962年,国家计划委员会和卫生部联合颁布了《工业企业设计卫生标准》(GBI1—62),涉及60项毒物标准、32项粉尘标准。1979年由卫生部、国家基本建设委员会、国家计划委员会、国家经济委员会和国家劳动总局联合颁布了修订的《工业企业设计卫生标准》(TJ36—79)[1][2]。在1981年,卫生部成立了全国卫生标准技术委员会和所属的劳动卫生标准分委会,随后又设立了卫生标准化工作管理机构,即中国预防医学科学院标准处。从此,中国卫生标准化建设走上了国家支持、专家领衔、工业主管部门参与、政府职能部门科学管理的有序发展轨道。[3] 2002年全国卫生标准技术委员会劳动卫生标准专业委员会受卫生部委托,将《工业企业设计卫生标准》(TJ36-79)修订为两个强制性标准,即《工业企业设计卫生标准》(GBZ—2002)和《工作场所有害因素职业接触限值》(GBZ2—2002),后经历次修订。中国职业卫生标准基本完成了零起步,这其中凝聚了工业毒理学者的大量心血与智慧。

---

[1] 刚葆琪. 我国劳动卫生标准研制工作50年. 中华劳动卫生职业病杂志, 2000, 18 (1): 9-10.
[2] 梁友信, 吴维皑. 我国职业卫生标准与国际发展动态. 中华劳动卫生职业病杂志, 2002, 20 (1): 68-71.
[3] 陈清光. 有害物质职业接触限值的发展历史和种类综述. 职业卫生与应急救援, 2007, 25 (6): 303-307.

5

工业毒理学发展趋势与展望

5.1 工业毒理学面临两个"增长"

随着科技进步和经济全球化一体化的发展,工业毒理学发展面临两个"增长",一方面金属、化学品和化工材料的应用不断增长;另一方面由于工业毒物的暴露引发的职业中毒有增无减。

有关数据显示,目前同人类接触的市售化学物质大约有 7 万种,包括工业用化学物 5 万种、农药 4000 种等。新化学品的生产正以每年 1500 种的速度递增。与此同时,随着纳米技术的发展,越来越多的纳米产品进入到众多生产和消费领域。人们在享受纳米科技带来的利益的同时,由于纳米尺度上所具有的特殊性质,各国政府、专家和公众也担心纳米产品对人类健康带来损害和危险。

化学品的广泛使用无疑在预防疾病、提高农作物产量、改善生活条件等方面发挥了积极作用,促进了社会的进步。但同时,化学品的不正确使用、滥用或误用无疑也对人类健康、基因结构以及生殖繁育造成了严重危害,并且导致了环境的污染。有资料显示,各类电子垃圾已成为增长最快的固体废物之一。由于电子垃圾中含有大量的有害物质,如多溴联苯醚、多环芳烃和重金属,不仅对大气、水体和土壤等造成污染,而且导致了严重的生态破坏和人体健康损害。调查发现,在拆解作业人群中存在重金属蓄积。

据中国卫生部 2010 年中国职业病报告,2010 年新发职业病 27240 例。其中尘肺病 23812 例,急性职业中毒 617 例,慢性职业中毒 1417 例,其他职业病 1394 例。从行业分布看,煤炭、铁道和有色金属行业报告职业病病例数分别为 13968 例、2575 例和 2258 例,共占全国报告职业病例数的 69.02%。自 20 世纪 50 年代以来,全国累计报告职业病 749970 例,其中累计报告尘肺病 676541 例,死亡 149110 例,现患 527431 例;累计报告职业中毒 47079 例,其中急性职业中毒 24011 例,慢性职业中毒 23068 例。2010 年共报告各类急性职业中毒事故 301 起,中毒 617 例,死亡 28 例,病死率为 4.54%。报告慢性职业中毒 1417 例。引起慢性职业中毒的化学物质排在前几位的分别是铅及其化合物,苯、砷及其化合物,主要分布在轻工、冶金和电子等行业。

由此可见,保护劳动者的职业健康,做好作业场所环境的职业卫生,不仅是摆在各国政府面前的一项新的挑战,也是国际工业毒理学面临的挑战,工业毒理学工作者所承担的任务也将十分艰巨,社会的需求将进一步推动工业毒理学的发展,希望有更多的研究成果将直接或间接受益于劳动者的健康。

5.2 加快现代生物技术的研究与应用

现代生物技术的快速发展，为工业毒理学进一步完善其研究方法提供了前所未有的机遇，也为现代工业毒理学的未来发展创造了条件。

生物标志物的应用

分子生物标志在职业危险度评价、生物监测和职业流行病学调查、职业病临床的应用中有广阔的应用前景。在危害认定时，敏感的、特异的生物标志物，可以有助于便捷、客观地鉴别环境有害因素对机体的影响；在剂量-反应关系评定中，接触、效应、易感性的生物标志物的联合使用，可在定量化函数关系中起到作用；在接触评定中，生物标志物在降低外暴露评价产生不确定因素和其他影响因素方面具有独特的优势。因此，生物标志物的研究是今后工业毒理学中不可缺少的部分，其在职业健康危险度定性和定量的评价过程中扮演着重要角色。

职业危险度评估的应用

劳动者由于长时间暴露于工作场所的环境中，能体会出由健康向疾病的发展过程。工作环境中的接触会造成生物化学和人体功能性的改变，从无体征和症状，到亚临床改变直至出现明显的临床中毒表现。在职业危险度评估中，对职业接触的评定非常重要，一般是职业接触水平的定量或定性评价，需要对接触的强度、频度和时间进行描述，并且通过化学物吸收率、进入机体的途径以及化学物实际接触剂量和内暴露进行评价。在此职业接触评估的基础上，进一步对有害因素所引起的机体改变，对健康的影响进行评估，以此来判定健康损害的危险程度。在评估过程中应充分考虑到个体易感性差异的影响。

未来可用于职业性危险性评估的数据来源有以下五种。

第一，体外试验。全球每年有上千种新的化合物作为商品进入环境。在现有的化合物中，还有相当数量没有进行必要的毒理学评价。在此种情况下，需要通过体外试验，对毒物进行筛检和中毒机制研究，特别是对定量结构-活性关系的研究，有助于提示未知化学物的潜在毒性。

第二，动物毒理学研究。动物毒理学研究主要用于化学物有害效应的鉴定、中毒机制的探索、剂量-效应的确定以及方法标准的制定等。

第三，人体观察。人体观察是最直接有效的获得毒性数据的方法，不仅可以验证在动物毒理学研究中的发现，还可用于判断在动物中的生物转化途径能否与在人体中的代谢途径一致。人体观察还可以很好地帮助研究人员探索发现生物标志物。

第四，病例报告。当新化学物或毒物的新组合在工作场所中使用时，可能会出现病例或病例的暴发。通过职业健康监护系统收集汇总这些病例，可及时发现某化学物对人体造成的损害。研究人员利用这些病例报告，可评估作业工人的职业危害。这些病例报告和危害评估报告对危害的鉴定具有重要价值。

第五，流行病学调查。流行病学调查从"描述"和"分析"两方面来体现它的归纳性，有助于推测和证明职业接触、个体因素和疾病之间的联系。流行病学调查包括横断面调查、队列调查、前瞻性队列调查、回顾性队列调查。职业流行病学研究方法，主要用于收集职业性接触与人体疾病之间联系的资料。

5.3 应对新经济环境下新问题的研究

新的生产技术、生产方式和用工制度使得工业毒理学研究面临许多新的研究课题。以中国为例，新经济形势下溶剂中毒所形成的特点值得关注。一是中毒多发生于劳动密集型企业，中毒者以农民工居多，他们年纪轻、文化水平低、自我保护意识薄弱。二是工作环境差，有些家庭作坊式个体手工作业，接触浓度高、工作时间长。三是重度中毒事件多，除苯中毒所致血液系统损害外，较为集中的溶剂中毒病主要是二氯乙烷中毒性脑病，汽油及正己烷中毒所致周围神经病，二甲基甲酰胺、四氯化碳、二氯乙烷所致中毒性肝病、三氯乙烯所致药疹性皮炎等。四是群发中毒事件多，常见于问题较多的接触黏合剂作业，包括制鞋、家具制造、玩具制造、箱包制造业等。五是一些没有经过全面系统的毒理学评价的工业化学物、新材料、新技术和一些毒性未知的替代物的大量使用。以上都是值得工业毒理学研究的新课题。

5.4 加强人力资源建设和学术交流

第二次世界大战后，随着毒理学的迅猛发展，从事工业毒理学研究的科研人员和科研队伍在世界范围内不断发展壮大起来。但发展中国家从事毒理学研究的人员中从事工业毒理学的工作人员，在数量上远不能满足实际需求。因此未来的发展需要加强培养学科带头人和专业人才，扩大科学研究队伍，通过举办形式多样的学术活动，使更多的研究人员参与国际学术交流，并创造更多的国际科研合作机会。同时，提高科研人员法律和科学道德自律意识，进一步增加对工业毒理学科研项目的支持，为保护劳动者的健康做出新的贡献。

第 53 卷

食品毒理学史

本卷主编 韩驰

卷首语

食品毒理学是毒理学的一门应用学科，有着丰富多彩的发展史。食品毒理学的一些基本概念和方法技术虽然可以追溯到很久远的时代，但现代食品毒理学在美国、欧洲等发达国家和地区也是在第二次世界大战前后才基本成型。在20世纪50至60年代，由于一些较大的环境污染和食品污染、药物不良反应所致的公害事件不断发生，以及环境和食品农药残留问题、食品添加剂的滥用和安全性问题等日趋恶化，食品毒理学研究和安全性评价越来越受到重视，其学科发展和教育事业也日益得到加强。

民以食为天，食以安为先，食品安全关系民生健康与生命安全。食品毒理学作为食品安全工作的科学基础，研究食品及食品中可能含有的外源性物质对生物系统的损害作用及生物学机制，检验和评价食品的安全性或安全范围，从而确保人类的健康。

本卷回顾了食品毒理学的发展历程、食品毒理学科的重大成果和成就，并分别介绍了转基因食品的发展与毒理学评价、保健食品管理与毒理学安全性评价、食品添加剂的管理与安全评价以及食品安全管理与风险评估的进展情况，最后就食品毒理学的科学研究与教育事业的发展、21世纪食品毒理学科发展趋势和面临的挑战做了分析，展望未来食品毒理学的发展方向。

1

食品毒理学的发展历程

1.1 食品毒性研究的起源

食品毒性研究的历史可以追溯到人类的祖先为了获得丰富的食物而去尝试多种物质的时期，人们通过观察哪一种物质既能果腹又不会产生疾病或引起中毒死亡，形成了人类赖以生存繁衍的饮食习惯。在人类文明的早期，不同地区的民族以长期的生活经验为基础，在不同程度上形成了一些有关饮食卫生和安全的禁忌。在中国，2500 年前的孔子就曾对他的学生讲授过著名的"五不食"原则："鱼馁而肉败，不食。色恶，不食。臭恶，不食。失饪，不食。不时，不食"。这是文献中有关饮食安全的最早记述。被西方尊为"医学之父"的古希腊著名医生希波克拉底（Hippcrates，前460—前355）在他的题为《箴言》的论文集中，辑录了"暴食伤身""简陋而可口的饮食比精美但不可口的饮食更有益"等至今仍给人以启示的名言，其著名的"体液学说"中强调了营养与饮食的重要性，认为过多过少的饮食都有害，健康是体液平衡的结果。古希腊学者特奥芬拉图斯（Theophrastus，前370—前286）被认为是食品毒理学的奠基人，他的《理论植物学》和《植物学史》被视为现代植物学的开端和很好的医用植物学教材。中世纪后期，瑞士医学家帕拉塞尔苏斯（Paracelsus，1493—1541）指出：检测化学物的反应必须进行试验观察和研究，应注意区别化学物的治疗特性和毒性作用。他的著名观点是："所有的物质都是毒物，不存在任何非毒物质，剂量决定了一种物质是毒物还是药物。"古代人类长期生活经验和对食品毒性知识的积累，中世纪多种学科的发展，各种相关理论、假说、新概念和新观点的提出，都为现代食品毒理学的形成奠定了科学基础。①

1.2 现代食品毒理学的形成

食品毒理学（Food Toxicology）原是毒理学和食品卫生学的组成部分。食品毒理学的形成一方面受国家相关法律法规的推动；另一方面，随着食品工业的迅猛发展和高新技术在食品工业中的应用，人民生活水平不断提高，国民消费意识的转变，推动了食品毒理学的形成。

食品安全的相关法律法规，最早见于

---

① 韩驰.中国食品毒理学的现状与发展.中国食品卫生杂志，2003，15（6）：481-483.

美国在1906年颁布的《纯净食品和药品法》，以及在此基础上，于1938年由国会通过的《联邦食品、药品和化妆品法》，1947年通过的《联邦杀虫剂、杀菌剂和杀鼠剂法》，以后又陆续做过多次修正，至今仍为美国保障食品安全的主要联邦法律。1955年，莱赫曼（Lehman）及其同事制定了《食品、药品和化妆品安全实验评价程序》，美国FDA在1982年又对这个程序进行了修订补充。1958年，美国国会通过并由总统签署，在食品、药品和化妆品法中增加了添加剂修正条款，即著名的《德莱尼条款》，条款规定任何对实验动物或人有致癌性的化学物，都不得用于美国的食品。WHO和联合国粮食及农业组织（FAO）自20世纪60年代组织制定了《食品法典》（至今已经数次修订），规定了各种食品添加剂、农药及污染物在食品中的限量，供各国参考，并以此协调国际食品贸易中出现的食品安全问题。

20世纪以来，食品工业应用各类添加剂不断增加，农药、兽药在农牧业生产中的重要性日益上升，工矿、交通、城镇"三废"对环境及食品的污染不断加重，农产品和加工食品中含有毒有害化学物质问题越来越突出。人类社会发展对食品安全的影响进一步显露出来，如：德国波及全球的"反应停"事件，日本的"水俣病"事件、"痛痛病"事件和米糠油事件，以及新的致病微生物引起食物中毒、畜牧业中滥用兽药、抗生素、激素类物质的副作用，食品的放射性核素污染；英国疯牛病事件等。食品安全问题作为人类面临的重大生活或生存问题，从多个角度被提上议程。人们关注的焦点与热点，逐渐从食品不卫生、传播流行病、掺杂制伪等，转向化学品对食品的污染及对消费者健康的潜在威胁方面。这些变化对食品安全问题提出了新的要求，以适应生活水平提高、市场发展和社会进步的新形势。20世纪70年代，WHO、FAO和美国FDA提出应以食品安全性评价为重点，将食品毒理学从食品营养和卫生学科中单独分离出来，并成立了有关食品卫生方面的机构，可以说这些组织和机构是现代食品毒理学的先驱，促使食品毒理学研究和安全性评价越来越受重视，其学科发展也日益得到加强。

在中国，20世纪50年代中央卫生研究院营养学系与卫生部药品生物鉴定检定所已开始食品毒理学研究，并于20世纪60年代对木薯毒性、农残毒性、粮食熏蒸剂及白酒中甲醇毒性等进行了食品安全性毒理学评价，从而制定了相应的标准。20世纪70年代，根据一些国家已提出的安全性评价程序，制定了统一的《食品安全性毒理学评价程序和方法》。中国食品添加剂标准化技术委员会于1980年年会上首次提出制定毒性评价问题。1994年中国卫生部颁布了国家标准《食品安全性毒理学评价程序和方法》（GB15193—94），该标准适用于评价食品添加剂以及食品在生产、加工、保藏、运输和销售过程中产生的有害物质和污染物，食物新资源及其成分和新资源食品，该程序同时也适用于农药、食品添加剂、食品新资源和新资源食品、食品工具及设备用清洗消毒剂。1995年中国颁布了《食品卫生法》，对食品的生产、包装、保藏、运输、销售提出了明确的卫生要求。卫生部组织制定了《辐照食品管理办法》《人体试食试验管理办法》等规范性文件和标准。这些法规、标准促进了中国食品毒理学的成长与发展。

为了培养中国食品毒理学专业队伍，加强食品毒理学工作，提升食品毒理学工作者的科研能力和技术水平，由戴寅[①]、韩驰[②]、陈瑶君、严文钰和乔鑫组成教学领导小组，于 1975 年在上海第一医学院举办了"第一届食品毒理培训班"，并开展了有机磷农药杀螟松、有机氯农药六六六、污染物六价铬、添加剂日落黄的 90 天亚慢性毒性试验。1980 年在杭州浙江医学科学院举办了"第二届食品毒理学习班"。通过两届食品毒理学习班，为各省（区）市防疫部门和高等院校培养了一批食品毒理学工作者，为中国食品毒理学科的形成奠定了基础。

此外，中国毒理学会食品毒理学专业委员会还组织会员积极参与国际毒理学大会、发展中国国家毒理学大会、亚洲毒理学大会、海峡两岸毒理学研讨会，及时了解国内外食品毒理学研究领域的方向和技术前沿，扩大了专业视野，加强了国内大专院校及科研院所与国外院校及科研机构合作，推动了中国食品毒理学的全面发展，迎来了中国食品毒理学发展的新阶段。

1.3 现代食品毒理学的发展

新概念和新方法的引进促进了食品毒理学的发展

20 世纪 90 年代以来，食品毒理学获得较大发展，主要原因之一是引入了相关学科大量新概念和新方法。特别是随着生物化学、细胞病理学、细胞生物学、分子生物学等边缘学科的迅猛发展，并将这些学科的研究方法应用到食品毒理学领域，一些常用的技术如基因重组、克隆技术、核酸杂交技术、PCR 技术、DNA 测序技术、突变检测技术、荧光原位杂交技术、流式细胞技术、单细胞凝胶电泳，以及转基因动物等广泛用于食品毒理学研究，有力地推动了食品毒理学的快速发展，其研究领域、评价过程和相关的管理及信息系统正发生着革命性的变化。食品毒理学研究和评价经历了由宏观到微观的发展过程，由形态、表型的描述逐步分解、细化到生物体的各种分子及其功能的研究。

特别是随着动物保护主义的兴起，出现了毒理学替代法（Alternatives）概念，即"3R"原则[③]。因此，食品毒理学研究除采用整体动物进行体内试验（In Vivo Test）外，还应用游离的动物脏器、组织、细胞进行体外试验（In Vitro Test）研究。

现代食品毒理学的研究方法分为两大类。一是微观方法。即从细胞乃至分子水

[①] 戴寅，中国预防医学科学院卫生研究所教授。
[②] 韩驰（1935—　），北京人。1957 年毕业于北京医科大学。1986—1990 年任中国预防医学科学院营养与食品卫生研究所食品毒理研究室主任。1990—2002 年任中国疾病预防控制中心营养与食品安全所研究员、教授。现任中国毒理学会食品毒理学专业委员会名誉主任委员、毒理学史专业委员会顾问，中国科学技术协会决策咨询专家。参与编著《食品毒理》《营养与食品卫生学》和家庭医学全书第七册《饮食营养与健康》。
[③] "3R"，是替代（Replacement）、减少（Reduction）和优化（Refinement）三个英文单词的字头。

平观察多方面毒作用现象及毒作用机制，其中包括一些极微小的毒作用表现。二是宏观方法。即研究整体动物以至于人体与毒物相互作用的关系。要判定某个毒物对人的危害程度，它是否属于某种损害现象的原因，单凭动物实验所得结果是不能做出认定的，只能认为有此可能。只有具体在人类本身直接获得证实，才能获得肯定的评价，而直接观察毒物对人的作用，除少数情况下可用"志愿者"外，目前主要使用流行病学方法。

在食品毒理学安全性评价中，如果要证实受试物通过动物实验观察到的一种毒性终点（如癌症、出生缺陷）与人类相关，毒性机制研究资料是非常重要和有价值的。例如，依据对有机磷杀虫剂的作用机制（抑制乙酰胆碱酯酶），及其在人类、啮齿类及昆虫等物种生物转化的差异的了解，可以就其对不同物种的毒作用的相对强度做出准确预测。如果要排除实验动物有害反应发生于人类的可能性，机制毒理学资料同样是有价值的。例如，广泛使用的人工甜味剂糖精（钠）有诱发大鼠膀胱癌的倾向，但并不适用于正常膳食摄入糖精的人类。其原因在于机制研究已证实，只有当糖精在尿中的浓度高至有结晶析出时，才会诱发大鼠膀胱癌。剂量反应研究表明，即使经膳食大量摄入糖精，在人体的膀胱内也不会形成结晶。因此，食品毒理学研究已不再仅仅局限于对受试物毒作用的描述性研究，而是进一步深入研究受试物的毒作用机制。

为了加强食源性外源化学物毒性的机制研究，中国在食品毒理学领域建立了一些病理、生理、生化、分子、神经行为等毒理学实验室，运用先进的理论和实验技术，对食源性外源化学物开展毒性及机制研究，对天然食物和保健食品等的健康促进及保护作用进行了研究。

经济全球化和国际食品安全法律促进了食品毒理学的持续发展

随着经济全球化和国际食品安全法律的完善，各国政府和消费者对食品安全高度重视，相应地加强了食品安全法律法规体系建设。食品毒理学作为食品安全工作的科学基础，也得到了长足的发展，在保障消费者健康、促进国际食品贸易方面发挥了重要的作用。特别是在各国签署了《乌拉圭回合协议》以及成立了世界贸易组织（World Trade Organization，WTO）后，食品安全已成为世界贸易组织的重要文件《卫生与植物卫生措施（SPS）协定》的主要内容，并纳入了另一个世界贸易组织的主要文件贸易技术壁垒（TBT）协定。国际食品法典委员会（Codex Alimentarius Commission，CAC）所制定的标准、准则和技术规范已被 WTO 指定为处理国际食品贸易纠纷的仲裁标准，从而得到了世界上越来越多的国家认同和采用。

在 FAO/WHO 的积极支持和推动下，由风险评估、风险交流和风险管理组成的风险分析框架在解决食品安全问题和制定修订食品安全标准中得到越来越多的应用。食品毒理学的发展已将研究工作与政府行为相结合，食品毒理学工作者经过研究提出食源性危害因素的风险评估报告，政府决策者可以依此制定管理与监督措施，并制定与颁布相应法律与标准。2009 年 6 月 1 日，中国颁布实施了《中华人民共和国食品安全法》（以下简称《食品安全法》），卫生部于 2010 年 1 月 26 日印发了《食品安全风险评估管理规定（试行）》。《食品安全法》将食品安全风险评估确立为一项重要的法律制度,规定食品安全风险评估是政府制(修)订食品安全标准、开展食品安全监督管理、处置重大食品安全事故、发布食品安全风险预警和开展风险交流的科学基础。而食品毒理学评价是食品安全风险评估的重要手段和基础,风险评估中危害识别、危害特征描述以及风险特征描述都离不开食品毒理学知识的应用。2015年4月24日,新修订的《中华人民共和国食品安全法》审议通过。新版法律于2015年10月1日正式施行。

此外,世界各国先后设立了与食品毒理学相关的多学科研究机构,针对食品安全等热点问题进行专门研究,还承担风险交流,提供相应的专业咨询和决策建议的责任。

2

食品毒理学学科的重大成果

2.1 食品毒理学评价体系的建立

食品安全是始终备受关注的全球性问题之一，直接关系到一个国家的稳定发展和每个公民的生命健康。为此，世界各国先后建立了适合本国的食品安全法律体系并不断加以修订和完善。在每个有关食品安全的法律框架中，都包含一个食品毒理学评价体系的建立。

美国在建国之初就开始了食品安全方面的立法，先后制定了《联邦肉类检验法》《联邦食品、药品和化妆品法》，成为美国食品安全管理的框架性法律，并作为之后制/修订各项食品安全法律法规的前提。

日本政府1947年制定了《食品卫生法》，并将其作为本国食品安全管理工作的法律依据。在2001年暴发的疯牛病以及后来诸多的食品安全事件影响下，对《食品卫生法》进行了多次修改，并于2003年制定并开始实施《食品安全基本法》，它围绕消费者至上、从农田到餐桌的全程监管、风险分析技术等方面为日本食品安全管理制度提供了基本原则。

欧盟有很多法令、法规和标准，涵盖了食品安全的一般原则、食品链的污染和环境因素、植物卫生检查、粮食卫生，以及国际间食品安全的规定。2000年欧盟委员会发表了《食品安全白皮书》，提出食品安全管理应当是从农田到餐桌一系列环节的综合管理，成为欧盟食品新政策的基础，并在其框架下于2002年1月通过了第178/2002号法规，即《通用食品法》，确定了食品和食品安全的通用定义，并进一步明确了食品立法的基本原则和要求，为之后的欧盟食品法律提供了基础。除欧盟范围的法律法规外，各成员国也制定了适用于各自国内的食品安全法律，如英国1955年制定的《食品法》和1990年颁布的《食品安全法》，德国1879年即已颁布的《食品法》，等等。

中国国务院于1964年颁布了《食品卫生管理试行条例》，将食品安全纳入政府重点管理的社会事务。1982年全国人大常委会审议通过《中华人民共和国食品卫生法（试行）》。之后在总结试行经验的基础上，1995年10月30日由第八届全国人大常委会第十六次会议通过的《中华人民共和国食品卫生法》（以下简称《食品卫生法》），并自公布之日起施行。针对中国食品安全监管方面存在的种种问题，以切实保障公众身体健康和生命安全为宗旨，2007年10月31日，国务院总理温家宝主持召开国务院常务会议，讨论并原则上通过了《中华人民共和国食品安全法（草案）》，之后经四次审议，于2009年2月28日第十一届全国人大常委会第七次会议通过了《中华人民共和国食品安全法》(以下简称《食品安全法》)，自2009年6月1日起施行。同时废止了实施14年的

《食品卫生法》。《食品安全法》明确指出建立食品安全风险评估制度；统一制定食品安全国家标准的原则；建立统一的食品安全信息发布制度，为中国食品安全的监管工作奠定法律基础。2013年，《食品安全法》启动修订。最新修订的《食品安全法》于2015年10月1日正式施行。

2.2 新资源食品的管理与毒理学安全性评价

新资源食品的主要特点

随着社会发展和食品科学的不断进步，越来越多的"新型食品"（新资源食品）闯入了人们的日常生活中。

新资源食品作为一种食品类别，其特点为：一是新资源食品没有长期和广泛的食用历史，对其食用安全性应给予格外关注；二是新资源食品的概念处于动态变化之中，过去一些被作为新资源食品加以管理的食品，被广泛消费后则可能转为普通食品，而某些传统食品，在采用新技术新工艺制备出新食品成分后，又被归入新资源食品行列；三是某些食品原料既可用于新资源食品，也可用于保健食品，二者容易被混为一谈[①]。

各国对新资源食品的管理法规

新资源食品因没有人们长期食用的历史，未经历岁月验证，人类对其食用安全性的认识尚不充分，因此，为保障消费者健康，许多国家都制定了相应的新资源食品管理办法，对新资源食品的定义、范畴、审批、标签等做出了规定，建立了上市前的安全性评估和审批体系。

欧盟

欧洲于1989年提出了第一个关于在整个欧洲范围内控制新资源食品、食品成分和加工过程的议案，但成员国没能在有关细节上达成一致。1990年英国、比利时和荷兰开始制定国内的审评体系。1996年9月美国转基因大豆和玉米的污染导致了欧洲权威机构和议会的恐慌，10月，议案在议会内迅速通过。1997年1月27日欧盟新资源食品及食品原料法规（Regulation EC 258/97）通过并于5月正式生效，对新资源食品和食品成分的审批、标签做出了相关规定。欧盟将新资源食品定义为：1997年5月15日以前没有在欧盟市场上大量消费的食品和食品成分，包括含有转基因生物的食品和食品成分；由转基因生物生产的食品和食品成分；主要结构是新的或者有目的改造的食品和食品成分；含有从微生物、真菌或藻类分离的食品或食品成分；含有从具有安全食用史的传统动植物中分离的食品或食品成分；新

---

① 实际上，新资源食品与保健食品二者之间有很大的区别。保健食品是声称具有特定保健功能的食品，申请时必须明确指出其具有何种功能；而新资源食品的概念是基于食用习惯，不允许宣称或暗示具有疗效或保健作用。在适用人群方面，保健食品只适合于某个或某几个有特殊需要的人群食用，而新资源食品则无人群限定，适宜于任何人群食用。此外，二者在审批部门、审批要求、审批程序等方面也均有所区别。

的食品加工过程，可能显著改变食品和食品成分的结构和成分，影响食品营养价值。在1997年5月15日以前消费的食品、食品添加剂、调味品和提取溶剂不属于新资源食品。

欧盟对新资源食品实行"二级审批、多次决定"的程序，先由食品初步投放市场的成员国初审，再由欧洲委员会终审。审批通过和未通过的产品以决议形式公布在欧共体官方杂志上，同时将结果以信件形式发给企业。欧盟新资源食品的标识主要是对"实质不等同于"传统食品的新资源食品做出的规定，要求标签上必须注明：与相应的传统食品不同的特征和特性，包括食品成分、营养价值和营养功能；在新的食品或食品成分中含有但在与之"实质等同"的普通食品中并不含有的物质，且该物质的存在可能对某类特定人群的健康产生一定影响（如引起过敏反应），以及该物质可能导致伦理学方面的问题（如转基因食品）等，对于没有相应传统食品的新资源食品，其标签也必须包括有关特征、特性的信息。

2003年起，欧盟颁布的转基因食品及饲料法规（Regulation EC 1829/2003）将转基因相关食品从新资源食品及食品原料法规中分离出来，单独进行管理。

加拿大

在加拿大，新资源食品是指没有安全食用历史的食品（包括微生物产品），以实质改变产品性质的新工艺加工、调制、保藏或包装的食品，以及由转基因植物、动物、微生物制成的食品。加拿大卫生部负责本国新资源食品的管理，主要依据《食品药品法》第28部分即关于新资源食品的法规。该国对新资源食品实行"一级审批"，由卫生部进行，其新资源食品部门接受新资源食品的通告和样品，然后将样品分发至化学安全局、营养科学局和微生物危害局分别进行审查，评估者首先确定送审样品是否属于新资源食品范畴，再根据新资源食品安全性评估指南进行安全评估。审批通过的产品以文件的形式公布在卫生部网站上，同时将报告发给企业。标识方面，加拿大对新资源食品未做特殊规定，新资源食品和传统食品都采取自愿性标识，仅当新资源食品具有潜在健康影响时才实行强制性标识，标识内容包括食品发生的营养成分改变、食品中含有的过敏原等，但在食品标签中没有必要显示该食品是否来源于基因工程。

澳大利亚和新西兰

澳大利亚和新西兰将新资源食品定义为非传统食品，即没有被澳大利亚广泛食用的食品。包括：膳食宏量成分，植物、动物和微生物提取物，单一食品成分和活的微生物，但不包括转基因食品和辐照食品，这二者分别依照另外的法规进行管理。

澳大利亚和新西兰对新资源食品的管理是通过《澳大利亚新西兰食品标准法典》（以下简称《澳新食品标准》）的形式实现的，其1.5.1部分是专门针对新资源食品制定的，管辖范围为新资源食品及新食品原料。该标准授权的管理部门为澳大利亚与新西兰食品标准局，简称FSANZ，负责新资源食品的安全性评估，评估后列入澳新食品标准1.5.1名单中的物质方可上市销售。

中国

中国卫生部于1987年发布了《新食品资源卫生管理办法》，对新资源食品的审批程序做出具体要求。1990年卫生部对该办法进行了修订，改名为《新资源食品卫生管理办法》，将新资源食品定义为：

食品新资源系指在中国新研制、新发现、新引进的无食用习惯或仅在个别地区有食用习惯的,符合食品基本要求的物品。以食品新资源生产的食品称新资源食品(包括新资源食品原料及成品)。该办法规定新资源食品在获准正式生产前,必须经过试生产阶段;新资源食品的试生产、正式生产由卫生部审批;卫生部聘请食品卫生、营养、毒理等有关方面的专家组成新资源食品审评委员会,负责新资源食品的审评,审评结果作为卫生部对新资源食品试生产、生产审批的依据。卫生部同时还制定了《新资源食品审批工作程序》,对新资源食品的审批工作进一步加以强调和细化。

2007年卫生部颁布实施了《新资源食品管理办法》,1990年的《新资源食品卫生管理办法》同时废止。新管理办法规定新资源食品包括:在中国无食用习惯的动物、植物和微生物;从动物、植物、微生物中分离的在中国无食用习惯的食品原料;在食品加工过程中使用的微生物新品种;因采用新工艺生产导致原有成分或者结构发生改变的食品原料。也就是说,中国对新资源食品的管理以食品原料的形式进行,而非终产品,批准的新资源食品以原料名单进行公布。该办法要求新资源食品应当符合《食品卫生法》及有关法规、规章、标准的规定,对人体不得产生任何急性、亚急性、慢性或其他潜在性健康危害。卫生部主管全国新资源食品卫生监督管理工作;县级以上地方人民政府卫生行政部门负责本行政区域内新资源食品卫生监督管理工作。卫生部建立新资源食品安全性评价制度,其安全性评价采用危险性评估、实质等同等原则。为适应新资源食品不断发展的要求,卫生部组织对2007年发布的《新资源食品管理办法》进行了修订,形成了《新资源食品管理办法(修订征求意见稿)》,并于2011年9月13日向社会公开征求意见。

新资源食品的毒理学安全性评价

安全性评价原则

在新资源食品的安全性评价中,危险性评估和实质等同性原则是两个国际通用的、具有较高公认度的基本原则。其中危险性评估是WTO和CAC强调的用于制定食品安全技术措施(法律、法规和标准及进出口食品的监管措施)的必要手段,是食品安全领域的通用原则,新资源食品的安全性评价同样应采用危险性评估技术。

实质等同性原则最初由经济合作与发展组织(Organization for Economic Cooperation and Development,OECD)提出,后经WHO/FAO推荐,现在已逐步发展成为世界各国新食品评价的一项重要手段。在进行新资源食品的安全性评价时,实质等同性原则对于确定等同和差异、减少重复、避免遗漏等同样具有重要作用。欧盟《关于新型食品和新型食品配料的规定》提出采用实质等同性原则对3类新资源食品进行评价和管理,认为若新资源食品及食品原料在成分、营养价值、代谢、用途及含有的非预期物质等方面与传统食品实质等同,则经过"通告程序"即可上市。美国FDA在对新资源食品进行评估的过程中,实质等同性是认证"公认安全使用物质"(Generally Recognized as Safe,GRAS)的一项重要原则。中国的《新资源食品管理办法》中也规定,新资源食品安全性评价采用危险性评估和实质等同性原则。

安全性评价内容

在中国，新资源食品安全性评价工作由食品卫生、毒理、营养、微生物、工艺和化学等方面的专家组成的卫生部新资源食品专家评估委员会负责，评估委员会根据以下资料和数据进行安全性评价：新资源食品来源、传统食用历史、生产工艺、质量标准、主要成分及含量、估计摄入量、用途和使用范围、毒理学，微生物产品的菌株生物学特征、遗传稳定性、致病性或者毒理等资料及其他科学数据。

毒理学评价方法

在中国，新资源食品的毒理学试验方法和结果判定原则是按照现行国标GB15193《食品安全性毒理学评价程序和方法》的规定进行。该标准规定了食品安全性毒理学评价试验的四个阶段和内容：第一阶段为急性毒性试验；第二阶段为遗传毒性试验、传统致畸试验和30天喂养试验；第三阶段为亚慢性毒性试验（90天喂养试验、繁殖试验、代谢试验）；第四阶段为慢性毒性试验（包括致癌试验）。标准还指出了对不同受试物选择毒性试验的原则，针对新资源食品，原则上要求进行第一、二、三个阶段的毒性试验，以及必要的人群流行病学调查。必要时应进行第四阶段试验。若根据有关文献资料及成分分析，未发现有毒或毒性甚微不致构成对健康损害的物质，以及较大数量人群有长期食用历史而未发现有害作用的动、植物及微生物等可以先进行第一、二阶段毒性试验，经初步评价后，决定是否需要进行进一步的毒性试验。

《新资源食品安全性评价规程》针对不同背景的新资源食品应如何选择毒理学试验方案进行了更为详细的说明：国内外均无食用历史的动物、植物和从动物、植物及其微生物分离的以及新工艺生产的导致原有成分或结构发生改变的食品原料，原则上应当评价急性经口毒性试验、三项致突变试验（Ames试验、小鼠骨髓细胞微核试验和小鼠精子畸形试验或睾丸染色体畸变试验）、90天经口毒性试验、致畸试验和繁殖毒性试验、慢性毒性和致癌试验及代谢试验；仅在国外个别国家或国内局部地区有食用历史的动物、植物和从动物、植物及其微生物分离的以及新工艺生产的导致原有成分或结构发生改变的食品原料，原则上评价急性经口毒性试验、三项致突变试验、90天经口毒性试验、致畸试验和繁殖毒性试验；根据有关文献资料及成分分析，未发现有毒性作用和有较大数量人群长期食用历史而未发现有害作用的新资源食品，可以先评价急性经口毒性试验、三项致突变试验、90天经口毒性试验和致畸试验；已在多个国家批准广泛使用的动物、植物和从动物、植物及微生物分离的以及新工艺生产的导致原有成分或结构发生改变的食品原料，在提供安全性评价资料的基础上，原则上评价急性经口毒性试验、三项致突变试验、30天经口毒性试验；国内外均无食用历史且直接供人食用的微生物，应评价急性经口毒性试验/致病性试验、三项致突变试验、90天经口毒性试验、致畸试验和繁殖毒性试验。仅在国外个别国家或国内局部地区有食用历史的微生物，应进行急性经口毒性试验/致病性试验、三项致突变试验、90天经口毒性试验；已在多个国家批准食用的微生物，可进行急性经口毒性试验/致病性试验、二项致突变试验。

国内外均无使用历史的食品加工用微生物，应进行急性经口毒性试验/致病性试验、三项致突变试验和90天经口毒性试验。仅在国外个别国家或国内局部地区有使用历史的食品加工用微生物，应进行急性经口毒性试验/致病性试验和三项致突变试验。已在多个国家批准使用的食品加工用微生物，可仅进行急性经口毒性试验/致病性试验。

作为新资源食品申报的细菌应进行耐药性试验。申报微生物为新资源食品的，应当依据其是否属于产毒菌属而进行产毒能力试验。大型真菌的毒理学试验按照植物类新资源食品进行。

另外根据新资源食品可能潜在的危害，必要时应选择其他敏感试验或敏感指标进行毒理学试验评价，或者根据新资源食品评估委员会评审结论，验证或补充毒理学试验进行评价。

2.3 辐照保藏食品技术的研究

辐照保藏食品是继热藏、冷冻等传统食品保藏方法之后的新进展。食品辐照是利用电离辐射辐照食品或食品配料的一种食品加工工艺过程。食品经辐照产生某些辐射化学与辐射生物学效应，可抑制发芽、延迟或促进成熟、杀虫、杀菌、防腐或灭菌，达到食品保鲜、延长保质期、减少损失或提高食品卫生品质等目的。

针对辐照食品的安全性，各国科学工作者分别进行了一些生物学试验研究，结果表明辐照食品没有明显的遗传毒性。联合国粮食农业组织、国际原子能机构（International Atomic Energy Agency, IAEA）世界卫生组织（FAO/IAEA/WHO）专家委员会关于辐照食品安全性的报告中提出，辐照饲料和膳食应用于家禽生产及免疫学缺陷患者均未引起不良影响。为此FAO/IAEA/WHO三组织于1980年做出结论，认为辐照食品在总辐照剂量10000戈以下者无须进行任何毒理学试验。

中国自20世纪70年代起对辐照食品进行了系统的动物毒性试验，结果表明，吸收剂量在100~8000戈的辐照食品对动物未引起有害影响。20世纪80年代国家科委下达辐照保藏食品技术的研究，全国组成大规模的协作组，组长由中国预防医学科学院卫生研究所戴寅教授担任、副组长为华西医科大学卫生系王瑞淑教授、秘书长是中国预防医学科学院卫生研究所韩驰教授。1982年至1984年，一些单位在大量动物试验的基础上，进行了六项单项辐照食品的人体试食试验，分别为辐照蘑菇人体试食试验研究（中山医学院何志谦教授和中国预防医学科学院卫生研究所韩驰教授分别负责进行，辐照剂量1000戈以下），辐照稻谷加工的大米人体试食试验研究（华西医科大学卫生系王瑞淑教授负责，辐照剂量370戈），辐照花生仁人体试食试验研究（青岛医学院李珏声教授负责，辐照剂量1000戈），辐照土豆人体试食试验研究（河南医学院李皓教授负责，辐照剂量200戈），辐照香肠和肉制品人体试食试验研究（成都军区防疫大队张燕负责，辐照剂量5000~8000戈），结果均未发现这些辐照食品对人体有不良影响。

为了推广辐照食品，消除消费者的心理顾虑，并为制定中国辐照食品卫生标准以及使辐照食品商品化提供一定的科学依据，于 1984 年至 1985 年进行了为期 15 周的辐照主副食品人体试食试验，试食占整个膳食高达 62%~71% 的辐照主副食品（中国预防医学科学院卫生研究所韩驰教授和上海第一医学院严文钰教授分别负责进行），结果表明，摄入 62%~71% 的辐照主副食品对机体未见异常改变。

为保证辐照食品卫生安全，保障消费者的健康，根据《中华人民共和国食品卫生法》和《中华人民共和国放射性同位素与射线装置放射防护条例》的有关规定，卫生部于 1996 年 4 月 5 日发布了《辐照食品卫生管理办法》。该办法所指的辐照食品是用钴-60、铯-137 产生的 γ 射线或电子加速器产生的低于 10 兆电子伏特电子束辐照加工处理的食品，包括辐照处理的食品原料、半成品，新研制的辐照食品品种和国家辐照食品卫生标准中未列入的食品品种。该办法规定国家对食品辐照加工实行许可制度，适用于中华人民共和国境内所有从事辐照食品生产经营的单位和个人。办法中包括了食品辐照加工单位和人员管理；辐照食品管理和罚则等内容。根据"六五""七五"期间已制定的个别食品辐照卫生标准，参考联合国粮农组织、国际原子能机构和世界卫生组织等国际组织食品辐照的指导原则，收集国内外有关资料，"八五"期间对类别卫生标准进行了较完整、系统的研究，最终制定了九大类食物卫生标准。

辐照豆类、谷类及其制品卫生标准

系以杀虫为目的经钴-60 或铯-137 产生的 γ 射线，或电子加速器产生的低于 10 兆电子伏特电子束照射处理，平均吸收剂量：豆类不大于 200 戈、谷类 400~600 戈，处理样品应具有正常粮食的色泽、气味和滋味，无虫蛀。

辐照新鲜水果、蔬菜类卫生标准

适用于以抑止发芽、贮藏保鲜或推迟后熟延长货架期为目的的水果和蔬菜，采用钴-60 或铯-137 产生的 γ 射线或能量低于 5 兆电子伏特的 X 线或能量低于 10 兆电子伏特的电子束照射，总体平均吸收剂量不大于 1500 戈。需采用辐照处理的水果、蔬菜，在辐照前应经过认真挑拣，剔除腐败变质或已不适宜辐照处理的食品，以保证辐照产品的卫生质量。凡经处理的新鲜水果、蔬菜，应保持其原有的色、香、味和形状，且无腐败变质或异味。

辐照干果果脯类卫生标准

适用于经 γ 射线或电子束照射的花生仁、桂圆、空心莲、核桃、生杏仁、红枣、桃脯、杏脯、山楂脯及其他蜜饯类食品。是以控制生虫，减少损失，延长储藏期为目的。根据不同品种，其吸收剂量范围为 400~1000 戈，辐照后的干果果脯应具有正常干果果脯的色泽、气味和滋味，无异味、无虫蛀及活虫检出，无杂质。

辐照熟畜禽肉类卫生标准

适用于经钴-60 或铯-137 产生的 γ 射线或电子加速器产生的能量低于 10 兆电子伏特的电子束辐照，其总体平均吸收剂量不得大于 8000 戈。辐照灭菌以延长保质期为目的的熟猪肉、熟牛肉、熟羊肉、熟兔肉、盐水鸭、烤鸭、烧鸡、扒鸡等，凡进行辐照的熟畜禽肉类食品原料在照射前的生产和质量应符合相应的食品企业卫生规范和有关国家卫生标准的规定。提供辐照的熟畜禽肉类食品其每一最小销售单位都需单独用食品包装用的复合塑料薄膜包装袋真空封口包装；外包装（运输包装）要用防潮瓦楞纸板箱；熟畜禽肉类食品经辐照后应包装完好，袋内为负压，复合塑料薄膜紧贴熟畜禽肉类食品。熟畜禽肉类食品坚实而有弹性，脂肪白色或微黄色、透明，具有各自固有的气味及滋味；无黏液、无霉斑、无腐败、无酸臭、无其他异味。

辐照冷冻包装畜禽肉类卫生标准

适用于以杀灭家畜、家禽肉中沙门菌为目的而辐照的冷冻包装肉类。经钴-60或铯-137产生的γ射线或电子加速器产生的能量低于10兆电子伏特的电子束照射的猪、牛、羊、鸡、鸭等冷冻包装畜禽肉类，供辐照杀菌的原料肉应是按GB12694—90"肉类加工厂卫生规范"生产的良质冷冻包装肉类。辐照冷冻包装畜禽肉类的平均吸收剂量不大于2500戈。经辐照的冷冻包装畜禽肉类的色泽、组织状态、黏度、气味及煮沸后肉汤等感官指标均应符合未经辐照处理的同类冷冻肉卫生标准的规定。

辐照猪肉卫生标准

适用于用γ射线或电子束照射的旋毛虫猪肉（其旋毛虫寄生密度为24个肉片标本内包囊的或钙化的旋毛虫不超过5个），经钴-60或铯-137 γ射线或电子加速器产生的低于10兆电子伏特电子束照射的旋毛虫猪肉总体平均吸收剂量为650戈，辐照后的猪肉旋毛虫必须灭活，不能发育为成虫在动物肠道内寄生。

辐照香辛料类卫生标准

适用于以杀菌、防霉、提高卫生质量为目的的香辛料，经γ射线或电子束照射的香辛料，经钴-60或铯-137 γ射线或电子加速器产生的低于10兆电子伏特电子束照射，平均吸收剂量不大于10000戈。照射后具有香辛料的正常色泽、气味和滋味，无异味、无虫蛀、无杂质。

辐照薯干酒卫生标准

适用于以薯干或新鲜薯为原料，用液态法发酵、蒸馏，调制成供饮用的经γ射线或电子束照射的薯干酒。

辐照花粉卫生标准

适用于经γ射线或电子束照射的玉米、荞麦、高粱、芝麻、油菜、向日葵、紫云英的蜜源的纯花粉及混合花粉。是以保鲜、防霉、延长贮存期为目的。

以上类别标准的制定受到国际原子能机构的高度重视，给予很高的评价，处于国际领先地位。为了保证食品辐照工艺正确可靠，保证食品辐照的质量，符合国家有关法规和标准并与国际接轨，2001年制定了国家标准GB/T 18524—2001《食品辐照通用技术要求》，标准在技术内容上非等效采用了国际食品法典委员会（CAC）制定的《食品辐照通用标准》。目前已有部分食品使用辐照技术进行保鲜工作。通过此项工作，进一步推动了中国食品毒理学的进展，同时涌现出一大批食品毒理学技术和管理人才。

3 转基因食品的发展与毒理学评价

3.1 转基因食品的发展史

随着现代生物技术的不断发展，利用转基因手段培育生物新品种或品系成为现实。20世纪80年代世界上第一个真正的转基因生物——含有抗生素抗性基因的转基因烟草的出现标志着人类对现代生物技术的利用进入了一个崭新的阶段。1994年美国政府批准了世界上第一个商品化转基因食品——转基因延熟番茄，意味着人类大规模开发利用转基因生物的开始，之后越来越多的转基因产品陆续进入公众视线。

转基因食品（Genetically Modified Food）是指以转基因生物为直接食品或为原料加工生产的食品，它包括三大类，即植物源、动物源和微生物源转基因食品，分别来源于转基因植物、动物或微生物及其衍生产品。

转基因技术具有传统育种技术无法比拟的优越性，它能够选择性地将某个优良性状基因导入受体生物从而对受体生物进行定向改良，育种周期也较杂交育种等大大缩短。在世界人口持续增长而耕地面积却不断减少的今天，转基因技术无疑是解决人类粮食短缺问题的有力手段。因此2009年转基因作物已在25个国家种植，全球种植面积达133万平方千米，其中美国占48%左右，其次是巴西、阿根廷、印度、加拿大和中国。2010年转基因作物种植国家增至29个，种植面积148万平方千米。被批准商业化生产的转基因食品90%以上来源于转基因植物及其衍生产品。截至2010年年底全球已有24种转基因植物通过了安全性评估，获准商业化种植，包括玉米、大豆、油菜、番木瓜、水稻、小麦、马铃薯、番茄、甜菜等。

此外，转基因动物来源的食品至今还未进入市场，正处于不同的研发阶段，包括生长速度快、产量高的转生长激素基因鱼和禽畜，抗病能力增强的转基因禽畜（如转抗乳腺炎基因奶牛），肉质改善（如脂肪减少、瘦肉率增加）的转基因禽畜，能够提高产品营养价值的转基因禽畜（如转人乳铁蛋白基因牛），等等。

3.2 转基因食品的安全性评价

尽管至今还没有证据表明转基因食品对人体健康不利，但由于人类在基因领域的认知尚不充分，特别是目前的科学水平还不能准确预测一个外源基因在受体生物体内会产生什么样的作用，因此公众普遍对这一前沿技术及其产品的安全性心存疑问,国际组织、各国政府和学术界同样对转基因食品的安全性问题给予了持续关注,并不断探索各种先进的评价方法,努力建立行之有效的转基因食品安全性评价体系,以期在鼓励科学技术发展的同时保障公众健康。

FAO/WHO 由定期召开的 FAO/WHO 转基因食品联合专家咨询会,负责对转基因食品的安全性和评价方法等问题进行讨论研究。1990 年第一届 FAO/WHO 联合咨询会议首次提出生物技术食品和食品添加剂的安全性评价策略,建议安全性评价应基于被评价食品/食品成分的分子结构、生物和化学特征,并根据这些方面特征决定对该生物技术食品进行传统毒理学评价的必要性和范围。

1993 年 OECD 率先提出了"实质等同性(Substantial Equivalence)"概念,作为转基因食品安全性评价的基本原则。实质等同性原则的含义是指在评价通过生物技术手段生产的新食品和食品成分的安全性时,现有食品或其来源生物可作为比较的基础。这种比较法是基于如下理念:某种新食品的安全性在很大程度上取决于该食品与具有安全食用史的传统对照食品相比有多少差异。存在的任何差异都需进行评价以明确其可能导致的健康效应。

FAO/WHO 下属的国际食品法典委员会(CAC)于 2003 年发布了《现代生物技术食品风险分析的原则》,为转基因食品的风险分析提供了基本框架。认为评价转基因食品的安全性并不是要识别出其可能存在的所有食用安全隐患,而是要重点识别与传统对照食品相比新出现的或发生改变的危害,并进一步评价这些危害可能导致的健康风险,根据风险类型采取相应的管理措施。之后 CAC 先后发布了《重组 DNA 植物来源食品的安全性评价指南》(CAC/GL 45—2003)、《重组 DNA 微生物生产的食品安全性评价指南》(CAC/GL 46—2003)和《重组 DNA 动物生产的食品安全性评价指南》(CAC/GL 68—2008)分别用来指导对转基因植物、微生物和动物来源的食品进行安全性评价。

根据转基因食品安全性评价的各项原则及需要考虑的各种健康相关因素,转基因食品的安全性评价应从以下方面逐步进行。

毒性评价

对于蛋白质类表达产物,应进行其与已知毒性蛋白和抗营养素在氨基酸序列及蛋白构象方面的相似性分析,对热、加工过程的稳定性及消化稳定性分析。若外源基因表达产物为某种新蛋白质,即找不到有安全食用史的非转基因对照物时,还需要进行经口毒理学实验。对于非蛋白质类表达产物,若无安全食用史,可根据其分子结构特征、生物学作用及膳食暴露情况等按照传统毒理学方法进行食用安全性评价,如代谢物分析、毒代动力学、亚慢性毒性试验、慢性毒性试验、繁殖试验和致畸试验等。

致敏性评价

转基因食品致敏性评价的基本策略已经形成,主要体现在国际食品生物技术委员会(International Food Biotechnology Council, IFBC)和国际生命科学学会(International Life Sciences Institute, ILSI)(IFBC/ILSI)于 1996 年发展的树形判定法,以及 FAO/WHO 先后于 2000 年和 2001 年发布的改进后的判定树。CAC 发布的转基因食品安全性评价指南中也包含了评价潜在致敏性的附件,评价内容包括:新表达蛋白是否来源于致敏原基因,新表达蛋白与已知致敏原氨基酸序列的同源性，新表达蛋白对热、消化和加工过程的稳定性，特异性血清学实验等。此外，在 ILSI 健康和环境科学学会组织的研讨会上还提出了从五项新的领域进行外源基因表达蛋白的致敏性评价，即蛋白结构/活性、血清筛检、动物模型、定量蛋白质组学和机制学；进行食品成分分析，即分析与非转基因对照食品相比，转基因食品中的关键营养素、抗营养素、毒性物质和致敏性物质的种类和数量是否发生了改变。一旦发现改变，就需要采用毒理学、营养学、免疫学等各种方法对这些改变可能带来的健康效应进行评价。食品成分分析的主要目的是识别由于基因插入而导致的非预期效应；评价储存、加工和烹调等过程对转基因食品安全性的影响，主要是分析储存过程及加工条件是否会影响转基因食品中关键营养素的生物利用率以及食品安全相关成分（如毒性物质等）的含量和存在形式；营养学评价，对以改变营养素品质和功能为目的的转基因食品，应进行营养学评价，即结合该转基因食品在人群中的消费情况评估营养学改变对人群健康的影响，特别是对主要成分的吸收利用率以及对其他营养成分吸收利用的影响进行评估；进行模拟商业化的全食品喂养实验。在保证实验动物营养平衡的基础上在饲料中掺入尽可能多的受试物进行喂养实验，并设立亲本对照组；除上述评价内容外，还应注意转基因食品中耐药基因转移的可能性，农药、重金属等外来化合物的蓄积情况等。必要时可进行人体试食实验，转基因食品上市后还应注意收集人群食用资料。

转基因食品安全性评价的终点是得出结论：被评价的转基因食品与非转基因对照食品是否具有相同的安全性。安全性评价的目的是为该转基因食品的管理提供科学依据，如确定是否批准上市；若批准上市，是否需要进行标识，如何进行标识等。

3.3 转基因食品的管理

基于目前的科学水平，各国对转基因食品可能带来的健康效应，尤其是在长期健康效应仍缺乏足够的预见能力的情况下，各国根据自身国情均建立了本国转基因监管体系。

欧洲社会对转基因食品的管理是较为严格的，贯彻"预防原则"，对转基因产品的认定基于过程而非产品，也就是说，只要某种食品的生产过程中采用了转基因方法，即使最终产品与传统产品之间没有差异，也会被认定为转基因产品。欧盟对转基因食品的安全性管理主要依据 2002 年 1 月 28 日正式生效，并于 2003 年进行修订的《新食品法》（178/2002/EC），以及 2003 年颁布的两项转基因食品相关条例——《转基因食品及饲料管理条例》（1829/2003 号）和《转基因生物追溯性及标识办法以及含转基因生物物质的食品及饲料产品的溯源性条例》（1830/2003 号）。1829/2003 号条例规定了保护人类和动物健康的措施以及如何对转基因食品进行审批和标识；1830/2003 号条例适用于转基因食品市场投放的各个阶段，规定了转基因食品的可溯源性和标识方面的详细要求,以及违反后的管理和制裁措施。

欧盟的转基因食品管理机构是欧洲食品安全局(EFSA),其下设的10个风险评估科学小组中,有一个是专门针对转基因生物进行评估的GMO(Genetically Modified Organisms,即转基因生物)科学小组,主要职责是评估和传达与转基因食品相关的所有风险,并为风险管理者制定政策和决定提供科学建议。在标识方面,欧盟对转基因食品和食品成分实行强制标识规定。其中,1829/2003号条例规定对转基因成分含量大于0.9%的食品必须进行标识。

与欧盟不同,美国是世界主要的现代生物技术产品生产国,它对转基因食品则采取了较为开放的态度,实行以产品为基础的管理模式,认为对待食品安全问题应当遵循"可靠科学原则",而不是"缺乏科学理性"的"预防原则"。美国管理转基因食品的基本态度和主张在1986年白宫科技政策办公室颁布的《生物工程产品管理框架性文件》中得以体现,框架主要内容包括:转基因产品与传统产品无本质区别,只要经过科学评估认定安全,就无需特别管理;应该进行管理的是产品而不是生产过程,管理应以最终产品和个案分析为基础;现存法律对转基因产品的安全性提供了充分保证。因此美国没有为转基因生物安全专门制定新的法律,只是相关政府机构依据现存法律(主要是《联邦食品、药品和化妆品法》)制定了一系列针对转基因产品的管理条例,如FDA颁布的《转基因食品自愿标识指导性文件》和《转基因食品上市前通告的提议》等。

美国对转基因技术及其产品进行安全监管的部门主要有三个,即农业部、环保局和FDA,其中转基因食品的安全性管理主要由FDA负责。在标识方面,美国对转基因食品主要采取的是以产品为基础的自愿标识管理模式,转基因食品只要通过审核,即可视为与传统食品一样,不需进行标识。只有在成分、营养价值和致敏性方面与同类传统食品存在较大差异时,才需加贴转基因食品标签。

中国国务院于2001年5月23日公布的《农业转基因生物安全管理条例》和2002年1月5日农业部根据该条例有关规定签发的三个农业法令——《农业转基因生物安全评价管理办法》《农业转基因生物标识管理办法》和《农业转基因生物进口安全管理办法》。该条例规定任何含有转基因成分的食品都应按规定进行标识;用农业转基因生物加工制成的产品,若不再含有或检测不出转基因,应标注为"本产品为转基因××加工制成,但本产品中已不再含有转基因成分",不得销售未标识的农业转基因生物。

4

保健食品的管理与毒理学安全性评价

4.1 保健食品及其管理

保健食品是指表明具有特定保健功能的食品，即适用于特定人群食用，具有调节机体功能、不以治疗为目的的一类食品。保健食品具有两个基本特征：一是作为一种食品的安全性，对人体不能产生任何急性、亚急性或慢性危害；二是功能性，对特定人群具有一定的调节作用，但它不能用于治疗疾病，因此与药品之间有严格的界线。

保健食品因具有一定的功效而区别于普通食品，又因不具有治疗疾病的作用而区别于药品，因此在管理上也与这两者有所不同。目前保健食品在国际上并没有统一的定义，不同国家和地区对其称谓也不尽相同。在国际上，与中国的"保健食品"具有相同形式和用途的产品比较普遍地被称作"功能食品"。就保健食品法规而言，目前尚没有公认的、统一的国际通用法规，一些国家根据本国的实际情况制定了各自相应的法规，其中日本和美国较早形成了相对完善的法规和管理体系。

日本

1962 年日本便率先提出了"功能食品"这一概念，也是世界上第一个将其纳入法制行政管理的国家。20 世纪 80 年代末日本从法律上赋予了功能食品如下定义："功能食品是具有与生物防御、生物节律调整、防止疫病、恢复健康等有关的功能因子，经设计加工成为对人体有明显调节功能的食品。" 1991 年日本修改了《营养改善法》，将功能食品正式定名为"特定保健用食品（Foods of Special Health Use，FOSHU）"，并定义为"除了具有营养功能外，应包含具有增强机体特定保健功能的各种成分，并经过加工而制成的食品"，FOSHU 和功能食品两个概念是可以通用的。随后日本陆续颁布了《特定保健用食品许可指导及处理要点》等法规性文件，并于后来对《营养改善法》又进行了内容上的修改和补充。厚生省规定，FOSHU 含有的功效成分必须是天然的，且其产品必须以食品作为载体，仅能在《营养改善法》规定的范围内声称具有某种被认定的保健功能，绝对不能声称可用于治疗疾病。厚生省根据 FOSHU 的 12 种功能成分成立了 12 个功能食品委员会，分别对不同功能成分的 FOSHU 进行安全性、功能和标签等审查。日本批准的 FOSHU 产品的形式多为传统食品，如饮料、糖果、酸奶、饼干、口香糖、汉堡、豆腐等，其中以寡聚糖、益生菌类和改善胃肠功能的产品占绝大多数，此外还有降胆固醇、促进矿物质微量元素吸收、防龋、降血压、降血糖等食品。

2001 年厚生省又推出了一类新食品，称为"营养素功能食品（Food with Nutrient Function Claim，FNFC）"，包括 12 种

维生素和两种矿物质，并根据食品法典等的权威数据确定了这些营养素的功能声称和摄取量。FNFC 与 FOSHU 都可进行健康声称，因此可合称为"健康声称食品（Food with Health Claim，FHC）"。

此外，日本与健康相关的食品中还有一类是由日本健康营养食品协会管理的，不具有健康声称（Health Claim），称为"健康食品"。它实际上是一种商业称谓，一般采用非传统食品的形式，如片剂、胶囊等，但并非药品，其功效多数没有经过人体试验验证。

美国

在美国，保健食品被称为"膳食补充剂（Dietary Supplement）"，定义为以维生素、矿物质、草药（或其他草本植物）、氨基酸或以上成分经浓缩、代谢变化、配伍、提取或混合后形成的产品，以补充膳食为目的，不能代替普通食品或作为餐食的唯一品种。膳食补充剂依据 FDA 于 1994 年发布的《膳食补充剂健康与教育法案》（*Dietary Supplement Health and Education*，DSHEA）进行管理，1997 年对此法案中有关膳食补充剂标签管理的内容又进行了修改和补充。依照该法案，FDA 负责膳食补充剂的安全性审查、标签登记、生产管理等方面的管理。法案将 1994 年 10 月 15 日之前未曾在美国以普通食品或膳食补充剂形式上市的原料视作"新食品原料"，FDA 需对其安全性进行审查和批准，原料一经批准，任何产品均可使用。对于标签管理，法案要求未经 FDA 批准，膳食补充剂以及普通食品不得声称"保健作用"；如已有足够科学研究证明此类原料或食品具有"保健作用"，其标签可以做出声称，但必须在上市前通报 FDA，且必须在标签上注明："本声称未经 FDA 评价。本品不得用于诊断、治疗和预防疾病。"为了有效地对膳食补充剂实施管理，美国在国立卫生研究所内设置了"膳食补充剂办公室"，负责对膳食补充剂的保健作用进行研究与论证，另外还成立了"膳食补充剂标签委员会"，负责对标签提出管理要求。

欧盟

欧洲将保健食品称为"功能食品"，欧洲功能食品科学研究项目（FUFOSE）于 1999 年提出了功能食品的草案定义：功能食品是指对机体能够产生有益功能的食品，这种功能应超越食品所具有的普通营养价值，能起到促进健康和（或）降低疾病风险的作用。其健康声称（Health Claim）分为两类：健康声称是建立在广泛而确定的科学共识和（或）权威政府或学术机构的确认和推荐基础上，往往针对的是单一营养成分或食物成分；特殊健康声称是指某种食品的产品具有某种调节生理功能的作用，必须有科学研究的证据加以证实，它往往针对的是某种产品。欧盟主张功能食品依照七项功能目标研究和发展，即促进生长发育、调节基础代谢、抗氧化、促进心血管健康、改善胃肠道功能、维持良好认知和精神状态、提高运动能力。

欧洲的食品安全监管由"欧盟指令—国家法律—实施指南"三个层次的法规体系构成，欧盟没有将功能食品或营养素视为特殊食品，与之相关的法规包括《普通食品法》（*General Food Regulation*，EC 178/2002）《食品补充剂指示文件》《新食品法规》《特殊营养用食品法规框架指示文件》《关于食物中维生素和矿物质添加以及营养与健康声明的建议》等。管理主要基于风险分析，包括风险评估、风险管理和风险信息交流三方面。欧洲食品安全局（EFSA）负责科学风险评估，欧盟委员会（EC）和欧洲议会（EP）负责风险管理，风险交流工作则由 EFSA 与 EC 共同承担。

加拿大

保健食品在加拿大的官方称谓是"天然健康产品（Natural Health Product，NHP）"，其定义包含两个要素，即原料和功效，也就是说，一个天然健康产品必须明确其所使用的原料及其相应的功效，加拿大法规明确规定了可用作 NHP 原料的八种物质。功效方面大致包括三类：诊断、治疗、缓解或预防人类的某种疾病、不适、非正常的身体状态或其症状；恢复或纠正人类的器官功能；调节人类的器官功能以维持或促进健康。

加拿大对 NHP 的管理法规是《天然健康产品管理条例》（Natural Health Product Regulations，NHPR），在其实施之前，NHP 分为两类分别按照药品和食品进行管理。早在 1999 年，加拿大就成立了天然健康产品办公室，在 NHP 管理方面做了大量工作。2000 年年初步形成了规范 NHP 的立法指南，经过数年的意见征询和不断修订，于 2003 年 6 月正式颁布了 NHPR，并于 2004 年 1 月 1 日正式生效。这一条例的发布，使加拿大 NHP 成为一个既不属于药品也不属于普通食品的独立产品类别。

加拿大卫生部健康产品和食品司依据 NHPR 对 NHP 的生产、销售、包装、标示、进口、分装及贮存等活动进行监管。2003 年发布的《天然健康产品成品的质量证据》则规定了加拿大 NHP 的质量技术要求，主要涉及 NHP 成品的品种鉴别、纯度、数量和效力及容许限量，以制定成品的质量标准。加拿大 NHP 的效用声明有三类：结构/功能、减少危害、治疗，其中结构/功能是表明 NHP 成分对人类结构或生理、神经功能的影响；减少危害声明是表明某成分可降低某种疾病的发生率或影响疾病发生的主要因素，需要大量的科学研究证明；治疗声明是关于诊断、治疗、减轻、预防疾病、失调或人类不正常的生理症状，这类声明必须有充足的科学证明支持。

韩国

在韩国，保健食品被称为"健康/功能食品（Health/Functional Food，HFF）"，定义为：使用有益于人体健康的原料或成分生产加工而成的片状、胶囊、粉末、颗粒、液态及丸状食品。韩国对这一类产品是以成分来划分的，只要产品中的成分达到国家制定的标准就可认定该产品为合格的 HFF。2004 年 1 月《健康/功能食品法案》（Health/Functional Food Act，HFFA）正式实施，将 HFF 作为一个新的食品类别从传统食品中分离出来，规定韩国食品药品监督管理局（KFDA）负责对 HFFs 进行上市前安全、功能评审。HFF 分为日常健康/功能食品和特种健康/功能食品两类，前者是根据不同健康水平的消费群体（如婴儿、老年人、学生等）的生理特点和营养需求而设计的，主要功能是促进生长发育、维持身体活力、提高机体免疫力、调节生理节律等，其活性成分不需要进一步检验，其产品功效也不需提供特殊证据来证明；而后者主要针对特殊消费群体（如糖尿病患者、心血管疾病患者、肥胖人群等）的身体状况而设计的，强调该种 HFF 在预防疾病和促进康复方面的功效，其配方中所用的活性成分不在该表之列，是新的活性成分，需要经过 KFDA 的审批。

中国

过去，中国人把具有营养保健功能的食品称为有"疗效食品""滋补食品""营养保健食品"等，概念比较混乱。直到 1996 年 3 月 15 日，卫生部颁布了《保健食品管理办法》，才给出了"保健食品"这一明确称谓，定义为表明具有特定保健功能的食品，即适宜于特定人群食用，具有调节机体功能，不以治疗为目的的食品。这一定义明确了保健食品的食品性、功能性和非药物性三大特征。该办法还对保健食品的申报要求、审批程序和保健食品的生产、经营、标签、说明书及广告内容、监督、管理等方面进行了详细说明和严格规定。之后又相继发布了一系列配套技术性文件和标准。国家技术监督局 1997 年 2 月 8 日发布的《保健（功能）食品通用标准》（GB 16740—1997），进一步规范了保健（功能）食品的定义：保健（功能）食品是食品的一个种类，具有一般食品共性，可以调节人体的机能，适合于特定人群食用，但不以治疗疾病为目的。2003 年中国保健食品的管理工作由卫生部移交国家食品药品监督管理局，其于 2005 年颁布了《保健食品注册管理办法（试行）》，规定保健食品是指声称具有特定保健功能或者以补充维生素、矿物质为目的的食品，即适宜于特定人群食用，具有调节机体功能，不以治疗疾病为目的，并且对人体不产生任何急性、亚急性或者慢性危害的食品。

4.2 保健食品的安全性及其毒理学评价

保健食品属于食品的范畴，《中华人民共和国食品卫生法》规定："食品，应当无毒、无害，符合应当有的营养要求，具有相应的色、香、味等感官性状。"保健食品作为一种食品类别，"食用安全性"显然也是对其最基本的要求，但由于不同于普通食品，保健食品具备某种或某几种特殊功效，往往导致消费者过分注重其营养保健作用而忽视存在的安全隐患。同时保健食品中含有的某些既属食品又属药品的原料成分并没有长期和广泛的食用历史，安全性尚有待考证，该类成分若存在于药品中，人们通常能够遵循医嘱适当服用，可避免不良反应的发生，但以保健食品的形式出现时，消费者的警惕度会大大降低，易出现不遵循推荐食用方法摄入的情况，在某些时候便会对健康产生不利影响。

中国进行保健食品安全性毒理学评价主要依据卫生部发布的《保健食品检验与评价技术规范》（2003 年版）（以下简称《规范》）中的"保健食品安全性毒理学评价程序和检验方法规范"进行。《规范》第一部分规定了保健食品安全性毒理学评价的统一规程，包括对受试物的要求，对受试物处理的要求，毒理学评价试验的四个阶段和内容，不同保健食品选择毒性试验的原则要求，毒理学试验的目的和结果判定，以及评价时应考虑的问题。《规范》的第二部分则规定了各项毒理学检验的方法。评价程序规定了对不同类型的保健食品如何选择毒理学试验：

第一，以普通食品和卫生部规定的药食同源物质以及允许用作保健食品的物质以外的动植物或动植物提取物、微生物、化学合成物等为原料生产的保健食品，应对该原料和用该原料生产的保健食品分别进行安全性评价。对原料的评价依据其在国内外的食用历史情况和提供的文献资料情况确定毒理学试验的内容，用该原料生产的保健食品原则上必须进行第一、二阶段的毒性试验，必要时进行下一阶段的毒性试验。

第二，以卫生部规定允许用于保健食品的动植物或动植物提取物或微生物（普通食品和卫生部规定的药食同源物质除外）为原料生产的保健食品，应进行急性毒性试验、三项致突变试验和 30 天喂养试验，必要时进行传统致畸试验和第三阶段毒性试验。

第三，以普通食品和卫生部规定的药食同源物质为原料生产的保健食品，依据其生产工艺、食用方式、是否用水提物配制、服用量等情况确定试验内容。

第四，用已列入营养强化剂或营养素补充剂名单的营养素的化合物为原料生产的保健食品，如其原料来源、生产工艺和产品质量均符合国家有关要求，一般不要求进行毒性试验。

第五，针对不同食用人群和（或）不同功能的保健食品，必要时应针对性地增加敏感指标及敏感试验。

随着科技进步和社会发展，越来越多物质的营养保健潜力被发掘出来，保健食品生产原料和加工工艺的范围持续扩大。为避免其安全性评价方法落后于产品研发的速度，相关部门在总结保健食品评价工作实践经验的基础上，加强方法学研究，不断改进和完善中国保健食品安全性毒理学评价方法，提高对毒性因素的识别能力，并对可能有害于人体健康的保健食品原料和产品类别加以管理，从而保证食用人群生命安全和身体健康。

5

食品添加剂的管理与安全评价

5.1 食品添加剂及其定义

随着现代食品工业的发展，食品添加剂已经越来越多地应用于食品生产与加工过程，由于它们大多属于化学合成物或动植物提取物，考虑其本身的安全性以及可能对食品安全产生的各种影响，世界各国都十分重视对食品添加剂及其使用过程的安全管理。目前，全世界使用的食品添加剂有 4000~5000 种，美国使用的品种超过 4000 种，欧洲和日本约为 2000 种，中国批准使用的，即列入《食品添加剂使用标准》（GB2760—2011）的食品添加剂有 23 类，共 1962 种。

食品添加剂通常指直接添加剂，为了特殊目的而加入食品的成分，由于各国饮食习惯的不同，其定义在不同政府机构和组织之间存在着差异。

食品法典委员会（CAC）所指的食品添加剂是那些无论是否具有营养价值，其本身通常不作为食品消费或食品特有成分的物质。它们在食品生产、加工、调制、处理、充填、包装、运输或储藏过程中，由于技术（包括感官）的要求而有意加入食品中，或者预期这些物质或其副产物会（直接或间接）成为食品的一部分，或者影响这种食品的特性。它不包括污染物，或为了保持或提高营养价值而添加的物质。

美国食品添加剂定义是指那些有意加入食品中，或者预期这些物质会（直接或间接）成为食品的一部分。包括在食品生产、制造、充填、加工、调制、处理、包装、运输或储藏过程中有意添加的任何物质。

欧洲经济共同体（European Economic Community，EEC）所指的食品添加剂的定义与 CAC 相同。只是在欧盟，食品香料不作为食品添加剂。

中国食品添加剂定义是指为了改善食品品质和色、香、味，以及为防腐和加工工艺的需要而加入食品的化学合成或者天然物质。营养强化剂、食品用香料、胶基糖果中基础剂物质、食品工业用加工助剂也包括在内。

5.2 管理机构与法规标准

食品添加剂与污染物法典委员会

食品添加剂与污染物法典委员会（Codex Committee on Food Additives and Contaminants，CCFAC），是 CAC 九个横向委员会中之一，由有关国家的政府代表和国际组织代表组成，一般每年召开一次会议，自1962年成立以来，与FAO/WHO食品添加剂联合专家委员会（The Joint FAO/WHO Expert Committee on Food Additives, JECFA）和各国的相关机构密切合作，负责制定食品添加剂管理法规和通用标准，为各国提供参考。其职权包括：对JECFA通过的各种食品添加剂标准进行审议认可，根据JECFA的毒理学评价资料和人群的暴露水平制定使用食品添加剂的安全条件或批准各项食品添加剂的最大允许限量或推荐值；制定由JECFA优先评估（或再次评价）的食品添加剂名单，以便食品添加剂联合专家委员会进行评估；向CAC大会提交有关食品添加剂质量与纯度规格标准，供大会讨论通过；审议食品中添加剂的测定分析方法；审议并制定食品添加剂出售时的标签管理。

1983年，CCFAC将经过JECFA评价，并在产品标准中有使用规定的添加剂编纂成法典标准。为满足实际需要，1992年在CCFAC第24次会议上，丹麦和荷兰提出制定一个针对食品添加剂的通用法典标准（Codex Stan192—General Standard for Food Additives, GSFA），汇总了法典各产品标准中涉及的添加剂条款，将这些条款按照新的格式要求列入。尽管目前GSFA尚未形成最终的标准文本，但其对各国制定本国添加剂管理措施和标准起到了重要的指导作用，并对国际食品贸易产生了深远的影响。

中国

中国于1953年规定食品清凉饮料的生产制造不得使用有危害的色素和香料，防腐剂只能用苯甲酸钠，使用量不可超过1克/千克。1954年，卫生部关于食品中使用糖精剂量的规定，对糖精在清凉饮料（包括汽水、冰棍、水果酒）、面包和供给孩童食用的蛋糕及饼干中的使用限量做出了明确规定，最大使用量为0.15克/千克。1960年，为了加强对食用合成染料的管理，国务院同意了由科学技术委员会、卫生部、轻工业部"关于管理食用合成染料的请示报告"以及所拟的《食用合成染料管理暂行办法》（以下简称《办法》），将其作为内部办法遵守执行。《办法》指出，在饮食中应当尽可能地不使用染料着色，如必须使用，应当尽可能首先使用无毒性的天然食用色素，还明确列出了八类一般不得使用人工合成染料着色的食品种类。1973年，由卫生部组织成立了全国食品添加剂卫生标准科研协作组，负责食品添加剂的标准化工作，并在全国范围内开展食品添加剂使用情况的调查，于1977年制定了国家标准GBn50—1977《食品添加剂使用卫生标准》和《食品添加剂卫生管理办法》（内部试行），开始对食品添加剂进行全面管理。1980年5月由国家技术监督局组织成立"全国食品添加剂标准化技术委员会"，负责研究食品添加剂的标准化和国际化问题。此后相继成立"中国食品科学技术学会食品添加剂分会"和"中国食品添加剂生产、应用工业协会"。

目前，中国正在执行的与添加剂直接相关的法规和标准包括：《食品添加剂使用标准》《食品添加剂卫生管理办法》《食品卫生检验方法》《预包装食品标签通则》《食品标识管理规定》等。1986年中国制定了GB2760—1986《食品添加剂使用卫生标准》和《食品添加剂卫生管理办法》，此后，全国食品添加剂标准化技术委员会于1989年、1992年、1995年连续对食品添加剂的种类和使用范围进行调整，1997年中国卫生部重新颁布新的《食品添加剂使用卫生标准》（GB2760—1996）。2011年，中国卫生部颁布食品安全国家标准《食品添加剂使用标准》（GB2760—2011），并于2011年6月20日起实施。该标准规定了允许生产、经营和使用的食品添加剂品种，同时对食品添加剂的使用范围和使用量以及复合食品添加剂的生产和使用进行了严格的控制。

美国

美国农业部在开展了食品添加物质生物毒性研究的基础上，于1938年修订《联邦食品、药品和化妆品法》（*Food, Drug and Cosmetic Act*）。1958年颁布《食品添加剂修正法案》，法案中豁免了两类物质的审批程序：第一类物质是所有的1958年之前经美国FDA或农业部（USDA）确定为安全的物质，即前批准物质，例如口香糖胶基、丙酸钙、亚麻仁油、午餐肉中使用的亚硝酸钾和亚硝酸钠；第二类物质是通常认为安全的物质（Generally Recognized as Safe，GRAS），如糖、盐、谷氨酸钠等。1960年再通过一项关于色素管理的法案《着色添加剂修正案》，将色素从食品添加剂中划分出来单独管理，建立起色素添加剂上市前的审批程序，并将其分类为天然色素和人工合成色素。凡新的食品添加剂或色素上市前均应通过FDA的审批，生产者必须提供该添加剂能够达到预期工艺效果的证明资料，同时也应证实在预期的消费情况下不会对人体健康产生危害。此外，在肉禽制品中使用的添加剂还必须获得美国农业部的批准。FDA根据最新科学信息对已批准物质进行连续监测，一旦有证据表明可能存在安全问题，联邦当局就会禁止其使用或要求进行进一步研究。特别是食品添加剂和色素修正法案中均包括这样一项条款，如果发现对人类或动物有致癌作用，则禁止使用该添加剂，这一条款即为"德莱尼修正案"。

欧盟

欧盟委员会和欧洲议会是欧洲经济共同体的立法机构，欧盟委员会下设若干总理事会，其中健康和消费者保护总理事会（DGSANCO）是食品法律领域最重要的行政管理部门。89/107/EEC是欧盟管理食品添加剂的基本指令，为食品添加剂一般法规及安全方面提供管理框架，它包括食品添加剂的定义、许可使用的食品添加剂种类、投放市场及使用的一般准则等。1994年6月欧洲议会和理事会94/34/EC指令对其进行了修正，指出成员国可以提出禁止本国境内某些传统食品中使用某些添加剂，如果得到允许，相关成员国可以继续在其境内禁止在这些食品中使用添加剂；与此同时产生了另一条指令292/97/EC，将食品添加剂分成三类进行管理。94/36/EC号指令是关于色素使用方面的详细规定，95/45/EC号指令及其修正指令99/75/EC、2001/50/EC是针对色素的规格规定；94/35/EC号指令及其修正指令96/83/EC、2003/115/EC是关于甜味剂使用方面的详细规定，95/31/EC指令及其修正指令98/66/EC、2000/51/EC、2001/52/EC是针对甜味剂的规格规定；95/2/EC指令及其修正指令96/85/EC、98/72/EC、2001/5/EC、2003/52/EC、2003/114/EC是关于除色素和甜味剂以外所有食品添加剂使用方面的详细规定，96/77/EC及其修正指令98/86/EC、2000/63/EC、2001/30/EC是针对除色素和甜味剂以外食品添加剂的规格规定；通用标签指令2000/13/

EC是关于食品使用添加剂标签标识管理的规定。食品添加剂只有在列入以上指令清单后才可根据该清单中所规定的适用条件应用于食品的生产和制备。对于尚未列入指令清单的食品添加剂,欧盟成员国可根据科学或技术发展,暂时批准该产品在其境内使用,但期限不得超过两年,且含有该添加剂的食品必须带有特殊说明。DGSANCO负责欧盟食品添加剂的管理工作,食品添加剂在列入准许使用名单前需要向其提出申请,如果该理事会认为适宜,将要求申请者提交必要的科学资料并转给欧盟食品科学委员会(SCF)。

欧盟食品科学委员会主要负责新食品添加剂的风险评估并提供科学意见,该委员会要求食品添加剂安全性评估资料应包括:添加剂的性质、来源、生产方法、推荐使用方法和毒理学试验资料等,然后根据基本指令附件中的基准进行安全性评估,只有证实该添加剂能够达到其他方式不能起到的技术效果,并且在申请者声称的使用条件和剂量水平下不会危害消费者健康,不会误导消费者才能得到批准。值得指出的是,这种安全评价过程并非一次性的工作,对所有的食品添加剂都必须进行持续地追踪,必要时按照使用条件的变化和新的科学资料进行再次评价。

5.3 食品添加剂安全评价

食品添加剂联合专家委员会

1955年FAO/WHO在日内瓦召开第一次国际食品添加剂联合会议,会议向FAO/WHO总干事提议建立一个国际组织——食品添加剂联合专家委员会(JECFA),JECFA作为一个科学建议的机构为FAO/WHO及其成员国政府和食品法典委员会(CAC)服务,JECFA的成员以个人的身份参加工作、独立任命,其意见和观点不代表政府或其他工作部门。该委员会主要从事食品添加剂技术管理及安全性方面的工作,规定了《使用食品添加剂的一般原则》,在食品添加剂的安全性和维护消费者利益方面制定了一系列的管理办法,并对食品添加剂的安全性进行审查,确定它们的ADI值。1956年该委员会召开第一次会议,以后通常每年召开两次会议,每次会议具有独立的议程,迄今为止JECFA已对1500余种食品添加剂进行安全性评估。工作程序包括:阐述安全评估的原则、进行毒理学评价、制定每日容许摄入量(ADIs)或耐受摄入量、制定食品添加剂纯度的规格、评估摄入。JECFA在可获得的毒理学和其他相关信息的基础上制定ADIs,同时制定食品添加剂特性和纯度的规格,这将有助于确保商业产品具有适当的质量,能持续地生产出与用于毒理学试验材料等同的产品。

JECFA对食品添加剂安全性评价的一般原则,其一是个案处理原则,没有一个固定的检验模式能够覆盖所有不同功能和不同结构的食品添加剂,因此不应该建立一套标准化和强制性的试验程序,对不同食品添加剂安全性评价所要求的试验资料应有所不同,应综合考虑其潜在毒性、暴露水平、是否为食品中天然存在、是否是机体正常成分、是否有传统使用历史以及对人体健康影响等因素，最后再决定其安全性评价的资料要求；其二是再评估原则，随着食品工业的发展，如质量规格改变、发现新的杂质、发现新的特征和生物学特性、摄入量模式改变，或者安全性评价标准的改进，如出现新的化学和毒理学资料，均需要对添加剂进行再评估。

JECFA对食品添加剂的评价依据为环境卫生标准70（Environmental Health Criteria 70），充分考虑申请者和政府部门提供的相关信息资料，进行广泛深入的文献调研，全面分析各种毒理学资料，对CCFA提交的物质进行安全性评价，制定出相应的ADI值。根据毒理学资料的充分与否，JECFA将食品添加剂分为四类：第一类，即一般认为安全的物质（Generally Recognized as Safe，GRAS），可按正常需要使用。第二类即为A类，又分为A1和A2类。A1类：JECFA评价认为毒理学资料清楚，制定出正式的ADI值；A2类：JECFA认为毒理学资料不够完善，制定暂时ADI值。第三类为B类，JECFA曾进行过安全性评价，但毒理学资料不足，未能制定ADI值。第四类为C类，JECFA评价认为在食品中使用不安全，或者仅可在特定用途范围内严格控制使用。

中国

凡列入中国《食品添加剂使用标准》（GB2760—2011）的食品添加剂均必须按照中国《食品安全性毒理学评价程序和方法》（GB15193—2003）进行安全性试验，经食品安全国家标准委员会食品添加剂分委会审定，报请卫生部批准。

中国现行《食品安全性毒理学评价程序和方法》（GB15193.21—2003）的程序部分对评价试验的四个阶段和内容、不同受试物选择毒性试验的原则、评价试验的目的和结果判定及评价时需考虑的因素等进行了规定。对于食品添加剂，分三种情况分别规定了选用毒性试验的原则：对于食品香料，鉴于食品中使用的香料品种很多，化学结构很不相同，而用量则很少，在评价时可参考国际组织和国外的资料和规定，分别决定需要进行的试验；对于进口食品添加剂，要求进口单位提供毒理学资料及出口国批准使用的资料，由国务院卫生行政主管部门指定的单位审查后决定是否需要进行毒性试验；对于其他食品添加剂，则根据不同情况详细规定应进行的毒理试验项目。

食品添加剂选择毒理学试验的原则：首先，凡属毒理学资料比较完整，WHO已公布日容许量或不需规定日容许量者，要求进行急性毒性试验和两项致突变试验，首选Ames试验和骨髓细胞微核试验。但生产工艺、成品的纯度和杂质来源不同者，进行第一、二阶段毒性试验后，根据试验结果考虑是否进行下一阶段试验。其次，凡属有一个国际组织或国家批准使用，但WHO未公布日容许量，或资料不完整者，在进行第一、二阶段毒性试验后做初步评价，以决定是否需进行进一步的毒性试验。再次，对于由动、植物或微生物制取的单一组分、高纯度的添加剂，凡属新品种需先进行第一、二、三阶段毒性试验；凡属国外有一个国际组织或国家已批准使用的，则进行第一、二阶段毒性试验，经初步评价后，决定是否需进行进一步试验。

美国

FDA 认为食品添加剂安全应该以合理的、尽责的安全评价为基础。于 1982 年出版了《直接用食品添加剂和食用色素安全性评价毒理学原则，红皮书Ⅰ》（*Toxicological Principles for the Safety Assessment of Direct Food Additives and Color Additives Used in Food，Redbook* Ⅰ），1993 年修订后出版《红皮书Ⅱ》（*Redbook* Ⅱ），2000 年再次修订后出版了《食品成分安全性评价毒理学原则，红皮书 2000》（*Toxicological Principles for the Safety Assessment of Food Ingredients，Redbook* 2000），该"红皮书"试图为获取敏感而严谨的毒理学及其他方面信息提供指引。FDA 认为所谓"安全"是指一种物质在有意使用的条件下确实对人体无害，在食品添加剂的毒理学评价中引入了"关注水平"（Concern Level，CL）这一概念，关注水平是用来评价一种物质对人体健康危害程度的指标，根据某种物质的关注水平来推荐所需进行的最低限度毒理学试验项目，关注水平越高，其潜在毒性就越大，安全性评价所需要提交的毒理学资料就越多。FDA 将直接用食品添加剂和食用色素分为三个"关注水平"，即关注水平Ⅰ、Ⅱ、Ⅲ。与此相应的毒理学试验推荐项目如下：关注水平Ⅰ：进行短期遗传毒性试验和啮齿类动物短期毒性试验，并在啮齿类动物短期毒性试验中增加神经毒性与免疫毒性指标；关注水平Ⅱ：进行短期遗传毒性试验、代谢和药物动力学试验、啮齿类和非啮齿类动物亚慢性毒性试验、两代繁殖试验（含致畸阶段），并在亚慢性毒性试验和繁殖试验中增加神经毒性和免疫毒性指标；关注水平Ⅲ：进行遗传毒性组合试验、代谢和药物动力学试验、啮齿类动物亚慢性毒性试验、两代繁殖试验（含致畸阶段）、非啮齿动物一年期毒性试验、大鼠致癌试验、大鼠慢性毒性试验，并在亚慢性毒性试验和繁殖试验中增加神经毒性和免疫毒性指标。一般不要求对食品添加剂和色素进行人体试食研究，但在某些情况下，如摄入量较大，则要选择进行人体试食试验。

欧盟

在食品添加剂安全性的评价中，欧盟的技术准则采用了经济合作与发展组织（OECD）[①]《化学品试验指南》提供的方法，按照良好实验室规范（GLP）实施。1982 年，OECD 颁布了化学物品管理法，提出一整套毒理实验指南、良好实验室规范（GLP）和化学物投放市场之前申报毒性资料的最低限度，对新化学物实施统一的管理办法。OECD 化学品对健康影响试验指南共有 52 项，适用于各种化学品对健康影响的毒理学检测，除皮肤毒性试验、皮肤过敏/腐蚀性试验、皮肤吸收试验、吸入毒性试验、体外 3T3 细胞皮肤光毒试验、眼睛刺激试验不适用于食品外，其他 36 项试验可用于食品安全性毒理学评价。食品添加剂毒理学评价的一般框架为：对健康影响的评价，不仅考虑一般人群，还应考虑特殊人群，如易感人群、儿

[①] 经济合作与发展组织（OECD），是一个由来自北美洲、欧洲及太平洋地区的 30 多个市场经济国家组成的政府间跨国组织。

童、孕妇、病患者。添加剂的毒理学资料依据其化学特性、目的和使用量、是否是一种新的添加剂或者是已经存在添加剂的再评估而定。此外，尽可能多地收集人群资料"包括职业流行病学资料、志愿者特殊研究和人群暴露资料。

5.4 食品包装材料（食品接触材料）

食品包装材料中的有毒有害物质可能迁移入食物中对人体健康造成危害。包装材料中的有毒物质主要是原料单体及分解产物和加工过程中使用的添加剂。这些物质可通过直接接触食品和进入环境中的食物链中造成人群暴露，因此，世界各国将食品包装材料的安全性评估作为食品安全工作的重要一环，一些国家为此制定了管理目录。新的包装材料在上市前其生产企业需要提供一系列的物理、化学、毒理资料给监管部门进行安全性评估，材料的迁移量及材料的毒性是安全性评估的核心内容。

世界各国对食品包装材料的安全性问题的认识存在差异，这种差异导致各国毒理学评价方法的历史发展过程与自身各国食品安全领域法律法规的变革密切关联。

美国

为提高包括间接食品添加在内的食品添加剂的申请审批速度，以满足行业发展的需求，1997年，美国国会通过了FDA的食品药品管理现代化与责任法案，该法案对食品药品化妆品法进行修订，食品接触物质的管理程序开始采用较食品添加剂审批程序简化的管理方式，即食品接触物质通报系统。FDA要求生产商提供特定使用条件下不会影响食品安全的充分证据，包括化学特性、加工过程、质量规格、使用要求、迁移数据、膳食暴露、毒理学资料、环境评价等内容。FDA在接到申请资料120天内确定是否同意该物质的通报，如果120天后FDA未给出不同意申请的答复，则意味着该通报已经生效并公布。通报的物质一旦出现食品安全问题，申请通报者应当承担全部责任。食品接触物质通报系统大大简化了食品包装材料类物质的审批程序，促进了食品包装行业的发展。

FDA在审查生产商提交的申请资料时，需要对接触物质的毒理学研究资料进行评估。接触物的毒理学研究依据材料迁移至膳食中的含量和预计膳食暴露量大小选择需要实施的毒理学实验，研究内容必须满足FDA的要求。FDA制定了标准的毒理学实验方法，并在近10年中多次修订，为接触物毒理学评价方法提供了标准操作程序，同时要求毒理学实验必须满足良好实验室（GLP）的要求。1982年FDA制定了食用色素和直接食品添加剂安全性评估的毒理学原则，为标准毒性测试方法提供一般性指引，这些方法同样被用于食品接触材料的毒性测试。食品接触材料毒理学实验的选择将依据材料迁移量以及迁移物质而定，相关数据能够通过企业提交的资料或公开发表的文献获得。

欧盟

20世纪60年代初，欧洲理事会开始为食品接触材料准备一项决议。决议建议建立一个整体迁移限量，在毒理学基础上建立阳性列表，建立塑料中使用的物质清单。但由于当时各成员国之间的分歧，在20世纪70年代初期，意大利、法国、荷兰按照本国法律制定了相应的食品接触物的管理法规。意大利是欧洲国家中首个对塑料包装立法的国家。荷兰的监管范围包括了全部包装材料，而不只是塑料。

1977年，欧盟食品科学委员会（SCF）发表了欧盟首个关于用于食品接触材料物质的毒理学评价指引，并定期更新（1977，1992c，2001）。

欧盟采用分层毒性测试的方法，毒理学研究数据将随人类可能的接触量的增加而增加。毒性测试的分层方法有助于减少不必要的动物使用，不仅适用于食品接触材料领域，还适用于其他化学领域，包括工业化学品。

中国

中国食品包装材料法规建设分为食品卫生管理试行条例、食品卫生法和食品安全法三个时期。1964年，由于发现使用电木饭盒可引起食物中毒，卫生部规定禁止生产使用酚醛塑料制造的食品容器，这是中国首次食品包装材料监管活动。1983年7月颁布了《中华人民共和国食品卫生法（试行）》，首次以法律的形式对食品包装材料进行管理，食品包装材料的管理进入有法可依的新时期。在1995年10月颁布的《中华人民共和国食品卫生法》中，除对食品包装材料和容器重新定义外，还完善和丰富了食品质量安全责任、监管手段、监管内容等方面的规定。在此时期，较为重要的基础性标准是GB 9685—2003食品容器、包装材料用助剂使用卫生标准，该标准规定了65种助剂的使用范围和使用量，但未给出迁移标准和迁移分析方式。2009年6月1日起实施的《中华人民共和国食品安全法》标志着食品包装材料管理进入了新的阶段。与该法同日生效的还有2008版的《食品容器、包装材料用添加剂使用卫生标准》（GB 9685—2008）。该标准参考了美国联邦法规（CFR）第21章第170至189部分、美国食品药品监督管理局食品接触物通报（Food Contact Notification）列表，以及欧盟2002/72/EC指令食品接触塑料等相关法规。新标准中允许用于塑料食品包装材料的添加剂种类从原来的38种增加到了580种，并增加了添加剂的使用原则。2003年发布的《食品安全性毒理学评价程序》（2003版），规定了食品包装材料毒性学试验标准，新的评价标准实现了与国际标准接轨，提高了中国食品包装材料及制品的国际竞争力，也增强了应对贸易壁垒的能力。

6

食品安全管理与风险评估

6.1 风险分析框架的形成

风险评估

风险评估（Risk Assessment），是评估食品中化学性、生物性和物理性危害因素造成不良健康损害的可能性和严重性的科学过程，包括危害识别、危害特征描述、暴露评估和风险特征描述四个步骤。风险评估与风险管理（Risk Management）、风险交流（Risk Communication）共同构成食品安全风险分析（Risk Analysis）框架（图31），该框架是世界贸易组织（WTO）和国际食品法典委员会（CAC）处理食品安全问题的技术手段。在该框架中，风险评估是科学过程，是整个框架的核心部分，为风险管理（如食品安全标准的制、修订）提供技术依据，同时也为风险交流提供基本信息。

风险分析框架形象地描述了风险分析过程，该过程体现了三个组成部分的相互关系，尤其强调三个部分之间的职能分离，但同时也要求负责每一部分的机构或个体之间需要进行交流与沟通。在风险分析中，风险评估的独立性对保证风险评估过程的科学和客观十分重要。

风险分析框架的发展简史

风险分析框架的发展历经了近30年的时间。在这一段时间里，一些国家和国际组织提出了很多框架，这些框架的目的都是为了给风险评估和风险管理提供系统性框架程序。其中最具里程碑式的事件是美国国家研究委员会（NRC）在1983年发布了《联邦政府的风险评估：管理程序》（*Risk Assessment in Federal Government: Managing the Process*）的报告，该报告是首批在风险评估领域做出重大贡献的文献资料之一。

美国国家研究委员会（NRC）所提出的框架包含三个部分：科学研究、风险评估和风险管理。其中风险评估由四部分组成，即危害识别、剂量效应评估、暴露评估和风险特征描述。风险管理策略和相关措施是基于风

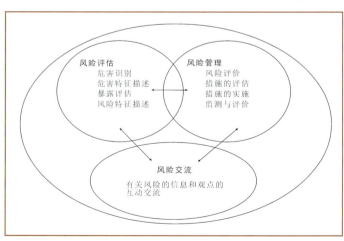

图31 风险分析框架（改编自 FAO/WHO）

险评估结论、整合公众、业界及其他利益方的代表而制定的,这将保证管理策略和措施的广泛性,并将受到经济、社会和政治等方面的综合评估。

在 NRC 框架之后,其他国家的相关机构也陆续建立了风险管理措施,其中加拿大在风险分析框架的发展中做出重大贡献。1990 年,加拿大联邦政府出台风险评估和管理的文件《风险决策框架》(Risk Determination Framework);1993 年,在此基础上扩大了评估和管理的范围,通过出台《受益/风险/成本决策框架》(Benefits/Risk/Cost Determination Framework),将评估和管理的范畴外延,包含了成本受益的概念。1997 年,加拿大标准学会首次将风险交流纳入了风险评估和管理框架,发展至此,包括风险评估、风险管理和风险交流三部分的风险分析框架基本成型。

6.2 风险评估机构的组建与发展历程

国际风险评估组织

在国际层面,食品安全风险评估由 FAO 和 WHO 的联合专家机构负责,为此成立了 FAO/WHO 食品添加剂联合专家委员会(JECFA)、FAO/WHO 农药残留联席会议(JMPR)和 FAO/WHO 微生物风险评估联合专家委员会(JEMRA)三个主要评估食品中风险的专家委员会。他们根据科学原则进行评估,并保证风险评估决定的一致性。

食品添加剂联合专家委员会(JECFA)

主要负责添加剂、污染物和兽药残留的评估。1955 年,FAO 和 WHO 总干事在听取了 FAO/WHO 营养联合专家委员会的建议后,组建了 JECFA,并于 1956 年召开第一次会议。1961 年第六次会议上首次建立了一些食品添加剂的每日允许摄入量(ADIs)。1974 年,根据第三次 FAO/WHO 食品添加剂和污染物联合大会的建议以及法典委员会的要求,JECFA 的评估范围扩大到兽药残留、包装材料成分、食品加工中使用的溶剂、推喷剂、食品加工用酶、污染物(包括食品中的重金属)和天然毒素等。JECFA 也评估那些可用作食品原料,但用量高于其以前设想作为食品添加剂用量的化合物。

JECFA 关于食品添加剂和污染物的会议为食品添加剂法典委员会(CCFA)提供食品添加剂、新资源食品和作为添加剂使用的营养素的评价,也为食品污染物法典委员会(CCCF)提供污染物和天然毒素的评价,以便这两个委员会做出风险管理决策。2007 年以前,这两个委员会属于一个委员会,即食品添加剂和污染物法典委员会(CCFAC)。JECFA 兽药会议推荐兽药的 MRLs,但是他们的最终建议以及被采纳为法典委员会的 MRLs,是食品兽药残留法典委员会(CCRVDF)和 CAC 所采取的风险管理决策。

农药残留联席会议(JMPR)

主要负责农药残留的评估。JMPR 是 1959 年首次提出的。1961 年 FAO 农药使用专家小组和 WHO 农药残留专家委员会召开了一次联合会议。会议报告建议,应该对"那些按照良好农业操作规范使用时可在食物中残留的农药的毒理学及其他相关数据……"进行评估。这种评估包括估计 ADI 值并对其进行说明。为了执行这个建议，1963 年召开了 FAO 农药残留委员会和 WHO 农药残留专家委员会的第一次联席会议。

1963 年和 1965 年的联席会议仅仅涉及 ADIs 值，并未考虑耐受量（该术语后来被 MRLs 取代）问题。在这两次联席会议后大约 2 个月时间内，FAO 农药残留工作组又分别召开了两次会议，研究耐受量问题，并分别发布了会议报告。第一份报告涉及（耐受量制定的）原则问题，第二份报告提出了原粮（未经加工带皮壳的粮食）中的农药耐受量。

1966 年的 JMPR 会议首次讨论 ADIs 和耐受量两个问题（FAO/WHO，1967）。从那时起，JMPR 每年召开会议，会后就发布会议报告和评估报告。会议的产出包括 ADIs、临时 ADIs、MRLs、临时 MRLs 和外源性残留限量，至今这些内容基本上未发生变化。

微生物风险评估联合专家委员会（JEMRA）

主要负责微生物的风险评估。

各国风险评估机构的组建

随着风险分析框架的普及和各国对风险评估重要性认识的加深，以及为应对不断发生的食品安全事件，欧洲和亚洲的一些先进国家和地区相继建立了专门的风险评估机构，这些机构在发展风险评估技术、解决食品安全问题、维护政府公信力方面发挥了重要作用（表 53-6-1）。

表 53-6-1 主要国家的风险评估机构

国家/地区	机　　构	设立时间
加拿大	加拿大食品监督署（CFIA）	1997
英国	英国食品标准局（FSA）	2000
欧盟	欧洲食品安全局（EFSA）	2002
德国	德国联邦风险评估研究所（BfR）	2002
荷兰	荷兰食品与消费产品安全局（VMA）	2002
日本	日本食品安全委员会（FSC）	2003
中国香港	香港食物安全中心（CES）	2006
法国	法国食品、环境、职业健康与安全署（ANSES）	2011
中国	国家食品安全风险评估中心（CFSA）	2011

风险评估技术性文件的更新

FAO/WHO 食品添加剂联合专家委员会（JECFA）和 FAO/WHO 农药残留联席会议（JMPR）在开展化学物风险评估时遵循的总体原则和方法相同，并颁布了相关的技术文件。

JECFA 第 25、26 和 27 次会议上建议，应该召集一批专家，研究风险评估方法学进展在食品添加剂、污染物以及农药残留评估中的应用。并在第 28、29 和 30 次会议上，起草了针对与特定毒理学问题或特定化学物质或类别有关的安全性评价原则、用于食品中化学物毒理学评价的试验方法、用于确定定量终点的评估程序以及考虑人群变异时"安全系数"的使用等问题的统一文件。其最终文件《食品添加剂和污染物的安全性评估原则》作为环境健康基准（EHC）于1987年公布。

随着JMPR对新数据的评价，毒理学和农药残留评估的原则和方法在不断发展。1985年，JMPR会议认识到，有必要考虑数据的质量，并为毒理学评价方法提供通用指南。这次会议建议，国际会议应该考虑在估计ADI或临时ADI值时的毒理学基础和数据需求，以及提供相关毒理学方法的通用原则。1987年和1988年的JMPR会议通报了关于编写一部涵盖上述问题的专著所取得的进展。1989年的JMPR会议对该专著草稿进行审议，并在1990年作为EHC 104专著《食品中农药残留毒理学评估原则》发布。

这些技术性文件自公布后，连同随后评估报告中所提出的原则已经分别成为JECFA和JMPR开展评估工作的依据。虽然EHC 70和EHC 104中所提出的很多指南目前仍然有效，但是，食品中化学物评估的程序和复杂性发生了很大的变化，在化学物分析、毒理学评价和风险评估程序方面都取得了重大进展。JECFA和JMPR已经制定了许多新的一般原则，其他国际组织和政府已经或正在建立食品安全风险评估的方法和标准。

1999年，在墨尔本召开的国际食品贸易大会注意到了这些进展并建议WHO，应考虑对JECFA和JMPR在食品化学物毒理学评价中使用的所有一般原则进行更新，并使之协调一致，以统一的文件进行公布。

针对这些建议，FAO和WHO启动了一个项目，旨在对JECFA和JMPR开展食品添加剂、食品污染物、天然毒素和农/兽药残留开展风险评估时所采用的原则和方法进行更新、协调和统一。2009年，出版了《食品中化学物风险评估原则和方法》（EFC240）。其内容是为了支持风险分析模型框架中的风险评估，同时考虑风险轮廓描述、问题简述及风险评估者和风险管理者之间必要的合作等问题，成为指导食品安全风险评估工作的重要技术文件。

6.3 中国食品安全的风险评估

法律依据

2009年2月，中国颁布《中华人民共和国食品安全法》（简称《食品安全法》），首次引入风险分析的理念，将风险评估提升到法律的高度。《食品安全法》第十三条中规定，国家建立食品安全风险评估制度，运用科学方法，根据食品安全风险监测信息、科学数据以及其他有关信息对食品、食品添加剂中生物性、化学性和物理性危害进行风险评估。同时规定了食品安全风险评估工作的参与部门和各部门的职责。国务院卫生行政部门通过食品安全风险监测或者接到举报发现食品可能存在安全隐患的，应当立即组织进行检验和食品安全风险评估。国务院农业行政、质量监督、工商行政管理和国家食品药品监督管理等有关部门应当向国务院卫生行政部门提出食品安全风险评估的建议，并提供有关信息和资料。

《食品安全法》还规定国务院卫生行政部门应当及时向国务院有关部门通报食品安全风险评估的结果。食品安全风险评估结果得出食品不安全结论的，国务院质量监督、工商行政管理和国家食品药品监督管理部门应当依据各自职责立即采取相应措施，确保该食品停止生产经营，并告知消费者停止食用；需要制定、修订相关食品安全国家标准的，国务院卫生行政部门应当立即制定、修订。对经综合分析表明可能具有较高程度安全风险的食品，国务院卫生行政部门应当及时提出食品安全风险警示，并予以公布。

《食品安全法》实施后，风险评估已成为中国一项重要的食品安全制度。《中华人民共和国食品安全法实施条例》对食品安全风险评估工作的情形做了明确规定，包括：

第一，为制定或者修订食品安全国家标准提供科学依据需要进行风险评估的；

第二，为确定监督管理的重点领域、重点品种需要进行风险评估的；

第三，发现新的可能危害食品安全的因素的；

第四，需要判断某一因素是否构成食品安全隐患的；

第五，国务院卫生行政部门认为需要进行风险评估的其他情形。

与此同时，卫生部制定《食品安全风险评估管理规定》等相关规定，为逐步推进风险评估制度建设，规定了不需要开展风险评估的情形。

组织机构

2009年12月8日，卫生部根据《食品安全法》，从各部门推荐并遴选出42位医学、农业、食品、营养方面专家，组建了国家食品安全风险评估专家委员会。专家委员会设主任委员，由中国工程院陈君石院士担任，秘书处设立在中国疾病预防控制中心营养与食品安全所（后转至国家食品安全风险评估中心）。从2010年至2012年，国家食品安全风险评估专家委员会及其秘书处开展了"中国居民膳食铝暴露的风险评估""中国居民膳食镉暴露的风险评估"等10余项风险评估优先项目，"中国居民碘营养状况的风险评估"等14项应急评估工作，起草了相关的技术规范，为卫生部、质检总局、工商总局等部委提供60余项食品安全风险评估科学建议。

2011年10月，国家食品安全风险评估中心正式挂牌成立，负责开展食品安全风险评估、监测、预警、交流和食品安全标准等技术支持工作。

6.4 膳食暴露评估的进展

食品添加剂和污染物

1989 年，食品添加剂和污染物法典委员会（CCFAC）制定了食品添加剂摄入量的简易指南。随着食品添加剂通用标准和食品中污染物和毒素通用标准的制定，CCFAC 意识到，必须保证所接受的标准不会导致膳食暴露量超过食品添加剂的 ADI 值或污染物的可耐受摄入量。因此 JECFA 进一步制定了膳食暴露评估的原则，该原则自 1998 年第 51 次 JECFA 会议以来，一直作为常规评估工作的基础。JECFA 在估计污染物和天然毒素的膳食暴露时，通常使用 GEMS/FOOD 的膳食数据，但是这些膳食并不适用于添加到加工食品中的化学物（如添加剂）的评估。

农药残留

自 1998 年以来，JMPR 一直在出版慢性膳食暴露评估方面的资料，作为农药残留膳食风险评估的重要组成部分。农药残留法典委员会在 1986 年和 1987 年召开了第 18 次和 19 次大会，建议制定估计农药残留摄入量的指南。《农药残留膳食摄入量预测指南》（以下简称《指南》）于 1989 年出版，并于 1995 年进行了修订。

1989 年出版的《指南》中介绍的最初方法是一种分步评估方法，即首先在筛选步骤中，假定农药残留的浓度为 MRL，膳食消费模式为全球膳食，以此计算理论每日最大摄入量（TMDI）。如果根据这种最坏情形计算出的膳食暴露量超过了 ADI 值，那么就需要进行精确评估，计算出估计的每日最大摄入量（EMDI），此步骤包括校正食物的可食部分以及储存、加工和烹调过程中的损失。

1995 年修订的《指南》摒弃了筛选方法，推荐用现有的最佳数据计算国际估计的每日摄入量（IEDI），即根据 WHO 全球环境监测规划食品部分（GEMS/FOOD）中世界不同地区的膳食和农药的监管试验残留中位数（STMR）水平，并利用食物可食部分和加工过程的合理校正系数进行计算。

兽药残留

从 JECFA 开始进行兽药残留评估工作时起，就利用模型膳食和兽药残留的 MRL，估计兽药残留的最大膳食暴露量（TMDI）。2006 年，为了更好地与 JMPR 方法保持一致，开始使用模型膳食中食物的兽药残留中位数来估计潜在的膳食暴露量，并作为估计的每日摄入量。

急性毒性的评估

急性毒性评估方法的建立首先由 JMPR 发起，主要是因为有些农药残留-作物组合中单个产品之间的残留水平存在很大差异，这可引起农药残留的散发性高暴露。在评估急性毒性农药的短期暴露风险时，传统的 ADI 可能不适合用作毒理学基准，因此 JMPR 自 1994 年开始讨论急性毒性评估。1995 年 JMPR 会议提出了急性参考剂量（ARfD）概念。1998 年，JMPR 出版了《农药 ARfD 的评价程序》。2000 年，JMPR 进一步提出了 ARfD 指南，并在 2002 和 2004 年公布了推导 ARfD 的指导文件。JECFA 也已经在需要时采纳了 ARfD 原则。

7

食品毒理学教育事业的发展

7.1 各国食品毒理学教育状况

第二次世界大战后，美国、加拿大和英国、法国、德国、荷兰等欧洲国家在其综合性大学和医药院校中加强了对本科生和研究生的毒理学教育和课程建设，食品毒理学也逐渐从综合性的毒理学中分化出来，成为一门单独或相对独立的学科。一些知名大学先后开设了食品毒理学课程、本科专业或专业方向。如：美国爱达荷大学设立了食品科学和毒理学本科专业，开设了食品毒理学的课程，其内容包括毒理学的基本原理、食品中有毒物质（食品添加剂、真菌毒素、农药残留等）的检测及管理、食源性疾病的病因、食物过敏原等，并开展相关的案例分析和专题研究。美国俄勒冈州立大学在食品科技学科下开设了食品毒理学课程。加拿大麦吉尔大学的食品科学与农业化学教研室设立了面向硕士和博士研究生的食品毒理学相关课程。德国凯撒斯劳腾科技大学设立了可供生命科学、化学和食品化学专业的本科生选修的食品化学与毒理学课程，该课程主要介绍食品毒理、营养科学和食物成分，以及食品污染物的风险/效益评估等。荷兰瓦赫宁根大学在农业科技和食品科学专业下设立了食品毒理学亚专业，其毒理学课程主要包含食品毒理学评价与安全性评估；食物链中污染物的扩散与传播；基因多态性和生活方式的影响；食品污染物检测和毒理学作用的标志物等教学内容。

在食品毒理学研究和高层次人才培养方面，一些高校先后设立了与食品毒理学相关的多学科研究机构，针对食品安全等热点问题进行专门研究，并进行博士生和博士后等高层次人才培养，还承担与政府进行风险交流、提供相应的专业咨询和决策建议的责任。如美国密歇根州立大学成立了国家食品安全和毒理学研究中心，其主要任务是通过食品毒理学研究和相关教育，达到减少食源性疾病发生的目的。该中心与各级公共卫生机构、食品生产企业和经销商、消费者及其他利益相关方建立了良好的合作关系，将毒理学、微生物学、流行病学、风险评估和社会科学等有机结合在一起，力图通过多学科的联合，解决重要和现实的食品安全问题。美国康奈尔大学在其食品科学学院内设置了比较与环境毒理学教育研究中心，该校环境毒理学、食品科学、营养学、流行病学、兽医学、微生物学等学科的学者都在任职，就环境和食品安全与健康相关领域展开研究和教学工作。

7.2 中国的食品毒理学教育

20世纪50年代初中国对全国主要的高等院校进行了合并、拆分和专业调整（简称"院系调整"），在这之后设立的一批卫生部直属医药院校和部分省级医药院校内大多设有卫生（学）系，系内大多设有专门从事卫生毒理学教学的教研组，其主要任务是为卫生专业和其他相关专业本科和专科生开设"卫生毒理学"课程，包括基本的实验操作训练。20世纪五六十年代，这些高等院校为全国各省、市、自治区卫生防疫部门和其他相关机构培养了一大批毒理学工作者，其中一部分人员成为改革开放后中国食品毒理学研究和评价工作快速发展的技术骨干和中坚力量。

1975年，原上海第一医学院与中国医学科学院卫生研究所联合在上海举办了为期半年的首届全国食品毒理培训班。之后又分别于1980年、1984年、1992年举办了三期全国性的食品毒理学培训班，培养了一大批食品毒理学工作者，为中国食品毒理学学科的发展奠定了良好的基础。

1978年以来，中国部分重点医药院校改为"医科大学"或"药科大学"，卫生学系扩充为"公共卫生学院"，许多学院下设"卫生毒理学系"和"营养与食品卫生学系"，有关毒理学和食品毒理学的教学工作得到进一步加强，包括"营养与食品卫生学"和"卫生毒理学"在内的预防医学相关专业硕士、博士研究生培养也开始起步并逐渐走入正轨。1981年，卫生部"统编教材"《营养与食品卫生学》中已写入了有关食品毒理学的基础理论、试验和评价方法等内容，为预防医学和其他相关专业本科生和研究生培养提供了规范的教学参考。30多年来，中国高等院校公共卫生学院培养的预防医学本科生和营养与食品卫生学、卫生毒理学硕士、博士研究生，以及一部分由药学院药物毒理学专业培养的硕士、博士研究生已经成为目前各相关单位和机构从事食品毒理学研究与评价的技术骨干。

目前中国有两个"营养与食品卫生学"国家重点学科和一个"卫生毒理学"国家重点学科，此外还有一个"现代毒理学"教育部重点实验室。

哈尔滨医科大学营养与食品卫生学科始创于1949年，在国内最先创办营养与食品卫生学专业。该学科创建人刘志诚教授在翻译和借鉴前苏联教材的基础上，主编了中国第一本高等院校《营养与食品卫生学》统编教材。1978年该学科获得国家首批博士、硕士学位授予权。1989年被批准为首批国家重点学科，又分别于2002年和2007年被评为国家重点学科。1991年成为国家首批博士后流动站。该学科在中国的食品毒理学教学和研究领域长期享有较高声誉，刘志诚、于守洋、陈炳卿、吴坤教授等是该学科享有盛名的老一辈食品毒理学家。

四川大学营养与食品卫生学科的前身是成立于1956年1月的四川医学院卫生系（1985年更名为华西医科大学公共卫生学院）营养与食品卫生学教研室，是1978年恢复培养研究生制度以来最早获得的硕士、博士学位授权点之一。该学科的主要研究方向之一是食品毒理学研究、安全性评价和风险评估。该学科的创始人彭恕生教授和王瑞淑教授先后开展了食品毒理学基础研究和食品、保健食品安全性评价工作。

中山大学（原中山医科大学）卫生毒理学科由著名毒理学家张桥教授和周炯亮教授创立，在1995年和1998年先后被批准为硕士学位和博士学位授予点，1996年卫生毒理学实验室成为广东省重点实验室，2007年卫生毒理学学科被评为广东省重点学科，同年被遴选为国家重点学科。

教育部"现代毒理学重点实验室"设在南京医科大学公共卫生学院，其卫生毒理学科也是江苏省重点学科，其学科带头人为王心如教授，先后主编卫生部规划教材《毒理学基础》第4—6版，并获国家级精品课程。

此外，北京大学（原北京医科大学）、复旦大学（原上海医科大学）、华中科技大学（原同济医科大学）等许多综合性大学和其他重点医药院校的公共卫生学院在食品毒理学（营养与食品卫生学/毒理学）教学和研究领域中也具有各自的优势和特色。

除高等院校外，国家疾病预防控制中心营养与食品安全所（由原中国预防医学科学院营养研究所与卫生部食品卫生监督检验所合并而成）在中国食品毒理学研究和高层次人才培养方面，也做出了积极贡献。

7.3 食品毒理学教材与专著

1978年，中国上海第一医学院与中国医学科学院卫生研究所联合编写《食品毒理学》这部专著。

2001年由美国伊利诺斯大学的赫尔弗里克（William Helferich）教授主编的《食品毒理学》（*Food Toxicology*），介绍膳食和食物中有毒有害因素的毒理学作用及其作用机制，与人类疾病的相关性等，除讨论传统的农药残留、食品添加剂、动植物毒素、微生物毒素及食品分析等内容外，该书还针对食品过敏原、生物科技食品、内分泌干扰物、抗毒素等进行了较详细的阐述。

美国内华达大学的奥马耶（Stanley T. Omaye）教授编著的《食品与营养毒理学》（*Food and Nutritional Toxicology*），介绍了食品中的有毒有害化学物质，包括环境污染物、天然毒素、食品添加剂、农药兽药残留、食品包装材料污染物等，同时该书还就营养素过量的毒性作用，污染物对营养素利用的影响，食品中毒素的代谢和人体的防御机制，以及风险决策和食品安全管理等问题进行了较全面的阐述。

2005年，波兰什切青农业大学达布罗维斯基（Waldemar M. Dabrowski）编著《毒素与食品》（*Toxins in Food*）。

2007年，中国出版两部食品毒理学教材：一部是陕西师范大学李建科教授主编的《食品毒理学》（中国计量出版社出版），为"十一五"高等学校通用教材（食品类）；另一部是由王向东、赵良忠主编的《食品毒理学》（东南大学出版社出版),为高等学校食品专业教材。此外,还有刘宁、沈明浩主编的《食品毒理学》(中国轻工业出版社,2005),为"十一五"国家级规划教材;严卫星、丁晓雯主编的《食品毒理学》(中国农业大学出版社,2009)是普通高等教育"十一五"精品课程建设教材;化学工业出版社出版了普通高等教育"十一五"规划教材《简明食品毒理学》等。

2009年美国加利福尼亚大学希普曼特(Takayuki Shibamoto)等编著的《食品毒理学导论》(*Introduction to Food Toxicology*)是专门为毒理学专业研究生培养而编写的系列教材之一,较全面地介绍了食品毒理学的基本理论和实验、检测技术方法,食品中主要污染物的毒性及其作用机制,植物化学物的生理作用,以及食品安全质量控制等内容。

2009年,美国康奈尔大学教授、美国国家科学院食品安全咨询专家大卫·斯廷曼(David Steinman)博士编著的《有毒食品:如何为你的家人选择安全食物》(*Diet for a Poisoned Planet: How to Choose Safe Foods for You and Your Family*)一书主要根据美国的总膳食研究资料,深入分析了各类食物中的污染物及其毒性和有害作用。

此外,美国威斯康星大学食品科学学院弗兰克·康特尼斯(Frank N. Kotsonis)教授编著的《营养毒理学》(*Nutritional Toxicology*)一书在食品毒理学的基础上,重点阐述营养素与外源化学物的交互作用、抗氧化营养素对机体的作用、人体自身的营养水平对外源化学物质代谢和毒性的影响等。

8

21 世纪食品毒理学展望

8.1 开拓营养毒理学的新局面

营养毒理学（Nutrition Toxicology），是从毒理学角度，借助毒理学方法研究传统膳食营养组分对机体的毒性作用及其机制的一门新兴学科。

营养毒理学日益受到重视的原因是营养毒理学既研究营养素的有害作用，也涉及其营养作用，因此，区别于毒理学其他分支学科。特别是天然食物对人类健康具有促进和保护作用，包括防癌、防心血管病、防治糖尿病等慢性疾病和增强耐力、调节免疫、抗衰老等方面。研究证实，一些植物含有某些非传统营养素的生物活性成分，如茶叶中的茶多酚、大蒜中的有机硫化物、某些植物中黄酮类和黄烷醇类化合物、单宁酸和鞣宁酸，在心血管、肿瘤和糖尿病等慢性疾病预防方面均显示出突出的作用。然而，营养素只有在一定含量范围内才对机体表现营养作用，超出此范围，不管过低或过高，都将产生有害或毒性作用，甚至在极大或极小量时出现致死效应。对膳食组分和营养素的毒性研究，正是建立在这种双向的剂量-效应关系之上。某些膳食组分的致癌、致畸和致突变作用已得到广泛的重视和研究。研究提示，高脂肪饮食和高热量摄入都是肿瘤发生的相关因素；大剂量的维生素 B_1 以及维生素 B_2 与酪氨酸的联合作用都可成为诱发实验动物肿瘤的因素；在大剂量维生素 A 对动物的致畸作用得到确定之后，又发现维生素 E、维生素 C 等在缺乏或过量摄入时，都可导致生殖系统的损害、胚胎畸形或死亡。

营养毒理学并不局限于对一种毒物或一种营养素的毒性研究。对这种联合作用的研究，随着毒理学和营养学的发展，正在成为突出的课题。此外，如何将膳食组分的营养学标准和其毒理学标准有机地结合起来，也将是值得探讨的一个问题。

8.2 将现代生物技术引入食品毒理学

引入毒理组学作为食品毒理学的重要研究工具

毒理组学研究方法敏感性和特异性明显，有助于探讨化学物的毒性作用机制。同时，毒理基因组学不仅可对多个样品同时进行检测，而且可同时展现成千上万基因的整体表达模式及基因间的网络调控模式，其高通量和并行性的优势是传统毒理学研究方法无法比拟的。在食品毒理学中的具体应用将体现在以下几个方面：

第一，评价剂量-效应关系。人体对食品中可能存在的有害因素的暴露通常是低剂量、长时间的，这种暴露条件下的毒性特征，常与动物实验在急性或亚急性暴露条件下表现出的完全不同。传统毒理学试验往往使用较大剂量进行试验研究，然后使用外推方法判定其低剂量水平的作用效应，以减少对阳性反应的漏筛。由于基因表达的变化常常是早期、敏感的分子事件，可能出现在毒性效应未发生或发生之前，因此基因组分析更有可能提供低剂量暴露的分子信息，如反映亚病理状态的基因、蛋白改变。毒理基因组学可直接检测食品中有害因素低剂量作用下引起的基因改变，更真实地反映人类暴露状况。基因组技术的应用将加快低剂量暴露的毒理研究，提高对剂量效应关系评价的准确性，从而可避免高剂量向低剂量外推时产生的不确定性，并可为确定毒性作用的阈剂量提供重要依据。

第二，将毒性作用从动物外推到人。传统食品安全性评价的毒理学试验最终要将动物实验结果外推到人，由于不同种属间毒代动力学和毒效学之间的差异，确定外推安全系数一直是毒理学界的一大难题。毒理基因组学通过动物和人类特定组织毒性相关基因矩阵表达谱的比较结果，初步评估毒性结果的外推，可提高外推到安全水平的把握度。即种属间毒性相关基因表达谱（Fingerprints）越接近，外推的把握性越高。此外，采用高通量的 DNA 微阵列技术，可以从大量甚至全部基因分子中筛选出适当的"桥式生物标志物"，用于比较化学物毒性作用的种属间差异，从而将动物实验结果外推到人。此外，比较不同物种间基因表达谱的相似程度，还有助于寻找与人类反应最接近的实验动物，使毒理学研究更接近人类实际情况。

第三，探讨毒性作用机制，预测可能的毒性作用并确定靶器官和生物标志物。毒理基因组学通过比较不同化学物暴露后基因表达谱的异同，找出在不同剂量和时间点都表达的共同基因谱，从而建立毒理学基因表达数据库，并可对毒作用方式进行分类。蛋白质组学和代谢组学技术应用于毒性作用机制的研究，其基本原理是外源因素的毒性作用影响细胞的结构功能，改变蛋白表达，影响代谢途径中内源性代谢物的稳态，并通过直接或间接效应改变细胞体液成分。代谢组学通过分析与毒性作用的靶位和作用机制密切相关的生物体中的代谢产物谱随时间的变化，可以确定毒性作用的靶器官和组织、毒性作用的过程和生物标志物，从而进行毒理作用机制研究或评价化合物毒性。

第四，鉴别区分复杂暴露因素的联合毒性效应。目前大多数毒性测试只针对单一化合物，混合物安全性评价的资料非常匮乏。毒理组技术在解释混合物效应中显示出了较好的优势，在已知单一化合物毒性的前提下，将各种单一化合物和混合物的表达图谱进行比较，就有可能评价化合物的相加、协同、拮抗等效应是否存在。

生物标志物和联合毒性研究

生物标志物是指针对通过生物学屏障进入组织或体液的化学物质及其代谢产物以及它们所引起的生物学效应而采用的检测指标，分为反映机体暴露水平的接触标志物、反映毒性作用的效应标志物和反映个体遗传敏感性的易感标志物三大类。一个理想的生物标志物应具备化学特异性、能够微量鉴定、试验费用低廉、检验快速、与样品中污染物有量的相关性等特点。生物标志物的研究与应用可准确判断机体接触化学物质的实际水平，有利于早期发现特异性损害并进行防治，对于阐明毒性机制、建立剂量-反应关系、进行毒理学资料的物种间外推具有重要意义，是阐明毒物接触与健康损害之间关系的有力手段。

目前各国在食品风险评估中，主要依据动物试验毒性研究结果来外推到人，利用敏感生物标志物开展食品污染物人群流行病学调查获得人群剂量-反应关系，将大大降低食品安全风险评估中的不确定性。

由于大量的化学物进入人类生存环境而污染食品，人们通过食品接触两种或两种以上的混合化学物所带来的潜在危险性与日俱增。这就使得作用机制相同或靶点相同的化学污染物在无作用水平以下有可能通过相互作用对机体产生联合毒性作用。联合作用可分为非交互作用和交互作用两大类，其中非交互作用可分为相加作用和独立作用，交互作用可分为协同作用、加强作用和拮抗作用。因此，在食品化学性污染物的危害效应评估中，发展化学物联合效应评估技术是各国食品危险性评估的重点。

阈值概念和方法应用于食品安全风险评估

阈值（TTC）概念和方法是近年来发展起来的风险评估方法，在全球范围内已被许多食品安全管理机构应用，常用于食品包装材料、食用香料等物质的评估，并作为标准制/修订的科学依据。该方法是基于对大量化学物结构分布和毒理学数据分析建立起来的，可针对毒性数据不足、且暴露量低的化学物开展快速风险评估，已相继被 FAO/WHO 食品添加剂联合专家委员会（JECFA）和欧洲食品安全局（EFSA）等机构认可、采纳，并逐步扩展到农药/兽药残留代谢物、食品接触材料、香精/香料的评估领域。该方法是对那些已有丰富毒理学数据物质风险评估程序的有益补充，避免毒性试验的不必要重复，可有效节约资源。对适用于 TTC 概念的化学物，在获得其化学结构和相关信息的基础上，可应用 TTC 概念进行评估，目前国际上已针对 TTC 概念开发了多个软件，如：Toxtree 等。恰当地使用 TTC 概念可以有效保护公众健康、促进食品安全风险管理资源的有效利用。中国在"十二五"期间已加大对食品安全风险评估关键技术的研发和引进力度，"TTC 方法学建立及其在包装材料中的应用"已成为国家科技支撑计划食品安全风险评估关键技术研究项目中的主要内容之一。可以预见，将 TTC 方法引入中国食品接触材料和食品香料的标准工作，可以为标准制/修订工作提供重要技术基础，加速该类食品安全标准的清理、整合和重建过程。

8.3 发展食品毒理学教育事业

食品毒理学作为毒理学的一个重要分支学科，在一些国家已形成了一个综合了毒理学、食品化学、生物化学、微生物学、营养学、流行病学、统计学和管理科学等多学科交叉渗透、相互支撑和影响的学科群。从事食品毒理学专业工作的高层次人员，一般都要求具有良好的医学（或兽医学）基础，并掌握食品化学和生物化学、毒理学等基础知识与技能，在此基础上才能真正胜任其在食品毒理学专业领域和相关岗位的工作。因此，从事食品毒理学专业领域的教学和研究工作，需要进一步"专业化"的研究生教育培训，进一步提高食品毒理学和其他相关的理论知识水平并强化其实际工作能力培养。

食品安全问题已成为世界性国计民生热点问题，食品毒理学学科的进一步发展对于保障食品安全和大众健康将起到重要的作用。为此，应以食品毒理学为核心建立综合性的学科发展和（或）应用研究中心，培养博士、硕士研究生和其他高层次人才，编写高质量的食品毒理学专著和教材，创建一个综合性、应用性都很强的优势学科/学科群，是今后世界食品毒理学学科和食品毒理学工作者面临的重要而艰巨的任务。

第54卷

生化与分子毒理学史

本卷主编 徐新云

卷首语

生化与分子毒理学是现代毒理学的一个分支学科，是从分子水平研究毒物与生物体相互作用的一门学科。随着社会与科技的发展，全球使用的化学品种类达到数千万种，每年开发使用的新的化学品几千种。为了保护人类健康，许多科研人员对大量化学物质进行毒理学研究的同时从分子水平和细胞水平探究这些有毒物质的微观毒性机制，为发展生化与分子毒理学做出了重大贡献。

本卷记述了从分子、基因水平上研究和阐明有毒物质的中毒机制及其预防和治疗的历史。特别是由于人类基因组计划、PCR 基因扩增技术、基因芯片、基因多态性、基因组学、蛋白质组学、代谢组学、生物信息学等分子生物学技术的飞速发展，使得生化与分子毒理学在许多领域取得了令人鼓舞的成果，对既往不清楚的中毒现象进行了科学阐述。例如科学家发现有机磷农药的毒性是抑制胆碱酯酶活性，铅中毒主要是抑制含巯基酶活性，因此在治疗上采取重金属络合剂治疗铅中毒具有良好效果。为此，本卷记述了历史上在生化与分子毒理学发展过程中具有重要意义的科技成就，以及生化与分子毒理学新技术在毒理学研究中的应用，为今后的发展提供有借鉴意义的史料。

1 生化与分子毒理学的发展历程

1.1 分子生物学促进了分子毒理学的形成

随着分子生物学的发展，大量的新概念和新技术不断涌现，并迅速向相关学科渗透。1953 年，沃特森（Watson）和克里克（Crick）发表了 DNA 双螺旋模型，这一惊人发现很快将研究者引入分子世界。随后，分子生物学领域的发现层出不穷，不断刷新着人们对自然界的认识。1959 年，威廉姆斯（Williams）创立了外源性代谢系统理论，认为外来化合物代谢分为两个不同阶段，一是氧化、还原和水解，二是结合反应，第二阶段往往是解毒阶段，少数情况下也可能是增加毒性。

20 世纪 60 年代开始，科学家提出以脂质过氧化与生物大分子共价结合的理论和学说来解释中毒机制。特别是 20 世纪 60 年代末，分子生物学的两大成果为分子毒理学的形成奠定了基础，一是随着分析方法的发展，可以检测出生物样品中低水平（10^{-9}）的化学物，二是布鲁斯·埃姆斯（Bruce Ames）发明的鼠伤寒沙门菌恢复突变试验（Ames Test）于 1975 年问世，为化学物致癌的基因突变研究提供了重要的评价方法，这些成果标志着分子生物学方法开始用于毒理学研究。

20 世纪 70 年代，在分子生物学领域积累的有关 DNA、酶、受体分子、生物膜结构及功能学的研究引进了分子生物学技术，将其应用于职业危害对人类遗传、肿瘤发生以及神经细胞活动的影响，在此基础上产生了分子毒理学，对毒物分子与生物大分子之间相互作用的特点、过程和机制有了更加深入的认识。1973 年，霍奇（Hodge）主编《铀、钚和衰变钚元素》一书，系统研究了铀和氟化物毒理学以及它们的毒性标准。1975 年，英国人埃德温·迈勒·萨瑟恩（Edwin Mellor Southern）建立了 Southern 印迹杂交，可以使研究者进行基因组 DNA 特定序列定位。1979 年，阿尔温（Alwine）等提出：将电泳凝胶中的 RNA 转移到叠氮化的或其他化学修饰的活性滤纸上，通过共价交联作用使它们结合，因其方法同 Southern 杂交十分相似，故称之为 Northern 杂交。

20 世纪 80 年代，随着分子生物学的方法持续得到发展，并不断被应用到毒理学研究中，逐渐形成分子毒理学，从分子水平、基因调控的深度上去阐明毒物中毒机制，并在此基础上提供相应防治措施。1981 年，美国斯坦福大学的乔治·斯塔克（George Stark）发明了蛋白质印迹，尼尔·伯奈特（Neal Burnette）在其所著的《分析生物化学》中首次将这种方法称为"西方印迹"（Western Blot）。1985 年，卡利·马林斯（Kary Mullis）在 Cetus 公司工作期间发明了 PCR，1985 年 12 月 20 日在《科学》杂志上发表了第一篇 PCR 的学术论文，1986 年 5 月卡利·马林斯在冷泉港实验室做专题报告，全世界从此开始学习 PCR 的方法。

1986 年，美国范德堡大学医学院生化系的环境毒理学中心（Center in Environmental Toxicology）更名为分子毒理学中心（Center in Molecular Toxicology），并于 1987 年出版了一本专门的《分子毒理学》（Molecular Toxicology）杂志。1989 年，美国毒理学会设置了分子毒理学专业委员会，此后，不仅基因组学、蛋白质组学等分子技术在这一时期得到了迅速发展并应用于毒理学研究中，而且分子毒理学这一新兴分支学科随之迅速成长起来。

1993 年，马特沙尔（Matshall）在《科学》杂志上著文《毒理学正走向分子水平》（Toxicology Goes Molecular），强调要在分子水平上探寻毒物的毒性机制，这意味着分子毒理学作为一门独立的毒理学分支学科的学术地位得到进一步确立，也成为分子毒理学从毒理学中分化出来的重要标志。

1997 年，加拿大圭尔夫大学分子与细胞生物学教授约瑟夫（P. David Josephy）出版了《分子毒理学》（Molecular Toxicology）一书，毒理学界将此书称为第一部关于分子毒理学的教科书。

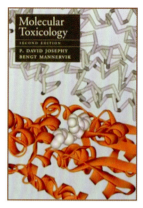

图 32 约瑟夫著《分子毒理学》

1.2 现代生物技术推进了生化与分子毒理学的发展

近 30 年来，细胞与分子生物学理论与技术的飞速发展赋予生化与分子毒理学工作者新的启迪和工具，从而改变了传统毒理学研究的基本格局，实现了从整体和器官水平向细胞和分子水平的飞跃，在阐明毒物对机体损伤和致癌过程的分子机制方面取得了重要的突破，形成了一些新的研究热点，建立了许多新的分子生物标志物的检测方法，改变了化学物质危险度评价的模式，大大推进了生化与分子毒理学的发展。

现代生物新技术新方法的推进作用

组学技术的推进作用

基因组（Genome）被用于描述生物的全部基因和染色体组成，是全部遗传物质的总和。将基因组学的方法与技术应用于毒理学研究领域，称为毒物基因组学，主要采用以 DNA 微阵列为代表的高通量技术研究毒物和毒作用机制，其快速发展为生化与分子毒理学提供了新的研究手段，开辟了新的研究领域。

蛋白质组学（Proteomics），是在 HGP 研究发展的基础上形成的新兴学科，主要是从整体水平研究细胞内蛋白质的组成及其活动规律。二维色谱（2D-LC）、二维毛细管电泳（2D-CE）、液相色谱-毛细管电泳（LC-CE）等新型分离技术都可补充和取代双向凝胶电泳。而以质谱技术为核心，开发质谱鸟枪法（Shot-gun）、毛细管电泳-质谱联用（CE-MS）等新策略可以直接鉴定全蛋白质组混合酶解产物。

代谢组学是研究生物体自身生理病理状态和生物体对外源性物质的生化效应的有力手段，不仅研究代谢产物浓度的变化，还可以研究分子动态信息，从时间和空间（如器官和器官之间的作用和联系）上研究整体评价生物效应。因此，代谢组学技术在研究毒物作用机制、预测药物毒性、鉴定对临床有用的生物标志物等方面发挥着重要作用。

表观遗传学的推进作用

表观基因组学是在全基因组水平上研究表观遗传学标志及其与基因表达的相互关系。这一新兴领域已对毒理学研究与实践产生重大的影响。

表观遗传事件可能引起基因表达的变化通过DNA甲基化、组蛋白修饰和（或）染色质重构，并估计在肿瘤细胞中检测到甲基化变化的数目远远多于遗传改变的数目。研究发现表观遗传事件参与环境与职业因子诱发癌变进程的引发和进展。DNA甲基化异常对肿瘤发生有因果关系作用，甲基胞嘧啶增加突变可能性，增加致癌物结合，肿瘤抑制基因沉默，DNA修复基因沉默，癌的DNA低甲基化和遗传学改变。组蛋白修饰可能通过影响DNA修复和细胞周期关卡，引起遗传学改变。

表观遗传学影响基因表达的可遗传的变化可能构成遗传毒性。表观遗传导致基因改变的机制包括：错配修复基因表观遗传缺陷，增加DNA修复基因表观遗传缺陷与癌症特定突变谱相关，参与双链断裂修复的基因的表观遗传失活，有丝分裂关卡基因表观遗传缺陷，致癌物解毒基因与甲基胞嘧啶突变可能性增加，DNA全面低甲基化和染色体不稳定等。

化学致癌的机制极其复杂，随着研究的不断深入，各种分子机制尤其是表观遗传调控在化学致癌中的重要作用不断被发现，为化学致癌机制研究开辟了新途径，将成为当前揭示肿瘤发生机制的重要突破口。

MicroRNA（miRNA）的推进作用

随着微阵列技术的发展和miRNA的功能研究的深入，miRNA在毒理学上的应用越来越广泛。目前已确定的人基因组DNA编码的miRNA有300多个，其中大多数定位在与肿瘤相关的染色体部位。miRNA基因通常在最小扩增区、杂合性缺失区和断裂点区等区域发现，说明非正常的miRNA表达可能是由基因突变引起的。这样，编码miRNA的基因的敲除或者突变可能导致单个miRNA或者整个miRNA簇的表达缺失，进而导致癌变发生。

miRNA表达谱比常规的mRNA表达谱能提供更多的信息，能根据肿瘤的分化状态和起源预测疾病预后，在相关疾病诊断和治疗干预中有重要的作用。许多常见疾病的发生与环境中化学污染物的暴露密切相关。到目前为止，使用miRNA进行疾病检测和控制的毒理学研究鲜有报道。miRNA作为一种重要的生物标志，在各种细胞的生长、发育和病变过程中具有重要的调节作用，它在毒理学研究中会有广阔的应用前景。

生化与分子毒理学研究出现新热点

毒物兴奋效应研究

外源化学物的低水平、长期、慢性接触将是21世纪各种环境污染物对人体影响的基本方式。要解决这类接触的生物效应问题，必须研究每种新化合物的剂量-效应关系曲线。目前，毒理学界提出了一种新的剂量-反应关系模型，即毒物兴奋效应模型，对过去公认的阈值模型和线性非阈值模型提出了挑战。研究发现150多种内源性兴奋剂，如药物、辐射和环境污染物通过各种不同的机制对人体和其他动物产生毒物兴奋效应，对这种现象的认识将对未来的毒理学研究和生物医学发展产生重要影响。

随着经济社会的发展，大量的混合化学物制品进入人类生存环境，人们接触这类混合化学物的危险性与日俱增。除了每类化学物内部的相互作用外，化学物之间也会发生相互作用，其结果表现为各种效应的总和。此外，毒物低剂量的联合作用也开始受到毒理学家的高度关注。因此，需要开展低剂量农药与杀菌剂、杀虫剂等联合作用，多种有机溶剂联合作用，多种环境内分泌干扰物联合作用对机体的毒作用研究。

氧化应激与信号通路的研究

蛋白质是自由基攻击的重要靶分子，几种与蛋白质功能相关的氨基酸成分，如组氨酸、半胱氨酸、蛋氨酸、酪氨酸等，对自由基特别敏感。蛋白质的氧化使它们对酶促的和非酶促的蛋白质水解反应更为敏感，导致蛋白质的破坏和病理性组织降解。这一过程被认为与机体老化过程中的一些退行性变，如动脉粥样硬化的形成和神经系统的退行性变有关。

活性氧可对DNA产生许多不同类型的损害，归结起来，可分为链断裂与碱基修饰两大类。活性氧与DNA相互作用也影响某些基因的表达与调节，参与化学致癌过程，可能通过改变调节基因表达的转录因子或酶起作用。

目前多数观点认为外源因素诱导的细胞氧化应激及随后启动的信号通路在细胞损伤中发挥着重要作用，同时认为氧化应激可同时激活多种信号转导途径和核转录因子，它们之间相互串话，形成了一个复杂而精细的调控网络，共同决定氧化损伤最终引起何种生物学效应。国内外学者对多种因素（如病毒、乙醇、药物、射线、重金属等）引起的氧化损伤的信号通路进行了深入研究，发现多种信号途径参与了氧化应激损伤，同时发现氧化应激损伤的信号通路具有细胞种类和刺激因子特异性，并证实通路间存在串话，初步绘制出参与氧化损伤的信号通路及通路串话网络图。

生物标志物及其应用的研究

在发现低水平接触生物效应及深入探讨毒作用机制方面，都离不开生物标志物。毒理学工作者利用各种组学技术开展了参与毒作用的环境应答基因的表达功能和多态性的研究，在识别外源化学物反应的个体和种族差异、寻找疾病和环境暴露的生物标志物方面取得了一系列重要成果。因此，采用系统生物学的理论和方法深入开展多终点、多靶位、多层次、多水平毒作用机制的研究，推动基因蛋白表达技术及表观遗传学的应用，识别环境暴露与人类疾病易感的相互关系，寻找疾病和环境暴露相关联的效应生物标志物，建立高效的健康预警体系成为生化与分子毒理学研究的新热点。

干细胞替代研究

干细胞（Stem Cell，SC）指具有自我更新能力，并能分化为多种类型细胞的原始细胞。按照其发育阶段的不同分为两类，即胚胎源性干细胞（也称胚胎干细胞，ESC）和非胚胎源性干细胞（也称成体干细胞，ASC）。目前研究已证实ESC可分化为心肌细胞、神经细胞、造血细胞和生殖细胞等干细胞系，这些诱导分化后生成的细胞同样具备在体内正常发育的生理学和药理学特性。故 ESC 被广泛应用于环境污染物毒性评价和机制的研究中,且利用鼠 ESC 进行环境致畸作用的研究也受到了欧洲替代方法研究中心（ECVAM）的支持。

环境中的物质可以影响和改变体内的多种细胞因子的分泌以及基因的表达,所以会影响到 ASC 的分化。由于受到伦理因素影响,且取材培养困难,ESC 多应用在动物实验中。与之相比 ASC 更易于从人体获得,更为重要的是它是体内多种组织细胞的先祖细胞,在个体组织的损伤修复和维持机体组织的健康状态中扮演着重要的角色,所以它可广泛应用于环境污染物对机体特殊靶器官的细胞毒性研究和评价中。

环境内分泌干扰物复合效应的研究

环境内分泌干扰物（EEDCs）是一类环境污染物,它们具有种类多、数量大、暴露剂量小（$10^{-12} \sim 10^{-9}$ 级）等特点。内分泌干扰物按其生物活性可分为类雌激素及抗雌激素、类雄激素及抗雄激素、类甲状腺素及抗甲状腺素等。这类物质除了能干扰内分泌功能,还可引起哺乳动物的病理性损伤,甚至造成生态失衡,影响人类和其他动物的繁衍。目前,越来越多的化学物质被检测出具有内分泌干扰特性。大量事实表明,这类物质在环境中表现出协同、加和、拮抗等复合效应,相关的研究必须重新设计模型,并通过数据挖掘及适宜的实验方法将各组分准确归类。由于毒理研究和流行病学调查之间的结合尚不成熟,如何把复合效应与人体疾病之间的关系表述出来,仍需毒理学家、环境暴露评估学家以及流行病学家进行通力合作。一旦上述难题得以突破,将会进一步推动制定 EEDCs 检测标准的进程。

生化与分子毒理学新著问世

进入 21 世纪,继 1997 年加拿大学者约瑟夫（Josephy）出版《分子毒理学》一书之后,又有一批新的著作问世,标志着生化与分子毒理学发展进入了一个新时期。如 2001 年夏世钧教授和吴中亮教授主编《分子毒理学基础》（湖北科学技术出版社）,全书共 18 章,除系统阐述了外源化合物的毒性机制外,还介绍了分子流行病学、分子生物学的基本方法、人类基因组和国际互联网上分子毒理学的信息来源。2008 年出版了由约翰·廷布雷尔（John A. Timbrell）所著的《生化毒物学原理》（*Principles of Biochemical Toxicology*）。

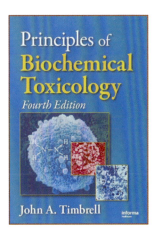

图 33 《生化毒物学原理》（第 4 版）

2

生化与分子毒理学新技术的应用

2.1 实时荧光定量PCR技术在毒理学上的应用

化合物的毒性检测

环境化合物致病主要是由于它可以引起机体基因表达的变化，实时荧光定量 PCR 技术能快速、灵敏、准确地检测生物体基因变化，所以实时荧光定量 PCR 技术是环境化合物毒性分析的最佳技术之一。徐新云[1]等人采用实时荧光定量 PCR 技术来测定不同剂量氯化镉染毒之后丝裂原活化蛋白激酶（Mitogen Activated Protein Kinases，MAPK）三个亚家族基因在 mRNA 水平上的表达变化，结果发现实验组 MAPK 各基因 mRNA 的表达量均低于对照组，研究结果表明，氯化镉可能在大鼠肾细胞内诱导 MAPK 基因表达的改变，MAPK 信号转导通路的改变可能通过级联放大影响下游信号的变化，影响细胞的生长情况，进而诱导细胞凋亡。

药效评价

为根除肿瘤细胞而进行化疗的失败经常导致耐药性的产生。多药耐药（MDR）的抗性形式之一起因于细胞内药物积累的减少，经常由 P-糖蛋白的过分表达介导。多药耐药相关蛋白（MDP）也与急性白血病细胞膜泵功能有关。日本付拿妥（Funato）等利用实时定量 PCR 技术检测了临床样品中像 MDR-1、MDP 等与抗药性相关的基因的表达。结果证明，实时定量 PCR 系统是定量检测抗药基因表达的可靠方法，应用这种技术可以预测化疗将引起的反应。

病原体检测

实时荧光定量 PCR 方法可靠性和重复性好，并且操作简便、快速，结果判断客观。苏学飞等采用荧光定量 PCR 检测技术，对淋球菌、沙眼衣原体、解脲支原体、人类乳头瘤病毒、单纯疱疹病毒等五个项目快速进行了定量检测。目前用此方法还进行了对人类免疫缺陷病毒、肝炎病毒、结核杆菌、巨细胞病毒、EB 病毒、流感病毒等病原体的检测。

---

[1] 徐新云（1963— ），主任医师，教授。1984 年毕业于北京医科大学公共卫生学院，1984—1996 年在湖南省劳动卫生职业病研究所工作，1997—2000 年美国 NOVA 大学博士后，2000 年回国。现任深圳市疾病预防控制中心毒理实验室副主任。中国毒理学会毒理学史专业委员会副主任委员，中国环境诱变剂学会理事，中国环境诱变剂学会致突变专业委员会副主任委员，广东省毒理学会常务理事。

2.2 基因多态性检测技术在毒理研究中的应用

基因多态性检测技术

在生化毒理学和分子毒理学研究中发现，一些多态性基因成为许多疾病的遗传危险因子，与疾病的病因、易感性、预防、治疗及预后具有很大的相关性。

基因多态性的检测方法主要包括：限制性片段长度多态性检测法、单链构象多态性法、等位基因特异性寡核苷酸探针法、顺序特异寡核苷酸法、PCR-荧光法、PCR-DNA测序、基因芯片法、AFLP法[①]、DGGE法[②]、RAPD法[③]。

DNA序列上有许多涉及Ⅰ相和Ⅱ相代谢反应的特定基因。这些DNA序列的多态性可影响化学物在体内的代谢增毒与灭活过程，进而影响到机体对它们的易感性和疾病的发生。一般来说，化学物在Ⅰ相反应酶（如CYPs：细胞色素P450）的作用下氧化成活性中间产物，而Ⅱ相酶（如GST、N-乙酰转移酶、NAT）通常介导体内物质与这些活性代谢物的结合反应，使它们灭活或者易于排出体外。未被灭活的活性代谢物可与DNA反应形成DNA加合物，如果这一加合物损伤未被修复，则有可能导致机体损伤或者体细胞突变的发生。对于基因决定的具有高Ⅰ相反应活性和低Ⅱ相反应活性的个体，其体内可产生较多的活性中间代谢物并出现较高水平的DNA损伤。相反，具有低Ⅰ相反应活性和高Ⅱ相反应活性的个体则可能出现较低水平的DNA损伤。对Ⅰ相和Ⅱ相代谢反应酶表达和调节的共同作用，以及这一过程在靶器官细胞内的平衡是影响个体对外源性化学物易感性的重要因素。

徐新云等在研究代谢酶基因 *CYP2E1*、*CYP1A1*，*IL-4* 基因多态性与三氯乙烯药疹样皮炎易感性的关系中发现：*CYP1A1* 基因（rs1048943）SNP检测三氯乙烯患者组中G等位基因频率显著高于对照组，*CYP2E1* 基因 -1053 C→T 检测三氯乙烯患者组中T等位基因频率显著高于对照组，*IL-4* 基因-588 C→T 位点（rs2243250）检测三氯乙烯患者组TT纯合突变频率显著高于对照组，*CYP1A1*、*CYP2E1* 和 *IL-4* 的基因多态性可能是TCE药疹样皮炎患者易感性差异相关的遗传学因素之一。叶榕等研究 *CYP2E1* 基因多态性与苯中毒遗传易感性的关系发现：男性携带c1/c2基因型者患慢性苯中毒的危险性为c1/c1基因型的3.5倍（95%CI 1.010~12.382），携带CD基因型者患慢性苯中毒的危险性是DD基因型的4.0倍（95% CI 1.704~15.374）。男性携带c1/c2或CD联合基因型患慢性苯中毒的危险性为c1/c1+DD联合基因型的7.8~13倍。苯中毒组基本工龄高于苯接触组，防护措施状况差于接触组，差异有显著性。

[①] AFLP：Amplication Fragment Length Polymorphism.
[②] DGGE：Denaturing Gradient Gel Electrophoresis.
[③] RAPD：Random Amplified Polymorphic DNA.

2.3 RNA干扰在分子毒理学上的应用

RNA干扰（RNA Interference，RNAi）是通过小干扰RNA（Small Interfering RNA, siRNA）造成目的mRNA特异性降解，从而使基因转录后沉默的一种现象。这一现象广泛存在于自然界，是生物体进化过程中抵御外来基因侵害的一种机制，为稳定基因组发挥了重要作用。疾病的发生主要是由于人体相关基因与环境某些化合物相互作用的结果。分析这些基因的功能时便可使用功能基因组学强有力的工具——RNAi技术，RNAi具有高度的序列转移性和有效的干扰活力，可特异地将目的基因沉默，获得功能缺失和降低突变，从而进一步研究目的基因的功能。

RNA干扰的机制系统存在于不同物种的细胞内，从植物到低等动物，如线虫和果蝇的细胞，从鸟类到哺乳动物细胞，从小鼠到人类的细胞，都保留了运行RNA干扰的酶类。把长的dsRNA或短的siRNA导入生物体细胞，可激发RNA干扰。所以这项发现开创了一个研究新领域，有望让植物、动物和人体的特定基因受到抑制而进入休眠状态，遏制有害病毒和基因变异的影响。因此RNA干扰技术已被广泛用于探索基因功能和传染性、恶性肿瘤等疾病的基因治疗，应用于生化毒理和分子毒理研究领域。美国斯坦福医学院病理学和遗传学教授安德鲁·扎卡里·法厄（Andrew Zachary Fire）和美国马萨诸塞大学医学院分子医学教授克雷格·梅洛（Craig Cameron Mello），因为发现RNA干扰现象获得2006年诺贝尔生理学或医学奖。

基因表达调控

在基因组学的研究中，基因表达调控是研究基因功能的一个重要部分，而基因功能缺失策略在基因表达调控中具有特殊重要地位。RNAi技术对于建立基因剔除动物模型具有相当大的应用前景。金姆（Kim）等人将siRNA运用于鼠卵母细胞和植入前胚胎中，利用针对内源性的Oct3/4和c-mos基因的siRNA，成功地清除了内源性的Oct3/4和mos产物，结果

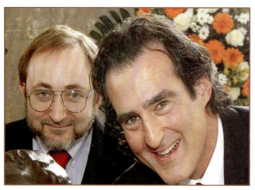
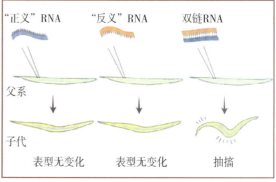

图34 发现RNA干扰的法厄和梅洛及其RNAi实验

产生了与 *Oct3/4* 和 *c-mos* 基因剔除相类似的表型，证明了 siRNA 对小鼠早期发育的分子生物学研究是一个非常有用的工具。此外，RNAi 用于抑制原癌基因的表达，RNAi 用于抑制病毒癌基因在体内的表达。

基因功能的研究

人类已经进入后基因组时代，需要大规模高通量的研究基因的功能，RNAi 技术具有高效特异阻断基因的表达等特征，也就责无旁贷地成为研究基因功能的强大工具，已有若干实验室运用 RNAi 技术进行了大规模的基因组筛选。其基本原理就是针对一基因组不同的部分设计对应的 dsRNA，构建 dsRNA 文库，分别导入不同个体细胞内，通过蛋白表达的改变来筛选基因并确定基因功能。例如，RNAi 用于研究与细胞凋亡相关基因的功能，RNAi 用于研究与肿瘤浸润相关基因的功能，RNAi 用于研究与肿瘤血管形成相关基因的功能。

基因治疗

siRNA 的特异性有效保证了哺乳动物细胞中 RNAi 效应的特异性，结合已有的高效基因导入系统，使得 RNAi 在那些由于基因表达异常增高而引起的疾病中的作用优于目前以抑制基因表达为目的而采用的反义技术和核酶等方法。人们正在探索利用 siRNA 来治疗肿瘤、病毒感染核免疫缺陷等重大疾病，并且取得了一定成果。

药物筛选

RNAi 应用于鉴定药物靶位和筛选药物方面。RNAi 的应用明显地缩短了从鉴定到认识药物靶基因功能的时间，有助于药物开发过程中对已知靶基因功能的高通量分析。Mak Imura 等利用 RNAi 技术使丘脑下部一种豚鼠相关肽的表达量减少了 50%。豚鼠相关肽使代谢率提高而不减少摄食量，从而减轻肥胖，为肥胖的治疗提供了一个靶点。

2.4 基因敲除在分子毒理学上的应用

基因敲除技术

基因敲除（Gene Knockout），是指借助分子生物学、细胞生物学和动物胚胎学的方法，通过胚胎干细胞这一特殊的中间环节将模式生物正常的功能基因的编码区破坏，使特定基因失活，以研究该基因的功能；或者通过外源基因来替换宿主基因组中的相应部分，以便测定它们是否具有相同的功能；或者将正常基因引入宿主基因组中置换突变基因以达到靶向基因治疗的目的。目前，应用比较广泛的基因敲除动物主要是基因敲除小鼠，因为基因敲除技术基于完善的胚胎干细胞系统和胚胎重建技术。基因敲除动物模型的建立，为人类疾病研究、化合物毒理分析提供了一个崭新方法。

基因敲除的威力在于研究者可以选择性地修饰基因及选择如何去修饰，最终完全控制该段基因的 DNA 序列或修饰其周

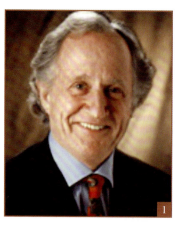 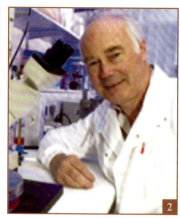 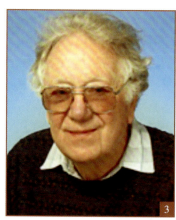

图35 由于基因敲除获得2007年诺贝尔生理学或医学奖的三位科学家（1. 马里奥·卡佩奇； 2. 马丁·埃文斯； 3. 奥利弗·史密西斯）

围的调控元件。由于几乎所有生命现象均由基因控制或受其影响，因此敲除技术在几乎所有生物学领域，如：微生物学、动物学、植物学、医学等领域都有应用价值。

2007年10月8日，美国科学家马里奥·卡佩奇（Mario R. Capecchi）和奥利弗·史密西斯（Oliver Smithies）、英国科学家马丁·埃文斯（Martin J. Evans）因为在利用胚胎干细胞对小鼠基因进行定向修饰原理方面的系列发现获得2007年诺贝尔生理学或医学奖。

在毒理学研究方面的应用

环境化合物进入机体后，自身或其代谢产物会特异地影响一些基因的表达，破坏生理平衡，从而导致疾病的发生。基因敲除技术能准确地敲除特定位点基因，是研究环境化合物毒理强有力的技术之一。Kim Dojung等利用基因敲除技术成功地去除了小鼠 *CYP2E1* 基因，形成了 *CYP2E1* —缺陷型小鼠。在三氯乙烯暴露染毒时，*CYP2E1*—缺陷型小鼠对三氯乙烯的代谢能力明显减弱，其肺损伤也比野生型小鼠低。有研究发现：金属硫蛋白（MT）基因敲除小鼠对多环芳烃化合物二甲基苯蒽的皮肤致癌毒性比对照的野生型小鼠敏感，说明MT对多环芳烃化合物的致癌性等毒性可能存在一定的抵御关系。利用MT基因敲除小鼠还可进一步观察多环芳烃化合物免疫毒性机制与MT之间的关系。

2.5 转基因技术在毒理学上的应用

转基因就是将人工分离和修饰过的基因导入目的生物体的基因组中，从而达到改造生物的目的。转基因技术就是把一个生物体的基因转移到另一个生物体DNA中的生物技术。常用的方法包括显微注射、基因枪、电破法、脂质体等。转基因最初被用于研究基因的功能，即把外源基因导入受体生物体基因组内（一般为模式生物，如拟南芥或斑马鱼等），观察生物体表现出的性状，达到揭示基因功能的目的。1976 年，杰尼辛（Jaenisch）利用反转录病毒感染胚胎的方法进行转基因，这是最早的动物转基因方法。1980 年，Gordon 首次利用基因分别注入爪蟾卵母细胞和小鼠受精卵，在所产生的小鼠的组织细胞内检查到外源基因的整合，并将此小鼠称为转基因鼠。1982 年，帕尔米特（Palmiter）将大鼠的生长激素基因注射到小鼠的原核中获得了体型明显大于正常小鼠的"超级鼠"，这一成果轰动了全世界。

基因治疗

将人类癌症及遗传病的致病基因转入动物能更好地探索其发病机制和治疗途径，为人类癌症和遗传病的研究提供了良好的动物模型。

基因治疗主要是将正常的外源基因植入人体靶细胞以取代有缺陷的基因，恢复该基因的功能或提供一种新的治疗功能，以改善相关症状，达到治疗疾病的目的。首例基因治疗为 1980 年 Cline 等对重症 β-地中海贫血患者进行了基因治疗研究，用磷酸钙沉淀法将含有正常 β-珠蛋白基因的 Pbr322 质粒导入骨髓细胞，输回到患者体内，移植 3 至 10 周内患者血细胞中有外源基因序列，12 周后消失，临床症状未见改善，但证实外源基因可以引入骨髓细胞，后者可在体内继续增殖且无副作用。1990 年美国科学家对腺苷酸脱氨酶（ADA）缺陷的重度联合免疫缺陷病（SCID）患者进行了基因治疗获得成功，标志着基因治疗有着更广阔的应用前景。

作为生物反应器

利用转基因动物生产人类药用蛋白等非常规畜产品，是目前世界上转基因研究的热点之一。作为生物反应器的转基因动物主要是将某些对人类医用价值高的蛋白质编码导入动物机体，使这些转基因动物成为生物反应器。其中通过动物乳腺生物反应器生产人类药用蛋白的研究已取得了初步成功。乳腺是一个外分泌器官，乳汁不进入体内循环，不会影响转基因动物本身的生理代谢反应，从转基因动物乳汁中获取的基因产物不但产量高，易提纯，而且表达的蛋白经过充分地修饰加工，具有稳定的生物活性。

环境化合物毒理分析

环境化合物代谢和致病都与某些特异的基因有关，利用转基因技术可以将这些基因克隆到低等生物体内表达，形成转基因生物，进而分析这些化合物的代谢途径和致病机制。Corchero 等将人的细胞色素氧化酶 CYP2D6 转入小鼠体内，形成稳定表达 CYP2D6 的转基因小鼠模型用于药理、毒理的临床研究。Zhang Yuanyuan 等利用转基因技术将人的 CYP2E1 和 GST 同时转入苜蓿中，发现这种转基因苜蓿对重金属和环境有机化合物的耐受力明显增强。

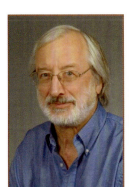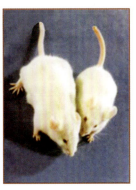

图 36 帕尔米特和他的转基因"超级鼠"

2.6 基因组学技术在毒理学上的应用

基因组学是以基因组分析为手段，研究基因组的结构组成、时序表达模式和功能，并提供有关生物物种及其细胞功能进化信息的一门学科。基因组学、转录组学、蛋白质组学与代谢组学等一同构成系统生物学的组学（Omics）生物技术基础，其能为一些疾病提供新的诊断和治疗方法。基因组学的主要工具和方法包括：生物信息学、遗传分析、基因表达测量和基因功能鉴定。

药物安全评价

传统药物安全性评价（如致癌性、生殖毒性、免疫毒性及神经毒性等），主要使用整体动物，虽然经典有效，但时间长、效率低。新药研发速度的加快及工业生产的迅猛发展使得污染物的数量和种类日益增加，传统药物安全性评价方法和手段已不能满足需要。因此寻求新的安全性评价方法已成为现代毒理学发展的目标之一。随着人类基因组计划的进行，新的生物学技术迅速发展起来，为毒理学研究开辟了更广阔的空间。其中以 DNA 微阵列为代表的基因组学技术的应用最为广泛。它能够同时对数千个基因的表达变化进行检测，使大规模地分析基因的功能及其在各种情况下的表达状况成为可能。由于毒性机制不只是表现为单个或几个基因的改变，而是许多基因相互作用的结果。因此，基因组学可更全面研究药物的毒理机制，为寻找新的生物标志及建立起更加灵敏高效的安全性评价方法提供了新的技术

手段与平台。Nota 等运用微阵列技术进行分类分析来预测未知样品的生物学分类，分析暴露在有六种不同金属土壤的跳虫的基因表达，鉴别出含有 188 个基因的基因组来区别这六种金属，并证明预测单个样品的正确率为 83%。

研究毒理机制

在评估一种化合物的危险性时，面临的首要问题就是了解该化合物的毒作用机制。而传统的毒理学实验既耗时又难以确定毒作用机制，微阵列技术将有助于对化合物毒性进行分类。该技术允许在对化合物作用机制细节不够了解的情况下跳过复杂的毒性反应过程，直接从许多基因作用方式中比较基因表达的"触发点（Hit Point）"，从而找出在不同剂量和时间点都表达的共同基因谱，而这可能与某些类型的毒性暴露和某些疾病有一定联系。在对毒作用方式进行分类的基础上，再对大量化合物进行检测，最终可以在对基因表达模式了解更细微但又可区分的基础上鉴定出许多毒作用机制亚型。当数据积累足够多时，就可将一种未知毒性的新化合物的图谱与已知的基因轮廓图进行比较，并预测其属于哪一种毒作用类型。在此初筛基础上，可进一步通过实验直接证实或修正毒作用方式或毒理学结果。如 Harries 等利用 Clontech 公司的人类毒理基因微阵列 II 芯片研究人肝细胞 HepG2 在不同时间暴露于不同浓度的乙醇和四氯化碳后基因表达模式的改变情况，以探究这两类致肝损

伤毒素的作用机制，结果表明不同毒作用机制的肝毒素导致相应特异的基因表达模式的改变。

研究毒作用量-效关系

对化合物的危险性进行评估时，量-效关系的确定是评估的核心内容，但量-效关系有时十分复杂，如通过损伤 DNA 而诱发肿瘤的化合物，在低剂量下其毒性效应与其危险性呈线性关系，而一些 DNA 损伤剂也可以在低剂量作用下由于细胞对 DNA 损伤的有效修复而表现出非线性的量-效关系。对于这些复杂的变化，可利用微阵列技术在很宽的剂量范围内对上万个基因表达的改变进行分类，以便对无论是通过受体系统还是非受体系统起作用的化学物质的线性或非线性量-效关系曲线进行划分。美国佛罗里达大学分子生物生化中心的学者们采用自行设计的红鲈鲤 cDNA 微阵列芯片，检测到多种类雌激素化合物对该微阵列上 30 种鱼类基因表达模式的影响，实验结果表明该雌激素反应性芯片可用于检测 17α-乙炔雌二醇（EE）对鱼类基因作用的量-效关系。

2.7 蛋白质分离鉴定技术在毒理学中的应用

了解蛋白质的表达水平改变

外源性化学物作用于机体往往通过酶或者其他蛋白质发挥作用。因此了解某些蛋白质的表达水平是开展毒理学研究的重要内容。徐新云等人为了观察氯化镉对大鼠肾上皮细胞丝裂原活化蛋白激酶表达及其磷酸化的影响，用氯化镉对大鼠肾上皮细胞进行染毒处理，然后采用 Western Blot 技术检测丝裂原活化蛋白激酶 p38 MAPK 和 p42/p44MAPK 表达水平及其磷酸化水平，为阐明镉的肾毒性机制提供科学依据。

分析蛋白质在体内的代谢状况

毒理学研究中经常可以遇到这样的情况：某些化合物经体内的酶代谢前其毒性很低或者无毒性，但经过酶代谢后的代谢产物，其毒性明显增加。此时，可以通过蛋白质分离鉴定技术将此蛋白分离出来，对其进行鉴定，便可知道是什么蛋白质，化合物对此种蛋白是否具有诱导作用等信息，由此便可以直接或间接地了解该化合物的毒性机制。蒋英芝等用三氯乙烯处理 L-02 细胞后，通过 SDS-PAGE 和 Western Blot 技术及其他技术，发现 SET 蛋白的表达产生了上调，由此认为 SET 可能是 TCE 产生毒效应的关键指标。

2.8 蛋白质组学技术在毒理学中的应用

蛋白质组学是指生物体各种生物基因组在细胞中表达的全部蛋白质的表达模式及功能模式的学科。包括鉴定蛋白质的表达、存在方式（修饰形式）、结构、功能和相互作用。

目前，毒理学和蛋白质组学交叉产生了一门新的融合学科——毒理蛋白质组学，即利用蛋白质组学中的策略及其高度发展的研究技术为毒理学的发展提供理论基础和技术平台。毒理蛋白质组学的研究内容主要有以下两个。

从蛋白质角度研究外源性物质对生命有机体的毒害机制

许多外源性物质是通过扰乱生命体内原本有序的蛋白平衡达到毒害生命有机体的效果的，因此从蛋白质角度研究外源性物质对生命有机体的毒害机制是很重要的。Qiu Y. 等以小鼠为动物模型比较了服用放射性标记的药物和对照肝蛋白质的变化，通过双向电泳和质谱分离等蛋白质组学技术鉴定了 20 多种蛋白质作为其代谢物的新的作用靶标蛋白。这充分显示了蛋白质组学技术用于毒理学研究的优越性。

筛选特定的蛋白质作为外源性物质危险性评价的生物标志物

应用蛋白质组学研究技术不仅可以高通量地发现外源性物质引起的变化的蛋白质，为阐明其毒性机制奠定基础，而且可以通过筛选特异性蛋白作为毒性预测和安全评价的生物标志物。蛋白质作为细胞结构的构成者和生命机能的执行者，用其作为生物标志物方面有着 DNA 和 mRNA 不可替代的优越性。同时由于许多蛋白质在特定生理状态下会直接分泌到体液中，因此可以直接对血液或尿进行测试，这样就可以直接方便地获取试验样品并大量进行蛋白质分析而不需要费时费力地收集生物解剖标本。将蛋白质作为毒性预测和危险评价的生物标志物必须建立在对大量蛋白质进行分析的基础上，从中筛选到特异性蛋白。Aicher 等对环孢霉素 A（Cyclosporin A）介导的肾中毒进行蛋白质组表达图谱分析发现肾钙结合蛋白 D-8 的表达明显下降，认为其可以作为环孢霉素 A 介导的肾中毒的标志物；Bandara 等则认为蛋白质将在肝、肾、心血管系统毒性以及癌症发生中成为重要的生物标志物，毒理蛋白质组学将成为一种新的临床诊断前工具并可为新药物的研发提供线索。

虽然蛋白质比 DNA 和 mRNA 作为危险性评价的生物标志物更具优越性，但蛋白质在基本组成上更为明显多变，更易发生次级修饰（如糖基化、磷酸化等），这些异质性给研究蛋白质带来了比研究核酸更多的技术难题。尽管如此，将蛋白质作为新的标志物将比以往的标志物更为灵敏，更具有预测性，更适合新的外源性物质毒性预测和潜在危险性评价。

2.9 生物芯片技术在毒理学上的应用

生物芯片[①]由于具有高通量（或超高通量）、并行性、低消耗、微型化、自动化的特点，与生物信息学、毒理基因组学结合后使得传统毒理学的发展进入了一个新的时期。生物芯片在毒理学中的应用也日渐广泛。生物芯片技术的发展最初得益于埃德温·萨瑟恩（Edwin Southern）提出的核酸杂交理论，即标记的核酸分子能够与被固化的与之互补配对的核酸分子杂交。从这一角度而言，Southern 杂交可以被看作是生物芯片的雏形。弗雷德·桑格（Fred Sanger）和瓦尔特·吉尔伯特（Walter Gilbert）发明了现在广泛使用的 DNA 测序方法，并由此获得了 1980 年的诺贝尔奖。

药物毒性评价与药物筛选

对药物进行毒性评价，是药物筛选过程中十分重要的一环。目前毒理学家多采用小鼠作为模型，通过动物实验来确定药物的潜在毒性。这些方法需要使用大剂量药物和大量动物，需要投入大量人力，耗时且花费巨大。应用生物芯片可以低耗、高效率地筛选出新药，大大地缩短新药的研发过程。生物芯片技术将药物毒性与基因表达特征联系起来，通过基因表达分析便可确定药物毒性，药物毒性或不期望出现的效应在临床实验前就可确认。

基因芯片技术应用于药物毒副作用的研究将改变传统的毒理学研究方式，节省大量的动物实验，提高用药的安全性，促进临床药学的发展。已经有不少研究工作表明，利用 DNA 芯片预测化合物毒性和对毒性物质进行分类是可行的。Waring 等用 15 种已

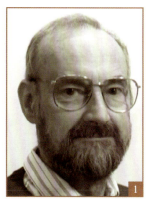
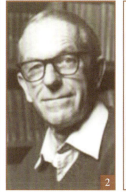
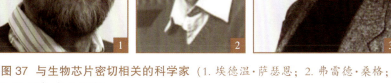

图 37 与生物芯片密切相关的科学家（1. 埃德温·萨瑟恩；2. 弗雷德·桑格；3. 瓦尔特·吉尔伯特）

---

① 生物芯片（Biochip 或 Bioarray），是高密度固定在互相支持介质上的生物信息分子（如基因片段、cDNA 片段或多肽、蛋白质）的微阵列杂交型芯片（Micro-arrays），阵列中每个分子的序列和位置都是已知的，并且是预先设定好的序列点阵。该技术起源于核酸分子杂交。由此可见，生物芯片就是在一块玻璃片、硅片、尼龙膜等材料上放上生物样品，然后由一种仪器收集信号，用计算机分析数据结果。

知的肝毒性化合物处理大鼠。这些毒物将对肝细胞造成多种伤害，如 DNA 损伤、肝硬化、肝坏死并诱发肝癌等。从大鼠肝脏中提取 RNA，用 DNA 芯片做基因表达分析。通过将基因表达结果与组织病理分析和临床化学分析的结果进行比较，发现两者有很强的相关性。该结果表明，DNA 芯片分析是一种可以用来分析药物安全性和对环境毒物进行分类的灵敏度较高的方法。在另一报道中他们用同样的 15 种化合物作用于大鼠的肝细胞，再用 DNA 芯片做基因表达分析，结果显示具有相似毒性机制的化合物所获得的基因表达谱具有相似性。

研究毒理机制

评估某一化合物危险性的首要问题是了解其作用机制。当化合物作用机制不清楚时，可比较各种毒作用相关基因的表达，找出不同剂量和时间点都表达的共同基因谱（基因表达图谱）。不同毒作用途径的化合物都可以找到其特有的基因表达图谱，从而进行初步分类。在此基础上，大量检测具有某种毒作用方式的化合物，根据表达上更精细的差异，还可以鉴定出亚型。积累足够多的基因表达图谱数据，就可以建立化合物的毒理效应数据库。将未知的新化合物的基因表达图谱与库中数据比较，便可获得未知毒物的作用机制，预测其毒性大小。这种方法快速而简单。

传统的毒理机制研究主要通过大量实验来进行，耗费时间较多，建立毒理效应数据库的速度较慢。利用生物芯片技术则可以大幅加快该类研究的速度。Nuwaysir 研制了包括涉及细胞凋亡、DNA 复制和修复、氧化应激/氧化还原内稳态、过氧化物酶体增殖反应、二噁英/多环芳烃反应、雌激素反应、癌基因和抑癌基因、细胞周期控制、转录因子等共 2090 个基因的毒理芯片。该芯片既可用于毒物的检测和遗传多肽性的检测，又可用于受检毒物的毒作用机制研究。Holen 等从人和小鼠文库中选择大约 600 个与毒理学相关基因的 cDNA 克隆，制备了种属特异的毒理基因组学芯片，用于研究毒物的毒性终点作用机制。

药物毒理相关疾病的诊断

毒理芯片可以快速地检测基因突变。通过对正常人的标准基因图谱和患者的病变基因图谱进行比较、分析，可以得到病变的 DNA 信息。利用毒理芯片技术监测人群中药物毒理相关基因的差异表达，可达到早期诊断、治疗药物毒理相关疾病的目的，此方法将在不远的将来成为预防和治疗药物毒理相关疾病的重要手段。美国 Affymetrix 公司已经开发了用于检测人类免疫缺陷病毒（HIV）反转录基因耐药性突变的 HIV 芯片，用于检测 $p53$ 基因突变的 $p53$ 芯片以及细胞色素 P450 芯片等，用于相应疾病的诊断与治疗。

研究混合物中毒性效应相互作用

含不同化合物的混合物可产生协同、相加或拮抗等毒性效应。利用基因芯片技术可将混合物作用下基因表达的改变与单一化合物作用下基因表达的改变做比较。观察基因表达的效应是否大于、小于或等于单一化合物的效应和，即可明确相互作用的类型和规律。在积累了大量混合物的基因表达图谱后，将未知混合物产生的图谱与各种混合物作用模式数据库进行比较，即可确定混合物中各化合物的毒性作用类型并评价其有害效应。

2.10 分子克隆技术在毒理学上的应用

克隆（Clone）在生物学中，其含义是指一个细胞或个体以无性繁殖的方式产生一群细胞或一群个体，即在不发生突变的情况下，具有完全相同的遗传性状，常称无性繁殖（细胞）系；其动词（Clone, Cloned, Cloning）含义是指在生物体外用重组技术将特定基因插入载体分子中，即分子克隆技术。研究基因的第一步是分离它并获得许多与它完全相同的拷贝。这称为"克隆"基因。分子克隆是指分离一个已知 DNA 序列，并以 In Vivo（活体内）方式获得许多复制品的过程。这一复制过程经常被用于增加并获取 DNA 片段中的基因，但也可用来增加某些任意的 DNA 序列，如启动子、非编码序列、化学合成的寡核苷酸或是随机的 DNA 片断。

分子克隆技术在分子水平上提供了一种纯化和扩增特定 DNA 片段的方法，其在毒理学上的应用主要有两个。

观察某些基因在高表达时对某些化合物毒性的影响

在毒理学研究中，经常可以遇到这样一种情况：某些化合物在经体内的酶代谢前，其毒性很低或者无毒性；但经过酶的代谢产生代谢产物后，其对机体的毒性会大幅上升。在对这些酶和化合物的研究中，RNA 干扰是常常采用的手段，目的是观察这些酶的缺失是否会对化合物毒性造成明显的影响。其实还可以采用让这种基因过表达的策略进行研究，即酶基因过量表达时是否会对化合物毒性造成明显的影响。要达到这一目的，就要用分子克隆技术将该基因装载到一定的载体上，再将这个重组载体导入细胞。李孜音构建了高表达 CYP2A13 基因的人支气管上皮细胞，观察其对黄曲霉毒素 B_1（AFB_1）毒性的影响，结果发现与正常人支气管上皮细胞相比，高表达的细胞株对 AFB_1 更敏感，AFB_1 能诱导更多的高表达细胞发生凋亡，初步证实了 CYP2A13 具有很强的代谢活化 AFB_1 能力。

通过研究大分子相互作用来研究化合物的毒理

生物大分子相互作用分析仪（Biacore 3000 等）的原理是将特定蛋白固定在检测芯片上，使待测化合物流过检测芯片，与固定在其上的特定蛋白进行反应，然后对其相互作用进行检测，因此通过生物大分子相互作用分析仪可以大量筛选与特定蛋白有相互作用的化合物（包括毒物）。其中，用于进行反应的特定蛋白的纯度需达到 95% 以上，因此可以用分子克隆技术将这些蛋白对应的基因转移到表达载体中（如大肠杆菌、酵母菌等）进行大量表达，然后收集提纯后即可。

2.11 生物信息学在毒理学上的应用

传统毒理学是研究毒物与机体交互作用的一门学科，它一方面探讨毒物对机体各种组织细胞、分子，特别是生物大分子作用及损害的机制，阐明毒物分子结构与其毒作用之间的关系；另一方面，也研究毒物的体内过程（吸收、分布、代谢、排泄）及机体防御体系对毒作用的影响。尽管传统毒理学经过多年的发展已经为人类提供了重要的以剂量效应关系为中心的数据库，结合对接触物质的剂量与条件及侵害对象的了解，为化学物毒性评价和人类危险度量化评估提供了基本的依据。但是，其研究依然存在许多不足。

分子生物信息学[①]、基因组学的出现及其与传统毒理学的融合使得毒理学又得到了进一步的发展。随着毒理基因组学研究的逐渐深入，cDNA 微阵列、DNA 芯片、微流控芯片、分子指纹图谱和基因序列表达分析等都将产生高通量、大规模的基因组信息，没有功能强大的软件是不可能处理这些海量数据的。生物信息学技术正好能满足这种需求，它以庞大的数据库作为支持，并从中分析挖掘基因组序列中代表蛋白质和 RNA 基因的编码区，归纳、整理与基因组遗传信息表达及其调控相关的转录谱和蛋白质谱数据。

新药物的毒性分析

新开发的药物都要通过毒性分析确定其毒性，传统的方法要通过大量的动物实验以及动物实验后的人体实验才能确定新药物的毒性，不仅要使用大量的实验动物，而且所需周期和资金都是巨大的。通过生物信息学方法先对药物的结构进行分析，可以减少毒理实验对实验动物的需求，并且缩短开发周期和减少资金消耗，因此越来越多的制药企业，尤其是国外的大型制药企业纷纷采用这些技术来帮助其开发新药物。

预测化合物对人类健康的影响

通过传统的毒理学方法预测和分析一种化合物是否具有潜在的致癌性是一件非常耗时耗力的工作，而通过生物信息学方法来进行此项分析则可以节省大量时间和人力。P. Ruiz 等通过使用定量构效关系法（QSAR）对多氯联苯（PCBs）及其代谢产物的致突变性进行研究，其得到的数据与通过实验测得的数据基本吻合，说明生物信息学方法在预测化合物对人类健康的影响方面有巨大的应用前景。

[①] 分子生物信息学（Molecular Bioinformatics），是将计算机科学和数学应用于生物大分子信息的获取、加工、存储、分类、检索与分析，以达到理解这些生物大分子信息的生物学意义的交叉学科。

3

生化与分子毒理学重大成果

3.1 揭示了酶与化学物中毒的关系

酶的生物学功能

在生物体内，酶发挥着非常广泛的功能。信号转导和细胞活动的调控都离不开酶，特别是激酶和磷酸酶的参与。酶也能产生运动，通过催化肌球蛋白上 ATP 的水解产生肌肉收缩，并且能够作为细胞骨架的一部分参与运送胞内物质。一些位于细胞膜上的 ATP 酶作为离子泵参与主动运输。一些生物体中比较奇特的机能也有酶的参与，例如荧光素酶可以为萤火虫发光。病毒中也含有酶，或参与侵染细胞（如 HIV 整合酶和逆转录酶），或参与病毒颗粒从宿主细胞的释放（如流感病毒的神经氨酸酶）。

酶的一个非常重要的功能是参与动物消化系统的工作。以淀粉酶和蛋白酶为代表的一些酶可以将进入消化道的大分子（淀粉和蛋白质）降解为小分子，以便于肠道吸收。淀粉不能被肠道直接吸收，而酶可以将淀粉水解为麦芽糖或更进一步水解为葡萄糖等肠道可以吸收的小分子。不同的酶分解不同的食物底物。在草食性反刍动物的消化系统中存在一些可以产生纤维素酶的细菌，纤维素酶可以分解植物细胞壁中的纤维素，从而提供可被吸收的养料。

在代谢途径中，多个酶以特定的顺序发挥功能：前一个酶的产物是后一个酶的底物；每个酶催化反应后，产物被传递到另一个酶。有些情况下，不同的酶可以平行地催化同一个反应，从而允许进行更为复杂的调控：比如一个酶可以以较低的活性持续地催化该反应，而另一个酶在被诱导后可以以较高的活性进行催化。酶的存在确定了整个代谢按正确的途径进行；而一旦没有酶的存在，代谢既不能按所需步骤进行，也无法以足够的速度完成合成以满足细胞的需要。实际上如果没有酶，代谢途径，如糖酵解则无法独立进行。例如，葡萄糖可以直接与 ATP 反应使得其一个或多个碳原子被磷酸化；在没有酶的催化时，这个反应进行得非常缓慢以致可以忽略；而一旦加入己糖激酶，在 6 位上的碳原子的磷酸化反应获得极大加速，虽然其他碳原子的磷酸化反应也在缓慢进行，但在一段时间后检测可以发现，绝大多数产物为葡萄糖-6-磷酸。于是每个细胞就可以通过这样一套功能性酶来完成代谢途径的整个反应网络。

酶的结构与催化机制

作为蛋白质，不同种酶之间的大小差别非常大，从 62 个氨基酸残基的 4-草酰巴豆酯互变异构酶（4-Oxalocrotonate Tautomerase）到超过 2500 个残基的动物脂肪酸合酶。酶的三维结构决定了它们的催化活性和机制。大多数的酶都要比它们的催化底物大得多，并且酶分子中只有一小部分（3~4个残基）直接参与催化反应。这些参与催化残基加上参与结合底物的残基共同形成了发生催化反应的区域，这一区域就被称为"活性中心"或"活性位点"。有许多酶含有能够结合其催化反应所必需的辅因子的结合区域。此外，还有一些酶能够结合催化反应的直接或间接产物或者底物；这种结合能够增加或降低酶活，是一种反馈调节手段。

酶的催化机制

"锁-钥"模式（"Lock and Key"）

该模式由赫尔曼·埃米尔·费歇尔于1894年提出，基于的理论是酶和底物都有一定的外形，当且仅当两者之间的外形能够精确互补时，催化反应才可以发生。这一模式通常被形象地称为"锁-钥（匙）"模式。虽然这一模式能够解释酶的专一性，但却无法说明为什么酶能够稳定反应的过渡态。

诱导契合模式（Induced Fit）

该模式由丹尼尔·科什兰（Daniel Koshland）通过修改"锁-钥"模式，于1958年提出。基于的理论是，既然酶作为蛋白质，其结构是具有一定柔性的，因此活性位点在结合底物的过程中，通过与底物分子之间的相互作用，可以不断发生微小的形变。在这一模式中，底物不是简单地结合到刚性的活性位点上，活性位点上的氨基酸残基的侧链可以摆动到正确的位置，使得酶能够进行催化反应。在结合过程中，活性位点不断地发生变化，直到底物完全结合，此时活性位点的形状和带电情况才会最终确定下来。在一些情况下，底物在进入活性中心时也是会发生微小形变的，如糖苷酶的催化反应。

群体移动模式（Population Shift）

这一模式是近年来提出的一种新的酶与底物的结合模式，试图解释在一些酶中所发现的底物结合前后，酶的构象有较大变化，而这是用诱导契合模式无法解释的。其基于的假设是，酶在溶液中同时存在不同构象，一种构象（构象A）为适合底物结合的构象，而另一种（构象B）则不适合，这两种构象之间保持着动态平衡。在没有底物存在的情况下，构象B占主导地位；当加入底物后，随着底物不断与构象A结合，溶液中构象A含量下降，两种构象之间的平衡被打破，导致构象B不断地转化为构象A。

有机磷中毒与胆碱酯酶

有机磷对人畜的毒性主要是对乙酰胆碱酯酶的抑制，引起乙酰胆碱蓄积，使胆碱神经受到持续冲动，导致先兴奋后衰竭的一系列的毒蕈碱样、烟碱样和中枢神经系统等症状；严重患者可因昏迷和呼吸衰竭而死亡，有机磷杀虫药大都呈油状或结晶状，色泽由淡黄至棕色，稍有挥发性，且有蒜味。除美曲膦酯外，一般难溶于水，不易溶于多种有机溶剂，在碱性条件下易分解失效。常用的剂型有乳剂、油剂和粉剂等。R 和 R′为烷基、芳基、羟胺基或其他基因，X 为烷氧基、丙基或其他取代基，Y 为氧或硫。

有机磷农药可经消化道、呼吸道及完整的皮肤和黏膜进入人体。职业性农药中毒主要由皮肤污染引起。吸收的有机磷农药在体内分布于各器官，其中以肝脏含量最大，脑内含量则取决于农药穿透血脑屏障的能力。

体内的有机磷首先经过氧化和水解两种方式生物转化；氧化使毒性增强，如对硫磷在肝脏滑面内质网的混合功能氧化酶作用下，氧化为毒性较大的对氧磷；水解可使毒性降低，对硫磷在氧化的同时，被磷酸酯酶水解而失去作用。其次，经氧化和水解后的代谢产物，部分再经葡萄糖醛酸与硫酸结合反应而随尿排出；部分水解产物对硝基酚或对硝基甲酚等直接经尿排出，而不需经结合反应。

毒蕈碱样作用：乙酰胆碱在副交感神经节后纤维支配的效应器细胞膜上与毒蕈碱型受体结合，引起副交感神经末梢兴奋的效应，表现为心脏活动抑制，支气管胃肠壁收缩，瞳孔括约肌和睫状肌收缩，呼吸道和消化道腺体分泌增多。

烟碱样作用：乙酰胆碱在交感、副交感神经节的突触后膜和神经肌肉接头的终极后膜上烟碱型受体结合，引起节后神经元和骨骼肌神经终极产生先兴奋、后抑制的效应。这种效应与烟碱相似，故称之为烟碱样作用。

乙酰胆碱对中枢神经系统的作用，主要是破坏兴奋和抑制的平衡，引起中枢神经调节功能紊乱，大量积聚引起中枢神经系统抑制，表现昏迷等症状。

有机磷与胆碱酯酶结合形成的磷酰化胆碱酯酶有两种形式。一种结合不稳固，如对硫磷、内吸磷、甲拌磷等，部分可以水解复能；另一种形式结合稳固，如三甲苯磷、美曲膦酯、敌敌畏、对溴磷、美曲膦酯、马拉硫磷等，使被抑制的胆碱酶不能再复能，可谓胆碱酯酶老化。

胆碱酯酶不能复能，可以引起迟发影响，如引起周围神经和脊髓长束的轴索变性，发生迟发性周围神经病。

胆碱酯酶（Cholinesterase，ChE），是一类糖蛋白，以多种同工酶形式存在于体内。一般可分为真性胆碱酯酶和假性胆碱酯酶。真性胆碱酯酶也称乙酰胆碱酯酶（Acetylcholinesterase，AchE），主要存在于胆碱能神经末梢突触间隙，特别是运动神经终板突触后膜的皱褶中聚集较多；也存在于胆碱能神经元内和红细胞中。此酶对于生理浓度的Ach作用最强，特异性也较高。假性胆碱酯酶广泛存在于神经胶质细胞、血浆、肝、肾、肠中。此酶对Ach的特异性较低，可水解其他胆碱酯类，如琥珀胆碱。

胆碱酯酶蛋白分子表面的活性中心有两个能与乙酰胆碱结合的部位，即带负电荷的阴离子部位和酯解部位。酯解部位含有一个由丝氨酸的羟基构成的酸性作用点和一个由组氨酸咪唑环构成的碱性作用点，两者通过氢键结合，增强了丝氨酸羟基的亲核活性，使之易于与乙酰胆碱结合。胆碱酯酶水解乙酰胆碱的过程可分为三个步骤：首先，乙酰胆碱分子结构中带正电荷的季铵阳离子头，以静电引力与胆碱酯酶的阴离子部位相结合；同时乙酰胆碱分子中的羰基碳与胆碱酯酶酯解部位的丝氨酸的羟基以共价键形式结合，形成乙酰胆碱和胆碱酯酶的复合物。其次，乙酰

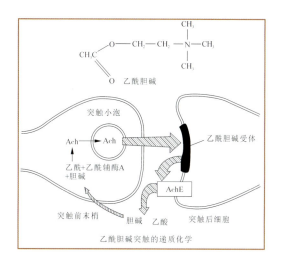

图38 胆碱酯酶作用图

胆碱与胆碱酯酶复合物裂解成胆碱和乙酰化胆碱酯酶。再次，乙酰化胆碱酯酶迅速水解，分离出乙酸，酶的活性恢复。

铅中毒及相关酶

铅进入人体后被吸收到血液循环中主要以二盐基磷酸铅的甘油磷酸盐蛋白复合物和铅离子等形态而循环。最初分布于全身，随后约有95%以三盐基磷酸铅的形式贮积在骨组织中，少量存留于肝肾脾肺心脑肌肉骨髓及血液。血液中的铅约有95%分布在红细胞内。血液和软组织中的铅浓度过高时可产生毒性。作用铅储存于骨骼时不发生中毒症状；由于感染、创伤、劳累、饮用含酒类的饮料或服酸性药物等而破坏体内酸碱平衡时，骨内不溶解的三盐基磷酸铅转化为可溶的二盐基磷酸铅移至血液；血液中铅浓度大量增加可发生铅中毒症状。铅毒主要抑制细胞内含巯基的酶，而使人体的生化和生理功能发生障碍，引起小动脉痉挛，损伤毛细血管内皮细胞，影响能量代谢，导致卟啉代谢紊乱阻碍，高铁血红蛋白的合成，改变红细胞及其膜的正常性能，阻抑肌肉内磷酸肌酸的再合成等，从而出现一系列病理变化，其中以神经系统肾脏造血系统和血管等方面的改变更为显著。

铅对血红蛋白合成障碍：血红蛋白的合成过程受到一系列酶的作用，当机体受到铅毒作用后，这一合成过程中的一些含巯基酶受到抑制而发生以下变化：

第一，由于铅抑制 δ-氨基 γ-酮戊酸脱水酶（ALAD），使 δ-氨基 γ-酮戊酸（ALA）合成卟胆元（BPG）受阻，致使红细胞中 ALAD 活性降低，血、尿中 ALA 含量增多。

第二，由于铅抑制血红素合成酶（亚铁螯合酶），阻碍了原卟啉与二价铁结合成血红素，使血清铁增加和原卟啉在红细胞中积聚，致使血液内红细胞中原卟啉（EPP）量增加或游离红细胞卟啉（FEP）增加，后者与锌离子结合成的锌卟啉（ZPP）亦增加。

第三，由于铅还可能抑制粪卟啉原脱羧酶，致使尿粪卟啉Ⅲ（CP）含量增多。

第四，由于骨髓内铁的利用受障碍，红细胞铁结合量减少，幼红细胞及红细胞内游离铁增加，因此，可见到铁粒幼红细胞和铁粒红细胞，即含铁蛋白胶粒。

第五，铅还影响红细胞中的核糖核蛋白体和可溶性的核糖核酸（mRNA），而干扰珠蛋白的合成，致使合成珠蛋白的核糖核酸相对过多，并聚集成点彩颗粒。由于上述抑制过程，最后导致贫血。

铅还可直接作用于红细胞，抑制红细胞膜 Na^+-K^+-ATP 酶活性，影响水钠调节，同时还可能抑制红细胞嘧啶-5′-核苷酸酶，致使大量嘧啶核苷酸在细胞质内蓄积，以及铅与红细胞膜结合造成机械脆性增加，影响红细胞膜的稳定性，最后导致溶血。

铅对肾脏的作用：铅因损害线粒体，影响 ATP 酶而干扰主动运转功制，损害近曲小管内皮细胞及其机能，造成肾小管重吸收功能降低，同时还使肾小球滤过率降低，导致尿肌酐排出减少，血肌酐、血尿素氮含量增加，尿糖排泄增加，尿 γ-GT（γ-谷氨酚转肽酶）活性降低，尿 NAG（氮-乙酰-β-D 氨基葡萄糖苷酶）活性增高。

3.2 发现新的生物标志物

生物标志物的提出

1983 年，生物标志物（Biomarker）这一概念首次出现于美国国家科学研究委员会（National Research Council，NRC）出版的红皮书《联邦政府风险评估》中。它是指可以标志系统、器官、组织、细胞及亚细胞结构或功能的改变或可能发生的改变的生化指标，具有非常广泛的用途。生物标记物不仅可从分子水平探讨发病机制，而且在准确、敏感地评价早期、低水平的损害方面有着独特的优势，可提供早期预警，很大程度上为临床医生提供了辅助诊断的依据。寻找和发现有价值的生物标记物已经成为目前研究的一个重要热点。

在毒理学领域，生物标志物是指对反映生物系统或样本中发生事件的指标，用于阐明外源性物质与健康损害的关系。它几乎包括反映生物系统与环境中化学、物理或生物因素之间相互作用的任何测定指标。在发现低水平接触生物效应及深入探讨毒作用机制方面，均离不开生物标志物。生物标志物通常表现为生物体受到严重损害之前，在不同生物学水平（分子、细胞、个体等）上因受环境污染物影响而异常化的信号指标。它可以为严重毒性伤害提供早期警报。这种信号指标可以是细胞分子结构和功能的变化，可以是某一生化代谢过程的变化或生成异常的代谢产物或其含量，可以是某一生理活动或某一生理活性物质的异常表现，可以是个体表现出的异常现象，可以是种群或群落的异常变化，可以是生态系统的异常变化。生物标志物在生物介质中是可以定量测定的，在发现和检测生物标志物方面，也可利用毒理学方法，找出污染物的毒作用特点及其机制。生物标志物还可以用于流行病学或毒理学研究，以判断生物是否暴露于某些环境因素中（如有毒化学品、微生物等）。对于任何毒理学的分支，能够衡量毒物接触，任何毒性反应的程度以及预测可能发生的反应都是重要的。这个工具可称为生物标志物。因此，为了评估接触潜在的有毒化学品对健康的危害，生物标志物是必不可少的。

发现新的环境毒物的生物标志物

长期以来，果蝇全基因组被认为是第一个被研究的多细胞生物全基因组。通过美国国家生物技术信息中心（National Center of Biotechnology Information，NCBI）线虫基因组学数据库网页可以发现，线虫才是第一个基因组被测序的多细胞真核生物。土壤线虫是一个广受欢迎的用于毒性研究的生物，纳米银颗粒被发现通过影响转录可显著下调土壤线虫几个基因的表达。该研究通过使用蛋白质组学和基因组学技术为线虫作为环境污染指示生物体提供了进一步的支持。

研究人员在兔铅毒性模型的研究中识别了一些蛋白质在增加铅剂量后表达的改变，其中的一些分子暂时识别为谷胱甘肽-S-转移酶的突变体，并可能会发展为人类铅毒性的有价值的标记物。刘力等于1996年提出8-羟化脱氧鸟苷可作为苯系物职业接触人群的生物标志物。

2012年，布兰科（Branco）博士报道硫氧还原蛋白还原酶可能充当潜在的汞中毒的生物标志物。徐文超于2012年报道尿8-羟化脱氧鸟苷值的增加及外周血红细胞膜蛋白的改变可能是慢性砷中毒的早期生物学标志。

揭示和预测污染物对生态系统的影响

在毒理学领域里，评估化学物质危害的传统方法是利用指示生物进行测试，主要集中于对污染物的急性毒性、慢性毒性、生物可利用性、生物积累和保持性的分析等，这些数据对预测污染物的致死浓度是不可缺少的。为了较早地对毒性进行分析，需要发展用于生物亚致死效应的指示参数来更为准确地评估和预测外来化合物对环境生物的毒害情况。许多研究者首先从生物化学方面探索能反映污染物对生物早期的影响参数，其中，应用生物标志物来监测毒性物质的接触水平、毒性反应及预测可能的毒性作用，进而检测和评价化学污染物的暴露及其效应，具有比应用化学方法检测环境污染更多的优势。由此可见，传统的化学检测方法仅能判断环境污染物的含量及其变化，并不能揭示污染物对生物体的损害作用以及提供预警信息，而生物标志物检测特别是在分子水平上（DNA、RNA、离子通道和酶活性等）的变化，为揭示和预测污染物对个体的早期影响和对群体以致整个生态系统的影响提供了重要信息。

生物标志物用于健康风险评估

谷丙转氨酶（ALT）主要存在于肝脏、心脏和骨骼肌中，当发生中毒性肝炎、多种药物和化学制剂中毒、大量或长期饮酒、肝癌等疾病时，都会引起ALT升高。因此，ALT可作为毒理学研究的生物标志物。此外，ALT还可用于新药开发，监测ALT可以确定有毒性药物是否对目标器官有毒性作用，但这方面的研究报道仍然不多。

3.3 表观遗传学毒性机制研究有新突破

表观遗传信息的重要特征

表观遗传信息具有三个重要的特征，第一是可遗传性，表观遗传信息可以在有丝分裂或减数分裂过程中传给子代细胞或子代个体；第二是其可受环境因素调控的特性，特定的化学、物理、生物因素均可以通过一定的机制改变机体的表观遗传信息，这种因环境因素导致表观遗传信息紊乱的现象称为"环境表观遗传"（Environmental Epigenetics，EEG）；第三是表观遗传信息对基因的表达调节是可逆性的。表观遗传在遗传与环境之间架起了一座可以沟通的桥梁，为毒性机制研究提供了新的思路和手段，为全面了解和评价各种环境有害因素开辟了更为广阔的前景。

表观遗传学信息紊乱与人类多种健康问题，尤其是环境基因疾病密切相关，如癌症、2型糖尿病、精神分裂症、自身免疫疾病等。其中关于癌症的表观遗传机制研究最为普遍和深入，如很多研究者发现癌症组织和细胞中基因组 DNA 整体甲基化降低，同时某些基因启动子区的 CpG 岛甲基化水平升高，虽然这些表观遗传紊乱的机制尚未完全明了，越来越多的证据表明，组蛋白修饰模式与 CpG 岛的 DNA 高甲基化密切相关，而最近也有证据显示 10-11 易位（Ten-Eleven Translocation, TET）蛋白家族可以催化 5-甲基胞嘧啶转变为 5-羟甲基胞嘧啶而免于被 DNMT1 识别，从而在复制 DNA 甲基化过程中逐渐发生低甲基化。这些表观遗传学信息的改变同时受某些遗传因素和各种环境因素的共同调控，对于特定环境有害因素对表观遗传学信息的干扰作用的研究，有助于解释这些环境有害因素在疾病发生、发展过程中可能发挥的作用，也可以为寻找特异的生物标志提供线索。

长期以来，基因突变是解释化学致癌物作用机制的重要原理之一，霍利迪（Holliday）等人通过对化学致癌物的表观遗传学效应研究提出了表突变的概念，并提出化学致癌物可以同时通过引起基因突变和表观遗传信息紊乱的机制作用于机体，而导致癌症发生，该理论为完善化学致癌学说开辟了新的领域。很多研究表明，多种化学物质同时具有致突变和（或）表突变的特性，同时这些现象不仅仅与化学物质本身相关，而且与细胞或组织的生物学特性密切相关。根据以上理念，日本学者于 2011 年提出了一种新的化学致癌模型，认为突变、表突变、生物学特性共同决定了某种环境化学致癌物的毒性特征。

除了化学致癌外，表观遗传信息紊乱在环境有害因素所致生殖毒性、发育毒性、免疫毒性、神经毒性等领域均发挥重要作用。

几种重要毒物的表观遗传学毒性机制

苯并芘

苯并芘（Benzo〔a〕Pyrene, BaP）是最早发现的环境致癌物之一，广泛存在于烟囱、烟草烟雾、内燃机尾气及烹饪油烟和熏炸食物之中，可引起肺癌、皮肤癌和胃癌。经典的遗传学理论认为 BaP 可被细胞色素 P450 酶系催化代谢产生多种活性中间体，7,8-二氢二醇-9,10-环氧苯并芘（BPDE）是 BaP 致癌活性最强的代谢产物，与 DNA 亲核位点共价结合形成加合物，激活靶细胞内原癌基因或其他关键基因，从而引起 DNA 氧化损伤和遗传突变，并最终诱导肿瘤的发生。中国中山大学庄志雄教授和陈雯教授的课题组通过建立苯并芘长期诱导的体外支气管上皮细胞恶性转化模型，对不同染毒阶段的表观遗传学效应进行了研究。结果发现苯并芘可以引起体外培养的人支气管上皮细胞整体基因组 DNA 甲基化水平降低，同时对特定原癌基因、抑癌基因启动子区 CpG 岛的 DNA 甲基化模式有不同影响。该课题组还对 miRNA 的表达水平进行筛选及验证，发现 miR-27a、miR-34b 在苯并芘诱导的体外恶性转化过程中有重要作用，并通过蛋白磷酸酶 2（PP2A）途径调控相关下游基因的表达。

比金·萨迪科维奇（Bekim Sadikovic）等人通过高通量的实验手段发现，苯并芘可以引起基因组组蛋白 H3K9 位点修饰的改变，这些改变与相关基因的表达有一定的相关关系，提示组蛋白修饰水平的变化也是苯并芘致癌的机制之一。

砷

砷是一种广泛分布在土壤、水、空气中的重金属，流行病学研究显示，砷暴露可以增加人群肺癌、膀胱癌、肾癌、肝癌等发生的危险性，并且有体外实验结果证实，砷可以通过影响染色质结构而促进体外细胞的恶性转化过程。体外研究、动物实验、人群调查等多种方法的研究均表明砷的致癌毒性在一定程度上是通过干扰表观遗传信息实现的。体内外实验表明，对于砷的短期或长期接触均可以引起基因组整体 DNA 甲基化水平的降低，其降低程度与组织或细胞的恶性化程度相关。此外，砷的代谢解毒过程是通过三价砷甲基转移酶（Arsenic Methyl Transferase，As〔Ⅲ〕MT）将甲基供体 S-腺苷基甲硫氨酸（SAM）上的甲基基团转移到砷元素上实现的，而 SAM 是机体内各种甲基化过程，如 DNA 甲基化、组蛋白甲基化等共同的甲基供体。因此有人提出，砷引起的 DNA 低甲基化可能与甲基供体的耗竭有关。但更多证据证明，砷引起的基因组 DNA 低甲基化与 DNA 甲基化转移酶（DNMTs）的表达程度更为相关。与典型的化学致癌物一样，砷也可引起特定组织细胞某些抑癌基因启动子区 CpG 岛的高甲基化。其尚可引起实验动物肝组织中雌激素受体 α（Estrogen Receptor Alpha，ER-α）细胞周期蛋白 D1（Cyclin D1）等基因启动子区低甲基化，进而导致这些基因的表达水平增高。改变组蛋白修饰模式是砷毒性作用的另一重要表观遗传学机制，砷可以引起组蛋白 H3 第 4、9、27 位点赖氨酸的三甲基化（H3K4Me3、H3K9Me3、H3K27Me3），进而调控相关基因的表达。

镍

镍及其化合物是人类在职业和环境中广泛接触的一类金属化学物，具有多系统、多器官、多细胞毒性。人群职业流行病学调查和动物实验均已证实镍的暴露可以引起肿瘤，主要为呼吸道肿瘤。国际癌症研究中心已于 1990 年将镍及其化合物列为第一类致癌物。镍致癌的机制极其复杂，目前的研究发现镍可以损伤基因组 DNA、诱导基因组的表观遗传变异、产生活性氧（Reactive Oxygen Species，ROS）、活化肿瘤相关的信号传导通路，并可以影响与肿瘤发生密切相关的转录因子的活性，但其确切的致癌机制仍未完全明了。由于镍化合物的低诱变性及强致癌性，提示表观遗传学改变可能在镍致癌过程中起着重要作用。中国深圳市疾病预防控制中心庄志雄教授（兼中山大学博士生导师）的课题组曾对镍的表观遗传学毒性机制进行了研究，发现镍可以影响基因组整体 DNA 甲基化水平，随着染毒时间的延长，基因组 DNA 甲基化水平呈降低趋势。研究还发现，甲基转移酶 *MGMT* 基因启动子区 CpG 岛 DNA 甲基化水平增高，组蛋白 H3K9 甲基化、H3K9 乙酰化、H4 乙酰化等组蛋白修饰模式的改变，DNMT1、甲基化 CpG 结合蛋白 2（MeCP2）和甲基化 DNA 结合域蛋白 2（MBD2）与基因启动子区结合力增强等表观遗传学改变是 *MGMT* 基因表达水平降低的重要原因。

4

中国生化与分子毒理学的发展

4.1 中国生化与分子毒理学的研究进展

在中国,"分子毒理学"一词,始见于1981年《中国医学百科全书·毒理学》中的"分子毒理学"词条[①]。近30年来,中国生化与分子毒理学研究在一些重要领域取得了显著进展[②]。

易感基因多态性研究

有关毒物与基因多态性研究见于体内代谢外源物质有关酶的基因多态性研究。袁五星等从上海市区常住人口中取219名健康人血样,以等位基因特异聚合酶链式反应(Polymerase Chain Reaction,PCR)扩增方法,分析了上海市正常人群谷胱甘肽转移酶(Glutathione S-transferase,GST)的基因分布频率。结果表明,上海市正常人群中 GSTμ 和 GSTθ 综合缺损的概率为24.2%。GSTμ 等位基因的纯合缺损可能与个体环境化学物质暴露造成的癌症风险有关[③]。林国芳等对上海市内医院住院的15名肝癌患者和22名白血病患者血样 GSTT1 和 GSTM1 基因多态性分析,结果指出 GSTT1 基因型可能与癌症易感性有关[④]。1999年郑玉新等发表了慢性锰中毒易感性与基因多态性的病例对照研究报道,他们采用 PCR 结合限制性内切酶(HhaI 和 HinfI)法分析了 CYP2D6 基因 2938C-T 和 NQO1 基因的第6外显子的 609C-T,结果显示,CYP2D6L 等位基因频率在锰中毒患者中的分布明显低于对照组,NQO1 基因在两组间分布差异未见显著性,提示 CYP2D6 基因可能是与锰中毒有关的易感/耐受基因。[⑤]

农药的生化毒理研究

据报道,中国每年急性农药中毒有5万~7万人,占急性中毒首位,其死亡率高达10%以上。国家自然科学基金委员会于1994年将农药的神经毒作用机制研究列为重点资助项目,至1998年有关农药毒理研究已取得了多项成果。

在有机磷农药毒作用研究方面,发现氧化乐果。乐果影响神经肌肉接头突触传

---

① 顾学箕. 中国医学百科全书·毒理学. 上海:上海科学技术出版社,1981.
② 贺锡雯,吕京. 我国生化与分子毒理研究概况. 卫生毒理学杂志,2000,14(2).
③ 袁五星,林国芳,陈纪刚,等. 上海市区健康人群中谷胱甘肽 S-转移酶μ基因型多态性. 卫生研究,1998,27(增刊):24-26.
④ 林国芳,袁五星,谭靖伟,等. 上海及邻近地区肝癌和白血病人 GSTT1 的 GSTM1 基因多态性分析初报. 卫生研究,1998,27(增刊):74.
⑤ 郑玉新,何凤生,陈彪,等. 慢性锰中毒易感性与基因多态性的病例对照研究. 中华预防医学杂志,1999,33:78-80.

导阻滞的机制可能与其降低神经肌肉细胞微终板电流（MEPC）的频率和幅度，进而阻断由微终板电位（MEPP）引发的动作电位（AP）有关[1]。他们利用膜片钳技术进一步发现氧化乐果和乐果可缩短nAChR通道开放时间，降低开放概率。显示该类农药属于典型的nAChR通道开放阻断剂，为探索"有机磷中毒中间综合征"的发病机制提供了重要线索。

拟除虫菊酯神经毒作用研究方面，从该类农药在体内的代谢调节着手，利用分子生物学技术，对大鼠脑、肝组织细胞色素P450及P450 2B1/2B2亚型进行检测，结果发现氰戊菊酯除诱导脑、肝组织细胞色素P450含量和还原性辅酶Ⅱ-P450还原酶活性外，细胞色素P450 2B1/2B2 mRNA表达明显增加。由于正常情况下大鼠脑、肝组织中细胞色素P450 2B1/2B2表达很低，因而推测氰戊菊酯对该亚型细胞色素P450的诱导，可能干扰机体对内、外源化合物的正常代谢，从而产生毒作用[2]。

此外，还报道了氰戊菊酯、胺菊酯在低浓度下引起大鼠脑细胞游离钙离子浓度增加。在肌醇磷酸酯代谢中使磷脂酰肌醇二磷酸（PIP2）水平增高，其水解产物肌醇磷酸1-5（IP1-5）亦普遍增高，P1P2磷脂酶C（PLC）活性升高，提示作为兴奋性神经毒的拟除虫菊酯的毒作用机制可能与受体-磷脂酰肌醇代谢的变化密切相关。

儿童铅中毒的研究

20世纪80年代，中国毒理学工作者开始关注环境低浓度铅对儿童生长发育，特别是智力发育的影响。在流行病学研究、铅经胎盘转运的动力学研究、电生理研究和生化与分子生物学机制研究等领域做了大量工作。已知海马体是学习记忆的关键部位，长时程增长效应（LTP）、N-甲基-D-天冬氨酸（NMDA）受体及其通道、多巴胺、胆碱、兴奋性氨基酸等在学习记忆过程中有重要作用。邢伟等[3]发现，染毒大鼠脑海马LTP下降，而细胞质和细胞膜的蛋白激酶C（PKC）活性均明显升高，说明PKC对维持LTP至关重要。铅中毒引起的PKC增高是对LTP受抑制的调节还是引起LTP下降的毒性反应，尚待阐明。阮迪云等[4]研究证明，经母乳摄入铅的幼鼠，其海马突触可塑性的两个方面——LTP（增强）和LTD（减弱）均受到损伤。戴晓晴等[5]应用全细胞电压钳技术观察了铅对钠离子、钾离子通道的作用，结果显示铅以剂量依赖方式抑制钠离子电流和钾离子电流，提示铅的神经毒性可能与其对钠离子、钾离子通道的影响有关。但如何应用基础研究结果，指导儿童铅中毒的防治，仍是我们毒理学工作者所面临的重要任务。

---

[1] 徐海滨，贺锡雯，谢佐平，等.氧化乐果和乐果对爪蟾胚胎神经肌肉细胞突能传递的影响.中华劳动卫生职业病杂志，1998，16：329-331.

[2] 贺锡雯，张伟华，吕京，等.氰戊菊酯对细胞色素P450 2B1/2B2的诱导.中国药理学与毒理学杂志，1999，13：222-226.

[3] 邢伟，孙黎光，时利德，等.染铅鼠脑海马PKC活性与LTP的相关性研究.卫生毒理学杂志，1996，10：155-156.

[4] 阮迪云，徐耀忠，陈聚涛，等.铅对突触可塑性的影响.卫生研究，1998，27（增刊）：32-35.

[5] 戴晓晴，肖杭，石云，等.铅对成年大鼠背根神经细胞钠、钾电流的影响.卫生研究，1998，27（增刊）：32-35.

4.2 生化与分子毒理学社团组织

1992年在大连召开的中华预防医学会卫生毒理第三次学术会议上，有关生化毒理、作用机制以及遗传毒理分子水平的研究报道比重虽然不大，但研究质量和取得的进展却鼓舞人心，对中国生化与分子毒理研究起到抛砖引玉的作用。

1993年中国毒理学会生化与分子毒理学专业委员会成立。中国预防医学科学院劳动卫生与职业病研究所贺锡雯教授当选为第一届学会主任委员，并连续担任三届。第四届和第五届由庄志雄教授[①]担任主任委员。2013年第六届主任委员由中山大学公共卫生学院陈雯教授[②]担任。

生化与分子毒理学专业委员会成立后，多次与相关学会、研究机构和医学院召开学术交流会及专题报告会。1994年9月在河南巩义市召开第一次学术会议，军事医学科学院孙存普教授报告了《生物因子NO的功能与测定》，贺锡雯教授报告《细胞色素P450的分子生物学研究进展》，周炯亮教授作了生物标志物的综述性报告。

1998年9月在深圳市召开第三次学术会议，周炯亮教授介绍了1998年巴黎国际毒理学术会议的概况，该会议的重要议题为：人类基因组图谱的建立和测序、危险度评定的新挑战、凋亡的毒理学、生物标志物、代谢酶的遗传多态性、器官毒理学、海湾战争综合征、毒理学未来。

2002年8月在新疆乌鲁木齐市举行第四次全国学术会议，学术会议的主题是"毒理学与可持续性发展"。

2004年在贵州省召开中国毒理学会生化与分子毒理专业委员会第五届学术交流会，内容包括毒理基因组学、环境内分泌干扰物、细胞凋亡、信号转导。

2008年11月在广东深圳举行中国毒理学会生化与分子毒理专业委员会第六届全国学术会议，内容包括miRNA、表观遗传学、基因启动子区多态性位点、基因沉默技术、细胞恶性转化、肿瘤标志物研究。

2010年7月，中国毒理学会工业毒理学专业委员会、生化与分子毒理专业委员会在辽宁省大连市联合举办了以"化学品与健康"为主题的毒理学学术会议。来自美国、日本和中国的学者围绕着大会主题进行了学术报告，主要有遗传与表观遗传调控的Crosstalk；DNA修复酶的作用、农药毒理学与登记管理、中国新化学物质环

[①] 庄志雄（1946— ），教授，博士生导师。1970年毕业于中山医学院医疗系，1982年获硕士学位，1988年获北京医科大学医学博士学位。1997年后历任深圳市卫生防疫站副站长，深圳市疾病预防控制中心主任；兼任中山医科大学教授。著有《靶器官毒理学》等。

[②] 陈雯（1965— ），1987年毕业于广州医学院医学系，1994年在中山医科大学获硕士学位；2001年获博士学位；1995—1996年在美国国家毒理研究中心做访问学者；2001—2004年在美国哈佛大学医学院癌症研究所做博士后。2005年任中山大学公共卫生学院毒理学教授，博士生导师。

境管理与风险评价、21世纪的毒性试验、发展毒性测试新策略和基于毒作用模式的健康危险评定、纳米毒理学与纳米产品的毒性评价方法与策略、环境遗传毒性物质暴露与致癌效应评估关键技术、转化医学与毒理学研究等报告，会议不仅反映了当代分子毒理学的最新进展，而且充分展示了中国毒理学的研究成果与进展，为中国化学物质安全性评价、控制管理和科学决策提供了科学依据，指明了方向。

2012年，在第八届生化与分子毒理专业委员会学术交流会上，童建教授介绍组学技术在安全性评价、在鉴定遗传毒物、非遗传毒物和致癌物中的应用。陈雯教授报告了《毒理学安全性评价新策略》，指出基于毒理学替代法的评价体系已经基本确立，通过检测和描绘毒性通路，结合构效关系预测、体外模型构建，有望实现快速准确地评价化学物毒性以及预测其对人类健康产生的效应。蒋义国教授介绍了《MicroRNA在环境暴露损伤中的作用及标志物意义》，结合自身的研究实例进行深入分析。毒理学通过不断地融入新技术、新方法，为毒理学工作者提供全新的概念和技术，也为环境医学的研究带来新的启迪。

5

生化与分子毒理学发展趋势与展望

近 20 年来，生化与分子毒理学发展十分迅速，随着分子生物学和生命科学在新理论和新技术上的快速发展，一系列组学（Omics）技术应运而生，使人们对基因和基因组的认识、对生命本质的认识、对环境与健康的认识取得了重要进展。其中某些学科已与毒理学产生交叉融合形成了新的分支学科，如基因组学、毒物基因组学和环境基因组学蛋白质组学、毒物蛋白质组学、代谢组学、毒物代谢组学，以及芯片生物学、芯片毒理学等，这些交叉分支学科已成为当前生化与分子毒理学中最活跃的研究领域。生物芯片技术可用于筛选毒性相关基因、揭示毒作用的基因表达谱、快速筛选毒物、筛选和检测基因多态性、检测基因突变、进行安全性评价等，从而有利于解决化学物的联合作用、高通量筛选化学物、研究毒作用机制等问题。

未来生化与分子毒理学发展趋势主要是：

第一，从宏观研究到微观研究（即从整体水平到分子水平研究）。毒理学早期阶段主要是用整体动物试验进行毒性评价，随着科学技术的不断进步，发展到器官毒理学、细胞毒理学、亚细胞毒理学，现在的热点是开展分子毒理学研究，包括受体、生物膜、RNA、DNA、细胞信号转导、信号调节、细胞因子等一系列分子水平的研究。特别是人类基因组计划实施后，对探索人类的基因结构、基因与疾病的关系、基因与环境的关系产生十分巨大的影响。

第二，由高剂量测试向低剂量测试发展。以基因表达、生物标志物等为特点的敏感、特异的毒性指标体系将替代或部分替代以传统的动物死亡、组织病理学改变等毒性指标体系，从而阐明和评价更接近实际条件下低剂量暴露对人体和其他生物的毒性效应，解决从高剂量向低剂量外推时不肯定性带来的误差。

第三，毒理学试验由单一模型向特征性模型发展。利用体内和体外技术在整体水平、器官水平、细胞水平、亚细胞水平和分子水平层次分明地进行毒理研究，或是利用转基因和基因敲除等技术制备的动物、细胞模型替代或部分替代现行采用的健康动物，特别是药物毒性的评价将采用某一功能缺陷或不同程度的疾病模型。如美国科学院已启动供包括毒理等学科使用的生物医学模型计划。

第四，由低通量测试向高通量测试发展。现行毒性试验属于低通量方法，今后将建立高通量的毒性试验方法以满足快速、早期测试新产品的需求。目前已建立了某些细胞毒性、遗传毒性、胚胎毒性和致畸性的高通量方法。

第五，由单一用途向多用途多领域发展。目前毒理学存在的一个重要问题是功能单一，今后将进一步拓展研究领域，特别是功能基因组学、疾病基因组学等领域。现代医学研究证明，人类疾病都直接或间接地与基因有关。要了解基因型和表型的细胞和分子过程需要彻底了解相关的基因及其功能，这也是功能基因组学的研究目标。这一点将突变研究和基因组研究二者联系在一起。基因组工作能为突变研究提供信息资源、基因组序列和相关的技术方法。而突变则能利用这些资源来了解基因及其功能，以及核酸水平的突变如何演变成疾病。通过这些研究将毒理学与功能基因组学和疾病基因组学联系起来从而为疾病的诊断预防提供依据。

第六，由被动毒理学向主动毒理学发展。在毒理学的发展过程中，相当长一段时间毒理学是属于被动的，即研究开发新产品后需要投放市场时才进行毒性评价。主动毒理学是毒理学家在新产品开发的全部进程中均应发挥积极主动的指导和决策作用，而不仅仅是在产品开发的中后期参与毒理学安全性评价，目的是在新化学物的创新早期对新化学物进行毒性筛选，及时发现和淘汰因毒性问题不适合进一步研究开发的化学物，或者有针对性地设计一些试验解决某些重要化学物的特异性毒性问题。

第七，解决部分疑难问题。毒理学研究主要是采用动物作为试验对象，但最终目的是评价有毒有害因素对人体健康的影响。如何外推动物种属之间的毒性问题，特别是从动物外推到人是一个非常复杂的技术问题；如何确定化学物在长时间低剂量下的毒性作用；如何研究几种化学物混合后的毒性及其相互作用；如何确定环境因素和遗传因素在某些疾病中的作用大小。这些问题都是毒理学研究或环境与健康关系研究中所面临的需要解决的问题，而现代环境分子毒理学将为这些问题的解决提供新的理论、方法和途径。

第 55 卷

环境毒理学史

本卷主编 孟紫强 张全喜 李瑞金 杨振华

WORLD HISTORY OF POISON
世界毒物全史

卷首语

环境毒理学是研究环境污染物，特别是环境化学污染物对人体和人群健康及其生态环境的损害作用与防护的科学。

从 1968 年环境毒理学术语提出至今只有 40 余年的历史。美国生物学家蕾切尔·卡逊的名著《寂静的春天》在 1962 年发表之后，立即在美国和全世界引起了强烈反响，环境污染及其对生物特别是对人类的危害引起了全社会的关注。在起初的环境毒理学研究中，化学家尤其是分析化学家创造了许多灵敏、精确的分析方法，在环境低浓度污染物的分析和发现上为环境毒理学的发展做出了重要贡献，这个研究方向最后发展成为当代的"环境化学"学科；生物学家尤其是生态学家对环境污染物危害野生生物及其生态系统的探讨做出了重要贡献，这个研究方向最后发展成为"生态毒理学"学科；医学家特别是毒理学家对环境污染物危害人体健康的毒性作用及其机制的研究做出了重要贡献，这个研究方向最后发展成为现代的"环境毒理学"学科。

本卷记述了 1850 年工业革命以来有关环境毒理研究的史实，依据环境毒理学学科发展的历程，分为启蒙期、诞生与形成期和发展期三个时期进行论述。同时，回顾了近百年来关于二氧化硫、大气颗粒物、环境内分泌干扰物和持久性有机污染物的研究所取得的成果，以此展示环境毒理学在重大理论和方法上取得的重大突破，以及环境毒理学家所做的贡献。此外，本卷中还展望了环境毒理学的未来发展趋势及其对经济社会发展的影响。

1

环境毒理学的早期研究

环境毒理学的早期研究也就是环境毒理学学科的启蒙期间对环境污染物的研究。环境毒理学植根于历史悠久的经典毒理学学科，更植根于环境污染对公众健康危害的灾难事件之中。没有环境污染对健康的损害，就没有环境毒理学。环境毒理学的萌动及其早期研究正是从环境灾难的发生开始的。

1.1 大气污染事件与大气毒理研究

随着工业的发展，作为能源的煤炭和石油的消耗急剧增加，大气污染公害事件频繁和严重发生，引起医学家的关注和研究，开启了环境毒理学研究的先河。

1924年，拉塞尔在英国著名医学期刊《柳叶刀》（Lancet）报道了伦敦烟雾事件可引起呼吸系统疾病，而且死亡率不断增加，引起了人们对环境医学与环境毒理学研究的关注。

1930年12月1至5日，比利时马斯河谷发生烟雾事件，经调查，1周内有63人死亡，6000人患病。这是20世纪最早记录下来的大气污染事件及环境毒理学研究资料。

1939年10月11日，圣路易斯发生烟雾事件，前后持续了一个星期，被《圣路易斯邮报》报道，该报因此获得了1940年第一个普利策奖（Pulitzer Prize）。史称此报道为环境报告。

1943年5月至10月，美国发生洛杉矶光化学烟雾事件。这是最早出现的由汽车尾气造成的大气污染事件。研究表明，该烟雾事件引起受害人眼、鼻、喉、呼吸道刺激，出现红肿、流泪、喉痛、咳嗽、胸痛、红眼病流行，甚至会呼吸衰竭死亡。

1948年10月26至31日，在美国宾夕法尼亚州发生多诺拉烟雾事件。在全镇人口中，43%发病，轻症者表现为眼痛、喉痛、流鼻涕、干咳、头痛、肢体酸软，占居民总数的15.5%；中度者表现为咳嗽、胸闷、气喘、呕吐、腹泻，占16.8%；重症者表现为呼吸和循环功能障碍，占10.4%，死亡17人，5190人生病（有的报道为6000人）。

1950年，美国杜鲁门（Harry Truman）总统发表演说，提出政府和行业应该投入力量与致人死亡的烟雾做斗争。

1952年12月5至8日，英国发生伦敦烟雾事件，经调查研究报告，空气中二氧化硫（SO_2）浓度达3.8毫克/立方米，烟尘浓度达4.5毫克/立方米，分别为平时的6倍与10倍。雾的硫酸含量达680微克/立方米。一周之内死亡人数比往年同期多 4000 人，在之后的两个月时间内，又有 8000 人陆续死亡。这是 20 世纪世界上最大的由燃煤引发的城市烟雾事件。

同年，拉森（Larson）在《美国公共卫生杂志》发表论文对有关空气污染的医学和控制问题的研究成果进行综述。

1954 年，利夫尔（Leavell）指出，在多诺拉事件和马斯河谷事件中，引起居民死亡的污染物不是一种污染物，而是多种污染物协同作用的结果，受害的人主要是患有呼吸系统、心血管系统疾病以及患哮喘症的暴露居民。

1955 年，美国公共卫生局开始设立空气污染项目，资助空气污染方面的研究和培训，以减轻居民区空气污染的危害。美国公共卫生局开始对汽车排气的问题进行资助研究。同年，美国国会通过《空气污染控制法案》（Air Pollution Control Act），这是继 1963 年《清洁空气法案》（Clean Air Act）和随后有关环境保护立法的又一次进步。同年，空气污染国际大会（International Air Pollution Congress）在纽约召开。

1956 年，费尔（Phair）和汤姆森（Thomson）报告空气污染对心血管系统和呼吸系统健康的影响，他们深信低水平环境污染物的长期存在可能会给人群健康带来危害，于是他们提出一整套严谨的流行病学调查方法，他们的研究开启了环境流行病学研究的先河。

1956 年，伦敦另一起烟雾灾难引起 1000 人死亡。英国的彭伯顿（J. Pemberton）采用环境流行病学方法研究空气污染诱发支气管炎问题。同年，英国国会通过《清洁空气法案》，美国国会通过《水污染控制法》（Water Pollution Control Act）。

1959 年，美国开始重视非工厂的社区空气低水平污染对居民健康的影响。但是一直到 1962 年卡逊《寂静的春天》出版之前，大多数人不相信所提出的研究证据可以说明环境低水平污染会导致暴露居民发生疾病。

1961 年，日本发生四日市哮喘病事件。从 1961 年起，当地患哮喘病的人数激增，大气中二氧化硫浓度可达 2.86 毫克/立方米，主要来源是燃烧含硫量很高的重油。四日市哮喘患者到 1970 年已达 500 多人，1972 年已达 6376 人。

1962 年，另一起伦敦烟雾事件引起 750 人死亡。在此之前的 1930 年至 1960 年间，人类对这类频发的大气污染灾难事件应接不暇。

1.2 水污染事件与水环境毒理研究

1940—1950 年的水体污染及其关注点主要停留在对野生动物及其生态的危害方面。全世界对水污染危害健康的严重关注，起始于在日本由于汞对海洋污染而引发的"水俣病"（Minamata Disease）流行。"水俣病"是最早发现的由于工业废水排放污染造成的公害病。

"水俣病"事件因发生于水俣镇而得名。水俣镇是位于日本熊本县（Kumamoto）并接临水俣湾东部的一个工业小镇。水俣湾是渔民们赖以生存的主要渔场。鱼是当地居民的主要食物。该镇的主导工厂是日本智索公司的氮肥公司。该公司从1925年开始向水俣湾倾倒废水，破坏了捕鱼区域的生态环境，引起轰动世界的"水俣病"。

1956年5月1日氮肥公司医院的Hajime Hosokawa医生第一次对"水俣病"报道，"一个不明确的中枢神经系统疾病暴发"，并把该病和进食的鱼类联系起来，认为该海域被氮素株式会社排出的毒物所污染。

在1959年7月，日本熊本大学研究人员研究证实，氮肥公司排放含甲基汞的废水导致"水俣病"发生。

1965年，日本新潟县内的阿贺野河下游发现"水俣病"流行，称作"第二水俣病"（亦称为阿贺野河病）。

1965—1970年，"水俣病"的致病因素是甲基汞对水体污染的观点在学术上和公众舆论方面均逐渐占据上风，在全世界掀起对甲基汞污染环境、生物富集及危害健康的研究热潮，对环境毒理学的产生起到极大的推动作用。

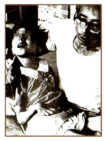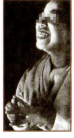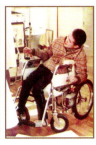

图39 "水俣病"患者

1.3 土壤污染事件与土壤毒理研究

1955—1967年，日本富士山县神通川上游神冈的三井矿产企业公司从事铅、锌矿的开采、冶炼，产生的含镉废水注入神通川中。用这种含镉的水浇灌农田又污染了土壤，而水稻对环境中的镉有很强的吸附能力，使生产出来的稻米含镉增高。当地人把这种含镉高的大米称为"镉米"。镉通过稻米进入人体，首先引起肾脏障碍，逐渐导致软骨症，发展为痛痛病，也叫骨痛病。从1931年到1968年，神通川平原地区被确诊患此病的人数为258人，其中死亡128人。随着患者及其亲属的起诉，在全社会引起极大反响，对环境毒理学学科的产生起到很大的推动作用。

1.4 化学杀虫剂毒性作用的早期研究

1945年第二次世界大战结束后，人工合成化学杀虫剂，尤其是有机氯杀虫剂和有机磷杀虫剂的生产和应用快速发展。在20世纪50年代至60年代早期，科学家们对杀虫剂特别是滴滴涕的毒性作用进行了大量研究。

人类对滴滴涕的暴露，1942年仅限于军事人员开始使用滴滴涕，1945年普通民众开始使用滴滴涕而导致世界性的滴滴涕对环境的污染和对生物与人体健康的严重危害。

1945年，英国科学家凯斯（Case

RAM.）研究报道滴滴涕对人体健康的急性毒性效应，发现滴滴涕对神经系统有损害作用，可引起多种神经损伤症状。

1948年史密斯（R. F. Smith）发现，用含滴滴涕的饲料饲喂的牛所产的牛奶含有滴滴涕。1949年谢泊德（J. B. Shepherd）等发现给牛饲喂被滴滴涕及其降解物污染的饲料后，牛分泌的奶脂内残留的滴滴涕及其降解物是正常饲料牛的30倍。此后其他研究者的大量验证性试验均证明，杀虫剂滴滴涕可以通过牛奶对人体造成危害。

1950年，劳格（E. P. Laug）等报告，食物中的滴滴涕（1~50微克/克）在大鼠体脂内贮存并对肝细胞有损伤。第二年他们报告，在人乳和脂肪中残留有滴滴涕。

1954年，沃克（K. C. Walker）等报告，滴滴涕和其他杀虫剂可以在食物中残留，从而通过食物进入人体。

1957年，卡恩汉（Carnaghan）和布拉克索兰德（Blaxland）研究发现，氯代烃类杀虫剂和甲基汞的应用在陆地生态系统也产生了有害的生物积累。

1958年，海斯（W. J. Hayes）等报告，滴滴涕和滴滴伊可以贮存于人体的脂肪组织，对人体造成潜在的危害。

1959年，密歇根州立大学的动物学家华莱士（George J. Wallace）和威斯康星州立大学野生生物生态学家希基（Joseph J. Hickey）最早报告，由于滴滴涕的大量使用导致美国中西部鸟类急剧死亡。华莱士还发现滴滴涕对神经系统的损害是不可逆的。

1960年，亨特（E. G. Hunt）和比斯乔夫（Bischoff）研究证明，在水生生态系统中滴滴涕有生物富集现象。

1960年，美国最早的环境致癌专家休普尔（W. C. Hueper）报告，一些自然的和人工合成的污染物可引起肿瘤。

1.5 《寂静的春天》对环境毒理学的启蒙

蕾切尔·卡逊用了五六年的时间，参考了数千篇科研文献和研究报告，完成《寂静的春天》一书，由美国霍顿·米夫林出版社于1962年出版，仅文献来源就多达54页。该书是人类首次提出和关注环境问题的标志性著作。在1960年以前的文献、报纸或书刊，几乎找不到"环境保护"这个词，美国的公共政策中还没有"环境"这一项，卡逊在《寂静的春天》一书中第一次向人类的基本意识和社会传统挑战。因此，它不仅受到与之利害攸关的生产与经济部门的猛烈抨击，而且也强烈地震撼了社会广大民众。

该书对20世纪40至50年代使用的杀虫剂，尤其是以滴滴涕为代表的氯化烃类杀虫剂，对环境的污染、对人体健康和野生生物危害方面的文献进行了全面系统地总结，可以说是这方面研究成果的集大成者。

该书以充分的科学论据证明，由杀虫剂所引发的环境污染正在美国各地发生，破坏了浮游生物—鱼类—鸟类/人类、植物叶片—蚯蚓—鸟类—人等多种食物链。她指出围绕我们的环境已经被大量致癌物

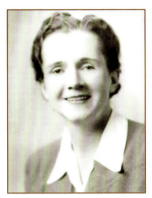 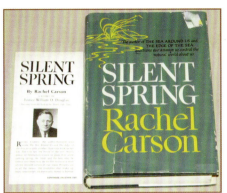

图 40 卡逊及其著作《寂静的春天》（右图为 The Book-of-the-Month Club 版本，旁边是书背面上美国最高法院法官道格拉斯〔William O. Douglas〕签注的有关本书的文件，该版第一次印数为 15 万册）

所污染，使人患上慢性白细胞增多症和各种癌症。难能可贵的是，她指出低浓度的环境污染物虽然未见引起急性中毒症状，但是它们可以随时间的延长逐渐在体内积累到中毒水平而对健康造成危害，或者它们可以通过对线粒体、染色体这些细胞成分的损伤而直接或间接引起健康危害甚至引起肿瘤。书中首次明确提出和论述了"环境污染""环境污染物"及"环境污染物对健康的危害"等概念。

环境毒理学是毒理学学科的分支，也是环境科学的分支。环境污染的存在是环境毒理学学科产生的先决条件。科学家只有认识到人造化学物对大自然环境的污染已经成为一个普遍的事实，同时也认识到这些环境化学污染物对人体健康及其生存环境造成了严重的危害，才有可能提出"环境毒理学"这一专业术语，才可能有环境毒理学学科的产生和发展。

"环境污染""环境污染物"及"环境污染物对健康危害"等概念的确立，就意味着以"环境污染物"为研究对象、以"环境污染物对健康危害"为研究内容的科学——环境毒理学开始诞生。因此，卡逊和她生活的时代在毒理学科学史上是一个转折点，卡逊的最大贡献是：对环境毒理学学科的产生和发展的启蒙。

卡逊的《寂静的春天》标志着环境毒理学学科启蒙期的结束和环境毒理学学科诞生阶段的开始。所以，很多科学家认为卡逊是"环境毒理学之母"，20 世纪医学领域许多有权威的目击证人一致认为，环境毒理学是《寂静的春天》的一个遗产。

2

环境毒理学的诞生与形成

2.1 环境毒理学诞生前期的科研形势

《寂静的春天》出版后，多数科学家认识到环境污染物不但是对局部的个别生物的危害，而且是对世界范围的生物和人类的危害。这一认识上的巨大转变，使毒理学研究进入了一个新时代。从关注职业环境和局部环境转入关注大自然环境，导致了环境毒理学学科和生态毒理学学科的产生和发展。在1962年至1968年，科学家们以充分的资料证明，氯代烃类杀虫剂和甲基汞不仅可以在海洋和淡水生态系统，而且也可以在陆地生态系统富集和放大，导致对高等生物和人类健康造成严重威胁。

在1962年至1968年间，环境污染危害人群健康的灾难事件继续频发，日本水俣湾氮肥公司排放含汞废水引发水俣病事件震惊全世界。同时，在日本富士山县神通川由于土壤镉污染引发的痛痛病灾难也接踵而至。也在这一时期，日本暴发了由于二氧化硫空气污染而引发的四日市哮喘病灾难事件。1962年，伦敦再次发生烟雾事件，750人因此而死亡。这些灾难事件引起世人瞩目，科学家对环境污染损害健康的问题空前关注，越来越多的生物学家、医学家及毒理学家加入环境毒理学研究的队伍中。这些研究促进了环境污染与毒理学研究的有效联系，从此环境毒理学学科应运而生。

在1962年出版的卡逊的名著《寂静的春天》的启蒙下，《残留物评论：杀虫剂和其他外来化学物在食物和饮料中的残留》(Residue Reviews: Residues of Pesticide and Other Foreign Chemicals in Foods and Feeds) 不定期学术刊物在纽约创刊，主要发布有关农药和对环境的污染及其在食物和饲料中残留的研究论文。1966年，《环境污染与毒理学通报》(Bulletin of Environmental Contamination and Toxicology) 也在纽约创刊，该期刊发表有关空气、水、土壤和食品污染以及环境污染物对人或其他生物毒理学效应方面的论文。但是，这些刊物均未及时提出"环境毒理学"这一专业术语，也未阐明其科学含义。"环境毒理学"的姗姗来迟，以至于21世纪的科学家非常惊奇20世纪70年代以前的科学家为什么迟迟不把"环境"的标签贴在疾病或毒理学上，而只是将"职业"的标签贴在疾病或毒理学上。

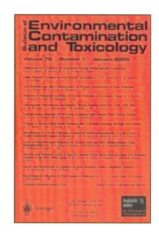

图41 《环境污染与毒理学通报》（1966年在美国创刊）

2.2 环境毒理学学科形成的科学优势

由于毒理学特别是职业毒理学（又称工业毒理学或工业环境毒理学）在基础理论和研究方法上与环境毒理学有很多相似之处，研究对象也有很多共同之处，所不同之处主要在于：职业毒理学主要研究职业环境（如工厂生产环境、矿山生产环境等）较高浓度的化学污染物对职业接触者健康危害的毒理学效应及其机制，而环境毒理学主要研究大自然环境较低浓度的化学污染物对普通人群健康危害的毒理学效应及其机制。因此，环境毒理学在很多情况下可以借鉴和应用毒理学和职业毒理学的基础理论和技术知识。特别是毒理学和职业毒理学对人工合成化学物毒理学的研究有悠久的历史和厚实的知识积累，这就使环境毒理学的形成和发展具备得天独厚的学术条件。这就是从1962年提出环境污染，到1968年在短短的六年内就形成了一个独立、系统的环境毒理学学科，并得到快速发展的主要原因之一。

2.3 环境毒理学的诞生与形成

经过科学家特别是毒理学家对环境毒物的长期研究和探索，终于在1968年提出"环境毒理学"（Environmental Toxicology）学术术语。同年，在美国和欧洲发生了三个有关环境毒理学突破性发展的重要学术事件：美国加利福尼亚大学成立了环境毒理学系并开始对多种环境化学物的毒性进行研究；瑞典成立了环境毒理学工作组并立即对甲基汞等环境污染物的毒理学效应进行评价；美国毒理学家卢米斯（Ted A. Loomis）博士[1]和海斯（A. Wallace Hayes）著的《基础毒理学》（Essentials of Toxicology）[2]一书中把环境毒理学列为毒理学学科的三大部分之一，这是对环境毒理学学科最早的学术定位。这三大学术事件都标志着1968年环境毒理学学科正式诞生与形成。这是人类科学史上第一次将"环境的"（Environmental）标签贴在毒理学（Toxicology）而萌生出一个崭新的现代学科，这是毒理学发展新的里

---

[1] 卢米斯（Ted A. Loomis）博士，1946年于耶鲁大学医学院获得医学博士，研究方向为药理学和毒理学。从1946年他在美国公共卫生局海军医院实习医师开始从事这一方向的工作，直到1953年他成为美国军事医学署一名上校。军队服役结束后，他成为华盛顿大学医学院药理学和毒理学教授直到1987年，共发表论文100余篇。1976年获毒理学教育、毒理学和毒理学进展论坛奖，1986年获毒理学会Merit奖。参加多种职业活动，例如：1963—1977年为华盛顿州农业杀虫剂委员会成员，1980年为美国环境保护局健康研究科学评议成员。

[2] 《基础毒理学》第一卷，于1968年出版，1978年该书共三卷，全部由费城Lea & Febiger出版社出版。

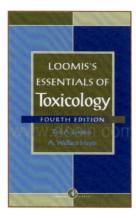

图42 《基础毒理学》（第4版封面，1996）

程碑。从此，环境毒理学的研究范围逐渐聚焦于环境污染物对人群健康及其生态环境危害的研究方面。

第一个环境毒理学系成立及研究生培养

美国加利福尼亚大学戴维斯分校于1968年成立了世界上第一个环境毒理学系，从而使其成为世界上研究环境毒理学最早和最有名望的院系之一。

20世纪50年代中期，环境毒理学方面的问题主要在加利福尼亚大学洛杉矶分校、河滨分校、伯克利分校、戴维斯分校的个别生物学系进行研究。部分原因是由于公众对牛奶中农药残留的关注，为此加利尼亚福亚州立法机关拨出款项给加利福尼亚大学进行杀虫剂残留的分析和健康方面的研究。戴维斯分校为此建立了一个杀虫剂残留研究实验室，科研设备均由国家健康研究所（NIH）资助获得。

1962年，该研究室成为"农业毒理学和残留研究实验室"，主要进行杀虫剂残留的常规分析和针对环境与健康危害相关的基础研究。他们关于分析化学方面的研究、环境与毒理学方面的研究很快得到美国国内的注意和国际上的认可。

1968年，该实验室最后转变为环境毒理学系（Department of Environmental Toxicology），负责全部的教学、科研及服务功能，标志着第一个环境毒理学系成立。该系当时在专业教师的领导之下，包括七名正式学院人员、两名研究专家、一名合作专家、七名助理教学人员。该系建立了生物化学毒理学、风险评价及分析/环境化学研究团队，对广泛的不同化学物进行研究，包括杀虫剂及其他经济毒物、天然毒物和化学污染物。研究方向主要为化学物质的环境命运及其对生物系统的影响。

1969年，该系从美国国家环境健康科学研究所（NIEHS）获得毒理学博士和博士后训练资助项目（Training Grant），该训练项目集中在指导研究生为了获得高级学位而进行的科研。美国的第一批毒理学训练资助项目被该系获得，迄今他们仍然在进行着这个训练项目。

1974年，美国加利福尼亚大学戴维斯分校（UCD）环境毒理学系建立了环境毒理学大学本科生教育项目，这是美国也是全世界第一个授予环境毒理学学士学位的单位。包括主修环境毒理学学士学位的课程，共有20个正式课程被该系提供以支持研究生水平和本科生水平上的训练，成为其他大学环境毒理学本科专业课程设置的一个模型。

第一个环境毒理学工作组成立及对甲基汞的评价

1968年，瑞典自然科学研究参议会生态研究委员会环境毒理学工作组成立，瑞典斯德哥尔摩大学生物化学系放射生物学室主任戈兰·洛福劳斯①任组长。1969年3月该工作组以戈兰·洛福劳斯和本格·伦迪霍尔姆（Bengt Lundholm）的名义发表了《甲基汞》报告第一报，于1970年发表第二报②。该报告对甲基汞的毒性进行了全面深入的评价，包括：甲基汞对人的毒性；拌种中的甲基汞；鱼中的甲基汞；对水体甲基汞污染的瑞典官方评价；甲基汞的遗传效应和对肝脏解毒机制的干扰；动物毒理学数据；甲基汞的摄取和人体汞浓度的关系，汞在人胎儿的积累及人体内甲基汞的生物半衰期；以及对烷基汞的职业暴露等。

瑞典生态研究委员会（Swedish Ecological Research Committee）主任本格·伦迪霍尔姆博士在该报告的序言中说："本环境毒理学工作组正在对其他生态重要物质撰写类似报告。"

第一个把环境毒理学列为毒理学组成部分的专著

1968年，卢米斯博士的《毒理学基础》（*Essentials of Toxicology*）第一卷（第1版）出版，该书第一次把环境毒理学列为毒理学的一部分。该书第一章绪论中把毒理学分为三大部分：环境的、经济的、法学的。认为环境毒理学效应产生于大气、水、食品、职业中的化学物，因此往往是意外的或不可避免的。他写道，化学物从产生地转移到了环境中，当环境超载了，化学物对人体便产生了毒性作用，导致对人体健康危害的严重后果。

---

① 戈兰·洛福劳斯（Goran Lofroth）博士，是瑞典斯德哥尔摩大学生物化学系放射生物学室主任和瑞典自然科学研究参议会生态研究委员会环境毒理学工作组组长。

② LOFROTH G, LUNDHOLM B. Methylmercury. Bulletins from the Ecological Research Committee, 1970, 4: 1–57.

3

环境毒理学的发展

3.1 20世纪70年代环境毒理学快速发展

20世纪70年代，环境污染灾难事件频发，对环境毒理学研究形成强大的社会动力，使环境毒理学进入快速发展的年代。这一时期，中国的环境科学和环境毒理学研究开始起步。

学科的社会基础和发展动力

1970年的4月22日，第一个地球日在美国发起，很多科学家、社会活动家、政治家及公众参加游行活动，对环境毒理学学科发展产生深远的影响。

1971年，在伊拉克民众因误食拌有含汞杀真菌剂的粮食种子，导致4万人的健康受到严重影响。

1976年7月10日，意大利米兰塞韦索（Seveso）郊区的化工厂发生化学爆炸，释放的二噁英引起约30人直接受伤，导致超过300名小学生患氯痤疮。多年后，当地居民的畸形儿出生率大大增加。

20世纪，由于环境污染引发的震惊世界的八大公害事件中，其中日本四大公害事件的诉讼震惊世界。1968年，第二水俣病①患者胜诉；1972年8月9日痛痛病患者胜诉；1973年3月20日水俣病患者胜诉；同时，日本四日市哮喘受害者也获得胜诉。受害者的惨痛经历激起了公众的反对公害运动，也促进了科学家对环境污染物危害健康的毒理学研究，成为环境毒理学学科发展的社会基础和强大动力。

科学研究快速发展

滴滴涕

1970年5月11日，由于医生、立法者、科学家、天然资源的保护管理论者以及其他人员的极大关注，美国医药协会职业卫生参议会毒理学委员会和环境与公共卫生参议会提出《滴滴涕对人体健康的现状评价》②，确认"滴滴涕在超过一定的限度被吸收时是有毒的。滴滴涕对人类和其他哺乳类的主要效应是对肝和中枢神经系统的损伤"。

甲基汞

20世纪60年代末期至70年代初期，科学家的研究证明，汞化合物在环境中的有意的使用和工业活动有意无意的汞污染已经导致世界性汞水平上升。1968年埃克曼（Ekman）等，1970年迈耶廷尼（Miettinen）等，以及其他毒理学者对甲基汞等有机汞化合物在大鼠、小鼠、淡水鱼等体内的半衰期及其汞排泄进行了研究。

---

① 第二水俣病，是在日本新潟县发生的汞污染事件。

② Committee on Toxicology, Council on Occupational Health, American Medical Association. Evaluation of the present status of DDT with respect to man. Journal of Range Management, 1970, 23 (5): 383-384.

同期，詹森（Jensen）和杰尼洛夫（Jernelov）研究发现苯基汞、甲基乙基汞和二价汞能够在母鸡体内转化为甲基汞。斯凯福英（Skerfving）等发现甲基汞可以引起细胞染色体断裂。1970年，瓦尔伯格（P. Wahlberg）等研究发现，海鸟的蛋含有甲基汞，能对人引起急性健康危害。

其他环境问题

20世纪70年代，大多数国家的工业生产仍然以煤炭作为主要能源，煤烟型污染是大气污染的主要类型，因此煤烟型污染的主要化学组分颗粒物和二氧化硫危害健康的研究成为环境毒理学热点。

1976年，美国国家科学院报告氟氯烃化合物气体（CFCs, Chlorofluorocarbon）对大气臭氧层有破坏作用，标志着全球性污染的环境毒理学问题开始得到关注。

1973年，中国召开第一次环境保护会议，随后又制定了环境科学发展规划，欧美关于环境毒理学的概念、理论和方法开始被介绍到中国，环境毒理学研究开始在中国起步。

中国在环境毒理学研究方面的主要标志是对生物地球化学性疾病（地方性疾病）的研究。从20世纪50年代初期起，中国就通过大规模流行病学调查对一些地方性疾病如大骨节病和克山病的病因和流行状况进行研究。吉林医科大学于1973年出版了中国第一本《克山病》专著。孟紫强于1984年出版中国第一本《大骨节病》专著①。中国对大骨节病和克山病的研究为环境中天然有毒物质毒理学研究做出了重要贡献。

3.2　20世纪80年代环境毒理学全面发展

20世纪80年代是环境灾难事件继续频发、环境毒理学研究快速而全面发展的时代。

环境灾难事件推动学科发展

1980年5月21日，纽约拉夫运河（Love Canal）地区有毒废弃物堆积被发现。

1982年12月，在美国密苏里州的时代海滩（Times Beach）的土壤中发现二噁英污染。

1984年12月3日凌晨，印度中央邦首府博帕尔市北郊，联合碳化物公司化肥厂发生异氰酸甲酯泄漏，使2500人死亡，20万人受害，其中5万人双目失明。

1986年11月1日，瑞士巴塞尔桑多兹（S. A. Sandoz）化学公司的化学仓库起火，莱茵河被污染，大量河鱼死亡，数以百万计人的饮用和灌溉用水受到影响。

---

① 孟紫强（1939—　），教授、博士生导师，山西大学环境医学与毒理学研究所所长，中国毒理学会常务理事，美国纽约科学院院士，《生态毒理学报》《环境与职业医学》等期刊编委，长期从事环境毒理学和生态毒理学教学和科研。主编《环境毒理学》《现代环境毒理学》《生态毒理学原理与方法》《二氧化硫生物学：毒理学、生理学、病理生理学》《沙尘暴医学与毒理学》《大骨节病》和《生活方式与健康》等专著和《环境毒理学基础》《生态毒理学》等中国"十五""十一五"国家级规划普通高校本科生教材。

环境毒理学研究深入发展

20世纪80年代，工业生产能源逐渐由石油取代煤炭。1980年，美国国家科学院称含铅汽油是大气铅污染的最大污染源。有机物化学合成工业飞速发展，多种多样的人工合成的化学污染物进入环境，环境污染进入一个新的阶段，推动环境毒理学学科全面而深入发展。

这一时期，环境毒理学研究的重大成果最主要的是三个大气污染问题：酸雨、温室效应和臭氧层的减少。关于大气二氧化碳具有温室效应的观点早在1861年就已经被廷诺莱尔首先提出。美国科学家在1980年证明，由于人类活动引起的二氧化碳等温室气体成分对大气的污染，导致全球气温升高，在1880年至1980年的一百年间，海水潮位增加了约10厘米。有的科学家甚至预测，如果温室效应再持续500至1000年，人类的生存将受到严重威胁。

1985年，英国科学家乔·弗尔曼（Joe Farman）发表南极上空臭氧层空洞的发现，并被美国宇航局卫星监测证实。联合国环境规划署在《维也纳公约》下开始磋商保护臭氧层，促成1987年签署《蒙特利尔议定书》。臭氧层空洞的发现激起了环境毒理学家对紫外线危害健康的毒理学作用及其机制的研究热潮。

1983年，中国环境诱变剂学会在上海成立，理事长为谈家桢教授。从此环境污染物的"三致作用"（致癌变、致突变、致畸变）在中国的研究进入高峰期。1980年，武汉同济医学院卫生系（现今华中科技大学同济医学院公共卫生学院）成立环境保护毒理研究室，该室刘毓谷等对农药的毒性尤其是有机磷农药的毒性进行研究，发现某些农药对大鼠肝微粒体酶活性有影响、某些重金属可引起细胞遗传毒理效应。1984年，陈秉衡等对中国城市悬浮颗粒物（SPM）的毒性进行研究，发现SPM对呼吸道有多种毒性作用。朱惠刚采用Ames试验对上海饮用水水源致突变性进行研究，发现化学分析合格的某些自来水的提取物具有致突变性。1978—1980年，孟紫强对进入体内的不溶性固体物质诱发肿瘤的问题进行研究。1981年他开始进行辐射对DNA损伤和修复的研究，1986年开始对二氧化硫细胞遗传毒理学进行系列研究，发现二氧化硫及其衍生物是染色体断裂剂和基因毒性因子，1989年发现无机硒-亚硒酸钠对汞引起的人血淋巴细胞的遗传毒性有抑制作用。

1986年北京医学院（现今北京大学医学部）胡汉升主编的《环境医学》（"环境科学基本知识"丛书）把环境毒理学列为环境医学的三大组成部分之一。1986年，山西大学环境保护科学系（现改名为"环境与资源学院"）在全国率先为环境科学专业本科生开设环境毒理学课程，第二年该系又为植物学硕士研究生率先开设生态毒理学课程，均由孟紫强讲授，同时他还编写了教材《环境毒理学基础》和《生态毒理学》。中国的环境毒理学已由分散的学术研究发展为独立的学科。

3.3 20世纪90年代以来环境毒理学创新发展

20世纪90年代及以后，环境毒理学学科进入环境分子毒理学创新发展的时代。

环境分子毒理学研究的快速发展

环境致癌物尤其是多环芳烃类化合物致癌作用的研究，从现场调查到分子毒理学作用机制的研究均取得了重要进展。早在1775年英国著名外科医生波特发现扫烟囱工人患阴囊癌的较多，并认为这种疾病同接触煤烟有关。1915年日本学者山极胜三郎实验证明煤焦油可诱发皮肤癌。从此，环境因素的致癌作用及其机制的研究一直成为引人注目的环境毒理学课题。对多种环境致癌物尤其是对多环芳烃类化合物致癌作用的研究，从现场调查到分子毒理学作用机制的研究均取得了重要进展。

环境毒物的低剂量刺激（兴奋）效应方面，1955年德国医生发现无机汞在低浓度下有刺激人血淋巴细胞DNA合成的效应，20世纪70年代初期美国研究者发现镍在低浓度下有刺激人血淋巴细胞DNA合成的效应。1990年中国孟紫强研究发现砷在低浓度下有刺激人血淋巴细胞转化和DNA合成的效应。此后，环境毒物低剂量刺激效应及其分子机制成为研究热点，至今已经发现有多种环境毒物具有这种效应。

环境毒理学概念和内涵不断完善

在环境毒理学学科形成之初，它是一个广义的学科，包含环境污染物的化学分析及其对生态系统和人体健康的危害。之后，从化学特别是分析化学角度研究环境毒理学的学者进一步发展成为一个独立的"环境化学学科"。

1968年，毒理学家卢米斯在《基础毒理学》一书中把环境毒理学列为毒理学的一部分，但是，他没有对环境毒理学提出明确的定义。

1969年，萨豪特提出生态毒理学这一术语以后，他和其他一些学者仅对生态毒理学和经典毒理学的差别进行论述，但是未提出环境毒理学与生态毒理学之间的区别。有的科学家认为，萨豪特是用生态毒理学术语代替环境毒理学术语。

之后，一些学者坚持认为环境毒理学与生态毒理学是同一学科的两个名字而已（Rudd, 1977; Duffus, 1980; Cockerham, Shane, 1994; Yu, 2001, 2004, 2005; Newman, Unger, 2003）。还有一些学者认为生态毒理学是环境毒理学的一部分（Wright, Welbourn, 2001; Rand, 2003）。

另有一些学者从毒理学角度出发，认为环境毒理学是利用毒理学的观点和方法，研究环境污染物对人体的损害作用及其机制的科学（Dixon, 1972; Christie and Tansey, 2004）。但是，在这些著作中，从来没有对环境毒理学与生态毒理学之间的不同进行过比较和论述，且在他们的著作中还夹杂一些生态毒理学方面的章节。

2006年，孟紫强在其《生态毒理学原理与方法》一书中第一次系统地提出环境毒理学与生态毒理学之间的差异，认为二者是两个各自独立的学科；环境毒理学是研究环境污染物对人体或人群及其生态环境的毒性效应及其规律的科学，而生态毒理学是研究所有有毒有害因素（天然的和人造的）对非人类生物（动物、植物和微生物）及其生态系统的损害作用及其规律的科学，二者的定义、研究对象和范畴不同。此外，在该书中还提出了判断两个学科的七条具体标准。从此，不仅在理论上，而且在科研和人才培养的实践上，为两个学科各自独立发展奠定了基础。

多种分支学科不断涌现

1994 年，科克霍姆（L. G. Cockerham）和沙恩（B. S. Shane）著的《基础环境毒理学》一书中，描述了空气污染毒理学、土壤毒理学、水毒理学、野生生物毒理学的内容。

2000 年，孟紫强主编的《环境毒理学》中首次明确提出并论述了环境毒理学的六个分支学科。2015 年，孟紫强主编的《现代环境毒理学》（中国环境出版社）中，提出并论述了九个主要分支学科：大气环境毒理学、水环境毒理学、土壤环境毒理学、室内环境毒理学、工业环境毒理学、食品环境毒理学、纳米环境毒理学、生物环境毒理学和现代环境分子毒理学等。

随着环境毒理学研究的扩大和深入，一些环境毒物的知识快速增长，一些以环境毒物为主体的环境毒理学分支学科正在形成。

环境毒理学人才培养快速发展

1969 年，美国加利福尼亚大学戴维斯分校（UCD）环境毒理学系率先培养环境毒理学研究生，1974 年，该系建立了环境毒理学大学本科生教育项目，成为世界上第一个授予环境毒理学学士学位的单位。1990 年之后，欧美各国多数著名大学开始设置环境毒理学专业，有的开始环境毒理学方向的本科生教学和培养博士研究生。

20 世纪末和 21 世纪初，中国山西大学在 1994 年、1998 年和 2003 年，以环境毒理学为主攻方向，分别获得环境生物学硕士授予权、环境科学博士授予权和环境科学与工程博士后流动工作站。2000 年以来，许多高校的毒理学、环境科学、环境卫生与劳动卫生硕士点、博士点开始设立环境毒理学研究方向，开展科学研究和培养研究生。2003 年由孟紫强主编出版了第一本国家级规划教材《环境毒理学基础》，2005 年受中国教育部委托在山西大学举办了"全国高等学校环境毒理学师资培训班"，从而使该课程的本科教学得以推广、普及和规范，促进了环境毒理学教学的发展。

4

环境毒理学的重大成果

4.1 二氧化硫

二氧化硫环境毒理学研究最早从它对呼吸系统的影响开始。由于大气烟雾污染含有多种化学成分，采用流行病学的方法难以阐明二氧化硫的毒性作用。因此，一般把对二氧化硫可控条件下进行的最早毒理学研究视为二氧化硫毒理学研究的开始。根据文献记载，现代二氧化硫环境毒理学作用及其防护的研究始于1950年。从1980年开始，孟紫强研究组对二氧化硫毒理学和生理学作用进行了近30年的系统研究，发表研究论文400余篇，最后总结成《二氧化硫生物学：毒理学、生理学、病理生理学》一书出版。

二氧化硫对呼吸系统的毒理学作用

20世纪50年代至70年代：率先进行人和动物的观察和试验

1950年，英国医生安德森（Anderson A.）首次研究二氧化硫吸入对人呼吸系统功能的影响。

1953年，阿姆杜尔（Amdur）等研究发现健康人暴露于2.86~22.88毫克/立方米二氧化硫10分钟引起呼吸频率增加，而吸入气体的体积减小，阿姆杜尔首先阐述了二氧化硫生理盐水气溶胶对气道的影响。

1959年，鲍尔钦（Balchum）等用狗、阿姆杜尔用豚鼠，均实验证明，二氧化硫吸入暴露引起呼吸阻力增加。

1973年，科恩等开始对吸入二氧化硫引起大鼠急性致死作用进行研究。

1977年，美国国家环保局对1973年颁布的保护人类健康的空气质量标准进行了总结并颁布新的国家清洁空气行动修正案。于是，自1978年以来，二氧化硫的健康效应和毒理学研究逐渐受到一些组织的重视。

20世纪80年代至90年代：二氧化硫细胞遗传毒理学与生物化学毒理学研究蓬勃发展

1981年，谢泼德（Sheppard）等报道，哮喘病人对二氧化硫特别敏感，吸入0.26毫克/立方米二氧化硫10分钟就可以引起气道阻力增加。

1985年，海德尔（Haider）研究发现，暴露二氧化硫可以引起豚鼠肺组织脂质过氧化和鼻咽炎。

1987年，孟紫强研究组研究发现[1]，暴露二氧化硫可以引起工人血液淋巴细胞染色体畸变、姊妹染色单体互换、微核率增加。

1992年，里戴尔（Riedel）等研究证明，豚鼠暴露二氧化硫以后再接触卵白蛋

---

[1] 孟紫强，李君灵. 二氧化硫生物学研究进展：从毒理学到生理学. 生理学报，2011，63（6）：593-600.

白可以引起严重的肺部效应，包括支气管有纤毛的上皮细胞破坏等。

2000—2012 年：二氧化硫生物化学与分子毒理学研究成为主流

在这一时期，二氧化硫生物化学与分子毒理学研究主要在孟紫强领导的研究组进行，他们的研究进程是：发现二氧化硫吸入引起小鼠肺组织氧化损伤（2001）、细胞 DNA 损伤（2002）、肺及血清中细胞因子水平的改变（2004）、大鼠肺细胞膜通透性损伤、多种酶活性改变、肺泡巨噬细胞膜流动性异常（2003）、多种基因表达上调或下调（2005）。

二氧化硫是一种全身性毒物的发现

一般认为呼吸器官是二氧化硫作用的靶器官，所以对其他系统毒性作用的研究甚少，直到 2001 年孟紫强研究组研究报道二氧化硫及其衍生物（亚硫酸钠和亚硫酸氢钠混合物，摩尔比为 3:1，下同）是全身性毒物以后，对呼吸之外器官的毒理学问题才开始受到广泛重视。

1982 年，海德尔（Haider）等研究证明，豚鼠暴露于 26 毫克/立方米二氧化硫以后脑组织脂质过氧化增加；1985 年他又报道，引起心脏脂质过氧化增加。

1998 年，孟紫强研究组开始采用膜片钳技术研究二氧化硫衍生物亚硫酸氢钠或焦亚硫酸钠对大鼠脑细胞、背根神经元和心肌细胞离子通道的影响，发现二氧化硫衍生物引起细胞钠、钾、钙离子通道电流增加。2010 年他们研究发现二氧化硫吸入可降低大鼠的学习记忆能力。

2001—2003 年，孟紫强研究组研究报道，二氧化硫及其衍生物可引起小鼠多种器官（肺、脑、心、肝、胃、脾、肠、肾、睾丸）脂质过氧化损伤及抗氧化酶活性改变、抗氧化水平降低，提出二氧化硫是一种全身性氧化损伤剂和全身性毒物，从此开启了二氧化硫及其衍生物对多种器官毒理学作用的研究。继之，他们报道二氧化硫及其衍生物可引起小鼠多种器官组织细胞 DNA 损伤（2002，2003）和蛋白质氧化和 DNA-蛋白质交联（2006），进一步证实了二氧化硫及其衍生物是一种全身性毒物。2006 年他们报道，二氧化硫吸入可引起小鼠脑、心、肺、肝、脾、肾、睾丸等多种器官组织细胞超微结构发生显著改变，从形态学改变证明二氧化硫是一种全身性毒物。

二氧化硫细胞遗传毒理学效应研究

1980 年，诺德森（Nordenson）等研究证明，瑞典某亚硫酸盐纸浆厂的 19 个工人血液淋巴细胞染色体畸变率增加，该研究未测定二氧化硫浓度。

1982 年，索萨（Sorsa）等研究证明，在铝工业中接触二氧化硫的工人未见血淋巴细胞染色体畸变率增加。该研究也未测定二氧化硫浓度。

从 1986 年开始，孟紫强研究组开始对二氧化硫细胞遗传毒理学效应进行长期研究[1]，进程如下：

1987 年，发现某硫酸厂 40 名工人暴露于 0.34~11.97 毫克/立方米二氧化硫，引起血淋巴细胞染色体畸变率、姊妹染色单体互换率、微核率增加，提出二氧化硫是细胞染色体断裂剂、基因毒性因子。

---

[1] 孟紫强，李君灵. 二氧化硫生物学研究进展：从毒理学到生理学. 生理学报，2011，63（6）：593-600.

1990年，发现二氧化硫衍生物可引起体外培养的人血淋巴细胞分裂周期延迟及染色体畸变、姊妹染色单体互换、微核率增加，提出二氧化硫衍生物也是细胞染色体断裂剂、基因毒性因子。

2000年，发现二氧化硫衍生物可引起体外培养的中国仓鼠肺细胞染色体畸变和小鼠骨髓细胞微核率增加。

2002—2005年，发现二氧化硫及其衍生物可引起小鼠多种器官细胞DNA损伤。

2005—2006年，发现腹腔注射二氧化硫衍生物对小鼠可引起显性致死作用，且可引起雄性小鼠精子数量减少、活动能力下降、形态异常。

二氧化硫致突变、致癌变作用研究

1967年，皮考克（Peacock）和斯彭斯（Spence）对小鼠吸入1430毫克/立方米二氧化硫连续两年，结果发现二氧化硫引起小鼠肺腺瘤发生率轻微增加。

1970年，拉斯基（Laskin）等研究证明，单独二氧化硫对仓鼠或大鼠长期暴露未见引起肺部肿瘤，而二氧化硫与苯并(a)芘联合暴露则可引起肺部肿瘤，表明二氧化硫是一种辅致癌物。

1995年，孟紫强采用细胞单克隆培养和DNA序列分析技术，发现高浓度亚硫酸氢钠可引起哺乳类细胞中国田鼠卵巢细胞-AS52（CHO-AS52）发生细胞突变、gpt基因缺失突变和移码突变，认为低浓度二氧化硫及其衍生物是辅突变剂，对环境诱变剂的致突变作用具有辅助作用。

1996—1997年孟紫强研究组将昆明小鼠动态吸入二氧化硫28毫克/立方米连续6个月，6小时/天，结果表明，二氧化硫既可以诱发小鼠肺腺瘤的发生，又可抑制阳性致癌物乌拉坦的致癌作用。

2005—2006年他们研究发现，二氧化硫单独吸入或与苯并芘联合作用可引起大鼠肺和肝组织原癌基因（$K-ras$，$c-fos$，$c-jun$，$c-myc$）和抑癌基因$p53$表达增加，而使抑癌基因（Rb，$p16$）表达降低，提出二氧化硫可能通过改变基因表达的途径而促进致癌物的致癌作用。

二氧化硫毒理学作用机制

1962年，弗兰克（Frank）等研究证明，二氧化硫诱发的气道阻力增加是由于反射性支气管缩小所致。

1996年，海婕（Hajj）等研究发现，二氧化硫诱发的气道阻力增加主要是存在于迷走神经C-纤维的速激肽、神经肽的作用，而类胆碱（功）能的作用很小。

1973年，考亨（Cohen）等研究了亚硫酸盐氧化酶与二氧化硫急性毒性的关系。

1977年，夏皮罗（Shapiro）报告，二氧化硫衍生物亚硫酸钠和亚硫酸氢钠可以在氧化为硫酸钠的代谢过程中产生大量活性氧种类（ROS），特别是羟基自由基（OH）、过氧自由基（O_2^-）及过氧化氢等。这些自由基可以攻击核酸、脂肪、酶、蛋白质，引起生物大分子氧化损伤。

1996年，埃文斯（Langley-Evans）等研究证明，大鼠暴露二氧化硫以后，其肺谷胱甘肽水平降低，由此设想谷胱甘肽参与了二氧化硫的解毒过程。

从1995年起，孟紫强研究组开始对二氧化硫生物化学毒理学作用机制连续进行近20年研究，其进程如下：

1995—2001年，发现二氧化硫可以引起小鼠多种器官和组织发生脂质过氧化损伤。

2003年，发现二氧化硫可以引起小鼠

多种器官组织谷胱甘肽氧化还原系统损伤。

2005—2006 年，发现二氧化硫及其衍生物可引起小鼠多种器官组织蛋白质发生氧化损伤效应和 DNA-蛋白质交联作用。

2007 年，发现大鼠不同脏器亚硫酸盐氧化酶活性不同，以肝、肾最强而脾最低，且该酶活性随年龄而变化，提出该酶是衰老的生物标志物之一。

2008 年，发现二氧化硫吸入对大鼠肝和肺脂肪酸合酶的活性有影响。

2008 年，发现有害因子胁迫对人支气管上皮细胞二氧化硫生物合成有促进作用，提出二氧化硫可能是一种生物应激分子。

从 1995 年起，孟紫强研究组开始了对二氧化硫分子毒理学作用机制的研究，该研究连续进行了近 20 年，其进程如下：

1995 年，他们采用 CHO-AS52 细胞突变株克隆、DNA 序列分析、gpt 基因突变分析等分子生物学技术研究二氧化硫衍生物的致突变作用，并于 1996 年将他们的研究结果发表于《突变研究》（*Mutation Research*）期刊，这标志着二氧化硫毒理学研究开始进入分子毒理学研究阶段。

2003—2005 年，他们应用大鼠肺全基因组芯片对大鼠肺组织的基因表达谱进行测定，发现二氧化硫吸入可引起多种基因表达发生改变，这些基因涉及多种系统和多种功能。由此提出"表达不稳定型环境基因组"概念。

2005—2006 年，他们应用实时定量 RT-PCR（反转录酶-聚合酶链锁反应）和 Western blot 技术研究发现，二氧化硫吸入可引起大鼠肺和肝组织细胞色素 P450 *CYP1A1/2*、*CYP2B1/2* 基因表达水平和酶活性下降，也可引起大鼠肝、肺的三种细胞凋亡相关基因（*p53*、*bax* 和 *bcl-2*）、凋亡相关酶基因（*caspase-3*, *caspase-8*, *caspase-9*）基因表达、蛋白质表达和酶活性改变，并从代谢酶基因表达和肿瘤相关基因表达研究二氧化硫吸入与苯并（a）芘联合作用的机制。同时，他们在二氧化硫衍生物处理人支气管上皮细胞株 BEP2D 的研究中获得的结果与此一致。

2006—2007 年他们发现，正常大鼠和哮喘大鼠模型动态吸入低浓度二氧化硫，可引起正常的和哮喘的大鼠肺和肝组织的多种哮喘易感基因（*ICAM-1*、*MUC5AC*、*EGF*、*EGFR*、*COX-2*、*p53*、*bcl-2* 和 *bax*）的表达和蛋白质表达改变，哮喘大鼠比正常大鼠更为敏感。二氧化硫衍生物处理人支气管上皮细胞株 BEP2D 的研究获得的结果与此一致。这些研究开启了二氧化硫对哮喘发生或加重的分子生物学机制研究。

提出和证明二氧化硫是新型生物信号分子的研究历程

1995 年，在弗克皋特（Furchgott）等发现一氧化氮（NO）是一种能够调节血管张力的生物气体信号分子的启发下，孟紫强设想同样作为有毒气体的二氧化硫可能也是一种生物气体信号分子，并开始设计和进行论证二氧化硫信号分子的研究，其进程如下：

2003 年，他们首次报道二氧化硫或其衍生物对大鼠血压具有降低效应。

2001 年，开始应用离体血管灌流试验方法研究二氧化硫衍生物对大鼠离体主动脉血管环的舒张作用及其信号转导途径，以证明二氧化硫是一种新型气体信号分子。

2003—2005 年，他们首次发现，二氧化硫衍生物（1~8 毫摩尔/升）对大鼠离体主动脉血管环有舒张作用和抑制血管收缩的效应，提出与细胞钙通道有关；2006 年提出与PGI2（前列环素）-AC（腺苷酸环化酶）-cAMP（环腺苷酸）-PKA（蛋白激酶A）信号途径有关。

2007年，他们证明二氧化硫在水或有机溶液中仍然以二氧化硫分子形态存在，建立了用高纯度二氧化硫气体直接作用于血管组织的二氧化硫生理学研究新模型，和用二氧化硫水溶液作用于生物细胞和组织的二氧化硫生理学研究新模型。

2007年，他们发现生理浓度的气态二氧化硫对血管有舒张作用，其机制是通过NO/cGMP（环鸟苷酸）信号途径和细胞钙、钾离子通道介导，对血管舒张作用按大小排序为：二氧化硫>亚硫酸氢钠>亚硫酸钠和亚硫酸氢钠混合物>亚硫酸钠。首次证明了内源性二氧化硫是一种新型生物信号分子及其失活途径。

2007年，他们发现多种器官可以合成内源性二氧化硫，血管内皮细胞和平滑肌细胞均可以合成二氧化硫，但内皮细胞是其合成的主要细胞。2010年他们发现二氧化硫对血管舒张作用有延迟效应，提出二氧化硫有抗血管痉挛作用。

2009年他们证明低浓度（0.5~1毫摩尔/升）亚硫酸钠可引起血管环收缩，而低浓度亚硫酸氢钠引起其舒张。

2009年，他们研究发现二氧化硫及其衍生物对大鼠离体心脏有负性肌力效应，且其效应按大小排序为：二氧化硫>亚硫酸氢钠>亚硫酸钠和亚硫酸氢钠混合物>亚硫酸钠。

2009年，他们研究发现，亚硫酸氢钠溶液或焦亚硫酸钠溶液加入适量盐酸可以用作二氧化硫供体，以研究二氧化硫的毒理学、生理学和病理生理学作用。

二氧化硫毒理学专著

2012年，孟紫强及其研究生对他们20余年来（1986—2012）在二氧化硫及其衍生物方面的重要研究成果总结成书《二氧化硫生物学：毒理学、生理学、病理生理学》（科学出版社，2012）。全书共计19章，提出二氧化硫及其衍生物是具有多种毒理学作用的全身性毒物、内源性二氧化硫可在多种器官组织生物合成并具有多种生理学作用、内源性二氧化硫是一种新型生物气体信号分子等。

由于二氧化硫不仅是常见的、严重危害健康的大气环境污染物，而且也是内源性生理活性物质，所以对二氧化硫毒理学和生理学作用的研究将是永恒的科研课题。

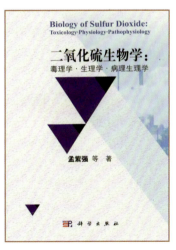

图43 孟紫强等著《二氧化硫生物学：毒理学、生理学、病理生理学》

4.2 大气颗粒物

颗粒物毒性的早期发现与研究

20世纪50年代至70年代,科学家主要对工业环境中的煤粉尘、石英和二氧化硅三种颗粒物进行研究,这些研究为颗粒物毒理学的产生、为大气环境颗粒物毒理学研究的崛起奠定了科学基础。

1950年,英国煤炭局组织流行病学家、医务人员、病理学家和放射科医生研究煤矿粉尘和煤尘肺病之间的联系。结果发现,总呼吸粉尘量与疾病的形成最相关,确定呼吸性煤粉尘的标准为7毫克/立方米。

1951年,欧洲煤钢共同体(ECSC)成立(1999年关闭),该组织对推动颗粒物引起疾病的研究起到了很大作用。这些研究都基于这样一种假设,石英是煤尘的主要致病成分。

1969年,瓦格奈尔(Wagner)提出颗粒物剂量学的现代概念,并证明青石棉可诱发大鼠产生间皮瘤。

1970年,器官培养技术也开始被应用于颗粒物毒理学研究。例如,美国佛蒙特州立大学的莫斯曼(Brooke T. Mossman)应用仓鼠气管培养研究石棉的效应及其分子机制达30年之久,建立了氧化应激理论。

大气颗粒物毒理学研究崛起

20世纪80年代至20世纪90年代,颗粒物毒理学研究吸收了大量现代研究技术,包括细胞培养、基因毒性测试、微核测定、细胞因子测量、使用支气管肺泡灌洗液(BAL)研究肺部炎症及其机制。

1978年,休伊辛(Huisingh J.)等发现汽油和柴油燃烧过程中所排放的颗粒物也具有诱变活性。

1980年年初,美国的布罗蒂(Arnold Brody)采用电子显微镜方法揭示了肺对吸入的致病颗粒物的早期反应。

1984年,中国的陈秉衡[1]等发现动物经大剂量悬浮颗粒物气管染毒后,引起多种损伤。同年,杨文敏[2]等研究发现大气颗粒物的甲醇提取物具有致突变性。

1985年,瓦尔怀特(David Warheit)第一次论证了致病颗粒物在肺组织引起快速、渐变反应的敏感区域,阐明了肺泡纤维损伤的发展机制。

大气颗粒物毒理学研究的蓬勃发展

20世纪90年代早期,空气颗粒物低浓度污染与疾病的关联开始受到更大关注。

1993年,杜克里等的一项队列研究

---

[1] 陈秉衡,上海第一医科大学公共卫生系(现今复旦大学公共卫生学院)教授、博士生导师,中国环境卫生学家。

[2] 杨文敏,山西医科大学公共卫生学院教授、硕士生导师,中国环境卫生学家。

发现，在美国的六个不同城市中，一般人群急性死亡率与大气颗粒物浓度之间存在联系[1]。

1990—2000年，大气纳米颗粒物（<100nm）成为颗粒物毒理学研究的主体。动物实验表明，吸入纳米颗粒会导致炎症，可能与细颗粒物中含有的金属有关。

2000年，斯通（Stone）和斯科斯（Schins）以及唐纳德（Donaldson）等科学家提出颗粒物是通过诱发氧化应激、增加细胞内钙离子水平及改变细胞因子的机制而引起毒性作用的理论[2]。

1995年，西顿（Seaton）等研究指出，颗粒物可以引起呼吸道疾病发生，但更多的死亡和住院治疗病例发生于心脏病，提出，"……超细颗粒物激发的炎症，除了促进肺部疾病加重，还引起血液凝固性增加的效应，从而增加了个体对心血管疾病急性发作的易感性……"[3]。

1995年，斯克斯（R. P. F. Schins）和玻姆（P. J. A. Born）对肿瘤坏死因子和煤工尘肺之间的关系进行评述。1999年他们指出，在颗粒物导致肺部纤维化过程中细胞因子起重要作用。

1997年，国际癌症研究机构（International Agency for Research on Cancer, IARC）确认石英是一种致癌物质。

2000年，孟紫强在其《环境毒理学》（中国环境科学出版社）的大气环境毒理学中专设颗粒物毒理学一节，对大气颗粒物毒理学研究成果进行了总结，指出75%的PM2.5和100%的PM2.0可以进入人肺的肺泡区，难溶的硫酸钡颗粒物在几天内就可以进入血液循环。20世纪90年代以来，采用Ames试验、染色体畸变试验、姊妹染色单体互换试验、微核试验、非程序性DNA合成试验、DNA损伤测定试验等方法，证明颗粒物不仅可引起呼吸系统疾病、心血管系统疾病和免疫毒性等，还有致突变和致癌作用。PM2.0的致突变活性占颗粒物总致突变活性的52%~98%。

2001年，尼玛（Nemmar）的研究表明，超细颗粒物可以进入仓鼠的血液中，超细颗粒物的表面电荷可干扰血栓的形成。

1998—2001年，鲍姆（Borm）等研究表明，使用现代新的方法，例如电子自旋共振（ESR）技术研究发现，石英表面可以产生自由基，各种煤尘可以产生羟自由基。

2001—2002年，吉奥（A. J. Ghio）等提出颗粒物通过多种途径诱导肺部炎症和氧化应激，使与之相连的气道疾病甚至肺癌加重。

2002年，皮克奈尼（Pekknaen）等对人群的观察和2005年李普曼（Lippmann）等对ApoE小鼠的研究表明，颗粒物暴露引起动脉粥样硬化的斑块出现，为从肺到血管壁之间的联系提供了证据。

2003—2006年，孟紫强研究组对沙尘天气PM2.5的毒理学效应进行了研究，发

---

[1] DOCKERY D W, POP C A, XU X, et al. An association between air pollution and mortality in six U. S. cities. The New England Journal of Medicine, 1993, 329: 1753–1759.

[2] SCHINS R P F, DONALDSON K. Nuclear factor kappa−B activation by particles and fibres. Inhal Toxicol, 2000, 12 (3): 317–326.

[3] SEATON A, MACNEE W, DONALDSON K, et al. Particulate air pollution and acute health effects. Lancet, 1995, 345: 176–178.

现沙尘 PM2.5 的浓度与呼吸、心血管系统多种疾病的发生之间存在明确的剂量-效应关系，沙尘天气的长期暴露引起一种非职业性尘肺疾病——"沙漠尘肺"；沙尘 PM2.5 可引起细胞 DNA 损伤、脂质过氧化水平升高、抗氧化能力下降，可诱发人血淋巴细胞染色体畸变率和微核率显著增高等。他们提出，大量沙尘 PM2.5 通过呼吸抵达肺泡并进入血液后，可对呼吸及循环系统造成严重损害。当肺泡巨噬细胞受到损害时，呼吸系统的免疫防御功能降低，使暴露居民易于发生呼吸道感染、气管炎及肺炎等疾病。2012 年，孟紫强、张全喜和杨振华[1]编著的《沙尘暴医学与毒理学》由中国环境科学出版社出版。

2005 年，孟紫强研究组研究证明，大气 PM2.5 可引起大鼠肺泡巨噬细胞 DNA 损伤、大鼠多种器官组织脂质过氧化损伤，使机体抗氧化水平下降，据此，提出 PM2.5 是一种全身性毒物。

2007—2009 年，郭新彪[2]研究组研究证明，大气 PM2.5（包括沙尘天气 PM2.5）可明显抑制细胞间隙连接通讯；可引起大鼠心律失常，设想心肌缝隙连接蛋白 Cx43 分布和表达异常可能是其机制之一。

2007—2010 年，宋伟民[3]研究组应用小鼠全基因组表达谱芯片筛选出七种小鼠肺损伤易感基因，提出 NF-κB 通路是大气 PM2.5 致肺损伤的重要通路之一，证明大气 PM2.5 可引起心血管的自主神经功能失调、炎症反应、纤溶/凝血功能障碍、内皮功能损伤、心肌缺血及细胞凋亡。

2008—2011 年，爱丁堡大学钮比（David Newby）与默奥大学（Umea University）萨得斯罗姆（Thomas Sandström）和荷兰国家公共卫生和环境研究所的卡斯

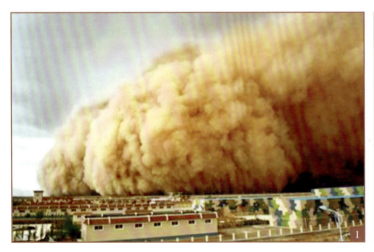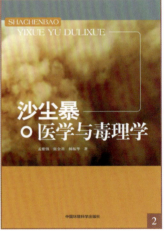

图 44 沙尘暴及其专著（1. 发生在青海省的超强沙尘暴；2. 孟紫强、张全喜、杨振华著的《沙尘暴医学与毒理学》，中国环境科学出版社，2012）

---

[1] 张全喜博士和杨振华博士是山西大学环境医学与毒理学研究所副教授。
[2] 郭新彪，北京大学公共卫生学院教授，博士生导师，长期从事环境卫生学教学和科研工作。
[3] 宋伟民，复旦大学公共卫生学院教授，博士生导师，长期从事环境卫生学教学和科研工作。

(Flemming R. Cassee)①合作研究发现，低浓度机动车废气颗粒物可以引起肺炎和氧化应激发生。这些损伤可以间接影响心脏血流、内皮和凝血系统，从而导致血栓的形成。

2004年，专门介绍颗粒物毒理学研究论文的学术期刊《颗粒物与纤维毒理学》(*Particle and Fibre Toxicology*)创刊，卡斯任该刊主编。

现代纳米毒理学兴起

20世纪90年代，非凡的技术进步使得工程材料进入亚微米尺度阶段，从而产生新的纳米材料。随着纳米技术的快速崛起和广泛应用，纳米材料是否对人类和自然环境产生危害也成为人们广泛关注的颗粒物毒理学问题。

2002年，拉赫曼（Rahman）等发现纳米二氧化钛引起培养的凭叙利亚地鼠胚胎细胞微核率和细胞凋亡率增加。

2003年4月，谢尔维斯（Robert Service）率先在《科学》发表文章讨论纳米材料与生物安全性问题。随后，《自然》和《科学》杂志在同一年内，多次发表文章探讨纳米生物效应问题。科尔维（Colvin）也在2003年论述了工业纳米材料对环境的潜在影响。

2004年，谢尔维斯在《科学》发表论文并提出"纳米毒理学"术语，标志着这一新的环境毒理学分支学科的诞生。一些欧洲颗粒物毒理学家也宣布颗粒物毒理学研究有了新的领域。同年，美国、英国、法国、德国、日本、中国相继召开纳米生物环境效应的学术会议。世界卫生组织也呼吁要优先研究超细颗粒物，尤其是纳米尺度颗粒物的生物安全问题。各国对于纳米颗粒物的生物安全性问题反应之迅猛、研究之广泛在科学界是极为少见的，足见这一新材料可能引起的潜在的负面效应已经引起了全社会的重视。同年，英国皇家学会和皇家工程学会发表了《纳米科学和纳米技术：机会和不确定性》(*Nanoscience and Nanotechnologies: Opportunities and Uncertainties*)（图45左图）。

2006年，唐纳德②等的《颗粒物毒理学》(*Particle Toxicology*)出版（图45右图），标志着这一新的环境毒理学分支学科的形成和发展。

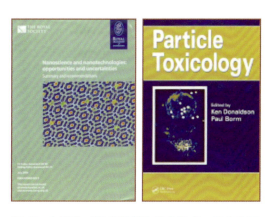

图45 左图为《纳米科学和纳米技术：机会和不确定性》（英国皇家工程学会和皇家学会的2004年报告），右图为《颗粒物毒理学》（美国Taylor & Francis出版，2006）

---

① 卡斯（Flemming R. Cassee），荷兰Bilthoven国家公共卫生和环境研究所（RIVM）副所长，他在毒理学领域从事研究20余年，主要兴趣在于空气污染物和可吸入纳米材料对健康的损害效应。

② 唐纳德（Ken Donaldson），是英国爱丁堡大学女王医学研究所ELEGI Colt实验室科学主任和呼吸系统毒理学教授。参与编写的还有鲍姆（Paul J. A. Borm），他是德国杜塞尔多夫（Düsseldorf）大学杜塞尔多夫环境研究所教授，长期从事颗粒物毒理学研究。

2011年，美国政府颁布《纳米技术环境、健康、安全研究》白皮书，美国国家科学院颁布"纳米材料的环境、健康、安全研究战略"。2012年，美国启动了"纳米技术环境、健康、安全研究"计划。

2011年中国毒理学会纳米毒理学专业委员会成立，赵宇亮[1]当选为主任委员。

4.3 环境内分泌干扰物[2]

环境内分泌干扰物严重影响人和动物的健康，尤其是对人类的繁衍有潜在威胁，因此这方面的研究一直是环境毒理学的热点，取得了很多重要的成果。

外源化学物雌激素样活性的发现（1900—1961）

1929年，人工合成的多氯联苯（PCBs）开始使用。

20世纪30年代，发现人工合成的羟基联苯化合物有雌激素样活性。

1938年，滴滴涕开始制造；同年，首次合成防止流产的药物己烯雌酚（DES）。

1950年，发现滴滴涕具有雌激素样活性，滴滴涕对哺乳类动物和鸟类有内分泌干扰作用。

环境内分泌干扰物研究的崛起（1962—1969）

1962年，《寂静的春天》（*The Silent Spring*）出版，指出农药可引起内分泌紊乱，引起公众的广泛关注。

1963年，美国科学家发现二噁英（TCDD）可导致畸形儿发生。

20世纪60至70年代，美军在越南战争期间大面积喷洒橙色落叶毒剂[3]。至今，越南还有数以千计的儿童因化学落叶剂直接、间接的毒害作用而在其出生时即成为先天性畸形（图46）。

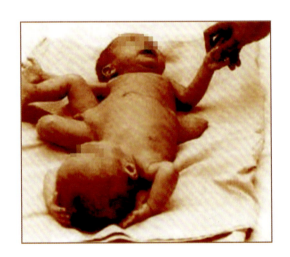

图46 橙色落叶剂引起严重出生缺陷

---

① 赵宇亮，中国科学院高能物理研究所研究员、博士生导师，中国毒理学会常务理事，多年从事纳米毒理学研究。

② 环境内分泌干扰物，是指可模拟体内激素的生理、生化作用，干扰内分泌系统功能，对亲体或其后代产生不良健康效应的一类环境中天然存在或人为污染的外源化学物。

③ 橙色落叶毒剂（又名橙色剂、落叶剂），是一种工业合成的以2,4-二氯苯氧乙酸和2,4,5-三氯苯氧基乙酸为主要成分但含有二噁英的液体化学物。可毁坏硬木树和其他落叶树以及木薯与香蕉树，同时导致二噁英对环境的污染。

环境内分泌干扰物研究的快速发展（1970—1994）

20世纪70年代初期，开始研究二噁英的形成和在环境中的释放规律，确定了众多二噁英类化合物的污染来源，为控制其污染提供了科学依据。美国开始禁止使用含二噁英杂质的2,4,5-T，并实施许多环境控制措施以减少二噁英释放。

1970年，首次报道二噁英对动物有致畸性。

1971年，发现妊娠女性服用己烯雌酚（DES）后，生出的女婴成年后阴道癌发生率异常增高；北欧开始限制使用多氯联苯。

1975年，美国弗吉尼亚州受到杀虫剂污染的14名工人的精子分析结果表明：精子运动低下和异常精子出现率增加。

1976年，美国禁止生产多氯联苯，发现二噁英对动物有致癌性；荷兰从垃圾焚烧炉的排气中检出二噁英。

1978年，再次证明垃圾焚烧可产生二噁英。在纽约的尼亚加拉瀑布地区的拉夫运河居民点由于二噁英污染而撤离。

20世纪80年代以后，世界各地观察到野生生物的生殖发育异常，如雄性雌性化、雌雄同体等。

1982年，美国开始进行二噁英污染调查。

1985年，美国环保局发布了第一个二噁英的健康危险度评估文件。

1986年报道，估计二噁英在人体中的半衰期为5~11年，平均长达7年以上。

1991年，美国环保局开始重新评估二噁英。世界卫生组织发表噁及相关化合物的每日耐受摄入量的评估。

1992年，丹麦发表调查报告："在过去的50年，男性精子数减少了一半。"

控制环境内分泌干扰物的国际行动（1995— ）

1995年，美国和西欧开始使用对二噁英的最大可控制技术（MACT），至2000年二噁英排放量降低至1/100。

1996年3月，美国科尔波恩等撰写的《失窃的未来》（Our Stolen Future，也译为《我们被偷走的未来》）出版后，各国政府、工业界、学术界和公众对环境内分泌干扰物的关注进一步高涨。

1997年，《雌性化的自然》（The Feminization of Nature）出版；国际癌症研究机构（IARC）将2,3,7,8-四氯二苯并二噁英定为明确的人类致癌物。

1998年3月，国际化学品安全规划署（IPCS）和经济合作与发展组织（OECD）专家委员会将改变健康生物及其子孙或者其群体内分泌功能的外源性物质或混合物称为环境内分泌干扰物。同年，世界卫生组织重新发表二噁英及相关化合物的每日耐受摄入量的评估。

1999年，比利时发生含二噁英的废机油污染鸡饲料引发"污染鸡"事件，导致比利时政府卫生部长和农业部长引咎辞职，首相德阿纳下台，经济损失超过10亿欧元。

2008年12月9日葡萄牙检疫部门在从爱尔兰进口的猪肉中检测出二噁英。

2011年1月，德国多家农场发生动物饲料遭二噁英污染的事件，导致德国当局关闭了将近5000家农场。

研究环境内分泌干扰物的毒理学作用，控制其对环境的污染，在今后相当长的时期内将仍然是环境毒理学学科的重要任务。

4.4 持久性有机污染物

持久性有机污染物（Persistent Organic Pollutants，简称 POPs）指人类合成的能持久存在于环境中、可通过食物链（网）富集并对人类健康造成有害影响的化学物质。

POPs 具备四种特性：难降解性或持久性、生物积累性、高毒性和半挥发性，从而导致 POPs 全球性分布，对生物圈和人类健康危害很大，其毒性作用是环境毒理学研究的热点。

1998 年 6 月在丹麦奥尔胡斯召开的泛欧环境部长会议上，美国、加拿大等 32 个国家正式签署了《关于长距离越境空气污染公约》。该公约规定，禁止或削减 POPs 物质的排放并禁止和逐步淘汰某些含有 POPs 产品的生产。公约中所提出的受控 POPs 共 16 种（类）。

2000 年，在联合国环境规划署召集下，120 多个国家聚集在南非商讨制定关于抵制 12 种 POPs 的国际公约（比《关于长距离越境空气污染公约》少了六溴联苯、林丹、多环芳烃和开蓬）。这 12 种 POPs 被称为"肮脏的一打"。按其来源和用途分成三类：第一类是杀虫剂，包括滴滴涕、氯丹、灭蚁灵、毒杀芬、狄氏剂、异狄氏剂、七氯、艾氏剂、六氯苯；第二类是工业用化学品，包括多氯联苯；第三类是二噁英和呋喃，是工业过程和固体废弃物燃烧过程中产生的副产物。

2001 年 5 月 22 日，127 个国家（包括中国）的代表在瑞典首都斯德哥尔摩签署《关于持久性有机污染物的斯德哥尔摩公约》（简称《斯德哥尔摩公约》），并于 2004 年 5 月 17 日正式生效，提出首批控制上述 12 种 POPs。这些 POPs 都属于环境内分泌干扰物。

2008 年 1 月，西班牙格拉纳达大学放射医学和物理治疗系的科研人员公布的一项最新研究结果表明，在检测的 387 名成年西班牙志愿者的脂肪组织样品中，100%都被检出有一种以上的持久性有机污染物，主要有滴滴涕的代谢物滴滴伊（检出率 100%）、多氯联苯 PCB-153（检出率92%）、六氯苯（检出率 91%）、多氯联苯 PCB-180（检出率 90%）、多氯联苯 PCB-138（检出率 86%）、六六六（检出率 84%）等。

为了进一步削减和限制具有 POPs 特征的物质，2009 年《斯德哥尔摩公约》第四次缔约方大会在受控 POPs 名单中新加入九种化学物质（α-六氯环己烷、β-六氯环己烷、林丹、六溴联苯醚、八溴联苯醚、十氯酮、五氯苯、全氟辛基磺酸及盐类和全氟辛基磺酰氟）。

至今，POPs 的种类仍然在不断增加。对 POPs 的控制和毒理学研究是环境毒理学学科的长期而艰巨的任务。

5

环境毒理学专著与期刊

5.1 环境毒理学专著

20世纪70年代的环境毒理学专著

1972年,Matsumuro 和 Fumio 等将1971年美国和日本科学家在日本联合举办的"杀虫剂环境毒理学研究学术交流会议"上发表的杀虫剂对人和动物等的环境毒理学效应方面的论文编辑为《杀虫剂环境毒理学》(*Environmental Toxicology of Pesticides*)论文集[1]。

1977年,美国罗伯特·L. 拉德[2]著的《环境毒理学:信息资料》(*Environmental Toxicology: A Guide to Information Sources*)一书由美国 Michigan: Gale Research Co. 出版,266页,是最早的环境毒理学专著(图47)。作者把环境毒理学有关的文献分为四大部分16个方面,收集了书籍、期刊、论文名录共1023条,内容广泛,涉及杀虫剂对环境的污染及对动物、植物和人体健康的危害。该书实际上只是对有关期刊和文献进行了分类和评价。

20世纪80年代的环境毒理学专著与教材

从20世纪80年代开始,系统的环境毒理学专著陆续问世。

1980年,英国爱丁堡赫瑞瓦特(Heriot-Watt)大学酿造和生物科学系教授达夫斯(John H. Duffus)出版《环境毒

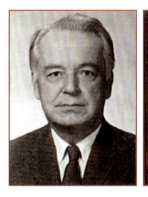
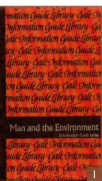
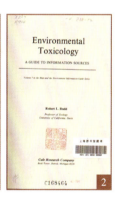

图47 罗伯特·L. 拉德编著的《环境毒理学:信息资料》(1. 封面;2. 扉页,Michigan: Gale Research Co. 出版,1977)

---

[1] MATSUMURO, FUMIO, et al. Environmental toxicology of pesticides. New York: Academic Press, 1972.
[2] 罗伯特·L. 拉德(Robert L. Rudd),加利福尼亚大学动物学教授,1921年生于美国洛杉矶,1953年在加利福尼亚大学伯克利分校获得动物学博士学位,1942年参加空军成为一名飞行员,在此期间去过澳大利亚、印度尼西亚、菲律宾等国家。他的兴趣主要在生态学和进化论方面。但是,1952年他开始致力于研究人造化学物对野生生物和生态系统的影响。他发表了60多篇文献,其中最有影响的是1964年发表的《杀虫剂和生存前景》(*Pesticides and the Living Landscape*)。他是美国多种组织和政府部门的顾问。

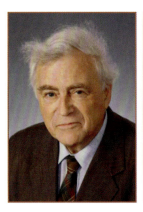 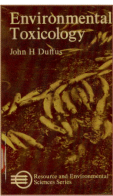

图48 达夫斯著《环境毒理学》

理学》（*Environmental Toxicology*）专著（图48），由伦敦爱德华·阿诺德出版公司（Edward Arnold 〔Publishers〕 Ltd.）出版。他认为环境毒理学是研究存在于自然和人为环境中有毒物质的效应。环境毒理学的主要任务是客观地评价这些物质的存在所产生的危险性，从而防止这些物质达到有害水平时的损害作用的发生。全书包括九个部分：毒性的评估、动物对有毒物质的代谢、植物对有毒物质的代谢、微生物对有毒物质的释放、杀虫剂和除草剂、有毒金属、大气中的毒物、汽油和放射性核素、环境危险度评估等。

1980年，雷金德·S. 贝特钠加（Rajendra S. Bhatnagar）[①]主编的《环境毒性的分子基础》（*Molecular Basis of Environmental Toxicity*）专著（图49），由美国密歇根州安·阿尔伯科学出版社（Ann Arbor Science Publishers, Inc.）出版。该书是一本早期的环境生物化学毒理学专著，由多位专家参加写成。该书的出版标志着环境毒理学学科由研究环境污染物对健康的毒理学效应，向探讨毒性作用的生物化学机制方向深入。全书分为四个部分，阐述了环境污染物的自由基机制、环境污染物的细胞和亚细胞损伤机制、环境致癌物的分子机制、金属毒性的分子基础、环境污染物对大分子（酶、胶原质、肺弹性组织）结构的效应，以及在环境毒性相关分子机制中存在的问题。在32年后的今天，作者们论述的很多理论和概念仍然是正确的。

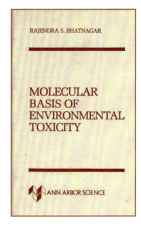

图49 雷金德·S. 贝特钠加主编的《环境毒性的分子基础》

1986年，山西大学环境保护科学系(现为"环境与资源学院")在中国率先为环境科学专业本科生开设环境毒理学课程，由孟紫强主讲并编著教材《环境毒理学基础》（第183页图50）。

20世纪90年代以来的环境毒理学专著与教材

20世纪90年代开始，环境毒理学学科建设日臻成熟和完善，涌现出大量知识体系完善的专著和教材，但在环境毒理学

---

① 雷金德·S. 贝特钠加（Rajendra S. Bhatnagar），是美国旧金山加利福尼亚大学牙科学校的生物化学教授。他在杜克大学获得硕士和博士学位，在印度坎普尔的D.V.A.学院阿格拉（Agra）大学获得化学学士学位。他的博士后工作是在宾夕法尼亚大学医学院、Hines V.A.医院和西北大学医学院进行的。曾获得1969—1973美国国家健康研究所事业发展奖。美国纽约科学院院士，美国化学研究所研究员。

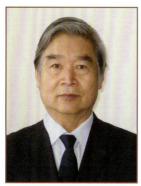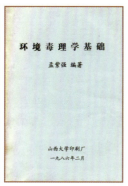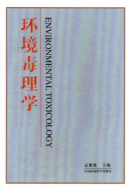

图50 孟紫强及其编著的《环境毒理学基础》教材（1986）（中）以及主编的《环境毒理学》专著（中国环境科学出版社，2000）（右）

研究范畴上仍然存在不同见解。

1994年，考克汉姆（Lorris G. Cockerham）和谢恩（Barbara S. Shane）主编的《基础环境毒理学》专著由CRC Press出版（图51）。该书对环境毒理学提供了一个全面、系统的介绍，论述了许多污染物对人、动物和环境的效应；向读者介绍毒理学和生态毒理学的基本原理、不同类型毒物的效应，以及毒物如何对不同环境产生影响；讨论了环境健康、职业健康、污染物的测定和风险评估。作者在前言中指出：该书对风险评估和风险管理者、对毒理学者、公共卫生管理者、环境工程师以及学生均可以作为环境毒理学课程教材。但是，该书把环境毒理学和生态毒理学的概念混为一体。

21世纪初出版的环境毒理学专著与教材

2000年，为了适应中国日益增长的环境科学本科生和研究生教学的需要，满足环境科学科研人员对环境毒理学和生态毒理学研究的需要，孟紫强主编的《环境毒理学》专著出版（图50）（中国环境科学出版社，2000）。该书共四篇24章。第一篇共四章，为环境毒理学基础理论，对环境化学物的吸收、分布、转化、排泄及化学物致突变、致畸变、致癌变的基础理论进行了论述；第二篇共九章，论述环境不同污染物（因子）的毒性，包括重金属、石油、溶剂、农药、卤代芳烃、电离和电磁辐射、生物毒素及环境致癌物等；第三篇共六章，论述了大气污染毒理学、土壤毒理学、水环境毒理学、职业毒理学、河口生态毒理学、野生生物毒理学等六个分支学科；第四篇共五章，为环境毒理学基本方法，如环境流行病学方法、环境化学和毒理学研究技术、环境化学物的危险度评价及生态风险评价等。

2001年，Ming-Ho Yu[①]编著的《环境毒理学：环境毒物对生命系统的影响》（*Environmental Toxicology: Impacts of En-*

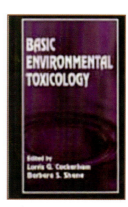

图51 考克汉姆和谢恩主编的《基础环境毒理学》（1994）

---

① Ming-Ho Yu博士，美国西华盛顿大学教授，主要研究：环境污染与健康、环境的氟化物和金属的生物效应、生化毒理学及植物毒理学。

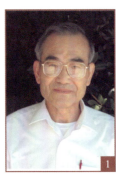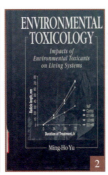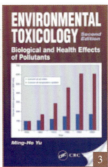

图 52 Ming-Ho Yu 及其《环境毒理学》著作（2.《环境毒理学：环境毒物对生命系统的影响》，2001；3.《环境毒理学：污染物的生物和健康效应》，2005）

vironmental Toxicants on Living Systems）专著（图 52），由纽约 Lewis Publishers 出版。该书认为：环境毒理学研究环境毒物对生命系统的影响。全书分为 15 章：绪论，环境变化与健康，毒物事件，毒物的损伤过程与作用，影响外来化合物作用的因素，环境化学物的代谢，对毒物的防护反应，空气污染——无机气体，空气污染——颗粒物，环境中的氟，挥发性有机化合物，环境中的金属（Pb、Hg、Cd、Ni、As），杀虫剂与相关材料，致突变污染物，环境癌。

2005 年，Ming-Ho Yu 又写出了《环境毒理学：污染物的生物和健康效应》（Environmental Toxicology：Biological and Health Effects of Pollutants）这一专著，论述污染物的生物效应和健康效应。强调人类活动和环境的关系、疾病的改变模式与环境的相关变化，探讨发展中的经济与污染相关的健康问题。该书论述了空气污染物、挥发性有机污染物、氟化物、环境金属、杀虫剂和其他毒物，例如多氯联苯和二噁英等的危害过程、代谢（生物转化）及影响毒性作用的环境、生物和营养因素。最后一章为生态风险评估及其在政策和法规制定中的作用。

2002 年，赖特（David A. Wright）[①]和韦尔伯恩（Pamela Welbourn）著《环境毒理学》（Environmental Toxicology）专

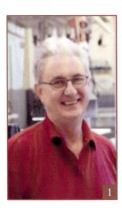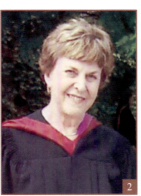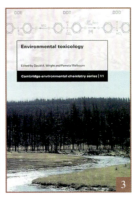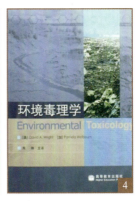

图 53 赖特和韦尔伯恩及其《环境毒理学》著作（1. 赖特；2. 韦尔伯恩；3.《环境毒理学》2002；4. 朱琳主译的中译本）

---

① 赖特（David A. Wright），是美国马里兰大学环境科学中心教授。韦尔伯恩（Pamela Welbourn），是加拿大女王大学和多伦多大学环境科学、环境化学、环境毒理学方面的教授。从 20 世纪 70 年代他们就开始从事环境毒理学和生态毒理学领域的研究工作。

著，由剑桥大学出版社出版（第184页图53）。作者认为，环境毒理学与生态毒理学是同一学科的两种名称，现代环境毒理学既包含经典毒理学又包含生态毒理学。作者介绍说：该书是一个涉及广泛的、概论性的环境毒理学教科书，内容包括从分子水平到生态系统水平的各个方面。书中第一部分介绍基本概念、方法和技术；第二部分描述个别物质或一组物质的环境毒理学；第三部分对前述的概念、方法和毒物进行综合性论述；第四部分由风险评估、修复和调节毒理学等章组成。每章均有全面的参考文献和扩展性读物、个案研究和学生练习。2007年，朱琳将该书译为中文，由高等教育出版社出版。

2003年，孟紫强主编《环境毒理学基础》，作为中国教育部审批的普通高等教育"十五"国家级规划教材，同时出版相配套的电子教案，供普通高等学校环境类专业本科生学习（图54）。该书共分为四部分16章：第1—6章，主要介绍环境毒理学基础理论，包括环境化学污染物的生物吸收、体内分布、代谢转化及排泄，环境化学污染物的一般毒性、特殊毒性（致癌变、致畸变及致突变作用），环境化学物危险度和安全评价。第7—9章，论述环境毒理学的主要分支科学——大气环境

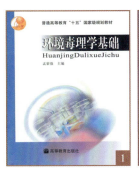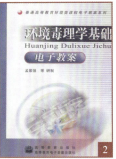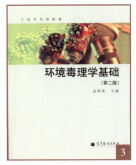

图54 孟紫强主编的国家级规划教材《环境毒理学基础》（北京：高等教育出版社出版。1. 第1版，2003；2. 电子教案，2003；3. 第2版，2009）

毒理学、水环境毒理学及土壤环境毒理学。第10—16章，介绍环境主要污染因素（重金属、石油、溶剂、农药、环境内分泌干扰物、电离和电磁辐射）的毒性作用，最后收录了16个环境毒理学实验，供本科生教学实习和环境毒理学研究选用。2009年，该书第二版出版，增加了对肥料、环境致癌物、光和噪声污染、生物污染等毒性作用的论述，删去了学生实验部分。

2015年，孟紫强主编的《现代环境毒理学》出版（中国环境出版社），全书共四篇37章，主要反映环境毒理学的现代理论和应用研究进展，供研究生、科研和环境评价参考。第一篇共6章，介绍现代环境毒理学的概念和基础理论；第二篇共九章，论述九个环境毒理学分支学科的内容和进展；第三篇共16章，对17类环境污染物（或因素）的毒性及其防护进行阐述；第四篇共6章，介绍环境毒理学主要研究方法和实际应用技术。

5.2 环境毒理学期刊

早期环境毒理学相关期刊见于1962年在纽约创刊的《残留物评论：杀虫剂和其他外来化学物在食物和饲料中的残留》(Residue Reviews: Residues of Pesticide and Other Foreign Chemicals in Foods and Feeds)，该期刊从1987年出版的98卷开始更名为《环境污染与毒理学评论》(Reviews of Environmental Contamination and Toxicology)。1963年美国野生生物联盟创刊《国家野生生物》(National Wildlife)双月刊。1965年美国创刊《环境科学与保健杂志》(Journal of Environmental Science and Health)。1966年纽约创刊《环境污染与毒理学通报》(Bulletin of Environmental Contamination and Toxicology)。

随着环境毒理学研究的蓬勃开展，20世纪70年代，大量新的相关学术期刊创刊，主要有：1970年，《环境研究》(Environmental Research)、《国际环境研究杂志》(International Journal of Environmental Studies)创刊。1972年，《环境健康展望》(Environmental Health Perspectives)、《毒理学与环境化学评论》(Toxicological and Environmental Chemistry Reviews)创刊。1973年，《环境污染与毒理学学报》(Archives of Environmental Contamination and Toxicology)创刊。1974年，《环境健康评论》(Reviews on Environmental Health)创刊。1976年，中国科学院生态环境研究中心主办《环境科学》(月刊)创刊，标志着环境毒理学和生态毒理学在中国起步。

20世纪80年代，国际上创办的环境毒理学期刊主要有《环境毒理学》(Environmental Toxicology)、《环境毒理学和化学》(Environmental Toxicology and Chemistry)、《环境与分子诱变》(Environmental and Molecular Mutagenesis)等19种期刊。中国有《环境与健康杂志》《卫生毒理学杂志》《中国环境科学》和《环境科学学报》等10多种与环境毒理学相关的新期刊创刊。

20世纪90年代，环境毒理学专业有《环境毒理学杂志》(Journal of Environmental Toxicology)、《环境毒理学和药理学》(Environmental Toxicology and Pharmacology)、《暴露科学与环境流行病学杂志》(Journal of Exposure Science and Environmental Epidemiology)等多种新期刊创刊。

6
环境毒理学未来发展趋势和展望

展望未来，环境毒理学将继续保持快速发展的势头，与环境保护和人类可持续发展的需要密切结合，积极吸收和运用相关学科的新理论、新技术，深化基础研究，加强应用研究，重点解决在环境保护和社会发展中遇到的环境与健康方面的问题，探索科技成果转化为环境管理和应用模式，服务于环境和人类保健事业，推动世界环境保护事业深入发展。

加强环境污染物毒性作用与机制的研究

在大气环境毒理学方面，探索大气细颗粒物、超细颗粒物（纳米级颗粒物）的物理、化学特征及其与颗粒物毒性作用的因果关系；探索硫氧化物（SO_x）、氮氧化物（NO_x）、臭氧（O_3）及其他光化学氧化产物的毒性作用规律及其机制；探索大气致癌物如苯并芘的来源、转化、致癌作用及其与其他大气环境污染物的联合致癌作用。

在水环境毒理学研究方面，探索在水环境中藻毒素及其他有毒物质的毒性作用及其机制；探索饮用水氯化有机物及其他有机物种类的毒性作用及其机制；重视海洋环境毒理学研究，以适应海洋资源迅速开发利用的形势。

在土壤环境毒理学研究方面，探索土壤污染治理和修复技术，研究环境污染物通过食物网对人体健康的危害及其机制，以适应无公害绿色农产品生产与开发的需求。

此外，对存在于多种环境（大气、水、土壤等）中的化学污染物如农药、持久性有机污染物、环境内分泌干扰物、有害金属和类金属化合物、抗生素、各种新型应用化学品如纳米材料等污染物的毒性作用及其机制均应深入研究。

重视环境毒理学基础理论研究

开展环境毒理学基本概念和基础理论的研究，推动学科理论发展，重视低剂量环境毒理学或小剂量环境毒理学研究，加强环境—基因—毒性效应—疾病因果关系研究，对于环境毒物的低剂量兴奋效应、阈值等问题进行中长期研究和全面评价，为制定环境污染物健康问题的对策提供科学依据。

在不断深入研究环境化学物对机体各脏器和系统毒性作用的过程中，低剂量环境化学物对靶器官结构和功能影响的研究将成为环境毒理学的主要组成部分，环境靶器官毒理学将作为环境毒理学的分支学科而建立。例如，环境肺（呼吸系统）毒理学、环境神经系统与行为毒理学、环境生殖与内分泌毒理学、环境免疫系统毒理学等。

开展新技术、新方法的研究和应用

在环境毒理学研究技术方面，将在环境污染物毒性作用机制的研究中，鼓励进一步使用分子生物学新技术。应用组学技术和其他高新生物技术研究环境毒理学的基础理论和实际应用方面的问题。此外，将积极探索环境毒理学新的研究技术，包括替代方法和技术，探索环境污染物低水平、长期、慢性暴露对健康影响（特别是"三致"作用）的研究技术，探索大气和水环境纳米颗粒物的采集与分析技术等，为本学科发展提供技术支持。

大力开展环境毒理学试验的替代法研究和应用。迫于动物保护舆论的压力和可行性的考虑，1980年以来，体外毒性试验研究快速发展，兔Draize试验、LD_{50}毒性试验和致癌试验等整体动物试验将逐渐被新的替代法所替代。替代法又称"3R"法，即优化（Refinement）毒性试验的方法、减少（Reduction）受试动物数的方法、取代（Replacement）整体动物试验的方法。

开展环境化学物定量结构-活性关系（QSARs）的研究和应用。由于毒性试验方法要花大量的时间和资金，所以仅靠毒理学试验和测试很难及时达到对日益增加的环境化学物毒性性质或参数的了解。尤其是对于环境化学物致癌作用的确定，需要对啮齿类动物进行终身致癌试验，试验周期很长。但是，采用QSARs方法，根据环境化学物的结构、主要理化特性（或参数）和某些主要生物学活性，则可初步预测环境化学物的潜在毒性或致癌性。QSARs方法的深入研究，尤其是包括多个毒性终点和致癌变、致畸变及致突变的QSARs方法的研究，为对环境多种化学物复合暴露产生联合毒性作用的揭示和危险度评价提供了技术支持。

加强环境毒理学应用研究

环境毒理学的主要应用之一是揭示环境污染物的危害性和把毒理学研究成果转化为环境管理的法规和措施，使政府和大众共同采取行动以保护公众身心健康、维护生态平衡、促进经济发展、推动社会进步。1976年美国国家环保局（Environmental Protection Agency，EPA）首先提出危险度评价系统，1983年美国国家研究委员会（National Research Council，NRC）提出危险度评价程序，分为四个步骤：环境化学物的危害性认定、剂量-反应关系评价、接触水平的评定以及危险度分析。由此可知，环境化学物的危险度评价是环境毒理学的组成部分之一。研究和应用更为科学和实用的危险度评价方法，例如采用基准剂量法（BMD）替代难以准确获得的"观察到的最低有害作用剂量（LOAEL）"和"未观察到有害作用的剂量（NOAEL）"，对环境化学物危险度进行快速而正确的评价，为环境管理及时提供科学依据。

环境毒理学理论和技术在环境公害的预防和治疗方面应当继续发挥重要作用。将继续研究大气细颗粒物、光化学氧化产物、硫氧化物等常见污染物对呼吸与心血管健康危害的预防措施和治疗技术，研究环境致癌物如苯并芘等致癌危害的生物标志物和预防策略，研究环境中汞、铅、砷、镉、铬、锰等金属及其他元素污染物对神经、生殖、免疫及造血等系统危害的防治方法，研究富营养化水体和沿海赤潮中优势藻类产生的藻毒素对消化、免疫等系统危害的防治技术，研究饮用水消毒副产物对健康危害的预防措施。对于环境内分泌干扰物、POPs、农药残留及新型化学材料如纳米颗粒物等的健康危害的防护措施，以及对于突发事件引发的化学物对水体、大气高浓度急性污染所致环境公害的防治对策，都将继续引起高度重视和深入探讨。

研究环境毒理学理论和技术在各行各业中的应用，促使更多的分支学科产生，开拓环境毒理学研究和应用的新领域。

第56卷

生态毒理学史

本卷主编
张全喜
孟紫强

WORLD HISTORY OF POISON
世界毒物全史

卷首语

生态毒理学是研究有毒有害因素对非人类生物及其生态系统的损害作用及其防护的科学,它意味着毒理学走向自然界,研究的视角延伸到整个生物圈中的动物(包括人类)、植物、微生物与环境之间的相互关系。

从 1969 年生态毒理学术语提出至今只有 40 余年的历史。在这期间,许多学科的科学家,特别是毒理学家、生物学家和生态学家,开始从研究工业化学物对工业环境的污染转移到研究化学物对大自然环境的污染,从研究工业化学物对局部工业环境中生物的危害转移到研究化学物对整个大自然环境中所有生物及其生态系统的危害,取得了许多新的研究成果,做出了重要贡献,并发展成为今天的"生态毒理学"新学科。

本卷记述了 1850 年工业革命以来生态毒理学研究的自发进行到现代生态毒理学学科的形成和发展的历史进程;生态毒理学研究方法的改进和重大理论的提出;叙述了典型污染物和全球性污染问题的生态毒理学研究取得的主要成果,并对未来生态毒理学的发展趋势进行了评述。

1 生态毒理学学科发展历程

1.1 生态毒理学的早期研究

历史上对生态毒性影响的最早观测，可以追溯到 19 世纪 50 年代工业革命早期英国对桦尺蛾的工业黑化现象[①]的观察和研究。

1863 年，英国学者彭妮（Penny）和亚当斯（Adams）研究了工业废水中有毒化学物对水生生物的毒性作用，并报道了一些最早的急性水生毒性试验方法[②]。

1874 年，在美国的得克萨斯州和北卡罗来纳州，报道了水禽和环颈雉（Phasianus Colchicus）由于摄入废铅粒而导致死亡的事件。

1887 年，一个早期的报告记述了从德国的一个银铸造厂排放出的砷导致黇鹿（Dama Dama）死亡的事件；另一报告记述了美国得克萨斯州油田附近的硫化氢烟雾导致野生鸟类和哺乳动物的许多物种大量死亡，从而影响生态系统内多个物种的事件。

1912 年，伍德拉夫（Woodruff）使用实验微宇宙研究在枯草浸液中原生动物物种的延续性，他是最早使用实验微宇宙的科学家。

1924 年，英国学者卡彭特（Carpenter）发表了有关铅矿和锌矿中的重金属离子对鱼的毒性作用的重要文章。之后，英国学者琼斯（Jones）于 1939 年将这方面的研究工作进一步扩大，接着有数千篇有关不同金属对多种生物的毒性作用的论文发表。

1930 年 12 月 1 日至 5 日，比利时马斯河谷工业区内 13 个工厂排放的大量烟雾弥漫在河谷上空无法扩散，这些有毒烟雾使河谷工业区周围许多动物纷纷死去，造成严重的生态毒性灾害。这就是著名的比利时马斯河谷烟雾事件，是 20 世纪最早记录下的大气污染事件。

1937 年，美国学者埃利斯（Ellis）进行了一些最早的用大型溞（Daphnia magna）作为评估溪流污染的一个物种的研究[③]。之后，美国学者安德森（Anderson）于 1944 年用大型溞进行毒理学实验，并确定了标准化程序。在这段时期生物学家逐渐意识到化学分析不能测量毒性，只能预测。

1945 年，美国学者哈特（Hart）等对工业废弃物、化学物对淡水鱼的毒性作用进行了评估，其评估方法被美国测试和材

---

① 工业黑化现象，指 19 世纪工业革命以来，由于工业黑烟及污染，白色或浅色体色个体的被捕食概率增高，导致黑化型个体频率增加的现象。1848 年，英国曼彻斯特首先发现了黑色的桦尺蛾。
② PENNY C, ADAMS C. Fourth report of the royal commission on pollution in Scotland. London, 1863, 2: 377.
③ ELLIS M M. Bulletin of the U.S. Bureau of Fisheries. 1937, 48: 365.

料协会（American Society for Testing and Materials）采用，作为评估化学物的一种标准方法。

1951年，美国学者道多罗夫（Doudoroff）等提倡使用鱼类的毒理学试验来评估流出物的毒性并且支持标准方法的发展。他们使用鱼类作为反应物来试验流出物对水生生物的影响。他们的论文提出了第一个标准程序，被收录到《水和废水检测标准方法》中。1972年美国环境保护局（EPA）赞助编写了一个题为《鱼类和无脊椎动物急性毒性实验》的标准方法的文件，在全世界广泛使用。

20世纪50年代，日本熊本县水俣湾发生的"水俣病"（Minamata Disease）事件，是最早出现的由于工业废水排放污染造成公害病的事件，是一个典型的生态毒理学事件。20世纪60年代，滴滴涕被广泛地用于农业生产，用于控制害虫。然而，滴滴涕能够通过食物链不断地富集，使它在食物链顶端生物体内的含量急剧升高，给生态系统带来了严重的生态灾害。研究发现，美洲知更鸟（Turdus Migratorius）数量的显著下降与20世纪50年代初用滴滴涕喷洒控制荷兰榆树病（Dutch Elm Disease）有关。人们发现，秃头鹰（Haliaetus Leucocephalus）、鱼鹰（Pandion Haliaetus）、棕色鹈鹕（Pelecanus Occidentalis）的生态系统和以鱼为食的哺乳动物的种群处于危险之中。

1962年，美国海洋生物学家蕾切尔·卡逊[1]出版《寂静的春天》（Silent Spring）[2]一书，描述了使用化学农药给生态环境带来的严重后果，加深了人们对化学农药的全面认识，人们开始全面审视化学农药的功与过、利与弊。在此之前，人们看到的是科学给人类带来的好处，而卡逊为公众揭示了科学的负面效应，告知大家诸如滴滴涕和其他一些化学物质的使用虽然增加了农业产量，但却污染了我们的湖泊、河流和海洋，同时也毒害着我们自己。自这本"环保经典"问世以后，人类的进步不再单纯以农作物产量和杀虫的效力来衡量。这部书使人们意识到，环境污染不仅使生物个体受到毒害作用，而且最终会使整个生态系统受到毒害，从而破坏生态系统的平衡。

1966年，美国学者艾格勒（Frank Egler）对杀虫剂在生态系统中的危害作用的相关研究进行了综述，指出杀虫剂对生态系统的毒性作用非常大。

1967年，英国学者拉特克利夫（Ratcliffe）最先发现滴滴伊可使鸟类蛋壳变薄、繁殖成功率下降，游隼（Peregrine Falcons, Falco Peregrinus）和其他鸟类数量的下降与滴滴涕的代谢物滴滴伊有关[3]。

---

[1] 蕾切尔·卡逊（Rachel Carson, 1907—1964），美国生物学家。诞生于美国宾夕法尼亚州匹兹堡市泉溪镇。1929年毕业于宾夕法尼亚女子学院，进入伍兹霍尔海洋生物实验室学习。1932年在约翰·霍普金斯大学获得动物学硕士学位。1964年，因患乳腺癌而逝世，时年57岁。1980年美国政府追授她美国对普通公民的最高荣誉——"总统自由奖章"。

[2]《寂静的春天》，1962年由美国波士顿的Houghton Mifflin公司出版。该书的出版对生态毒理学的诞生有极大的促进作用。在1992年，该书被美国人推选为近50年来最有影响力的著作。

[3] RATCLIFFE D A. Decrease in eggshell weight in certain birds of prey. Nature, 1967, 215: 208.

1.2 生态毒理学的诞生与形成

1969年6月，在瑞典首都斯德哥尔摩召开的由科学联合会国际理事会（ICSU）的一个特设委员会组织的一次会议上，法国科学家勒内·萨豪特[①]在报告中第一次提出"生态毒理学"（Ecotoxicology）这一术语。萨豪特的报告产生了深远的影响，这不仅标志生态毒理学的诞生，而且也使萨豪特成为生态毒理学学科的奠基人之一，从此生态毒理学成为一门独立的学科。

1969年，科学联合会国际理事会（ICSU）的环境问题科学委员会（SCOPE）[②]成立后，由萨豪特组织了一个生态毒理学研究组。从此，生态毒理学这一新学科的出现引起了国际学术界的广泛关注。

1977年，《生态毒理学与环境安全》（Ecotoxicology and Environmental Safety）期刊在欧洲创刊，萨豪特发表了题为《生态毒理学：目的，原理和展望》（Ecotoxicology: Objectives, Principles and Perspectives）[③]的论文。该论文详细地介绍了生态毒理学这一新兴学科的研究目的和研究内容，并对该学科的发展提出了展望。同年，法国科学家弗朗索瓦·拉马达[④]的第一部生态毒理学专著《生态毒理学》问世（巴黎Masson公司出版）。这些学术事件标志着生态毒理学学科于1977年正式形成。

1.3 生态毒理学的发展

20世纪70年代，一些至关重要的生态毒理学问题摆在了世人面前，这些问题的出现促使生态毒理学这一新学科快速发展。

生态毒理学研究领域不断拓展

1974年5月，在加拿大魁北克举行了北大西洋公约科学委员会生态毒理学学术会议，着重讨论了重金属和有机卤素化合物的毒性效应。

1975年，作为联合国环境规划署（UNEP）一部分的全球环境监测系统（Global Environmental Monitoring System,

---

① 勒内·萨豪特（René Truhaut，1909—1994），法国毒理学家，法国巴黎第五大学（勒内·笛卡尔大学）制药和生物科学学院的毒物学研究中心研究人员。

② 环境问题科学委员会（SCOPE），于1969年在科学联合会国际理事会（ICSU）第10次执行委员会上成立。现在的成员包括38个国家的科学院和研究理事会，以及22个国际科学协会，秘书处设在巴黎。

③ TRUHAUT R. Ecotoxicology: objectives, principies and perspectives. Ecotoxicology and Environmental Safety, 1977（1），151-173.

④ 弗朗索瓦·拉马达（Francois Ramade，1934— ），教授，欧洲生态毒理学的先锋之一。法国国家自然保护协会的前任会长。著有《生态毒理学》《自然资源生态学》《精确生态毒物学》《生态与环境科学百科词典》和《生态毒理学：基础与应用》。

GEMS）正式成立，其主要目标是对生态系统的安全进行评价，以提供一个更好的全球灾难预警系统。

在联合国教科文组织（UNESCO）开展的"人类和生物圈"（Man and Biosphere，MAB）的14个项目中，有两项属于生态毒理学研究。

1983年，中国学者吴玉霖等研究发现藻类对重金属具有较强的富集作用，软体动物特别是贝类易在体内累积各种污染物[1]。

1987年，山西大学孟紫强教授编著《生态毒理学》教材（由山西大学印刷厂印发）（图55），并于1988年在中国首次为植物学硕士研究生开设"生态毒理学"课程[2]。

1988年，在丹麦的哥本哈根举行了第一届欧洲生态毒理学学术研讨会，并一直延续至今。

1989年，美国学者约翰·凯恩斯[3]（图56）在《环境与毒理化学杂志》（Environmental and Toxicological Chemistry）发表论文，将生态毒理学定义为研究任何生态系统中的一个或多个因素的毒性试验的科学。

20世纪90年代以来生态毒理学得到快速发展，研究重点集中在微量毒物的长期效应、生态系统健康和生态风险评价三个方向。

1992年，《生态毒理学》（Ecotoxicology）杂志由德国施普林格（Springer Link）公司出版发行。

2003年，荷兰的范·斯特拉伦（Van Strallen）发表论文，认为生态毒理学已经变为胁迫生态学。

生态毒理学社团组织兴起

1972年，"国际生态毒理学和环境安全学会"（International Society of Ecotoxicology and Environmental Safety，SECOTOX）在欧洲成立，成员包括欧洲、远东和北美

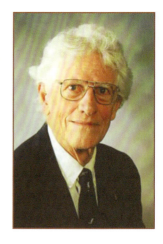

图56 约翰·凯恩斯

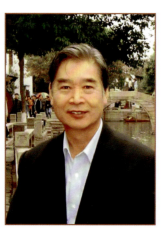 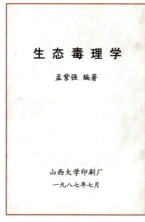

图55 孟紫强与《生态毒理学》教材

---

[1] 吴玉霖，等. 海洋与湖沼. 1983，14（1）：30.

[2] 孟紫强（1939— ），山西大学教授，博士生导师，《生态毒理学报》编委，长期从事生态毒理学和环境毒理学教学和科研工作。

[3] 约翰·凯恩斯（John Cairns，1923— ），美国弗吉尼亚理工学院和弗吉尼亚州布莱克斯堡州立大学生物系环境生物学名誉教授，美国环境保护局的咨询专家，从事生态毒理学、生态修复和原生动物动力学研究和教学。

等国。学会成立后，多次举行与生态毒理学相关的学术研讨会。1989 年，在爱尔兰首都都柏林举行了首次以"生态毒理学"为主题的国际会议。1990 年和 1991 年，分别在德国的慕尼黑和法国的拉罗切利举行了以"生态毒理学"为主题的国际会议。1998 年 9 月 21 日至 26 日，在中国湖北省武汉市召开了国际生态毒理学与环境安全学会第一届亚洲会议。

1978 年，欧洲化学品生态毒理学和毒理学中心（ECETOC）成立，开展生态毒理学方面的研究、评估、评价并出版评论性刊物。

1979 年，北美成立了"国际环境毒理和化学学会"（The Society of Environmental Toxicology and Chemistry, SETAC），其成员和机构常年致力于环境问题的研究、分析和解决等，以实现环境的可持续发展和保护生态系统的整体性。

1995 年 11 月 15 日至 17 日，中国毒理学会成立生态毒理专业委员会并召开了第一届全国性学术研讨会，进行生态安全评价等方面的学术交流。2008 年，该专业委员会更名为环境与生态毒理学专业委员会，并召开成立大会与第一届全国学术研讨会。

2006 年，中国科学院生态环境研究中心主办的《生态毒理学报》创刊，为中国生态毒理学研究提供交流平台。2014 年 4 月 23 日至 26 日，该学报编辑部与其他研究单位联合组织召开第一届全国生态毒理学学术研讨会，有 400 余名科研人员参加会议，促进了中国生态毒理学的发展。

2

生态毒理学研究方法的发展

2.1 常规毒性试验的完善

急性毒性试验

使用急性毒性试验研究化学物对生物的危害已有 100 多年的历史。

1863 年,英国学者彭妮(Penny)和亚当斯(Adams)研究了工业废水中有毒化学物对水生生物的毒性作用,报道了一些最早的急性水生生物毒性试验方法。

1937 年,美国学者埃利斯(Ellis)最早用大型溞(Daphnia Magna)作为评估溪流污染物种的研究。

1972 年,美国环境保护局(EPA)编写题为《鱼类和无脊椎动物急性毒性试验》的标准方法的文件。这个文件是随后水生试验标准化发展的先驱并被全世界广泛使用。

1986 年,中国环境监测总站等编写的《环境监测技术规范》中有藻类急性毒性试验的具体方法。

植物急性毒性试验是当生态系统受到污染后,利用植物对污染的生态反应和生理生化反应"信号",来评定生态系统被污染和受到毒害的状况。采用什么指标表示污染的质和量,目前仍需进一步研究。

蚯蚓急性毒性试验的目标是评价环境化学物对土壤动物的急性伤害。常用的蚯蚓品种是赤子爱胜蚓(Eisenia Foetida),因其生活周期短,繁殖能力强,易于饲养,已被作为土壤环境污染物生态毒理诊断的试验用物种。

亚慢性和慢性毒性试验

20 世纪 50 年代,为了把化学物质对水生生物急性毒性和慢性毒性联系起来,应用因子(AF)的概念出现了,即 AF 用半数致死浓度(LC_{50})除最大可接受毒物浓度(MATC)的极限——其最低限是不产生影响的最高浓度(NOEC)和最高限是产生影响的最低浓度(LOEC)来计算。

直到 20 世纪 60 年代中期,慢性试验的方法才开始发展,第一个完整生命周期的慢性毒性试验(使用黑头呆鱼)才出现。

人们早就认识到必须把毒性试验测试方法标准化,以便对测试结果加以比较。过去几十年,一些国家和国际组织已建立了大量的生物测试标准方法,例如,美国实验和材料学会、经济合作发展组织、美国国家环保局等。

中国近年来也颁布了一些标准化的生物测试方法,如 1991 年 9 月 14 日颁布,于 1992 年 8 月 1 日开始实施的《水质物质对溞类(大型溞)急性毒性测定方法》(GB/T13266—91)和《水质物质对淡水鱼(斑马鱼)急性毒性测定方法》(GB/T13267—91)。

2.2 细胞及分子生态毒理方法

20世纪60年代，细胞毒理学提供了一大批生物检测方法，用以确认污染物产生的生物影响，如各种营养水平的生物毒性试验和遗传毒性试验。

20世纪80年代起，分子生物学的兴起，细胞毒理学的研究手段发生了革命性的变化，开始认识到污染物对细胞水平和亚细胞水平的损伤有很多是源于遗传基因的变化或损伤。

进入20世纪90年代后，基因定位、切割、DNA重组等一系列的基因工程技术在生态毒理学中的应用与日俱增。

多聚酶链式反应—单链构象多态性分析法（PCR-SSCP）

1984年，诺埃米（Noemi）等发现，含点突变的DNA小片段与相应正常的DNA小片段在中性聚丙烯酰胺凝胶中的单链电泳迁移率明显不同。这一工作为基因突变的检测提供了一条全新的思路。

1992年，马伊诺（Maino）等将该项技术引入化学致癌分子机制的研究领域，在化学致癌剂诱变的小鼠鳞状癌细胞中检出了特异性的 $H\text{-}ras$ 基因第13位密码子的点突变。

荧光原位杂交技术（FISH）

原位杂交技术由高尔（Gall）和约翰（John）两个小组于1969年发明，是利用放射性核素标记探针的一种检测染色体畸变的方法。

20世纪80年代，荧光原位杂交技术（FISH）被确立，它是在原位杂交基础上建立起来的一种高度灵敏、特异性好以及分辨率强的染色体和基因分析技术，可用于染色体识别、基因定位和基因诊断、染色体结构畸变和数目改变分析。

20世纪90年代，发展起来的多色FISH技术，可在同一细胞核或中期染色体中显示不同的染色，从而可同时检测两种以上DNA的三维结构，制备出染色体的光谱核型，使全染色体的自动分析得以实现。

微型生物检测技术（MBT）

建立快速的化学毒性筛选方法是各国共同努力的目标。20世纪70年代是MBT的形成阶段，多水平的MBT相继开发成功，物种从微生物到浮游动物。1979年，Microtox诞生，是广泛应用的第一个MBT类型。

20世纪80年代，MBT开始进入法律、法规及各类环境污染控制计划中，在危害物的评价中开始发挥作用。

20世纪90年代是MBT高速发展的时代，一方面是新的MBT方法层出不穷；另一方面是MBT被各发达国家认可，进入广泛应用的阶段。MBT不仅可用于水相污染鉴别，而且还可用于固相和气相污染鉴别。特别是欧洲议会下属的欧洲替代方法审核中心（ECVAN）的报告确立了MBT在毒物控制中的地位。第三代MBTs，如荧光素的基因的融合，启动子报告基因的污染效应应用，使快速、灵敏的污染检测成为可能[1]。

自此，MBT 在欧美已进入法律程序并在化学品毒性控制中起着主要的作用。

DNA 损伤试验

单细胞凝胶电泳技术

1978 年，哈纳沃特（Hanawalt）等最先提出单细胞 DNA 损伤的定量测定方法——单细胞凝胶电泳技术（Single Cell Gel Electrophoresis，SCGE）。该技术能检测细胞群中 DNA 损伤与修复在细胞间的差异。

1984 年，奥斯特林（Ostling）等应用中性凝胶电泳技术使检出灵敏度得到进一步提高。

1988 年，辛格（Singh）等提出的碱性电泳技术更加优越，用溴化乙锭（EB）染色能显示遇碱不稳定位点和明显 DNA 片段。每个受损细胞在电泳时，其 DNA 从核中向阳极伸展，形成一个亮光头部和尾部，形似彗星，故又名彗星试验[2]。

1990 年，奥利夫（Olive）等报道，断裂 DNA 数目变化四倍时，其尾长仅变化 21%，而尾中荧光强度几乎增加一倍。现在 SCGE 分析指标中就有以 Olive 命名的 Olive 尾矩。

1995 年，孟紫强在应用放射性同位素标记方法和碱解旋速率法研究 γ 射线对在体外培养的哺乳类细胞 DNA 合成、损伤和修复的基础上，进行不同试验条件对 SCGE 技术灵敏度影响的研究，同时也证明了 SCGE 是测定氯化镉、过氧化氢或 γ 射线引起 DNA 损伤的灵敏方法。

RAPD 技术

1985 年，杰弗里（Jeffrey）等第一次在人类基因组中发现高变的小卫星区域，奠定了 DNA 指纹技术的基础。

1985 年，莫里斯（Mullis）发明了聚合酶链式反应技术（PCR），该技术的建立使得环境污染物对生物体中某个特定基因的检测与研究成为可能。

20 世纪 90 年代，随着 PCR 技术的广泛应用，DNA 的多态性可通过体外克隆方法快速、高效、灵敏地检测出来。在 PCR 技术基础上发展起来的检测 DNA 多态性的分子标记技术，也称为 DNA 指纹技术。其中应用最多的是随机扩增多态性技术（Random Amplified Polymorphic DNA，RAPD），这一典型、有效的 DNA 指纹技术，是用基因组 DNA 随机扩增的方法来鉴别 DNA 多态性的。

DNA 加合物的测定

污染物如多环芳烃（PAH）等被生物体吸收后，经过代谢转化为活性的亲电物质。这些亲电化合物能与 DNA 共价结合形成 DNA 加合物，从而引起 DNA 结构的改变。DNA 加合物一旦逃避自身的修复，就可能成为化学致癌、致畸、致突变的最小因子。定量测定 DNA 加合物即可初步判定样品的遗传毒性。

DNA 加合物的测定方法主要有以下三大类：免疫法、荧光法和磷-32-后标记法。磷-32-后标记法是近期较常用的 DNA 加合物的半定量检测方法，他由兰

---

[1] HEIFZERA, WEBB O F, DIGRAZIA P M, et al. Applications of molecular biology in environmental chemistry. Boca Raton: Lewis Publisher, 1995.

[2] SINGH N P, MCCOY M T, SCHNEIDER E L. A simple technique for quantitation of low levels of DNA damage in individual cells. Experimental Cell Research, 1988, 175: 184-191.

德瑞斯（Randerath）于 1981 年建立。1991 年孟紫强应用磷-32-后标记技术研究，发现苯醌和氢醌等化学物可与人血淋巴细胞 DNA 形成加合物。

姐妹染色单体交换试验

每条染色体是由两条染色单体组成的，一条染色体的两个染色单体间 DNA 的互相交换，称姐妹染色单体互换（SCE），它可能与 DNA 断裂和重联相关。

从 1986 年开始，孟紫强研究组在二氧化硫诱发细胞染色体畸变、微核、SCE 和显性致死等方面进行了一系列环境和生态毒理学研究[①]。

基因芯片技术

基因芯片（Gene Chip），又称为 DNA 芯片，也称作 DNA 微阵列（DNA microarray），是生物芯片的一种。

1991 年福多尔（Fodor）以及 1994 年皮斯（Pease）等采用光刻技术，在固相合成载体表面合成高密度的寡核苷酸探针阵列，这种方法合成寡核苷酸芯片具有快速、高效，芯片上的探针密度高等优点。

1998 年，Incyte 公司的微阵列技术结合 Zooseq 数据库中存有的大鼠的基因组序列，推出一种大鼠毒理学微阵列，使研究者能够研究外源性污染物对大鼠基因表达的影响。

1998 年，美国环保局组织专家研讨毒理学芯片的发展策略，并组织力量进行毒理学相关芯片的研究和开发。

2005 年，孟紫强研究组应用 Affymetrix 公司开发的全基因组芯片研究二氧化硫吸入对大鼠肺组织基因组表达谱的影响，发现二氧化硫可引起多种基因表达上调或下调。

2.3 生物致突变效应检测

1975 年，艾姆斯（B. N. Ames）等建立沙门菌回复突变试验，这是一种利用微生物进行基因突变的体外致突变试验法，也称 Ames 试验。目前在致突变试验中占有重要的地位。

20 世纪 80 年代，理查德（Richard）和瑞册尔（Wecher）将发光细菌新变种引入突变检测。其最大的特点是简化了检测过程。

1999 年，赵华清等将微生物回复突变技术大范围地应用于水循环过程的突变物筛选，使环境突变物的迁移研究获得了许多新发现[②]。

染色体畸变试验、微核试验、显性致死突变试验等致突变试验方法也得到很大发展和应用。1986 年，中国国家环保局将蚕豆根尖细胞微核监测技术列入《环境监测技术规范》。

[①] 孟紫强，等. 二氧化硫生物学：毒理学、生理学、病理生理学. 北京：科学出版社，2012.
[②] 赵华清，殷浩文，陈晓倩，等. 发光细菌检测环境污染物中的基因毒性. 应用与环境生物学报，2000，6：577–580.

2.4 生态毒理学方法的发展趋势

常规实验室方法发展趋势

实验室方法的发展趋势主要表现在：

第一，规范化的常规生物试验进一步国际化；

第二，非规范性试验方法正广泛用于新产品开发；

第三，转基因生物已开始应用；

第四，探索建立半体内方法，集中了体内和体外试验的优点，在分子水平同时分析多个毒性终点，不仅与体内观察结果一致，而且可以进行不同种属的比较。

宏观技术与微观技术的融合

要真正解决环境科学中那些难题，生态毒理学这个前沿学科必须有大的突破，这个前提就是把生态毒理学研究从种群和生态系统扩展到细胞和分子水平，即宏观与微观的结合，这不仅是研究理论上的结合，而且是具体方法、技术上的结合。现在人们已经认识到从DNA到生态系统是一个完整的生命系统，分子、细胞、个体、群落、生态系统是一个不可分割、有机联系的整体。生态系统的健康与DNA分子的排列是有一个逐层递推的内在联系，正是在哲学层面上解决了科学的基础理论问题，生态毒理学在最近一些年才有可能如此迅速的发展。

当代生态毒理学的发展显示，生态学方法不能够解决一切环境问题，而新的生物技术在环境治理中具有巨大的潜力，这使人们认识到：如果不在分子毒理学和生态学之间的鸿沟上架起一座桥梁，就无法真正解决我们面对的环境问题。因此，融合是必然的，如生物多样性虽然是一个生态学问题，但近年来分子生物学技术使它在物种保存方面有了重大突破。许多新的微观的技术和方法已经形成和正在形成中，它将使生态毒理学这个前沿学科为环境保护的发展做出重大贡献。

3

生态毒理学重大理论的提出与影响

3.1 模型生态系统的建立和改进

当人们意识到仅使用单物种毒理学实验来预测污染物在种群和生态系统水平上的毒理学作用远远不够时,模型生态系统就被引入到生态毒理学研究中。1887 年,福布斯(Forbes)的著作将微宇宙的概念引入到生态学中。福布斯提出了在毒理学和生态学研究中使用人工系统的基本原理:"在微宇宙内部形成了一个小的世界,所有的自然力都在工作,生活的各个方面都正常进行,但是它的规模如此小,人们很好掌握。"人工系统能够模拟自然界中发生的各种过程,因此完全可以替代自然系统——这种说法是生态毒理学研究使用微宇宙或中宇宙的基本依据。

1912 年和 1928 年,伍德拉夫(Woodruff)和埃迪(Eddy)分别使用实验微宇宙,研究在枯草浸液中原生动物物种的延续性。他们是最早使用实验微宇宙的科学家。

1934 年,高斯(Gause)在玻璃杯微宇宙上进行原生动物竞争的经典实验,从这个实验中得出了竞争排外性数学理论。

1966 年,摩拉(Mulla)等使用复制的人工室外池塘研究以有机磷农药为主要成分的杀幼虫剂对野鸭的影响。

20 世纪 60 年代后期,霍尔(Hall)等在群落结构分析中以及赫尔伯特(Hurlbert)等在杀虫剂研究中使用可重复的池塘以来,模型生态系统的使用在水生毒理学研究中快速增加。

20 世纪 80 年代,人们又建立了比标准化微宇宙更大的一种室外水生微宇宙,称之为中宇宙。中宇宙是规模较大的生态系统模型,结构复杂,功能完善,是自然生态系统的缩影。

20 世纪 80 年代中期,美国环保局采用中宇宙(实验池塘)替代自然系统,其中杀虫剂在生态系统水平的作用可被测定,并将其包括在生态风险评价过程中。

对于微宇宙与中宇宙区别的研究有很大主观性,研究者经常有自己的标准,但主要区别是在大小上。

1980 年,格斯(Giesy)和奥德姆(Odum)将微宇宙定义为人工模拟的自然环境中的一部分,这个系统能够被重复,包括多个营养等级,并且有系统级特性。中宇宙被定义为将某一自然生态系统的一部分围起来,或像池塘、河道、河床等人造结构。

然而,1988 年,凯恩斯(Cairns)提出微宇宙和中宇宙并无区别,因为他们都包括较高级的生物学组织,并且有很高程度的环境现实性。

1990 年,沃谢尔(Voshell)进一步指出中宇宙的大小和复杂性应该能满足自身的可持续,使它们适合用于长期研究。在这方面,它们不同于微宇宙,后者的大小更小,营养级更少,不适合用于长期研究，主要用于实验室研究。

欧洲淡水领域测试研讨会（E-WOFFT）组委会主要根据大小来区别微宇宙和中宇宙，他们将户外静态微宇宙定义为那些水的体积小于 15 立方米的生态系统，中宇宙为水的体积大于 15 立方米的池塘。试验河道河床也根据大小来分类，将长度小于 15 米的定义为微宇宙，大于 15 米的定义为中宇宙。这样的分类对规范术语非常有用。这些区别在对比世界各地进行的研究时也非常有用。

1997 年，殷浩文、赵华清等建立的 SAES-Microcosms 系统[①]在条件控制中实现了自动化，在生态风险评价的研究中发挥了重要作用。在第一个应用实例中成功地预测了野外实地可能发生的生态效应，而且为污染物的消长机制研究提供了大量有效数据。在第二个应用实例中对排放在河道中的酸、碱平衡进行了模拟分析，为确定生态风险概率提供了数据基础[②]。

在近十几年的研究中，模型生态系统几乎用于各种污染物的生态效应研究中，如重金属、农药、有机物的污染、综合性排放物以及生物安全问题等。主要应用领域为：

第一，河流污染的早期报警；
第二，水生生态系统恢复过程研究；
第三，化学品、农药的生态风险评价；
第四，综合性污染物的风险评价；
第五，沉积物生态效应；
第六，生物安全评价。

3.2 化学物生态毒理学性质的评估

对化学物的毒性鉴定，不仅是要识别这些化学物对人类的潜在危害，而且要同时考虑它们对环境和生态的潜在有害影响。

20 世纪 40 年代，人们只是用简单易行的方法来测定已经上市的各种化学物的急性毒性（LD_{50}、EC_{50} 等）。

20 世纪 60 至 70 年代，大量新化学物合成上市，使这方面的测试急剧增加，人们测试了许多化学物的急性毒性。

20 世纪 80 年代早期，开始强调新化学物上市前必须进行毒性测试，毒性研究的范围也从单纯急性毒性测试拓宽到慢性毒性测试和非致死试验终点的各种毒性研究。伴随各种法律、法规对环境毒理学研究要求的不断增多，这几方面一直在不断发展并延续至今。

20 世纪 90 年代初期，人们开始进行一些更为全面和复杂的毒性试验，常用几个种属的非水生或陆栖动物来测定新化学物的急性毒性、慢性毒性和亚致死毒性效应。这一发展阶段的另一个显著特点是分析化学的应用不断增加，用各种分析化学方法分析测定受试物在媒介中的浓度已逐渐成为常规。对于那些过去进行的、没有配以化学分析测定的毒性试验，人们已开

[①] SAES 为上海环境科学研究院的英文缩写，Mircrocosms 可译为"微宇宙"和"微生态"。
[②] 殷浩文. 生态风险评价. 上海：华东理工大学出版社, 2001.

始怀疑这些试验结果的可靠性。

1983年，丹麦乔根森（Jorgensen）的研究中介绍了生态学的方法。生态学的方法主要关注的是在生态系统中受毒物影响的一些过程及这些过程所导致的在生态系统中毒物的分布。生态学的方法基于异速生长原则：生物有机体和环境的相互作用与该有机体的表面积相关，这就是说生物有机体的体积大小与一些重要参数相关，如吸收率、排泄率、生物浓缩系数（又称生物富集系数）及生态放大因子等。这意味着，当知道了一个有机体的上述参数时，就能根据这些参数对其他已知体积大小的生物有机体进行上述参数的估算[1]。

1989年乔根森和1990年莱曼（Lyman）等[2]的研究中详细介绍了化学的方法。化学的方法把重点集中在化学物的性质与其在环境中分布的关系上。化学的方法是根据结构和分子式相似的化学物其化学性质也相似的理论而建立的，被称为定量结构-活性关系（QSAR）研究或结构-活性关系（SAR）研究。目前这种方法仍在发展中，而且分子连接性概念的引入使估计参数的不确定度大为减小。

1990年，乔根森主编的《生态毒理学模型》（*Modelling in Ecotoxicology*）一书出版。该书概述了如何模拟环境中的有毒物质的性质和毒性作用，对可用的参数估计方法进行了介绍，并通过分析案例来说明在实际建模中的困难和不足。

目前，已经出现了大量生态毒理学模型。它们包括许多案例研究的经验，已成为有关有毒物质使用和排放的环境管理决策中不可或缺的一部分。在不久的将来，有助于环境管理的更加成熟的模型会不断出现。

3.3 生态风险评价的发展

20世纪70年代，美国开始进行生态风险评价（Ecological Risk Assessment，ERA）工作的研究。1978年，美国凯恩斯（Cairns）等使用生态风险评价方法评估了化学物对水生生物的毒害作用[3]。1981年，美国橡树岭国家实验室（ORNL）受美国环境保护局（EPA）委托进行的综合燃料的风险评价中提出了一系列针对组织、种群、生态系统水平的生态风险评价方法，并将这些方法类推到人体健康的致癌风险评价中，确定生态风险评价应该估计那些可以明确表述影响的可能性，并强调相应的组织水平，为人体健康风险评价框架的建立奠定了基础。

---

[1] JORGENSEN S E. Modelling the distribution and effect of toxic substances in aquatic ecosystems, in application of ecological modelling in environmental management. Amsterdam：Elsevier，1983.

[2] LYMAN W J, ROSENBLAT D H. Handbook of chemical property estimation methods：emvironmental behavior of organic compounds. Washington D.C：American Chemical Society，1990.

[3] CAIRNS J J, DICKSON K L, MAKI A W. Estimating the hazard of chemical substances to aquatic life, STP 657. Philadelphia: American Society Testing for Testing and Materials，1978.

1986年，美国巴特豪斯（Barnthouse）和苏特（Suter）提出"环境风险"和"生态风险"这两个术语。"环境风险"术语用于描述环境中污染物对人类造成的风险；"生态风险"术语特指对非人类的生物体、种群和生态系统造成的风险。

20世纪80年代，世界上发生了几起震惊于世的特大恶性环境污染事故。1984年印度博帕尔市农药厂异氰酸酯毒气大泄漏，1986年前苏联切尔诺贝利核电站事故，均推动了生态风险评价的研究和开展。

1992年，EPA在广泛征求各方面意见的基础上，首先提出了生态风险评价的框架。对生态风险评价做了定义，即生态风险评价是评估由于一种或多种外界因素导致可能发生或正在发生的不利生态影响的过程。其目的是帮助环境管理部门了解和预测外界生态影响因素和生态后果之间的关系，有利于环境决策的制定。生态风险评价被认为能够用来预测未来的生态不利影响或评估因过去某种因素导致生态变化的可能性。

1993年，美国格伦·苏特（Glenn W. Suter Ⅱ）主编的《生态风险评价》（Ecological Risk Assessment）一书出版[1]。2011年，中国学者尹大强[2]将此书第2版译为中文版。该书提出评估员进行准确评价时所需要的有用的数据、模型和方法，介绍了如何组织和进行生态风险评价，包括确定来源、选择测试终点、描述当地环境的相关特征、评价暴露、评价效应、定性风险及与风险管理者互动。

1994年和1996年，欧洲共同体和加拿大也相继公布了各自的生态危险度评定框架。

1995年，专门刊登生态风险评价方面的期刊《人类和生态风险评价》（Human and Ecological Risk Assessment）杂志创刊。

1995年，中国学者殷浩文提出水环境生态风险评价的程序基本可分为五部分：源分析、受体评价、暴露评价、危害评价和风险表征[3]。

1998年，在经过数年的应用实践之后，美国EPA正式颁布了生态风险评价指导原则。美国EPA对生态风险评价工作有较成熟的方法和数据库，并且做了大量的生态风险评价工作。一般分为以下过程：

第一，制订计划，根据评价内容的性质、生态现状和环境要求提出评价的目标和评价重点；

第二，风险的识别，判断分析可能存在的危害及其范围；

第三，暴露评价和生态影响表征，分析影响因素的特征以及对生态环境中个体要素的影响程度和范围；

第四，风险评价结果表征，对评价过程得出结论，作为环保部门或规划部门的参考，作为生态环境保护决策的依据。

20世纪90年代后期的大尺度（流域或更大尺度）生态风险评价多基于EPA的指导方针。美国橡树岭国家实验室（ORNL）研究组对美国田纳西州克林

---

[1] SUTER G W Ⅱ. Ecological risk assessment. Ann Arbor：Lewis Publishers. 1993.
[2] 尹大强（1962— ），同济大学教授，博士生导师，《生态毒理学报》编委，长期从事环境生物学和生态毒理学科研和教学工作。
[3] 殷浩文. 水环境生态风险评价程序. 上海环境科学，1995，14（11）：11-14.

奇河流域进行了生态风险研究，评价了化学有毒物质对流域中特殊种群的影响，虽然没有开展综合生态风险评价，但此项研究说明流域和大尺度风险研究是可能的。

2000年，澳大利亚和新西兰以及2001年南非也相继公布了各自的生态危险度评定框架。同年，中国张峰论述了生态风险评价的理论和方法[①]。

2007年，中国张路等以有机氯农药和多环芳烃为主要目标化合物，分析了疏浚湖区底泥中典型持久性有机污染物的蓄积规律和对生态的潜在风险。

生态风险评价经历了30多年的发展，评价范围已经扩展到景观和区域尺度，评价内容也更加全面。多风险因子（化学污染、生态事件、人类活动等）、多风险受体、多评价端点成为大尺度风险评价的一个特点。评价过程中注重对复杂生态系统特征的了解，并且将其贯穿于区域生态风险评价的各个环节。景观、区域尺度的风险评价模型框架已经建立。用于大尺度评价的数学方法也已经建立和应用。

3.4 生物标志物的应用

生物标志物的概念最早被用于医学诊断中，作为人类的一种特殊状态或疾病的指示物。20世纪80年代末，生物标志物才逐渐被应用到环境研究中。

1987年，美国国家科学院首先将生物标志物定义为由生物体或样品可测出的、由外来化合物导致的细胞学或生物化学组分或过程以及结构或功能的变化[②]。

1988年，豪斯（Haux）和弗林（Forlin）指出生物标志物应该在生物组织的高层次发生有害的、显著的效应之前就能够被测量出来，可以作为预警工具。虽然非特异性的生物标志物也有价值，但理想的生物标志物应该对单一毒物或者一组毒物有特异性。此外，毒物与生物标志物之间必须存在清晰的浓度-效应关系。

20世纪90年代初期，世界卫生组织把生物标志物的概念规范化，才引发了该领域研究的质的飞跃。在这一时期，有四本书对生物标志物做了较为详细的论述，分别是1990年麦卡锡（McCarthy）和舒加特（Shugart）编写的《环境污染的生物标志物》（*Biomarkers of Environmental Contamination*）、1992年哈格特（Huggett）等编写的《生物标志物：人为胁迫的生化、生理及组织学标志物》（*Biomarker: Biochemical, Physiological and Histological Markers of Anthropogenic Stress*）和皮克奥（Peakall）编写的《作为污染指示物的动物生物标志物》（*Animal Biomarkers as Pollution Indicators*）、1994年弗斯（Fossi）和里昂柔（Leonzio）编写的《脊椎动物中的非破坏性

---

① 孟紫强. 环境毒理学. 北京：中国环境科学出版社，2000：551-563.
② The committee on biological marker of the national council. Environ Health Perspect, 1987, 74: 3-9.

生物标志物》（*Nondestructive Biomarkers in Vertebrates*）。

1992年，美国国家环保局发表了有关生物标志物的报告，报告中将生物标志物概括为：通过机体屏障并进入人类组织或体液的环境污染物或其产生的生物效应。对它们的检测结果可作为生物体暴露、效应及易感性的指示物。

1992年，本森（Benson）和迪圭罗（DiGiulo）认为生物标志物是在生物个体所测得的生物化学、生理学或病理学反应，而这些生物学反应能给出环境污染物的暴露，或由暴露所引起的亚致死效应资料。生物标志物是机体对某种或某些化学物质的生物学反应，可用以衡量化学物质暴露，有时也用以衡量毒性效应。

1995年，迪普兰德（Depledge）等提出生态毒理范畴的生物标志物，认为生物标志物是生物体组织或体液样品中或在个体水平上所能检测到的生化、细胞、生理或行为变化，这种变化可阐明生物体暴露和产生生物效应的信息。简言之，生物标志物是生态毒理学试验的终点，所谓终点，即在生态毒理试验过程中所测得生物体的生物学反应。

1996年，以生物标志物命名的期刊《生物标志物》（*Biomarker*）创刊，主要发表与生物标志物相关的研究论文。

2001年，皮克奥（Peakall）和麦克比（McBee）对哺乳动物暴露于污染物的生物标志物的研究进行了详细介绍。

2009年，斯洛文尼亚的杰麦克（Jemec）等发表论文指出，有关"生物标志物"的论文在1990年到2007年期间增加了大约200倍，2007年发表的论文数约为3000篇。

3.5 生态系统健康理论的扩展

生态系统健康理论的提出缘于20世纪的经济体系在保护自然环境方面的失败，但生态系统恰恰是经济系统的基础。人们不希望人类文明的发展改变生命支持系统的功能、多样性和恢复能力等生态系统固有的特性。高速度的技术应用，过分地利用环境，对生态系统产生了巨大风险。生态系统健康的提法采用了广义的医学模式，它的实质是在系统各个层次上保护和恢复生态学过程的健康。

1941年，美国著名生态学家、土地学家利奥波德（Leopold）就提出了"土地健康（Land Health）"的概念，他认为土地健康是指被人类占领而没有使其功能受到破坏的土地的状况。

1979年，奥德姆（Odum）提出的最初的生态系统健康观把生态系统看作一个有机体（生物），健康的生态系统具有恢复力，保持着内外稳定性（Homeosttasis）[1]。

1985年，萨高夫（Sagoff）列出了人们度量生态系统的三种尺度：技术、审美与心理[2]。

---

[1] ODUM E P, et al. Perturbation theory and the subsidy-stress gradient. Bioscience. 1979, 29 (6): 349-352.

[2] SAGOFF M. Fact and value in ecological science. Environmental Ethics. 1985, 7: 99-116.

1989年，加拿大拉波特（Rapport）首次论述了生态系统健康的内涵。这篇文献成为生态系统健康研究的先导。自此一些与生态系统健康研究相关的国际学会组织，如"国际水生生态系统健康与管理学会""国际生态系统健康学会"先后成立。同时各种以生态系统健康为主题的研讨会相继召开。

1992年，为了适应美国环保局从人体健康转向生态系统健康的政策转变，马里兰大学切萨皮克（Chesapeake）生物实验室教授科斯坦萨（Costanza）等人合作出版了《生态系统健康》（*Ecosystem Health*）一书，系统地提出了生态系统健康理论，并将副标题定为"环境管理的新目标"。科斯坦萨认为生态系统健康的定义可归纳如下：健康是生态内稳定现象，健康是没有疾病，健康是多样的或复杂的，健康是稳定的或可恢复的，健康是有活力或增长的空间的，健康是系统要素间的平衡。他认为生态系统健康的定义应当将以上六个方面结合起来。

1994年，"第一届国际生态系统健康与医学研讨会"在加拿大首都渥太华召开。会议重点讨论并展望了生态系统健康学在地区和全球生态环境管理中的应用问题，同时宣告国际生态系统健康学会(International Society for Ecosystem Health, ISEH)成立，由拉波特担任主席。他领导的ISEH和由他主编的*Ecosystem Health*杂志极大地推动了生态系统健康学的发展。

1996年，徐福留等以这些指标为基础对中国巢湖的富营养化状态及治理后的成效进行了评价，取得良好效果。

1996年召开的"第二届国际生态系统健康学研讨会"认为，生态系统健康学在处理21世纪复杂环境问题的挑战中是最充满希望的。

1996年，一个著名的生态健康项目是加拿大和美国政府联合进行的大湖地区生态系统健康状况的评价。在加拿大，生态系统健康已经成为国际发展研究中心（IDRC）的主要关注热点和研究领域。IDRC实施的一项核心计划是"人类健康的生态系统方法"。在这种背景下，生态系统健康的评价和研究不仅具有重要的应用价值，丰富了现代生态学的内容，并为生态学的发展注入了新的活力。生态系统健康研究在自然科学、社会科学和健康科学之间架起了一座桥梁，为环境问题的解决带来了新的希望。

1998年，科斯坦萨从系统可持续性能力的角度，提出了描述系统状态的三个指标：活力、组织和恢复力及其综合评价。

1999年8月，"国际生态系统健康大会——生态系统健康的管理"在美国加利福尼亚州召开。随着理论研究的深入，其他一些国家也开始生态系统健康评价的实践工作。

1999年，拉波特等将生态系统健康的概念总结为：以符合适宜的目标为标准来定义的一个生态系统的状态、条件或表现。即生态系统健康应该包含两方面内涵：满足人类社会合理要求的能力和生态系统本身自我维持与更新的能力。因此，生态系统健康的概念已不单纯是一个生态学的定义，而是一个将生态、社会经济、人类健康三个领域整合在一起的综合性定义。

2002年，中国学者崔保山等以三江平原挠力河流域为例建立了湿地生态系统健康评价的理论与方法，并以其二级支流为评价单元，对其评价结果进行可分级排序，有一定的理论和实践价值。

2009年,孟紫强在其主编的《生态毒理学》中提出"农业医学"和"农业卫生学"学科,提出"环境污染物的生物富集是生态毒理学的基本法则"和"食物链也是毒物链"的概念。在生态系统中,人类实际上就是食物链的终端和顶端。通过生物富集,环境污染物对人类的食物链或食物网已构成严重威胁。为此,他提出推广农业医学和农业卫生学技术,把"农、林、牧、副、渔"生产活动纳入"医学"和"卫生学"轨道,从而为维护农业生态系统健康提出了具体的方向和对策。

4

典型污染物的生态毒理学

4.1 滴滴涕

1874年，奥地利化学家蔡德勒（Othmar Zeidler）首先合成滴滴涕（DDT）有机氯化合物。1939年，瑞士科学家穆勒（Paul Müller）发现滴滴涕有优异的杀虫特性，并因此获得了1948年的诺贝尔生理学或医学奖。当时，滴滴涕被赞誉为根绝由害虫导致的传染性疾病和帮助农民战胜田间虫害的万灵之药。1940年，瑞士的嘉基公司成功地开发了滴滴涕杀虫剂产品，从此滴滴涕在20世纪五六十年代被广泛应用于农业生产和控制害虫。

20世纪60年代末期，几乎在所有地球上的生物体内，都可以找到相当数量的滴滴涕残留物，甚至生活在南极的企鹅和海豹的体内都有滴滴涕的残留物，据估计，自然环境中已积存了4.5亿千克的滴滴涕。

1967年，英国科学家拉特克里夫（Ratcliffe）最先发现蛋壳变薄、繁殖成功率下降、游隼（Peregrine Falcons, Falco Peregrinus）和其他鸟类数量下降。用鸟类进行的实验研究证明，滴滴伊是引起蛋壳变薄和繁殖率下降的主要原因。在滴滴涕的代谢物中，滴滴伊的残留量最大，而且在环境样品中被检出也是最多的，尤其在较高营养等级的动物中。

1973年，皮尔奥（Pealall）等的研究表明，蛋壳变薄主要是由于滴滴伊抑制了蛋壳腺黏膜上的前列腺素合成酶而引起的。

随后在20世纪70年代的其他研究表明，全世界有18种野生鸟类的蛋壳由于受到滴滴伊污染而变薄。

滴滴涕主要被植物根系吸收，也有部分由于喷洒药物等原因从叶片上吸进，它随水溶液输入导管再输送到植株各部分。昆虫吃了含有滴滴涕的植物后，体内的滴滴涕含量进一步增加。鸟类因为吃昆虫而在它们体内富集了大量的滴滴涕，导致它们死亡或者不能繁殖，尤其是处在食物链顶端的老鹰数量急剧下降。研究表明，滴滴涕通过呼吸道、体表、食物链进入动物体内，再经血液输送到各组织中，高等动物体内的滴滴涕相当大的部分是来自食物链积累。滴滴涕在水生环境食物链中的富集过程见图57。

1972年，美国环保局宣告滴滴涕在农业方面已被全面禁用。但是此时美国境内总滴滴涕的累计使用量已达6.1亿千克，另有数亿千克外销。1970年，瑞典、美国、加拿大已经停止生产和使用滴滴涕，其他国家也陆续停止了生产。

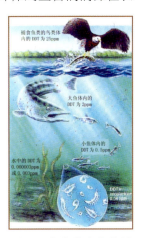

图57 滴滴涕在食物链中的富集

4.2 石油

在 20 世纪早期，当大量的石油通过海洋运输时，石油泄漏对环境的影响就引起了人们的极大关注。第一次世界大战导致大量的原油泄漏，对海鸟的毒害作用非常显著。随后，由于世界经济从煤炭转向石油，以及第二次世界大战的爆发，极大地增加了石油对海洋生物的影响。

1967 年，英格兰海岸外托利峡谷的沉船事件引起了全世界对大量石油泄漏破坏海洋环境的关注。

1978 年 3 月 16 日，美国 22 万吨的超级油轮"亚莫克·卡迪兹号"，满载伊朗原油向荷兰鹿特丹驶去，航行至法国布列塔尼海岸触礁沉没，漏出原油 22.4 万吨，污染了 350 千米长的海岸带。仅牡蛎就死亡 9000 多吨，海鸟死亡 2 万多只。海事本身损失 1 亿多美元，污染导致的损失及治理费用却达 5 亿多美元，而给被污染区域的海洋生态环境造成的损失更是难以估量。

1989 年 3 月 24 日，在美国阿拉斯加州威廉王子湾，埃克森（Exxon）公司瓦尔迪兹（Valdez）号油轮石油泄漏，将 3.6 万吨原油在几天之内泄漏到一个高纬度、相对简单的海洋生态系统中。1989 年 3 月 24 日至 1992 年 10 月 1 日，进行了有史以来最大的野生动物救援和重建工作，耗资约 4500 万美元。

1991 年的海湾战争，在 6 个月内将 2.4 亿吨原油泄漏到阿拉伯北部海湾，对水生环境和海岸环境中植物和动物的影响很大。

1981 年，马林斯（Malins）和霍金斯（Hodgins）把石油对海洋鱼类的影响进行了综述，阐述了石油对鱼类的毒性作用。

1993 年，伯恩斯（Burns）的研究表明红树林要想从泄漏石油的毒性作用中完全恢复至少需要 20 年的时间。

1993 年，苏查内克（Suchanek）将石油对海洋无脊椎动物的毒性作用进行了综述[1]。

石油对鸟类也有较强的毒性作用，其中鸟卵对石油的毒性最敏感。在小鸟孵化早期，1~20 微升的某种石油就足以使小鸟死亡。

1996 年，派亚特（Piatt）等指出瓦尔迪兹号油轮石油泄漏事件发生后，海鸟的数量明显下降，该事件造成 25 万~37.5 万只海鸟死亡。

泄漏的石油也可导致那些主要依靠皮毛进行绝缘的海洋哺乳动物的死亡，如海獭、北极熊、海豹等。

---

[1] SUCHANEK T H. Oil impacts on marine invertebrate populations and communities. Amer. Zool, 1993, 33: 510.

4.3 多环芳烃

环境中的多环芳烃（Polycyclic Aromatic Hydrocarbon，PAHs）主要来源于煤和石油的燃烧的产物。此外，汽车、飞机等交通运输工具所排放的废气中也含有相当多的 PAHs。PAHs 对人体健康的危害主要是诱发癌症，目前已经发现的致癌性 PAHs 及其衍生物已超过 400 种。并且有大量的文献报道了 PAHs 对人类、实验动物和野生动物的许多毒性作用和致癌作用。

20 世纪早期，烟灰、煤焦油以及沥青都被证明对人类有致癌作用。

1918 年，苯并（a）芘被证明是一种主要的致癌物质，其他种类的 PAHs 也逐渐被鉴别出具有致癌性。

1928—1929 年，英国肯纳韦（Kennaway）和库克（Cook）等人发现第一个人工合成的致癌性 PAHs——二苯并（a,h）蒽，使环境致癌物的研究取得重大突破。

在 1950 年以前，PAHs 曾被认为是最重要的致癌因素而受到广泛的关注和研究。现有研究表明，在总数已达 1000 多种的致癌物中，PAHs 占了三分之一以上。

1970 年以前，人们一直以为 PAHs 是直接致癌物。但后来的动物实验证实，PAHs 为间接致癌物，只有被酶系统代谢转化为多种代谢产物后，其中某些活性形式的代谢产物与 DNA 发生共价结合，才具有致癌作用。

目前关于 PAHs 的致癌作用机制有多种理论，但尚未完全阐明，主要理论有三种：

第一，1955 年，由普尔曼（Pullman）提出的 K 区理论。该理论认为 PAHs 分子中有两个反应中心，而 K 区和 L 区对化学反应起决定作用。K 区是致癌反应的中心，PAHs 在 K 区经过环氧化作用可能形成致癌物。

第二，1978 年，由香里奈（Jerina）提出的湾区理论。香里奈在研究 PAHs 的代谢产物时发现，在 PAHs 的代谢过程中很多非 K 区的环氧化物比 K 区的环氧化物有更高的致癌性。因此，他认为许多 PAHs 的最终致癌物为二氢二醇环氧化物。在这类化合物中，以其饱和的苯环为一侧，并以与饱和苯环相对的另一苯环为一侧，构成形如海湾的区域称为湾区。如果环氧化环在湾区，则 PAHs 的环氧衍生物致癌活性很高，不在湾区的活性很低或没有活性。

第三，1979 年，中国的戴乾圜提出了双区理论。他利用计算机证明了 PAHs 分子显示致癌性的必要和充分条件是分子中存在两个亲电活性区域，于是提出了环境 PAHs 致癌性能的定量分子轨道模型，认为 PAHs 在体内致癌的关键步骤应是 DNA 互补碱基对间的横向交联[①]。

---

① 戴乾圜. 化学致癌剂及化学致癌机制的研究——多环芳烃致癌性能的定量分子轨道模型——"双区理论". 中国科学，1979，10：964-977.

1985 年，内夫（Neff）的研究表明，PAHs 对生物体的毒性作用机制主要是干扰细胞膜功能并破坏与细胞膜相关的酶系统的活性。

1995 年，米多尔（Meador）等的研究表明，许多底栖无脊椎动物，尤其是那些食底泥的，可以富集 PAHs，因而形成鱼类 PAHs 暴露的一个重要的食物来源。

2006 年，孟紫强研究组发现，苯并(a)芘可诱导大鼠肝、肺组织细胞色素代谢酶基因 CYP1A1/2 的信使核糖核酸（mRNA）表达和酶活性增加，还可诱导原癌基因 $c-jun$、$c-myc$、$K-ras$ 和抑癌基因 $p53$ 的 mRNA 表达和增高，而对抑癌基因 $p16$ 和 Rb 的 mRNA 及蛋白质表达有抑制作用，提出苯并(a)芘对肿瘤的诱发可能与其引起 $p53$ 基因突变、原癌基因和抑癌基因的表达失衡等机制有关[1]。

近来的研究表明，一些 PAHs 如苯并(a)芘、苯并荧蒽、苯并(a)蒽、二苯并(a,h)蒽等对实验啮齿动物有高度的致癌性。其中一些 PAHs 对鱼类的致癌潜能已经被确认。

4.4　多氯联苯

多氯联苯（Polychlorinated Biphenyls，PCBs），是联苯的氯取代物，由 209 种单体同系物组成，其化学性能稳定，在环境中降解缓慢。PCBs 最早于 1881 年由德国人施密特（Schmd）和舒尔茨（Schuts）合成，1929 年在美国首先开始工业生产。

1968 年，在日本发生的米糠油事件，就是 PCBs 中毒事件，其中超过 1000 人被暴露在 PCBs 污染中而导致中毒。

1970 年，彼特曼（Bitman）和塞西尔（Cecil）就报道了低氯代的 Aroclor 混合物及邻位取代的 PCBs 同系物具有类雌激素活性。随后发现 PCBs 的羟化代谢产物可竞争性地结合雌激素受体，造成雌激素功能的紊乱，表现出雌激素受体激动剂活性。

20 世纪 70 年代初，各国相继颁布了有关法令法规，针对 PCBs 做出了严格的规定。美国、加拿大和西欧自 1971 年起限制开放性使用 PCBs。1975 年，美国 PCBs 的产量比 1970 年下降了 50%。

1977 年，美国对哈德逊河 PCBs 进行了长达 10 年的监测调查，调查结果显示，哈德逊河中 PCBs 含量已超过食品与药物管理局规定的 5.0 毫克/千克可接受标准。

1987 年，《美国联邦法规》禁止 PCBs 和其他 11 种有害废弃物采用填埋法处理，规定含量在 50 毫克/千克以上的 PCBs 废弃物投弃前需进行焚烧处理。

虽然从 20 世纪 70 年代开始在全球范围内停止 PCBs 的生产和使用，但它们通过各种途径残留在环境中，是全球重要的有机污染物，是持久性有机污染物中的一种。

---

[1] 孟紫强，等. 二氧化硫生物学：毒理学、生理学、病理生理学. 北京：科学出版社，2012：168-176.

PCBs污染最初是在赤道至中纬度地区，然而目前在北极和其他遥远地区都发现了PCBs。据WHO统计报道，自20世纪20年代开始生产，至20世纪80年代末，全世界生产的工业PCBs约2×10^7吨，其中约31%已排放到环境中。PCBs在环境中难以降解，其中某些异构体和同族体具有高度的生物富集性和毒性。

1992年，英国针对环境中的PCBs的含量、分布、归趋等环境行为做了系统的调查研究，结果显示残留于环境中的PCBs，其中93.1%存在于土壤，海水占3.5%，底泥占2.1%，淡水、牧草、排污水以及人体占1.4%。沉积物可看作是PCBs的储存库，随着原发污染源的消失，在今后几十年内甚至更长时间内，它可能作为第二污染源再次将PCBs释放到环境中。

1996年的一项研究表明，Aroclor 1260、Aroclor 1254、Aroclor 1242可使雌性大鼠产生肝癌，Aroclor 1260也可使雄性大鼠发生肝癌。PCBs同系物很多，可通过不同的作用方式诱发癌症。

2001年5月22日，在瑞典召开的联合国环境大会上，150多个国家联合签署了《关于持久性有机污染物的斯德哥尔摩公约》，该公约规定禁止使用12种持久性有机污染物，其中PCBs等7种化合物在2025年前将在全世界范围内完全禁止生产和使用。

目前很多国家均致力于建立和发展PCBs的痕量分析方法，检测PCBs在各种环境介质中的污染水平，并加强监管，防止已封存的PCBs再次进入环境，同时加快研究处理PCBs的理想方法。

4.5 铅

铅是人体的非必需元素，是一种有很高毒性的重金属。铅是最容易被开采的金属之一，在较低温度下就能熔炼。因此，铅已被人类开采了几千年。

早在7000年前，埃及人就用铅制造锚、烹饪用具、管道、焊料及陶器釉。古罗马人也大量地使用铅，这被认为是罗马帝国灭亡的主要原因之一。在发掘出的罗马贵族的骨头里发现有很高浓度的铅，说明了这一假设的可信性。在格陵兰地区冰山上逐年积冰的地方钻取冰柱，在冰柱不同层次测定每吨冰的铅含量，发现1750年以前为20微克，1860年为50微克，1950年上升到120微克，1965年剧增到210微克。这说明现代工业的发展，已使大气的铅污染遍及全球，而且日益严重。

尽管铅的使用有很长的历史，但是在18世纪和19世纪的工业革命期间，铅的需求量才极大地增加。铅中毒已经发生了至少2500年，几个世纪以来，人们广泛地认识到铅对人体的毒性作用。

1786年，在本杰明·富兰克林（Benjamin Franklin）给他朋友的一封信中就提到了铅对人体的毒性作用。不过，现在由于更加严格的工业健康措施，像富兰克林提到的那种急性铅中毒现象已经很少见，一般只在特殊的局部暴露环境中出现。

1921年，托马斯·米奇利发明了一种添加剂——四乙基铅。在车用汽油中加入一定量的四乙基铅，可以改善汽油的抗爆性，这种汽油被称为含铅汽油。从20世纪20年代开始，含铅汽油在全世界推广应用。

1923年以来，随着人们将有机铅化合物作为汽油的防爆剂，铅的需求量进一步增大。而正是由于铅被大量地用作汽油添加剂，使得汽车成为最严重的铅污染源。汽车废气中的烷基铅的毒性比无机铅大100倍。

从20世纪40年代以来，人们开展的大量研究发现，幼小的动物（包括人类的儿童）比成年动物更易受到铅的污染。在美国，1~5岁的儿童中有9%的儿童的血铅浓度超过100微克/升，而在一些不发达的亚洲和东欧国家中，在炼铅厂周围居住的儿童的血铅浓度能够超过1000微克/升。

1982年，德玛尤（Demayo）等的研究表明，铅对植物的毒性作用包括破坏细胞膜、抑制植物的生长、减少三磷酸腺苷（ATP）和结构蛋白的合成、降低植物的光合作用和蒸腾率等。

1986年，桑德森（Sanderson）和贝尔罗斯（Bellrose）发表的论文指出，每年有成千上万的野生鸟类由于摄取了子弹中的铅而死亡。直接导致野生动物死亡的最重要的铅来源是废旧铅子弹和捕鱼坠。

1992年，美国在全国范围内全面禁止使用含铅子弹狩猎水禽和黑鸭。其他一些国家也已禁止或正在禁止使用含铅子弹狩猎水禽。

1998年，孟紫强研究年龄和性别与头发铅、锌水平的关系以及锌与铅之间的消长规律。

2002年，孟紫强等探讨了铅的遗传毒性和基因多态性与铅中毒的关系；2003年他们研究了铅对大鼠、海马神经元离子通道的影响。

近几十年，人们主要关注的是连续暴露在低剂量铅污染环境下的健康效应，特别关注的是铅对儿童智商、认知能力和行为的影响。

4.6 汞

人类使用汞已有2000多年的历史，几个世纪人为排放的汞导致全球很多地方出现汞污染。从1550年到1930年，由于采矿业使用汞融合技术来提取金和银，全球由采矿业排放的汞大约就有26万吨。采矿作业留下的污染尾矿和冲积层在全球普遍存在，而且是可以保持几十年或几百年的汞排放源。此外，汞在工业应用中的使用也有很长的历史，特别是在氯碱厂和造纸厂。

最著名的汞中毒事件是20世纪50年代发生在日本熊本县水俣湾的水俣病。当地许多人吃了被汞污染的鱼而发生汞中毒。这种病症最初出现在猫身上，被称为"猫舞蹈症"。这个事件的发生引起了人们对环境中汞污染的全球关注。

1963年，日本学者福姬奇（Fuijiki）从日本水俣湾捕获的贝壳动物体中分离出甲基汞后，他提出假设：海洋浮游生物或其他生物能够合成甲基汞，推测鱼体中的甲基汞来源于生物合成的甲基汞。这个假设于1968年被瑞典学者詹森（Jensen）和詹妮勒威（Jernelov）证实。

1969年，博格（Borg）等指出在播种了用烷基汞化合物处理过的植物种子后，发生了许多野生鸟类高死亡率的事件。种子上的烷基汞化合物对鸟类有很强的毒性作用。

20世纪60年代后期，随着人们对汞污染危害的不断认识，汞的使用以及排放到表面水体的汞开始逐渐减少。

20世纪70年代后期，一些水生生态系统被分为汞敏感型生态系统，因为当少量的汞进入或总汞的含量较低时，就能引起该系统中较高营养级的鱼和野生动物受到明显的甲基汞污染。汞敏感生态系统的一个共同特征是他们能将无机汞高效地转化为甲基汞。

1989年，孟紫强等研究证明，硒对二氯化汞的遗传毒性有拮抗作用[1]。继之，他们研究证明低水平砷、汞和镍对人血淋巴细胞转化和DNA合成具有刺激效应。

环境汞的研究是一个有实质性科学进步和发现的领域。事实上，自从环境汞污染引起全球关注以来，数以百计的研究对汞的来源、环境转移，生物地球化学转换和循环、生物积累以及其他生物效应进行了报道，取得许多成果。然而，汞在环境的暴露和生态毒理学效应问题仍然需要继续研究。

---

[1] 孟紫强，张连珍. 二氯化汞对人外周血淋巴细胞的遗传毒性及硒的防护作用. 环境科学，1989，10(2): 7-9.

5

全球性污染问题的生态毒理学

5.1 酸雨

酸雨（Acid Rain）的主要成分是硫酸和硝酸，两者占总酸量的90%以上。酸雨的pH值低于5.6，最低可达3左右。酸雨中除含有酸性物质外，还含有各种大气颗粒物和气态化学物。

19世纪中叶，英国化学家史密斯[①]首次提出"酸雨"这一术语[②]，并在1872年出版的《空气和降雨：化学气候学的开端》（Air and Rain：The Beginnings of a Chemical Climatology）一书中报道曼彻斯特市郊区降水中含有高浓度硫酸根离子。

1956年，瑞典斯德哥尔摩国际气象研究所主持建立了欧洲大气化学监测网，开始对降水化学进行长期的、全面系统的观测和研究。

1972年，瑞典政府向联合国人类会议提交了《越国界的大气污染——大气中硫和降水对环境的影响》的报告，该报告极大地促进了世界各国对降水酸度的观测、普查和研究。

1975年第一次国际性酸雨和森林生态系统讨论会在美国举行，会议讨论了酸雨对地表、土壤、森林和植被的严重危害。自此，酸雨问题进一步受到了普遍重视。

20世纪以来，全世界酸雨污染范围日益扩大。欧洲、北美均受到酸雨的危害。美国的15个州的酸雨pH值平均在4.8以下，而弗吉尼亚州甚至下降到1.5。加拿大酸雨危害的面积已达 $(1.20\sim1.50)\times10^8$ 平方千米。日本全国降落的酸雨pH值为4.5。而且，欧洲雨水的酸度每年以10%的速度不断增加。在发展中国家虽然酸雨很少，但酸雨正在从工业发达国家向发展中国家扩张。随着亚洲经济的高速发展，以中国长江以南、青藏高原以东及四川盆地的广大地区为中心的亚洲地区已经成为继欧洲、北美之后世界第三大酸雨区。

20世纪70年代以来，中国开始研究酸雨污染。1974年，中国在北京开始对酸雨进行监测。1979年后各省区陆续开展了这方面的监测工作。总的趋势是由北向南，酸雨逐渐加重。长江以南地区，酸雨已经比较普遍，尤其是西南，全年的降雨大部分是酸度很强的酸雨。

目前所指的酸雨主要是由于二氧化硫溶解在水中所形成的硫酸。因此，它是大气二氧化硫污染的特征。在近代工业发展中，特别是由于燃料煤和石油的使用，把高浓度的二氧化硫排放到大气中。当它被氧化成三氧化硫时能与水汽生成腐蚀性很

[①] 罗伯特·安格斯·史密斯（Robert Angus Smith，1817—1884），英国化学家，首任碱业检察员，他因治理英国工业污染而著名。

[②] COWLING E B. Acid precipitation in historical perspective. Environ. Sci. Tec, 1982, 16：110–123.

强的酸雨。

1993 年，冯宗炜[1]等研究发现，酸雨除了对土壤、森林、农业、水体等生态环境有诸多不利影响外，还会损毁建筑物表面，危害人体健康，影响社会经济发展，给国民经济造成巨大的损失。

2000 年，孟紫强在其主编的《环境毒理学》中论述了他们对二氧化硫引起动物和植物毒害效应的研究成果，发现不同植物对二氧化硫的敏感性不同，并对酸雨的形成及危害进行了总结，指出在中国大气二氧化硫污染比氮氧化物污染严重，所以中国酸雨属于硫酸型，且主要来自二氧化硫和三氧化硫的云下洗脱。

土壤发生酸化后失去中和能力，随之而来的就是湖泊和河流的酸化。当湖泊和河流水体的 pH 值降到 5 以下时，鱼类的生长繁殖就会受到严重影响。水质变酸还会进一步引起水生生态结构上的变化，耐酸的藻类、真菌就会增多，而有根植物、无脊椎动物以及两栖动物等会减少，并导致细菌对水体的有机物残体的分解速度减慢，水质因此而变坏。

酸性物质使土壤变得贫瘠。一方面硫酸淋溶了土壤中的钙、镁、钾等养分，导致土壤日益酸化、贫瘠化；另一方面酸化的土壤极大地影响了土壤微生物的活性，影响植物的生长。

酸雨沉降物对植物的破坏性作用以及森林土壤的过量酸化造成了大面积的森林生长速度降低甚至枯死。首先在原西德观察到大片森林由于酸性沉降物而受损的迹象。

酸雨可能导致癌症、肾病和先天性缺陷患者大量增加。欧洲每年因酸雨导致死亡的老年人和儿童达数千人之多，酸雨还与眼疾、结肠癌、老年痴呆等疾病的发生有关。

此外，酸雨对材料和古建筑的腐蚀也造成了巨大的经济损失。

5.2 温室效应

温室效应理论从提出、验证，发展至今已有相当长的一段历史。

早在 18 世纪，自然学家索绪尔（Horace de Saussure）等就曾尝试通过建造玻璃温室以采集太阳热能，这种尝试为温室效应理论的提出奠定了早期试验基础。

1824 年，法国数学家和物理学家傅立叶（Joseph Fourier）在索绪尔等温室试验的基础上发文解释了大气化学成分对地球表面温度的影响。傅立叶指出，以光形式传递的热（短波辐射）较容易穿过大气到达地球，而到达地球表面转化为非光形式的热（红外长波辐射）则不易再次穿过大气向外传递，从而引起地球表面增温。凭借这项研究成果，傅立叶被认为是正式提出温室效应理论的第一人。

1836 年，法国物理学家普耶（Claude Pouille）在傅立叶理论的基础上，进一步

---

[1] 冯宗炜（1932— ），浙江省嘉兴市人。中国工程院院士，森林生态学家和环境生态学家。现任中国科学院生态环境研究中心研究员。

做出大气层对地球表面辐射的吸收能力远强于其吸收太阳辐射能力的理论判断。

1861年，爱尔兰物理学家丁锋尔（John Tyndall）发现，大气成分中的水分子和二氧化碳有很强的热辐射吸收和释放能力，其量变可能引起气候的变异。

1896年，瑞典科学家阿雷纽斯（Svante Arrhenius）预测，如果大气中二氧化碳浓度上升或者减少40%，将可能引起冰川的扩张或消退。

20世纪70年代开始，人类对温室气体有了更全面的认识，具有更强热辐射吸附能力的甲烷、氯氟烃等因人类活动而大量积累于大气中的温室气体开始引起人们的重视。同时，因人类活动而产生的"变冷效应"亦得以发现，典型的如"气溶胶效应"，即由人类活动产生的气溶胶可通过增加云中液滴的数量浓度来增强云的反射率，从而使得大气"变冷"。变冷效应与温室效应的并存使得人类活动"加热"地球的作用路径变得更为复杂。

1992年，《联合国气候变化框架公约》缔结，被公认为全球迎接气候变化挑战之"实质性第一步"。事实确实也表明，《联合国气候变化框架公约》对统领和引导国际和国内气候变化制度的发展已产生深刻影响，世界各国都投入了相当的资源与心力，在全球气候治理的框架下，气候变化国家立法也逐渐活跃。

1997年12月，在日本京都召开的《气候框架公约》第三次缔约方大会上通过的国际性公约《京都议定书》（Kyoto Protocol）为各国的二氧化碳排放量规定了标准，即在2008年至2012年，全球主要工业国家的工业二氧化碳排放量比1990年的排放量平均要低5.2%。其目标是将大气中的温室气体含量稳定在一个适当的水平，进而防止剧烈的气候改变对人类造成伤害。

2009年，孟紫强在其主编的《生态毒理学》中对全球气候变暖的效应做了综述，指出在温室效应的防治对策中，除了应当控制二氧化碳之外，还应当控制所有温室气体和大气颗粒物对环境的污染。

2011年12月，加拿大宣布退出《京都议定书》，是继美国之后第二个签署后又退出的国家。

现阶段，《联合国气候变化框架公约》（UNFCCC，1992）的决策信息主要来源于1988年建立的政府间气候变化专门委员会（IPCC）的评估报告。IPCC综合全球可得气象与气候监测和评估信息，在其历次评估报告中肯定了全球变暖基本趋势的存在。以IPCC最近一次气候评估报告为例，IPCC综合评估指出：最近100年（1906—2005）全球平均气温线性升高达0.74℃左右；这一全球变暖趋势还将持续，预估未来20年间全球大气将以每十年大约升温0.2℃的平均速率继续变暖。

科学家通过统计分析发现，过去100年中海平面上升了10~25厘米，而21世纪末则会达到50~110厘米。海平面的上升将给人类造成巨大的灾难。世界海岸带面积约500万平方千米，集中了世界耕地的三分之一，是全球人口稠密、大都市云集、经济发达之地。为使经济高度发达的海岸和海岸城市免受因海平面上升带来的危害，需要耗巨资对航道、堤防、运河、河流等的各种水利设施进行改建。更为严重的是，海陆变迁还可能改变地球板块应力的原有平衡，诱发地球板块活跃运动，增加海啸、地震的频率和强度，加重人间悲剧。

5.3 臭氧层减少

臭氧层减少是人类面临的重大生态环境问题之一。臭氧层能吸收90%以上的对生物有害的太阳紫外线短波（100~295纳米）和中波（295~320纳米），而对生物无害的太阳紫外线长波（320~400纳米）却可全部通过。正是由于臭氧层这道天然屏障，才使得地球上的生物免受紫外线的伤害，得以生存和繁衍。可以说，没有臭氧层，地球上就不可能存在任何形式的生命。环境污染物对大气平流层的臭氧层的破坏作用是一严峻的在大陆和半球范围的生态毒理学问题。

1970年，库特兹（Crutzeu）就发现一氧化氮和二氧化氮能够破坏臭氧层。之后，世界各国对此问题非常重视，投入了大量人力物力进行研究，并制定了禁止或限制使用、排放破坏臭氧层物质的一系列国际公约。

1974年，美国罗兰（Rowland）和莫利纳（Molina）首次提出氟利昂对大气臭氧层有严重的破坏作用，后被许多科学家的研究所证实。现在已经弄清，在所有破坏臭氧层的物质中，氟利昂是罪魁祸首。

20世纪80年代就已经发现，南极上空出现了臭氧层空洞，其面积比中国国土总面积的两倍还要大，北极上空的臭氧层也薄了1/10，极点上空则差不多薄了20%。氯氟烃（CFC）作为制冷剂、发泡剂、洗净剂、推进剂等被广泛应用于现代工业和家庭生活中。CFC是一类人工合成的含氯的有机化合物，如F-13（一氟三氯甲烷，$CFCl_3$）和F-12（二氯二氟甲烷，CF_2Cl_2）等，在人类生产、生活活动中被释放出来以后可以进入大气层中的平流层，当受到波长175~220纳米紫外线照射时产生氯，氯与臭氧分子反复发生反应，消耗掉大量臭氧分子。此外，研究发现，臭氧层中的水蒸气、氮氧化物（一氧化氮、二氧化氮）等污染物也会加速臭氧层的耗损。哈隆是一类含溴卤代甲、乙烷的商品名，主要用作灭火剂。哈隆破坏臭氧层的机制与氟利昂类似。

1985年3月，世界21个国家和欧洲共同体签订了《保护臭氧层维也纳公约》，首次建立了合作保护臭氧层的全球机制。

1987年9月，40个国家在加拿大蒙特利尔签订了《关于消耗臭氧层物质的蒙特利尔议定书》，对五种CFC（11、12、113、114、115）和三种哈隆（1211、1301、2402）提出禁用时间表：发达国家于2000年全部禁用，发展中国家可推迟10年。

1989年9月，中国加入《保护臭氧层维也纳公约》。

1989年，在芬兰召开会议通过了保护臭氧层的"赫尔辛基声明"，号召世界各国采取共同行动控制并禁止使用CFC。

1990年6月，包括中国在内的90个国家在伦敦通过了《蒙特利尔议定书（修正案）》，把受控的破坏臭氧层物质（ODS）扩大到五类20种，增加了10种CFC（13、111、112、211、212、213、214、215、216、217），四氯化碳（CCl_4）和1,1,1-三氯乙烷（CH_3CCl_3），并提前了禁用时间，还把 34 种氢氯氟烃（HCFC）列为过渡性物质。

1992 年 11 月，90 个国家在哥本哈根对《蒙特利尔议定书（修正案）》做了进一步修订，把受控的 ODS 扩大到七类上百种，新增加了氢氯氟烃、氢溴氟烃（HBrFC）和溴甲烷（CH_3Br）三类，并再次提前了禁用时间：1994 年停用哈隆类（潜艇、飞机、宇航等必要场合除外）；1995 年起，把 CH_3Br 用量冻结在 1991 年水平；1996 年停用 CFC、CCl_4、CH_3CCl_3、HBrFC；对于 HCFC，2005 年减少 35%，2010 年减少 65%，2030 年停用。

1993 年 1 月，中国编制了《中国消耗臭氧层物质逐步淘汰国家方案》，对中国生产和使用的三种 CFC（11、12、113）、两种哈隆（1211、1301）、CCl_4 和 CH_3CCl_3 提出了禁用或限用时间表。

1994 年第 52 次联合国大会决定，把每年的 9 月 16 日定为国际保护臭氧层日。

1995 年，国际气象组织发表的报告指出：臭氧层的破坏会增加有害紫外线中波到达地球表面的量，中波主要损害生物的 DNA。据预测，臭氧层每减少 10%，则到达地面的紫外线增加 20%。这将导致皮肤癌的发病率增加 26%，白内障患者增加 0.6%。中波影响人体免疫系统，使包括艾滋病病毒在内的多种病毒的活力增强；影响植物的光合作用，造成农作物减产；破坏浮游生物的繁殖和生长，减少水产资源；加速橡胶、塑料等材料的老化。

2008 年，世界气象组织发布的《臭氧公报》称，2008 年 9 月 13 日南极上空臭氧空洞面积已达 2700 万平方千米，而 2007 年最大臭氧洞面积为 2500 万平方千米。

6

生态毒理学专著与期刊

6.1 生态毒理学专著

《生态毒理学》

1977年，法国科学家弗朗索瓦·拉马达编著的第一部生态毒理学专著《生态毒理学》(Ecotoxicology，图58）问世（巴黎 Masson 公司出版）。1987年，该书由霍奇森（Hodgson）译为英文出版（纽约 John Wiley 公司）。该书对由有毒物质引起的环境污染导致的生态后果进行了论述；讨论了全球各主要污染物在不同的陆地、淡水和海洋生态系统的行为，运输和循环的方法，及其在食物网内的生物积累；分析了这些污染物对生物个体、种群和群落的影响，包括对核污染的彻底治理，特别是由放射性废物引起的污染问题。作者将生态毒理学定义为一门研究有毒污染物对生态系统和整个生物圈影响的科学。

《生态毒理学原理》

1978年，加拿大的戈登·巴特勒[①]主编的《生态毒理学原理》(Principles of Ecotoxicology)，由纽约 John Wiley and Sons 公司出版。内容包括污染物的环境行为、剂量-效应关系的统计学分析、与生态毒理学相关的实验毒理学和实地毒理学、生态系统对污染的反应和结论。

《生态毒理学模型》

1990年，丹麦学者乔根森[②]主编的《生态毒理学模型》(Modelling in Ecotoxicology）一书出版（阿姆斯特丹 Elsevier 公司出版）。全书共15章，概述了如何模拟环境中的有毒物质的性质和毒性作用，对可用的参数估计方法进行介绍，并通

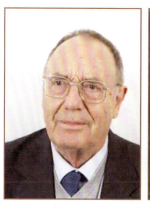
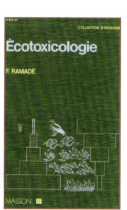

图58 弗朗索瓦·拉马达及其专著《生态毒理学》

---

① 戈登·巴特勒（Gordon Butler，1913—　），加拿大科学家，加拿大渥太华国家研究委员会生物科学分委员会主任。

② 斯文·埃里克·乔根森（Sven Erik Jorgensen，1934—　），丹麦生态学家、化学家，哥本哈根大学名誉教授，欧洲科学院院士和地球科学和环境科学部主任。创办"Ecological Modelling"杂志并任主编。曾任国际生态模型协会、国际科学委员会湖泊环境委员会主席，荣获斯德哥尔摩水奖。

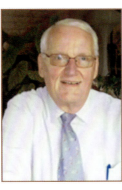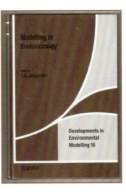

图 59　乔根森及其著作《生态毒理学模型》

过分析案例说明在实际建模中的困难和不足之处。

书中关于管理中使用生态毒性模型模拟丹麦河口的铬分布、镉和铅对农产品的污染，模拟污染物在植物和环境之间的流动及农药在土壤中的转换和运动，反映了生态毒理学的新进展。书后附有用于估计生态毒理学参数的"ECOTOX"软件。

《生态风险评价》

1993 年，美国格伦·苏特[1]主编的《生态风险评价》（Ecological Risk Assessment）一书出版。该书是世界上第一本介绍如何进行生态风险评价的书籍，提出了进行准确评价时所需要的有用数据、模型和方法。介绍如何组织和进行生态风险评价，包括确定来源、选择测试终点、描述当地环境的相关特征、评价暴露、评价效应、定性风险及与风险管理者互动等。书中将生态毒理学定义为：研究对非人生物体、种群和群落的毒害效应的科学。2011 年，中国的尹大强教授将第 2 版译为中文，由高等教育出版社出版。

《生态毒理学理论和实践》

1994 年，英国瓦莱丽·福布斯（Valery E. Forbes）和托马斯·福布斯（Thomas L. Forbes）在其主编的《生态毒理学理论和实践》（Ecotoxicology in Theory and Practice）中将生态毒理学定义为：研究集成化学污染物对种群、群落和生态系统的生态学和毒理学效应及其归宿（如迁移、转化和降解）。该书为那些不太了解生态毒理学的人提供了一个通俗易懂的介绍，同时也激发毒理学家们进行了热烈的辩论。

《生态毒理学手册》

1995 年，美国大卫·霍夫曼[2]主编

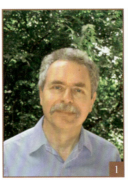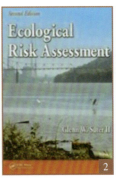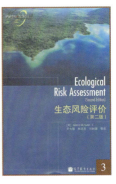

图 60　格伦·苏特及其著作《生态风险评价》

---

[1] 格伦·苏特（Glenn W. Suter Ⅱ），美国环境保护局（USEPA）辛辛那提国家环境评估中心的科学顾问，曾在美国橡树岭国家实验室环境科学部担任高级研究员。有 30 年的专业从业经验，并有 25 年的生态风险评价从业经验。国际环境毒理与环境化学学会（SETAC）的综述编辑，美国科学促进会（AAAS）会员，获 SETAC 全球创始人奖（SETAC 职业成就最高奖）及 USEPA 科学与技术成就一等奖。参编《人类和生态风险评价》。

[2] 大卫·霍夫曼（David J. Hoffman），美国内政部地质调查局 Patuxent 野生动物研究中心环境生理学家，美国马里兰大学生物系兼职教授。在过去 20 年来研究环境污染物对生物的形态和生化指标的影响，包括研究在实验室和自然生态系统中鸟类发育毒性的生物指示物等。

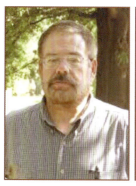
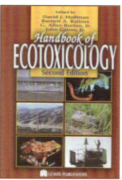

图61 大卫·霍夫曼及其著作《生态毒理学手册》(第2版)

《生态毒理学手册》（Handbook of Ecotoxicology）一书，将生态毒理学定义为预测潜在有毒物对自然生态系统和非靶标物种的效应。2002年，《生态毒理学手册》第2版问世（纽约Lewis Publishers公司出版）。该书包括五大部分：生态毒理学作用的定量和测定、污染物来源及其作用、历史事件和生态系统调查、生态毒理学评估和风险评价的方法及生态毒理学的特殊问题。

《生态毒理学原理》

2003年，美国迈克尔·纽曼[1]和昂格尔（M. A. Unger）主编的《生态毒理学原理》（Fundamentals of Ecotoxicology）第2版中将生态毒理学定义为研究生物圈中的污染物以及它们对生物圈组成成分的毒性作用的科学，其中包括对人类的影响。全书共15章。第1章给出生态毒理学的基本观点；第2章详细阐述主要污染物及其在生物圈中的循环和归趋；第3—12章按生态结构从低到高的顺序论述生物富集和污染物效应；第13、14章讨论环境风险评价，同时涉及部分管理方面的内容；第15章总结全书。附录3、附录4、附录5分别总结了美国、欧洲、中国环境方面的主要法律法规。书中还穿插有由专家撰写的短文，以充实重点概念并给出代表性案例。2007年，中国学者赵园、王太平将《生态毒理学原理》第二版译为中文版（化学工业出版社，2007）。

《生态毒理学》

2004年，中国学者周启星[2]、孔繁祥和朱琳主编的《生态毒理学》（科学出版

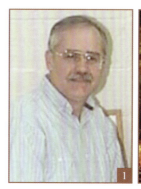
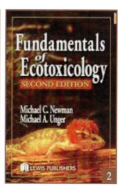
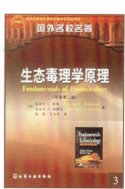

图62 迈克尔·纽曼及其主编的《生态毒理学原理》

---

[1] 迈克尔·纽曼（Michael C. Newman），威廉玛丽学院弗吉尼亚海洋科学研究所研究生院院长，教授，曾任佐治亚大学的萨瓦那河流生态实验室高级研究员及"生态毒理、修复及风险评价研究组"组长。著有《生态毒理学原理》（Fundamentals of Ecotoxicology）和《水生生态毒理学的数量方法》（Quantitative Methods in Aquatic Ecotoxicology）等教科书。现任 Environmental Toxicology and Chemistry 杂志主编和 Ecotoxicology 杂志副主编。2003年，获美国环境毒理和化学学会（SETAC）奠基者奖（Founder's Award）。

[2] 周启星（1963— ），南开大学教授，博士生导师，长期从事污染生态学和生态毒理学科研和教学工作。

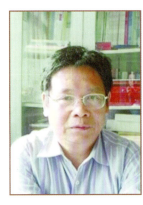
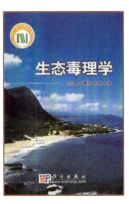

图 63 周启星及其和孔繁祥与朱琳主编的著作《生态毒理学》

社，2004）对不同环境污染物进行分类，论述了它们的生态毒理学作用。书中将生态毒理学定义为：研究有毒、有害物质以及各种不良生态因子对生命系统产生的毒性效应，生命系统反馈解毒与适应进化及其机制与调控的一门综合性科学。

《生态毒理学概论》

2005 年，史志诚等编著的《生态毒理学概论》作为生态学研究生的选修教材，由中国高等教育出版社出版。该书在总结了生态毒理学和生态毒性灾害研究工作的基础上，根据教学需要，吸取当代最新研究成果，将风险评估、风险管理、化学品管理以及毒物控制引入生态毒理学，突出生态毒理学原理、方法和管理的内容，以提高生态毒理学的实际应用水平，同时，提出生态毒性灾害新命题，以推进生态毒理学的发展和应用。

《生态毒理学原理与方法》

2006 年，孟紫强主编的《生态毒理学原理与方法》（科学出版社，2006）中将生态毒理学定义为：生态毒理学是研究生态系统中有毒有害因素对动物、植物及微生物等非人类生物在分子、细胞、器官、个体、种群及群落等不同生命层次的损害作用，揭示这些因素对生态系统影响的科学。全书包括四个部分：第一部分为概论，对生态毒理学的定义、任务、研究范畴、分支学科、研究方法、历史与展望等进行论述；第二部分为生态毒理学的基本理论，重点介绍环境污染、生态系统以及环境毒理学的基础理论；第三部分按生物类别新建动物、植物、微生物生态毒理学三个分支，从分子、个体、群体不同水平阐述不同污染物的毒理学效应；第四部分按生态系统类别新建陆地、淡水、海洋与河口生态系统生态毒理学分支并进行重点论述；第五部分为生态毒理学的应用部分，对生态风险评价的原理与方法进行介绍。书中第一次对环境毒理学与生态毒理学在概念、范畴、目的、任务等方面的区

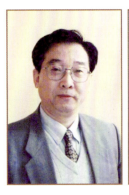
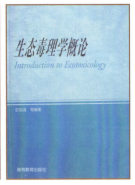

图 64 史志诚及其编著的《生态毒理学概论》

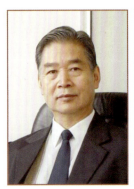
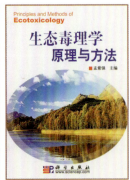

图 65 孟紫强及其主编的《生态毒理学原理与方法》

别做了详细论述，并提出具体的区分标准和方法。

《生态毒理学》

2009年，孟紫强主编的《生态毒理学》（高等教育出版社，2009）被中国教育部遴选为中国普通高等教育"十一五"国家级规划教材，为中国第一部生态毒理学教材。全书分为四大部分，共13章。其中1—6章为第一部分，系统阐述生态毒理学的基础理论，包括生态毒理学概念与任务、环境污染与生态系统基本理论、毒物毒性作用的概念与基本机制、污染物的生物吸收与转化规律、生物富集及不同水平的生态毒理学效应等。7—9章为第二部分，论述动物、植物及微生物生态毒理学，主要阐述实验室内的研究成果和理论。10—12章为第三部分，对陆地、淡水、海洋与河口生态系统生态毒理学进行介绍，主要阐述野外研究的成果和建树。第13章为第四部分，是生态毒理学知识的应用部分，对生态风险评价的理论和应用进行论述。

此外，1981年，美国学者哈蒙斯（Anna S. Hammons）主编《生态毒理学方法》（Methods for Ecological Toxicology）。1983年，英国学者弗兰克·莫里亚蒂①主编《生态毒理学：生态系统中污染物的研究》（Ecotoxicology：The Study of Pollutants in Ecosystems）。1984年，澳大利亚学者德斯·康奈尔（Des W. Connell）和格雷戈里·米勒（Gregory J. Miller）主编《污染化学和生态毒理学》（Chemistry and Ecotoxicology of Pollution）。2001年，中国学者殷浩文主编《生态风险评价》，列举了四个生态风险评价的实践事例。

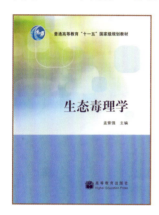

图66 孟紫强主编的中国第一部生态毒理学教材《生态毒理学》

6.2 生态毒理学专业期刊

首创生态毒理学学术刊物：《生态毒理学和环境安全》

1977年6月，第一个有关生态毒理学的专门学术刊物——《生态毒理学和环境安全》（Ecotoxicology and Environmental Safety）由国际生态毒理学和环境安全学会（SECOTOX）创办。主要刊登的研究内容包括：有毒物质和化学混合物在环境中迁移转化的途径和相互作用的综合机制研究；有毒物质的生物利用度、循环及其在生物体内的同化作用；有毒物质对生物体的生物学效应和毒性作用机制；有毒物质在食物链中的毒性作用，包括人类暴露。

---

① 弗兰克·莫里亚蒂（Frank Moriarty），英国亨廷顿僧侣木材试验站（Monks Wood Experimental Station）自然环境研究理事会成员。从事生态毒理学研究30余年，研究污染物生态效应20余年。

《生态毒理学》杂志

1992年,《生态毒理学》(Ecotoxicology) 杂志创刊,由德国施普林格 (Springer Link) 公司出版。该杂志发表有关有毒化学物对种群、群落和陆地、淡水和海洋生态系统毒性作用方面的研究论文。

《生态毒理学报》

2006年,由中国科学院生态环境研究中心主办的《生态毒理学报》创刊,标志着中国生态毒理学发展进入了一个新的阶段,这不仅为该领域的成果交流提供了一个新的平台,而且也对中国的生态毒理学研究、应用及教育的发展起到了推动作用。

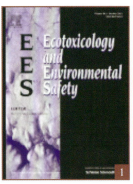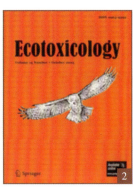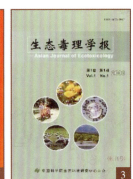

图67 生态毒理学主要专业期刊 (1.《生态毒理学和环境安全》杂志;2.《生态毒理学》杂志;3.《生态毒理学报》)

7 生态毒理学未来发展趋势和展望

21世纪生态毒理学学科面临着艰巨而复杂的任务，同时有着广阔的发展前景，其发展趋势主要表现在以下几个方面。

建立更加规范、灵敏的研究方法

为了进一步提高实验数据的可比性，目前生态毒理学的急性、亚急性、慢性毒性试验、微宇宙系统和中宇宙系统方法等常规研究方法需要进一步标准化。由于污染物在环境中受到了极大的稀释，如果没有灵敏的、专一的分析方法，就不可能探测到污染物的存在、暴露剂量生态转移、生物半衰期、排除速率等，更不可能测定污染物在生物圈中的化学生物动力学，因此必须建立更为灵敏的化学分析方法。

重视多种物质复合污染的生态效应

应重视环境中不同有毒有害因素联合作用的生态效应。由于污染物种类繁多，应确定哪些污染物为重点，优先研究其复合污染的生物学效应。

加强对污染物长期低剂量慢性生态效应的研究

随着各国环境保护力度的不断加强，进入环境系统的污染物的浓度得到了一定程度的控制，生态系统中的生物体接触污染物的剂量减小，暴露浓度经常处于较低水平。因此，在重视某些有害因素短期内高浓度污染环境而造成的急性毒性作用的同时，今后将加强对毒物低浓度长期暴露的慢性生态效应的研究，探索环境毒物的多水平、长时间暴露的生态毒理学规律。

重视对敏感性生物标志物的研究

对生态系统健康标准及其生物标志物进行研究的同时，环境有害因素对生态系统危害的生态毒理学标志物的研究也将受到重视。

加强生态毒理学模型的研究

生态毒理学模型的研究一直是生态毒理学研究的核心内容之一，它对于环境污染物的生态毒性预测和治理，对于生态危险度评价，对于生态系统的健康状况、受危害程度、恢复水平以及可持续发展的潜力等的了解都具有实际价值和理论意义。今后以环境化学理论和方法与以环境生物学理论和技术构建生态毒理学模型的两种途径将走向融合交叉，取长补短、相互补充，从而建立更加完善合理的生态毒理学模型。

开展分子生态毒理学研究

生态毒理学只有重视和开展宏观研究和微观研究的紧密结合，才能更有效地解决环境问题。今后将更加重视吸收分子生物学新理论、新技术，加强分子生态毒理学的研究，提高生态毒理效应的微观研究和认识水平。

加强重要污染物大尺度生态毒理学研究

回顾生态毒理学研究的历史，每一项大尺度生态毒理学研究成果都对世界经济的发展和社会的进步产生巨大影响。今后在重视有害因素对生物个体生态毒理学效应研究的同时，必将进一步加强环境污染物对生物种群、群落、生态系统、景观水平、大陆、半球、全球生物圈生态毒理学影响的研究。

重视生态毒理学分支学科的发展

未来生态毒理学将形成新的学科体系，根据不同生物类别发展动物生态毒理学、植物生态毒理学及微生物生态毒理学等；根据不同生态系统发展陆地生态系统生态毒理学、淡水生态系统生态毒理学、海洋与河口生态系统生态毒理学等[1]，进一步推进生态毒理学的发展和完善。

人类生态毒理学是生态毒理学的一个新型分支学科。1972 年 Sargent 将农业革命后出现的以人类为主体的生态系统称为人类生态系统（Human Ecosystem）。铃木继美将人类生态毒理学（Human Ecotoxicology）定义为"从生态学的观点来研究人类的毒理学"。研究环境污染物对人类生态系统的危害是未来生态毒理学研究的一个新领域。孟紫强指出，开展生态毒理学与其他学科如医学、农学、食品科学等的交叉研究，创立农业医学或农业卫生学等新型边缘学科也是生态毒理学未来的发展方向。

---

[1] 孟紫强. 生态毒理学. 北京：高等教育出版社，2009：1-18；100-102.

第 57 卷

生殖毒理学史

本卷主编 孙祖越 周莉

WORLD HISTORY OF POISON
世界毒物全史

卷首语

　　生殖毒理学是生殖医学与毒理学相结合而形成的一门重要交叉学科，也是在畸胎学基础上发展起来的毒理学分支学科。生殖毒理学既包括发育毒理学与生殖毒性，又包括生殖器官、相关的内分泌系统以及妊娠结局的改变。

　　过去半个世纪震惊全球的一系列突发中毒事件和药物灾难事件的发生，在世界范围内提高了人们对用药的安全意识，高度关注新的化学物对生殖内分泌系统和妊娠结局的不良影响，促进了与生殖内分泌系统安全的研究，以及相关法律的问世。此外，对于工作场所职业性生殖危害的了解亦已引起人们对制定企业相关政策和法规的关注。

　　本卷记述了生殖与生殖毒理学的关系，毒物引发的生殖危害与研究成果，生殖毒理学研究方法的创新，并对生殖毒理学的发展趋势、生殖毒理学对生殖保健事业的影响与前景予以展望。

　　伴随着人们对人类生殖科学原理认知的逐步深入以及现代工业化和医学的发展，生殖毒理学将为人类的正常繁衍与幸福生活做出重大贡献。

1 生殖与生殖毒理学

1.1 生殖与人类的繁衍兴衰

生殖：传种接代的一种方式

人类赖以生存的地球是一个绚丽多姿的生物世界，生殖则是这些生物体最基本的特征之一，是生命得以繁衍的主要途径，是使种族延续的各种生理过程的总称。中国自古就有伏羲女娲交尾繁衍人类的传说。

生物体生长发育到一定阶段后，能够产生与自己相似的子代个体。人类分为男性和女性，要由两性生殖细胞结合生成子代个体。父系和母系的遗传信息分别由男性和女性生殖细胞中的脱氧核糖核酸（简称DNA）带给子代。生殖是传种接代的一种方式。

精子的发现

1677年，荷兰医学院学生哈姆（Hamm）在淋病患者的精液中首次发现了精子。荷兰人安东尼奥·列文虎克用原始的显微镜证实了这一观察。他观看了精子细胞在精液中游动的情况。他假定，这些细胞中每一个都是一个微动物，或者就人类而言，是一个小矮人——即一个微小的含有雄性自身的小模样。那时科学家还不了解精子和卵子相结合才能受孕的事实，而认为卵子（有人认为是精子）中已含有一个或几个微小完成了的人，而另一方只不过是起促进作用罢了。列文虎克的关于雄性生殖细胞的发现引起了一场轰动，其矮人理论很可能在21世纪占统治地位，见图68。

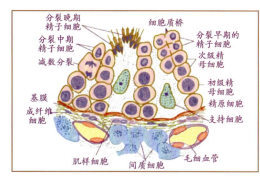

图68 睾丸曲精小管生精过程

在当时，由于缺乏显微镜，对精子和卵子的观察皆难详尽，因而后来相继提出了"卵源论"和"精源论"的学说。精源论和卵源论的论战，一直持续到1876年赫特维希（O. Hertwig）发现了动物的受精现象为止，这一现象阐明了新个体的发生是源于精子和卵子的结合，见图69。然

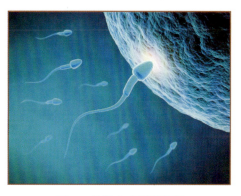

图69 精子突破卵子瞬间

而，用实验来说明受精机制则从19世纪末才开始。20世纪初，伊万诺夫（Ivanov）成功地把人工授精术应用于家畜，使有关精子的研究进入了新的历史阶段。到20世纪40年代，由于低温生物学的发展，包括人在内的哺乳动物精液冷冻技术得到了普及，特别是由于电子显微镜等现代实验手段与技术的发展，有关精子的研究也有了更大的进步。

1951年，张明觉和奥斯丁（Austin）分别以家兔和小白鼠为对象研究受精时发现，精子的受精必须在雌性生殖道内经过一定时间，才能具备突破卵子外膜的能力，并把这一现象称为"获能"（Capacitation）。

1.2 人类主要的出生缺陷

根据国际出生缺陷监测情报交换所（International Clearinghouse for Birth Defects Monitoring System，ICBDMS）系统监测资料，人类主要的出生缺陷为：无脑儿、脊柱裂、脑膜膨出、脑积水、唇裂、腭裂、唇裂合并腭裂、小耳、食管闭锁（狭窄）、肛门闭锁（狭窄）、肢体短缩、尿道下裂、脐膨出、指（趾）畸形。

1986年10月1日至1987年9月30日，由中国卫生部组织，华西医科大学牵头，对中国29个省、市、自治区的945所医院住院分娩的围生儿进行监测，监测围生儿总数为1243284例，发现畸形儿16172，共查出各种出生缺陷101类，出生缺陷的总发生率为13‰。主要的高发畸形为：无脑儿、开放性脊柱裂、脑膨出、脑积水、唇裂、腭裂、唇裂合并腭裂、小耳、直肠肛门闭锁（狭窄）、指（趾）畸形、脐膨出和尿道下裂等12种。根据各省、市、自治区监测资料，绘制出了中国出生缺陷地图集。中国主要出生缺陷的发生率见第233页表57-1-1。

出生缺陷的监测与监测机构

20世纪60年代初期的"反应停"事件给世界各国带来的震动是巨大的，教训也是惨痛的。1964年，英国首先建立了先天性畸形儿出生的报告制度，以后又有十几个国家先后建立了出生缺陷的监测系统。在1974年的赫尔辛基国际会议上，来自加拿大、挪威、美国、匈牙利、法国等国出生缺陷监测系统的代表决定开始交换有关出生缺陷发生的常规信息，建立了国际出生缺陷监测情报交换所（ICBDMS）。该情报交换所每季度交换一次出生缺陷发生的情报，每季度召开一次会议。情报交换所的主要工作为情报交换、合作研究、咨询和帮助，通过工作及时发现出生缺陷的异常升高。国际出生缺陷监测中心（ICBD）成立于1989年，该中心位于挪威的卑尔根，由挪威政府提供财政支持。中国的出生缺陷监测始于1985年，由北京医科大学出生缺陷监测中心组织了北京、天津、甘肃、江苏、安徽、云南等

表 57-1-1　中国 12 种出生缺陷的发生率（1/10000）

出生缺陷	男	女
唇裂	5.9	5.2
腭裂	1.2	1.8
唇裂合并腭裂	12.8	9.4
指(趾)畸形	18.6	14.0
无脑儿	9.5	21.1
脑积水	9.4	8.8
开放性脊柱裂	6.8	10.0
脑膨出	2.9	4.5
小耳	4.1	3.6
尿道下裂	4.8	—
直肠肛门闭锁/狭窄	3.6	1.7
脐膨出	1.3	1.5

省、市的出生缺陷监测。1987 年卫生部妇幼司、科技司组织全国 29 个省、市以医院为基础的出生缺陷监测。1988 年卫生部在华西医科大学建立了中国出生缺陷监测中心，组织全国常规的出生缺陷监测工作，参加出生缺陷监测的县级以上医院近 600 所。

叶酸防治胎儿神经管缺陷

叶酸对于胚胎的正常发育极其重要。最早在动物实验中发现，使用叶酸拮抗剂可引起流产、脑发育畸形、露脑畸形。之后研究发现，给予孕鼠缺乏叶酸的饲料，也可诱发仔鼠脑积水、唇裂、眼畸形等。20 世纪 80 年代以来，国外进行了多次营养干预试验，以研究叶酸缺乏与神经管缺陷（Neural Tube Defects，NTD）的关系。1991 年英国医学研究会组织七国进行的随机、双盲营养干预试验，结果肯定了在妊娠前至妊娠 12 周内，每天补充 400 微克的叶酸，对 NTD 的发生有较好的预防作用。1989 年，美国推荐的孕妇膳食中的叶酸量

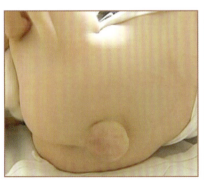
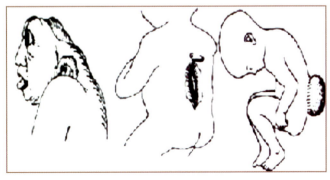

图 70　叶酸缺乏导致胎儿神经管缺陷

为 400 微克。

中国神经管缺陷发病率较高,在总的出生缺陷中占首位。对营养素,特别是叶酸与出生缺陷的关系进行的研究证明,孕前及孕早期补充叶酸,对于预防新生儿神经管缺陷有一定的疗效。因此,妇女在孕前两个月至早孕期三个月之内口服低剂量的叶酸,有助于降低胎儿出生缺陷的发生。

人类生殖功能下降

反映男性生殖功能的重要指标是精子的数量与质量。1992 年,卡尔森(Carlsen)等综合分析了 61 篇调查全球 21 个国家 1935—1990 年 14947 例育龄男性精液质量的分析统计报告,结果发现男性精子数目在 50 年中降低了 40%以上。其中,精子密度从 1940 年的 1.13 亿个/毫升减少到 1990 年的 6600 万个/毫升,精液量则降低了 50%左右。1993 年,夏普(Sharpe)和斯卡柏克(Skakkeback)推测,人类男性生殖异常发生率的升高可能与宫内雌激素暴露增加有关,包括己烯雌酚(DES)和环境雌激素样物质(如滴滴涕)。许多天然的和人工合成的物质显示弱雌激素特征;许多天然存在的植物雌激素(如异黄酮类)具有弱雌激素结合特征;许多植物源性物质(包括大豆蛋白)具有雌激素样活性。环境中不仅存在着具有雌激素特征的化学物,也存在抗雄激素物质。

土壤熏蒸剂 1,2-二溴-3-氯丙烷(1,2-dibromo-3-Chloropropane,DBCP;$C_3H_5Br_2Cl$),是一种挥发性的含氯和溴的卤代脂肪族农药,用于杀灭农作物的害虫,特别是对线虫具有显著效果。研究证明 DBCP 对男性生殖系统有很强的毒性作用,但目前尚缺乏有关本品对女性生殖功能影响的资料。在美国,男性工人职业性接触 DBCP 可引起少精、无精以及生殖细胞发育不全从而导致不育。因此,美国和日本等国已停止使用。

1977 年,怀尔顿等报道了在美国加利福尼亚农药工厂男工中发现了多例不孕症。调查发现从事 DBCP 作业者其工龄与精子计数有密切关系,工龄三年以上的 11 人中,无精子者 9 人,2 人精子过少,精子活动能力明显减弱,畸形精子增多。工龄不足三个月的 11 人,精子计数、活动能力和形态均正常。作者对该厂其他男工的 142 例精液做了进一步的检查,发现接触 DBCP 作业工人的 107 例精液的精子数减少。在接触组中,无精子者占 13.1%,精子过少者占 16.8%,精子计数少于正常者占 15.8%;而对照组分别为 2.9%、0 及 15.8%。10 例接触男工睾丸活检可见:较严重的病例,精子生成普遍消失,细精管无精原细胞;较轻的病例,细精管内细胞数减少。他们在停止接触 DBCP 一年后,对 21 名工人进行复查,无精子的 12 例均无改善,精子过少的 9 例中,8 例明显改善,其中 6 例已正常。这 9 人的妻子在这期间共生 4 子,其中一名有先天畸形。类似的结果国际上也有报道。

1.3 生殖毒性与发育毒性的发现

古代人们对生殖危害的初步认知和近现代毒物引发的生殖危害与出生缺陷的历史，使临床医生，特别是医学家和科学家认识到外来化学物质、某些药物和内分泌干扰物对雄性及雌性生殖系统的影响及损害，那些与成年男性和女性相关联的危险化学物质，常常会以某种方式干扰正常的生殖过程，以及对其后代发育的性功能和生育产生不良影响，于是构成生殖毒性。这不仅包括对成人性功能或生育能力的不良影响，而且也包括对后代产生的发育毒性。尽管联合国化学品分类和标签的全球协调制度（GHS）[①]中将生殖毒性和生殖细胞突变原及致癌物质视为不同的特性，但后二者也可能会影响生育能力。因此，生殖毒性也包括致畸性，即造成后代的生育缺陷。

许多药物都会影响人类的生殖系统，其影响可能是药物的预期效果（如激素避孕法）、轻微的副作用（如抗忧郁剂）或是严重的健康问题（如反应停）。但大多数生殖毒性的研究比较关注的是环境或职业环境的化学品暴露及其对生殖系统的影响。

1.4 生殖毒理学与发育毒理学

生殖毒理学

生殖毒理学（Reproductive Toxicology）是生殖医学[②]与毒理学相结合而形成的一门重要的交叉学科。在毒理学科学体系中，生殖毒理学是一个重要的分支学科，它是伴随着人们对人类生殖科学原理认知的逐步深入以及近现代工业化和医学的发展而兴起的一门新兴学科。

生殖毒理学是一门研究环境因素（包括物理、化学和生物因素）对雌雄生命生殖系统及其功能活动毒副现象及其作用机制的科学。它包括对动物的精卵形成、交配、排卵、射精、合子形成、着床、妊娠、分娩和哺乳过程，即从生殖细胞分化到整个细胞发育，从胚胎细胞发育到个体器官形成，从亲体繁殖能力到后代生殖功能，其间涉及亲子代生殖系统器官结构、生理和生化功能、遗传和生殖特征，诸如此类的毒理学研究。

---

① 化学品分类和标签的全球协调系统（Globally Harmonized System of Classification and Labelling of Chemicals，GHS），是国际商定的系统，由联合国创建。

② 生殖医学，主要为男、女性生殖医学临床、生殖生理、生育调节及生殖疾病的防治提供科学的学科指导，介绍研究成果，推广新技术，促进国内外学术交流和生殖医学领域的学科发展。生殖医学辅助生殖技术，治疗一些其他方法治疗无效的其他原因的不孕症。

生殖毒理学也是在畸胎学基础上发展起来的毒理学分支学科。畸胎学，或出生结构缺陷的研究，作为一个描述性的科学在有文字之前就已经存在了。四大文明古国都有畸胎的记载，最早可以追溯到公元前6500年。那时人们相信异常的婴儿是上天的惩罚、星象的反映和未来的预兆，或者是人和动物之间杂交的结果。随着16至17世纪生物科学的迅速发展，威廉·哈维（William Harvey，1578—1657）于1651年提出了畸形起因于器官或结构的不完全发育的发育障碍学说，来解释除遗传起源以外的所有畸形。现代实验畸胎学开始于19世纪初，许多19和20世纪的胚胎学家，使用各种不同的物理（震动、倒置、针刺）和化学因素处理鸡蛋，产生了畸形小鸡，重要的是，他们注意到作用时间在决定畸形类型方面比损伤的性质更重要。因此从现存资料看，从这时起生殖毒理学已开始萌芽。

此外，生殖毒理学包括发育毒理学，生殖毒性又包括生殖器官、相关的内分泌系统以及妊娠结局的改变。

药物生殖毒理学

药物生殖毒理学研究源于"反应停事件"，该事件是人类历史上的一个悲剧。该事件促进了化学致畸的研究以及管理法规的建立。在许多国家，管理机构将动物测试方法与慢性毒性研究分开，以评估药物对妊娠的影响。1966年美国食品药品监督管理局（FDA）提出了"三段生殖毒性试验指南"，包括对致畸等发育毒性的评价。但是，尽管早就提出了生殖发育毒性的四大表现，实际研究中仍将注意力放在致畸作用上，而忽略了对其他发育毒性的评价。直到20世纪80年代后期美国环境保护局（EPA）提出"可疑发育毒物危险度评价指南"，第一次明确提出了对生殖发育毒性的评价。

发育毒理学

发育毒理学（Developmental Toxicology）是研究毒物、药物或环境因素所致有害妊娠结局的病因、机制及其表现的学科。

发育毒理的四种主要表现是指子代的死亡、结构畸形、生长发育异常或功能缺陷。发育毒理学研究这些因素对胚胎产生的发育危害，从组织的各个水平来探索机制；研究导致胚胎发育异常的特点，胚胎基因的功用、不同胚龄接触毒物的危害性；研究胚胎接触的剂量、剂量-效应关系、剂量-反应关系和阈剂量，改变胚胎的因素，胎盘转运以及母体和胚胎的代谢等，为化学物质的危险性评价和预防先天性缺陷提供重要的科学依据。由此可见，发育毒理学也是研究发育生物体从受精卵、妊娠期以及出生后直到性成熟期间，由于暴露于外源性理化因素而产生的各种发育异常及其机制，为理化因素的危险度或安全性评价和预防措施提供依据的一门科学。

2 古代对生殖危害的初步认知

2.1 生殖危害与罗马帝国的灭亡

生殖危害问题可以追溯到罗马帝国时代。古罗马人从送水的铅管、饮水用的杯子、烹调用的坩埚、女性化妆品的白铅及酒中吸收微量的铅，久而久之导致了慢性铅中毒症，造成了男子的性无能和女子的不孕症。铅在陶器和水容器中的浓度很高，增加了死产的发生率。现代科学研究表明铅是一种堕胎物质，可引起精子畸形。

除此之外，一些历史学家认为，罗马人的纵欲使得其人口减少也是古罗马帝国灭亡的重要原因之一。这个论断虽然尖锐，但不无道理。一个国家的衰亡在于其内部固有的经济的和政治的矛盾发展和激化的结果，然而性风气、性习俗正是这些矛盾的一个折射。古罗马人的纵欲确实与丧失斗志和体力有关，而且与人口锐减也有很大关系。纵欲损害了许多人的性功能，性病引起不育不孕，纵酒过度或洗热水澡过度又影响到男性精子的生成、储存与活力，见图71。而当时的罗马帝国已经掌握了避孕术，如药剂、栓剂和阴道塞等，这进一步导致了其人口的减少。

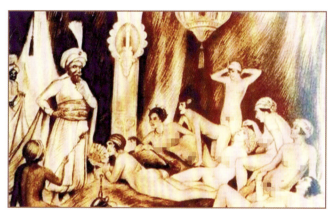

图71 古罗马淫乱性文化

2.2 关于妊娠禁忌药的记载

中国古代医药家很早就对妊娠禁忌药有所认识，中药文献中首次提到毒性的应当是"神农尝百草之滋味，一日而遇七十毒"。春秋战国时期的《素问·六元正纪大论》中就有"妇人重身，毒之何如？岐伯曰：有故无殒，亦无殒也"的记载，说明当时的医药学家已经对孕妇可否使用有毒药物的问题进行讨论。

历代本草对妊娠禁忌药的记载和讨论从未停止，中国现存最早的第一部药学专著，东汉的《神农本草经》（第238页图72）中记载"堕胎"的六种药物分别是牛

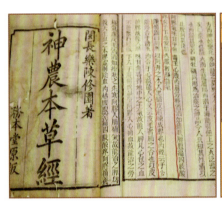 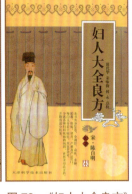

图 72 《神农本草经》　　图 73 《妇人大全良方》

膝、水银、瞿麦、鼯鼠、地胆、石蚕。宋代陈自明所著的《妇人大全良方》（图73）以歌诀的形式记载了妊娠禁忌药69种之多；南北朝梁代陶弘景《本草经集注·序例·诸病通用药》专设堕胎药一项，收载堕胎药41种；隋代《产经》已集中列举妊娠禁忌药82种，这可能是直接列述妊娠禁忌药的最早记载；明代缪希雍在《神农本草经疏·女人门》中云："妊娠恶阻，忌破气、升散、燥热、苦寒、滑肠、腻膈"，提出忌用药有青皮、槟榔、细辛、桃仁、沉香等70余种。

历代本草均把部分虫类中药列为妊娠禁忌的范畴，并将其列入许多妊娠禁忌药歌诀中。虫类妊娠禁忌药主要包括水蛭、䗪虫①、虻虫、全蝎、蜈蚣、地龙、斑蝥、白僵蚕、蝉蜕等九味。如水蛭，《本经》载："破血瘕，积聚，无子"；《别录》载："堕胎"；《本草经疏》亦言："堕胎者，以其有毒善破血也"；近代记载："妊娠不可服"。蜈蚣，《别录》载："疗心腹寒热结聚，堕胎，去恶血"；"孕妇应用仍应持小心态度"。地龙，《中华本草》（精选本）载："脾胃虚寒证不宜服，孕妇禁服"；"地龙对子宫有兴奋作用，能引起痉挛性收缩，孕妇慎用"。

元代医家李杲编成的《妊娠用药禁忌歌》中，认为"斑蝥水蛭及虻虫，乌头附子配天雄；野葛水银并巴豆……"应当禁忌。

明代李时珍的《本草纲目》载妊娠禁忌药84种。李时珍对妊娠禁忌药做了一次大总结，阐明了孕妇禁用的观点，并著有流传至今的《妊娠禁忌歌》："蚖斑水蛭及虻虫，附子乌头配天雄，野葛水银并巴豆，牛膝薏苡与蜈蚣，三棱芫花代赭麝，大戟蝉蜕黄雌雄，牙硝芒硝牡丹桂，槐花牵牛皂角同，半夏南星与通草，瞿麦干姜桃仁通，硇砂干漆蟹爪甲，地胆茅根都失中。"

清代王孟英在李时珍禁忌用药的基础上增加至100余种。他将《妊娠禁忌歌》中的药物分为禁用（剧毒）类、慎用（有毒）类和能用（无毒）类三类。禁用类有巴豆、螈青、牵牛子、斑蝥、天雄、野葛、水银、芫花、大戟、硇砂、地胆、雌黄、雄黄、水蛭、虻虫、蜈蚣、蟹爪甲、干漆、商陆、麝香等；慎用类有附子、乌头、桃仁、红花、干姜、肉桂、三棱、牙硝、芒硝、牛膝、皂角、赭石等；能用类有茅根、通草、木通、瞿麦、薏仁、槐花、蝉蜕、丹皮、大黄、枳实、当归、川芎、冬葵子、益母草、半夏、南星、车前子、元胡、伏龙肝、神曲、麦芽等。

---

① 䗪虫（zhè chóng），即地鳖。

3

毒物引发的生殖危害与研究成果

3.1 生殖毒理学史上的灾难性事件

20世纪的科技革新造就了工业复兴，科技进步延长了人类的期望寿命，提高了人们的生活质量，但另一方面也带来了大量的化学品（据报道常用化学物有5万~6万种），每年有600多种新的化学物投入市场。1985年，美国医学会（American Medical Association，AMA）主管工作场所职业性生殖危害咨询组的科学事务理事会提出了100多种具有潜在生殖危害的化学物（AMA Council on Scientific Affairs，1985）。

1977年美国报道了36名男工因职业性接触1,2-二溴-3-氯丙烷引起少精、无精以及生殖细胞发育不全，从而导致不育。

1945年在日本广岛和长崎，受到原子弹核辐射的胎儿出生后患小头畸形和智力低下，婴儿一年内死亡率高达25%。

1950年美国霍普金斯大学医院发现，怀孕期间服用黄体酮的女性生产的婴儿，先后有600多名女婴出现生殖器男性化畸形。过量的视黄酸可引起胚胎面部、四肢、心脏、中枢神经系统和骨骼的畸形。抗惊厥药丙戊酸，妊娠期服用可引起脊柱裂畸形儿等。

1953年日本水俣市，由于海水受到含甲基汞的工业废水污染，甲基汞富集到鱼、贝体内。人因食入该鱼、贝而发生了以神经系统症状为主的"水俣病"。两年后，1955年开始出现"先天性水俣病"。"先天性水俣病"是由于母亲在妊娠期食入了含甲基汞的海产品，甲基汞通过胎盘进入胎儿体内而引起的。经动物实验已获得证实。

1956年用于治疗妊娠反应的反应停（Thalidomide），在1961年后出现近万例短肢畸形儿（海豹畸形）。20世纪60年代前后反应停在欧洲和日本广泛作为安全有效的抗早孕反应药物，结果在1961—1962年，原西德的儿科病房中出现了大量罕见的短肢畸形儿，多数为四肢缺陷、无眼、腭裂、骨骼发育不全、十二指肠和肛门闭锁。同一时期，全球出现了5850个短肢畸形儿。

1961—1970年，美军在越南战争中多次使用超过允许用量13倍剂量的2,4,5-三氯苯氧基乙酸和2,4-二氯苯氧乙酸脱叶剂，造成2,3,7,8-四氯二苯并二噁英（除草剂中一种剧毒的杂质，TCDD）的严重污染，导致妇女流产、死胎、畸胎的发生率明显增加。

1966—1969年美国波士顿市妇产医院发现，怀孕期间服用己烯雌酚（DES）可使其子代少女患阴道透明细胞腺癌。其他研究还发现，怀孕期间服用DES，其子代男性可发生生殖器先天畸形。

1968年和1978年在日本，1979年在中国台湾，曾先后发生因多氯联苯

（PCBs）污染米糠油而导致的中毒事件，中毒孕妇发生死产、早产和畸胎等。

20世纪70年代初，琼斯（Jones）等描述了胎儿酒精综合征（FAS），包括面部畸形、宫内和产后生长迟缓、精神运动和智力发育障碍以及其他大的或小的出生缺陷，对乙醇的发育毒性有了进一步的了解。孕期吸烟可能引起自然流产、围产期死亡、婴儿猝死综合征危险性增加、学习和行为以及注意力障碍、低出生体重等。可卡因暴露可引起多种不良发育效应，如胎盘早期剥离、早产和流产、小脑畸形、异常前脑发育、低出生体重、新生儿异常睡眠神经综合征和震颤等。泌尿生殖道先天畸形也有报道。

此外，铅、十氯酮和甲苯汞等均显示出对男性和女性生殖系统的毒性作用，并可能引起生殖细胞的遗传损伤。保加利亚电池厂、美国密苏里州铅矿以及瑞典从事有机溶剂（甲苯、苯和二甲苯）行业的工人发生精子数下降、精子形态异常以及不同程度的不育症。

3.2 环境因素与出生缺陷

日本"水俣病"

1953年，日本西南沿海熊本县水俣市发生了以神经系统症状为主的怪病，称为"水俣病"。一家化肥厂排放的甲基汞污染了水体，孕妇食用了含有甲基汞的鱼、贝而发生中毒，表现为手足协调失常，甚至步行困难、运动障碍、弱智、听力及言语障碍、肢端麻木、感觉障碍、视野缩小，重者会神经错乱、感觉失调、痉挛，最后死亡。发病起三个月内约有半数重症者死亡，怀孕妇女亦会将这种汞中毒带给胎中幼儿，令幼儿天生弱智（图74）。

橙剂：四氯二苯并二噁英

四氯二苯并二噁英(Tetra Chlorodibenzo-p-dioxin, TCDD)的致畸作用早已被认识。20世纪60年代末，美军在越战中实施"牧场行动计划"，使用含有二噁英的化学除草剂（显橙色，所以叫"橙剂"），使这些地区流产、畸形儿增加，如先天愚型、小头畸形等（第241页图75）。

二溴氯丙烷

早在20世纪60年代初，动物实验就已发现二溴氯丙烷对睾丸有毒性作用。有报道，长期接触二溴氯丙烷的工人可以发生精子减少或无精子。对主诉性欲降低、阳痿和不育者进行睾丸活检，发现多数生殖细胞丧失。此外，有些接触二溴氯丙烷的男工Y染色体不分离的频率增高，甚至永久丧失精子。

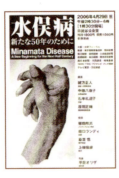 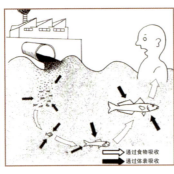

图74 有机汞与"水俣病"

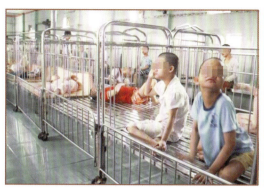
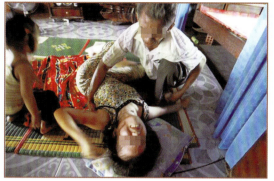

图 75 越战中美军橙剂遗毒导致的畸形儿

博帕尔惨案

1984 年 12 月 3 日零时 56 分，印度博帕尔农药厂工人发现异氰酸甲酯的储槽压力上升，液态异氰酸甲酯以气态从出现漏缝的保安阀中溢出，并以 5 千米/小时的速度迅速向四处弥漫，很快就笼罩了 25 平方千米的地区，数百人在睡梦中就被悄然夺走了性命，几天之内有近 2.5 万人毙命。在侥幸逃生的受害者中，孕妇大多流产或产下死婴。据调查，在事故发生后的一年内，在博帕尔市居民中降生了许多畸形怪胎，有 5 万人可能永久失明或终生残疾（图 76）。

核辐射致畸

1945 年，在日本的广岛、长崎原子弹爆炸中受到核辐射的孕妇产下的新生儿中可见小头畸形并伴有精神发育迟缓。儿童出现生长发育迟缓。10 年之后，儿童白血病的发生率明显增加。20 世纪 80 年代，癌肿的发病率亦有增高倾向（图 77）。

此外，医源性的放射线在临床上有诊断和治疗作用，其中诊断用得较多，如透视、摄片等。孕期接受 X 线检查最好不超过两次。治疗用 X 线剂量过高，也可造成子代严重畸形。

其他因子致畸

孕妇不良嗜好如吸烟、酗酒与出生缺陷有关。1957 年，西蒙森（Simonson）首先提出孕妇吸烟可降低胎儿体重。20 世纪 70 年代许多学者提出，吸烟除引起胎儿宫内发育迟缓外，还可引起自然流产、围生儿死亡率增高、儿童期的体格

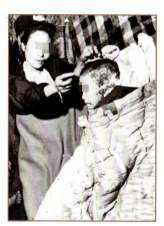

图 77 长崎核辐射出生的小头畸形

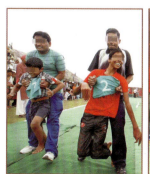
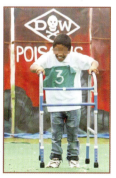

图 76 博帕尔惨案后代畸形

和智力发育受影响，吸烟孕妇胎儿先天性畸形的发生率也大大增加。乙醇能自由通过胎盘，为常见的致畸物。慢性酒精中毒的孕妇所产婴儿有酒精症候群的先天性异常表现，可有小头症、小眼球症、睑裂短小、内眼眦赘皮、眼睑下垂、小下颚症、腭裂及心脏畸形等，这些症状叫酒精症候群(图78)。

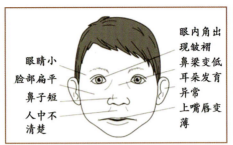
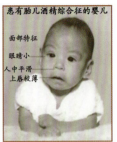

图 78　酒精综合征的特征

3.3　阴囊鳞状细胞癌

1784 年，拜尔（Bell）发现从事与烟灰、粉尘接触作业的工人有发生癌变的可能。1922 年 141 例阴囊癌患者中，69 例从事精纺工作，22 例长期接触沥青或石蜡，而此时由于扫烟囱工种已被淘汰，故仅有 1 例为扫烟囱工人。由于缺乏劳动保护，各种矿物油及粉尘污染易沉积在患者阴囊、会阴、阴茎等皮脂分泌旺盛的皮肤皱襞中，使其长期接触主要致癌物质3,4-苯并芘而致癌变。

3.4　内分泌干扰物导致的生殖毒性

自第二次世界大战以来，大量的内分泌干扰化学物（亦称环境雌激素或外源雌激素）被释放到环境中，由于接触内分泌干扰化学物致鸟、鱼、贝类和哺乳动物的生育率下降，以及鱼、腹足类动物和鸟的雄性性征丧失及雌性化。当时，这些内分泌干扰化学物的重要性还不为人所知。

双酚 A

双酚 A（Bisphenol A，BPA），亦称酚甲烷，一般用来生产防碎塑料，工业上又叫作聚碳酸酯。BPA 无处不在，从矿泉水瓶、医疗器械到食品包装，都有它的身影。每年全世界生产约 2700 万吨含有BPA

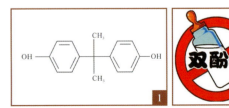

图 79　双酚 A（1. 双酚 A 化学结构；2. 禁用标识）

的塑料。但 BPA 能导致内分泌失调，威胁着儿童的健康。癌症和新陈代谢紊乱导致的肥胖也被认为与 BPA 有关。鉴于含双酚 A 的奶瓶会诱发性早熟，欧盟从 2011 年 3 月 1 日起，禁止生产含化学物质双酚 A（BPA）的婴儿奶瓶（第 242 页图 79）。

台湾起云剂

起云剂在中国台湾作为食品添加剂被允许用于食品中，不超过最大剂量则对人体无害。起云剂是饮料中常用的一种乳化剂，可让饮料避免油水分层，看起来更均匀。但其危害是会引起精子减少、不孕以及乳腺癌等（图 80）。

酞酸盐

据美国疾病预防与控制中心报告，1999—2000 年对全美各地 2500 人的一次检测表明，他们中几乎每个人的尿液中都含有酞酸盐，其中有 25% 的人超过了科学家研究中导致生殖器变异的酞酸盐的浓度。

生殖学家指出，肛门与生殖器间距的缩短，对于动物来说是一种雌性化结果，这是雄性激素减少的标志，这种现象叫作"酞酸盐综合征"。这一发现首次表明这种综合征也出现在人类身上，表明环境中的人工化学品可能导致子宫中男婴女性化。这个研究是迄今为止最为可靠的证据。

肥胖

2001 年调查显示，中国中小学生的肥胖率达 5%~7%，北京居全国首位，达 12% 以上。这些胖孩子中，很多男孩都出现生殖系统发育异常，主要是阴茎短小，睾丸不发育，其原因多为体内雌激素明显升高，内分泌紊乱造成性腺发育迟延，雄激素分泌减少，会阴部脂肪堆积，阴茎藏于脂肪内呈隐匿型。

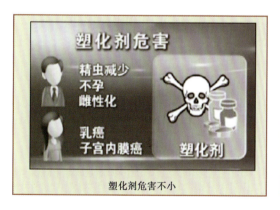
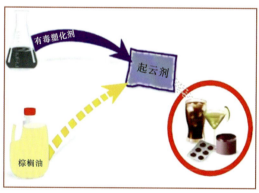

图 80 起云剂污染

3.5 药物滥用导致的生殖毒性

反应停事件

1960—1962 年反应停（沙利度胺，Thalidomide）作为镇静剂用以减轻早孕反应，引起灾难性事件。首先在德国，其后在西欧及其他国家，由于孕妇服用反应停治疗妊娠反应，先后发生了近万例短肢畸形儿（海豹肢畸形），震动了医学界。后经流行病学研究，确定了反应停是致病之因（图 81）。

己烯雌酚事件

己烯雌酚（图 82）在 20 世纪 70—80 年代作为类雌激素药物被广泛应用于口服避孕，以及防止流产。它可以促使女性性器官及副性征正常发育，使子宫内膜增生和阴道上皮角化，减轻妇女更年期或妇科手术后因性腺功能不足而产生的内分泌功能紊乱，增强子宫收缩功能，提高子宫对催产素的敏感性。

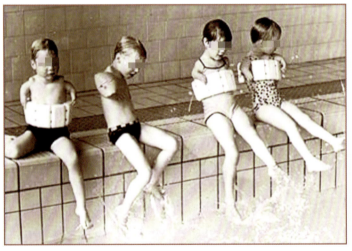
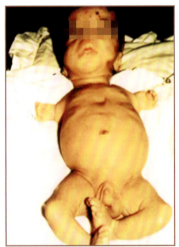

图 81 反应停事件中的畸形儿

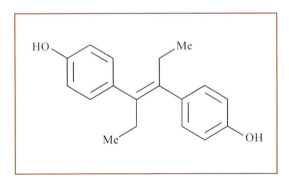
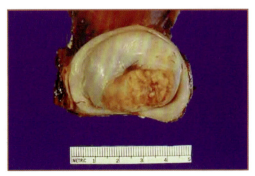

图 82 己烯雌酚与阴道透明细胞腺癌

1970年，美国波士顿市妇产医院赫伯斯特（Herbst）医师报道，在1966—1969年四年内，Vincern纪念医院有七例15—22岁的女青年患阴道腺癌；波士顿另一家医院也发现一例20岁阴道腺癌病例。其病因是母亲在妊娠期间服用了己烯雌酚（第244页图82）。

棉酚生殖毒性

1899年韦契维斯基（Wachewski）第一次从棉籽中提取到棉酚。1938年亚当斯[1]等提出棉酚的化学结构并被全合成棉酚所证实。棉酚的研究已经有100多年的历史，但长期以来人们一直把它视为有毒物质，直到现在，由于食用粗制棉油而导致的棉酚中毒事件时有发生。20世纪70年代初，袁久荣[2]在中国山东惠民和高密棉产区对棉农进行了调查和体检，结果证明，棉籽食品中的棉酚能直接作用于睾丸，抑制精子产生和精子运动，提示棉籽中含有可作为男性避孕药的成分。1971年袁久荣率先从棉籽中分离出有抑制雄性鼠精子形成的活性成分棉酚。此后，全国掀起了棉酚的研究热潮，至1980年，对有关棉酚的理化性质、生产工艺、质量标准规格、抗生育效果、作用环节、吸收分布、毒理和临床用药等都进行了系统和全面的研究。然而，由于少数服药者出现了低血钾和不可逆性不育，在1986年湖北武汉国际棉酚会议上，WHO做出了终止棉酚临床实验的决定，棉酚的研究跌入低潮。

3.6 有机化合物与生殖毒性

铅的生殖毒性

铅的生殖发育毒性早在19世纪就已确定。罗马帝国的衰亡，可能与罗马人铅中毒，导致生育力下降、人口素质低下有关。因为当时罗马上层人物，特别是贵族阶层，盛行饮用添加铅丹以增加甜味的葡萄汁和酒类，以致铅中毒流行，从而生育能力普遍下降，且子代存活率低，存活者体格和智力多发育不良。

据报道，2010年3月以来，尼日利亚北部扎姆法拉州非法金矿开采导致严重铅污染，曾发现250多人因铅中毒死亡。尼日利亚首席流行病学家亨利·阿克潘对媒体说，扎姆法拉州非法金矿开采地区有163人死于铅中毒，其中大部分是5岁到10岁的儿童。6月5日，政府有关部门在当地的部分村庄又发现了约90具遗体，据报道也是因铅中毒死亡。尼日利亚《星期天论坛报》2010年6月6日援引扎姆法拉州卫生官员的话说，因铅中毒住院治疗的人数已经上升至450人。所有病例都出

---

[1] 罗杰·亚当斯（Roger Adams，1889—1971），美国有机化学家。他最著名的是合成后来以其名字命名的"亚当斯催化剂"，他做了很多工作来确定复杂的植物油和植物生物碱等天然物质组成。1926—1954年，作为伊利诺伊大学化学系主任，他极大地影响了美国的研究生教育，教授过250多名博士生和研究生。

[2] 袁久荣（1933— ），山东中医药大学教授、博士生导师，山东省著名中医药专家，享受国务院政府特殊津贴，中国药学发展奖获得者，山东省天然药物重点实验室创建人。

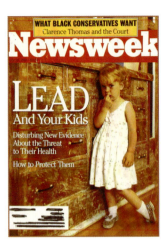

图83 铅污染事件频有发生

现在几处非法金矿周边。据悉，由于一些非法金矿不按有关规定和流程开采，对铅流失不加控制，致使许多水源被污染。当地居民饮用被污染的水后出现铅中毒症状。因此，当地不少居民因担心铅中毒开始逃离居住地（图83）。

碘的生殖毒性

当孕妇大量摄入碘，则可导致胎儿和乳婴甲状腺肿大，伴有或不伴有甲状腺功能减退。胎儿和婴儿的甲状腺发育不完全，对碘很敏感，自调机制差。

氟的生殖毒性

氟中毒可以引起生殖功能不良，降低受精率；氟中毒地区妇女月经异常、不孕、不排卵、流产和死产的发生率大大高于非病区。氟中毒实验动物的受孕率和产仔率大为下降。高氟地区流产、早产、死胎、先天缺陷发生率和围产期婴儿死亡率增高。这与孕早期母体严重高氟密切相关。

砷的生殖毒性

高剂量的砷化物可损害小鼠睾丸生殖上皮、猪的睾丸和附睾，使精子数量减少、活动力下降、精子畸形率增高。研究表明：无机砷可引起大白鼠、金黄地鼠和鸡的畸胎。出现露脑畸形、脑积水、眼球外凸、泌尿生殖畸形和肋骨畸形，引起先天性小儿砷中毒和胎、婴儿死亡。

苯、甲苯及二甲苯的生殖毒性

20世纪80年代以来，中国对接触苯系混合物女工的生殖结局进行了调查，接触苯系混合物的女工工种多集中于喷漆、涂料、制漆、制鞋和化工等行业，所接触的苯系混合物以甲苯及二甲苯为主，且浓度较高，同时也接触少量苯，除个别行业作业场所空气中苯浓度较高外，多数较低。大多数的调查研究报道，孕期（特别是怀孕头三个月）接触苯系混合物女工的自然流产率显著高于对照组。

二硫化碳的生殖毒性

接触较高浓度二硫化碳（CS_2）可对男性生殖器官造成损伤，出现性功能障碍，表现为性欲减退、勃起障碍、性高潮减退等。接触二硫化碳作业的女工月经不调较为多见，临床表现为月经周期异常，周期延长、缩短或周期紊乱不规则；痛经；经期延长及血量过多；也有少数人表现为月经过少。其中，以月经过多综合征较为多见，表现为经量过多、经期延长，月经周期缩短。二硫化碳作业工人子代先天缺陷患病率高于一般水平。先天缺陷中以先天性心脏病、腹股沟疝及中枢神经系统缺陷多见，但未见特异的畸形。

农药的生殖毒性

中国在20世纪60—70年代就发现滴滴涕对男性生殖系统有明显的影响；甲胺磷对雄性、雌性生殖系统有影响；敌枯双对许多动物是极强的致畸物，现已用作致畸试验的阳性对照物，但绝大多数施药区人群中未见畸形儿发生率增高。

3.7 职业女性与生殖健康

早在1969年，罗马尼亚学者兰考吉安（Lancranjan）对某个造丝厂纺丝车间，接触二硫化碳浓度平均为40~80毫克/立方米的33名二硫化碳中毒工人进行调查，并与33名不接触二硫化碳的工人进行比较，结果在二硫化碳中毒工人中，78%的人出现性功能障碍，性欲减退，勃起困难。精液检查结果表明，中毒工人的精子数目减少，活动无力，精子畸形率增高，尿中睾酮降解产物17-酮类固醇含量下降。睾丸活体组织检查结果表明，生精细胞成熟受到影响，睾丸间质细胞损伤。

医护人员

妇女的卵巢对放射线十分敏感。如果怀孕前长期受到小剂量的放射线照射，可使卵细胞发生染色体畸变或基因突变，若此时怀孕，极易发生胎儿畸形。

化学工业、制药行业及实验室人员

工作中接触各种有机溶剂，无形中会对女性生殖健康造成危害。所以怀孕及哺乳者禁止接触含苯的有机溶剂，以免影响母子健康。

从事雌激素生产的制药人员，常有乏力、恶心、失眠等不适症状。女性职工表现为月经周期紊乱、经量增多或减少、水肿或体内代谢异常。

人造纤维生产中，二硫化碳会对生殖功能有影响，主要表现在月经异常、自然流产和早产的发生率增高。中国规定：禁止怀孕及哺乳女工从事空气中二硫化碳浓度超过国家卫生标准（10毫克/立方米）的作业。

3.8 吸毒与生殖毒性

吸毒可影响人类生殖健康，可造成女性经期紊乱、闭经和性功能障碍等，可以导致男性性欲低下、阳痿和射精延迟等明显性功能障碍。

据中国卫生部公布，自1985年发现第一例艾滋病患者以来，至2000年9月累计报告艾滋病感染者达 30711 例,其中静脉注射吸毒者占了 72.1%。吸毒可以破坏人体的细胞免疫和体液免疫,使这些人群易患性病。另外,吸毒人群是卖淫嫖娼的高危人群,尤其是染上毒瘾的女性,一般多因购买毒品需要大量钱财而去卖淫,结果又将性传播疾病传染给他人。感染梅毒、艾滋病等的孕妇可将疾病通过母婴垂直方式传播给下一代。目前认为,几乎所有感染了艾滋病的儿童都是出于母婴传播造成的。毒品可经乳汁排泄,婴儿长时间吸吮带有毒品的乳汁,一旦停止母乳喂养也会出现戒断症状。孕妇吸毒,毒品对胎儿的免疫系统能产生直接毒性作用,使胎儿淋巴细胞的反应性下降。

3.9 兴奋剂与生殖毒性

兴奋剂(Dope),是人为利用某种物质和手段,以改善人和动物比赛时提高运动成绩的药物总称,现在兴奋剂主要包括氯胺酮、冰毒、摇头丸和大麻等。为了提高力量和耐力等生存能力,安第斯山脉的智利、秘鲁、厄瓜多尔、玻利维亚、哥伦比亚的印第安人喜欢咀嚼当地的植物古柯叶子。后来人们从中提取了古柯碱,并制成了各种饮料,如可口可乐。在欧洲,法文兴奋剂 Dopage 来源于 Dop,是一种葡萄烧酒的名称,南非 Kafirs 的舞蹈者们常常喝这种 Dop,以使自己兴奋起来,增强动作的感染力(图 84)。

1950 年前后,健美运动员和举重运动员最先使用雄激素。科学家逐渐发现正常健康男子服用雄激素有负面作用,如男性乳房增大、痤疮、性冲动程度增高、阴茎自行勃起次数增多等。服用兴奋剂干扰了男性机体本身的内分泌调整和反馈机制,一旦停用之后会发现睾丸萎缩、精子生成数目减少和性功能障碍。

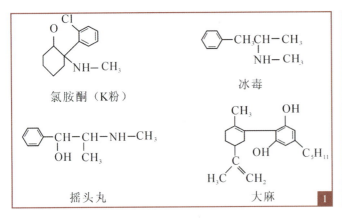
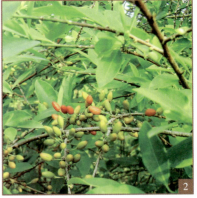

图 84 兴奋剂(1. 几种兴奋剂的结构式;2. 古柯树)

4

生殖毒理学研究方法的创新

4.1 生殖毒性实验技术的发展

生殖毒性实验已有较长的历史，19世纪30年代，在营养学的领域中，为观察母体营养状况对子代发育的影响，开始应用生殖毒性的实验方法。1933年黑尔（Hale）发现了维生素A缺乏的母猪生出的小猪有的无眼球，从而引起了注意。其后又了解到由于药物的作用以及代谢障碍可对子代的发育产生影响。因此，为检查各种化学物质对子代可能产生的影响，广泛开展了生殖毒性实验（图85）。

1949年，美国食品药品监督管理局（FDA）制定了世界上最早的生殖毒性实验规范，称为"三代繁殖实验"（Three Generation Reproduction Test），作为食品添加剂及农药的慢性毒性实验的一部分。1961年FDA又发表了大鼠两窝生殖实验方法（Two Litter Rat Reproduction Test），这也是以食品添加剂为对象的实验。反应停事件以后，生殖毒性实验也用于药品的检定。但由于生殖毒性实验对发现畸形不一定能获得有用的资料，后来又进行了全面的修改。

1963年，日本厚生省发表了"关于医药品对胎儿影响的动物实验法"，与FDA的规范不同，此为致畸实验。

1966年，FDA发表了对药物安全性进行评价的生殖实验规范。根据对被检定物质进行预测的目的的不同，将实验分成了三个阶段，即"三段生殖实验"。1973年日本厚生省发表了两代生殖实验的规范，这是以农药残毒为对象而进行的两代生殖实验，对其中一部分的动物还要求进行致畸实验。1973—1974年英国及瑞典也发表了以药物为对象的三段生殖毒性实验。1975年日本厚生省又对上述规范进行了全面的修改，发表了"关于医药品对生殖影响的动物实验法"，即日本现行的实验规范系"三段生殖实验"。对药品以外

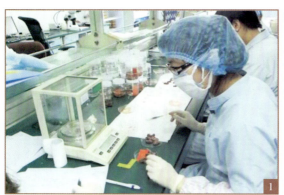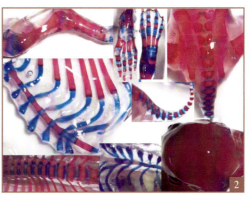

图85 生殖毒性实验技术（1. 开展生殖毒性实验；2. 兔胎仔骨骼染色观察是否出现畸形）

的化学物质，1977年农林水产省发表了以饲料添加物为对象的"后代实验—致畸实验"规范。其后美国国家科学院（National Academy of Science，NAS）、美国环境保护局（EPA）、欧洲经济共同体（European Economic Community，EEC）和联合国经济开发及协作组织（Organization for Economic Cooperation Development，OECD）也相继发表了各自的生殖毒性实验规范。

致畸实验

20世纪60年代以来，化学物对生殖功能的危害引起了中国科学家们的高度重视，将致畸实验逐步运用于化学物的生殖毒性研究。20世纪70年代的《国外医学卫生学分册》中曾刊载许多文章介绍国际生殖毒理学研究的动态和方法。20世纪80年代，对一些影响广泛的化学物和重金属、有机溶剂、农药等的致畸效应进行了研究，并对致畸实验的影响因素、评定指标、评价标准和作用机制做了大量的探讨，对致畸实验的规范使用做了说明。从此行为畸胎学有了一定发展。

急性生殖器官、附属性腺毒性实验

20世纪70—80年代，曾对滴滴涕、铅、锰等许多化学物做了短期遗传毒理学和急性生殖毒性实验，关于化学物引起精子畸形和睾丸生殖细胞染色体畸变的报告增多。滴滴涕、铅、镉等物质对生殖系统的损害，从20世纪60年代开始有了研究报道。

生殖毒性实验

20世纪80年代以来，开展了生殖毒性实验，包括一代生殖毒性实验和多代生殖毒性实验。先后研究了如甘氨双唑钠、铅、石榴皮阴道栓剂等化学物对受孕前生育能力、受精卵的着床能力、器官形成期的致畸作用、胎儿期和围产期的毒性及对子代的影响。多代实验除了观察上述作用外，还将F_0代进行低剂量染毒和繁殖试验，观察化学物对F_0、F_1代生育力、形态和行为的影响。中国的经验表明，二代实验足以提供有用资料，不必进行二代以上的实验。

胚胎培养、组织培养和细胞培养

在多种动物整体实验的基础上，为了探讨明确的毒作用机制和寻找快速、简便、经济的检测生殖毒性的方法，中国在20世纪80年代开始开展胚胎培养、组织培养、细胞培养研究。第一，胚胎培养：中国在应用啮齿类动物全胚胎培养方法筛查致畸物方面已积累了丰富经验。对镉、过量维生素A、1,2-二氯乙烷、二硫化碳、铅等的测试结果表明，建立的方法对筛查致畸物和胚胎毒性是可行的。并提出经母体宫内染毒，取胚胎体外培养相结合的实验方法较好（第251页图86）。第二，组织培养：兼顾化学物通过代谢后对生殖系统的作用和研究激素的作用、激素与毒物之间的作用、生殖细胞之间的功能协调等机制的研究。此外，还开展睾丸组织培养和胚胎器官如肢芽原基础培养。第三，细胞培养：包括卵巢细胞培养和雄性生殖细胞、支持细胞及间质细胞的单独培养和它们的混合培养；卵巢细胞培养操作相对复杂，做得较少，而睾丸的各类细胞培养已广泛应用，如大鼠睾丸支持细胞培养方法在检测硫丹、己烯雌酚和氯化镉雄性生殖毒性中的应用。这类研究排除了许多整体试验不能控制的干扰因素，对毒性作用机制的研究更有说服力。应用人胚上腭间质细

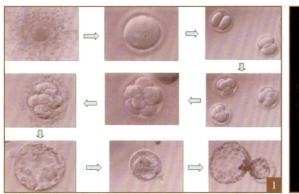
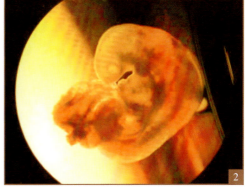

图86 胚胎发育过程（1. 胚胎植入前发育过程；2. 2004年中国全胚胎体外培养成功）

胞，大鼠胚胎中脑神经元体外培养检测致畸物业已开展。

其他测试系统

大型溞（Daphnia Magna）和果蝇的生殖毒性测试方法也已建立和应用。中国预防医学科学院环境卫生研究所建立的中国大型溞标准生物株62Dm在国内已广泛应用。苯、甲苯、三硝基甲苯、氯化汞等对果蝇的生殖毒性已有报道。

生殖细胞凋亡、单细胞凝胶电泳实验

在以观测胚胎吸收、死亡、畸形等结构和行为改变的基础上，建立新指标观测生殖毒性方面，近年来有很大进展。由于20世纪90年代对凋亡有了更深层次的认识，检测凋亡的技术用于检测化学物对生殖系统的影响，发现许多生殖毒性化学物质都可导致生精细胞、支持细胞、间质细胞以及其他附属性腺细胞的凋亡，可能因此而导致精子数量和质量下降。流式细胞仪和单细胞凝胶电泳技术的采用，使对凋亡的检测和生殖细胞DNA损伤检测更为灵敏和直观。

酶组织化学和放射免疫学技术的应用

在生殖毒理学研究中，酶组织化学和放射免疫学技术得到广泛应用，在确定毒物生殖作用靶点和了解一定的作用机制中起到了相当重要的作用，如含吲哚美辛宫内节育器（IUD）对家兔子宫内膜影响的酶组织化学观察。

4.2 分子生物学方法的引进

20世纪90年代，引进分子生物学技术用于生殖毒理学研究，从分子水平上认识生殖毒物的作用机制，对提出基因预防和治疗，促进DNA修复等有重要意义。如发现镉作用于睾丸可引起生精细胞、前列腺细胞、支持细胞和间质细胞内一些基因和抑癌基因表达的上调或下调；转基因动物模型已建立成功，作为致突变检测模型正在推广应用；中国科学院上海细胞生物研究所小鼠基因剔除实验已获成功；高热致畸胎发生与热休克蛋白合成；应用同位素后标记法检测苯灌胃后妊娠大鼠及其

胎鼠体内的 DNA 加合物；荧光原位杂交（FISH）检测人精子染色体非整倍体率方法等。这些研究起到了探索性作用。

生殖细胞遗传毒性研究

20 世纪 90 年代以前，遗传毒理学家主要将注意力集中在体细胞的遗传学效应上，企图用其结果外推化学物对生殖细胞的遗传毒性。但事实上两者之间存在着较大的差异，生殖系统的结构和代谢特殊性使得这两类试验的结果并不一定相关，因而自 20 世纪 90 年代以来，生殖细胞遗传毒理学的研究有很大发展。中国已建立观察人精子染色体畸变和微核试验方法，并对二硫化碳等做了研究。

研究对象的拓宽

以往主要研究单个环境化学物对生殖的危害，而今的研究范围已扩大到一些混合物。如动物饲料中有害物质通过食物链的传递后对生殖的损害，食物加工、烹调过程中产生的有害物质对生殖的影响，香烟烟雾、汽车尾气对生殖的危害等。又如菜油烟亚急性吸入染毒对雄性大鼠性腺的毒作用。

4.3 生殖发育毒性的评定

欧洲经济共同体（EEC）和经济合作与开发组织（OECD）于 20 世纪 70 年代曾提出致畸物的分级为：经流行病调查证实，当母体接触后，子代可出现先天缺陷且因果关系已确定者，为人类致畸物；动物实验已证实，流行病学调查，因果关系未确立者，或仅动物实验证实，而缺乏流行病学资料或流行病学资料为阴性者，为潜在致畸物；资料不足无结论性证据者为致畸物待查；动物实验及人群资料均为阴性者为非致畸物。

目前，国际上尚无通用的环境有害因素生殖发育毒性的评定标准。北欧诸国于 1987 年开始，由四个北欧国家（瑞典、芬兰、挪威、丹麦）的专家组成工作组，制定生殖毒性物质分级的准则，并已于 1992 年公布。在准则的制定过程中，专家组考虑了生殖健康的各个方面，当某种环境有害物质具有以下任何一种危害时，可分级为生殖毒性物质。这些危害有：引起个体基因型的损伤；妨碍生殖功能的激素调节；引起生殖器官损伤，导致生育力下降；妨碍妊娠或子代的发育和健康（包括儿童期恶性肿瘤）或对授乳有不良影响。准则的分类结构类似国际癌症研究机构（IARC）制定的化学物对人类的致癌危险度评定的分级方法。随后，中国也出台了相应的标准（图 87）。

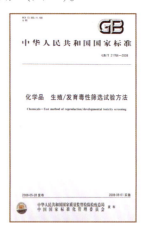

图 87 中华人民共和国国家标准《化学品 生殖/发育毒性筛选试验方法》

5

生殖毒理学数据库和期刊与专著

5.1 生殖毒理学数据库与期刊

发育与生殖毒理学（DART）数据库是美国国家医学图书馆（NLM）的毒理学数据网络（TOXNET）之一，包含自1965年以来出版的参考文献。DART是由美国环境保护局环境健康科学研究所、美国食品药品监督管理局的毒理学研究中心资助的。用户可通过TOXNET（http://www.toxnet.nlm.nih.gov）以主题词、标题词、化学名称等进行搜索，搜索结果可以查看、打印或下载。

由欧洲畸形学会主办的《生殖毒理学》（Reproductive Toxicology）杂志于1987年创刊，为双月刊。该刊主编是托马斯·B.克努森博士，由爱思唯尔出版社出版发行。该刊偏重于有关研究人和动物的生育与繁殖中的毒理学理论与应用问题的论文，是生殖毒理学领域的权威期刊。

由欧洲畸形学会主办的《出生缺陷研究第二部分，发育和生殖毒理学》（Birth Defects Research Part B：Developmental and Reproductive Toxicology）杂志于2003年创刊，为双月刊。该刊主编是乔治·P.达斯顿（George P. Daston），由Wiley-Liss出版社出版发行(图88)。

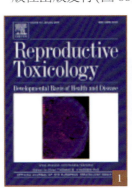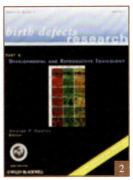

图88 生殖毒理学期刊（1.《生殖毒理学》杂志封面，2013；2.《出生缺陷研究》杂志封面，2011）

5.2 生殖毒理学专著

《生殖毒理学》

《生殖毒理学》（Reproductive Toxicology）由罗伯特·刘易斯·迪克森（Robert Louis Dixon）著，Raven出版社出版（1985）。

《人类发育神经毒理学》

《人类发育神经毒理学》由戴维·贝林格（David C. Bellinger）著，CRC出版社出版（2006）。

《生殖毒理学》

《生殖毒理学》是靶器官毒理学系列丛书之一。由罗伯特·卡普·季尔（Robert W. Kapp, Jr）和罗谢尔·泰尔（Rochelle W.Tyl）主编，CRC 出版社出版（2010）。该书首次介绍了表观遗传组学及其机制在生殖毒理学方面的应用，汇编了相关的研究论文，深入地分析了基因组学、蛋白质组学和代谢组学在人类繁衍中的作用。该书的第三版提供了生殖毒理学不断发展的学科最新研究成果、最尖端的科学技术，同时介绍了生殖毒理学的管理机构和临床研究机构。

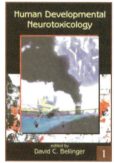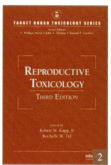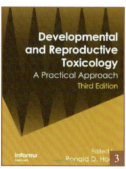

图 89　生殖毒理学专著（1.《人类发育神经毒理学》封面，CRC，2006；2.《生殖毒理学》封面，第三版，CRC，2010；3.《发育与生殖毒理学：实用方法》第三版，2011）

《发育与生殖毒理学：实用方法》

《发育与生殖毒理学：实用方法》（Developmental and Reproductive Toxicology: A Practical Approach）是罗纳德·D.胡德（Ronald D. Hood）主编的一部关于发育和生殖毒理学环境监管的实用指南。2011年出版第三版时，除对原有的章节进行全面更新外，还进行了修订，以反映最新的国际研究的新进展，包括新兴主题、新的生物测试制剂（包括疫苗）、非人灵长类动物作为非临床模型、发育免疫毒性试验、体外试验（如利用斑马鱼和干细胞以及高通量筛选）等新章节。此外，还增加了在硅片系统的建模、生殖毒性评估、神经行为测试、欧盟"REACH 法规"下的测试、对非临床少年毒性测试和内分泌干扰物筛选以及计算基因组学等最新章节（图 89）。

中国出版的生殖毒理学专著

《发育毒理学研究方法和实验技术》由李勇、张天宝主编，北京大学医学出版社出版（2000）。作者指出，发育是一个极为复杂的过程，发育异常研究涉及生命科学领域中的多种学科，需采用不同的手段，从不同层次和水平上进行综合性探索。书中介绍了母体、胎盘、胚胎、组织器官、细胞、细胞器、蛋白质和酶、基因八个层面及与各层面相关的检测技术。书中以突出实用性为主要特色，所选方法多、适用范围广，部分方法是编者根据多年成功的经验和体会而著，因此在方法步骤方面具有较高的可靠性和重复性。

《生殖与发育毒理学》由李芝兰、张敬旭主编，北京大学医学出版社出版（2012），是中国第一套全面介绍外源化学物对各系统（器官）损伤的《靶器官毒理学丛书》的分册之一。该书对从事环境卫生、劳动卫生、环境保护和劳动保护等领域的专业人员的工作和研究会有所帮助。

《药物生殖与发育毒理学》由孙祖越和周莉主编，上海科技出版社出版（2015），该书系统介绍了药物生殖与发育毒理学研究的基础理论、研究方法、成功技巧和规范性要求。该书还针对药物生殖与发育毒理学研究中实验方案的制订、实验过程的实施、相关标准操作规程和总结报告的撰写等做了描述，增加了药物生殖与发育毒理学非临床研究评价体系中各生殖发育阶段伴随毒代动力学实验模型的评价方法和实验报告，填补了中国药物生殖与发育毒理学领域系统性专著的空白。

《实验用兔和大鼠常见畸形图谱》由周莉和孙祖越主编，上海科技出版社出版（2015）。该书详细展示了实验用大鼠和兔的常见畸形，共收录了510余张畸形实拍照片，这些照片均来自著者的实验室。书中还附有生殖与发育毒性实验常见异常的术语，采用中、英、日三种文字对照，便于实验人员查阅及交流，是生殖与发育毒理学科研人员及相关专业院校师生必备的工具书和参考书。

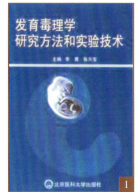 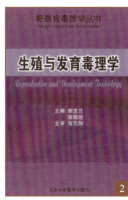 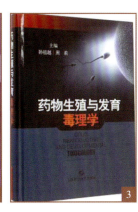 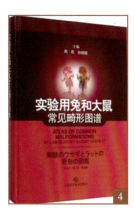

图90 中国出版的生殖毒理学专著（1.《发育毒理学研究方法和实验技术》封面；2.《生殖与发育毒理学》封面；3.《药物生殖与发育毒理学》封面；4.《实验用兔和大鼠常见畸形图谱》封面）

6

生殖毒理学的发展趋势与展望

6.1 研究人类性学的三个里程碑

20世纪中期美国性学家金西[①]及其同事的大规模性调查，使人们对性问题有了第一次真正的了解，被誉为现代性学的第一个里程碑；威廉·豪威尔·麦斯特[②]和维吉尼亚·强生[③]关于人类性反应的研究，使人们对人类性反应有了科学了解，其确立的"性感集中训练法"是性治疗领域的一次革新与突破，被称为现代性学研究中的第二个里程碑；1998年辉瑞公司[④]研发西地那非[⑤]用于临床治疗男性性功能障碍，有人称为性学史上的第三个里程碑，推动了21世纪对性功能障碍的治疗与研究。

在公元前2000年，中国与古埃及的文献中已经有了人类性功能与性功能障碍的记载。中国古代文献将男子勃起功能障碍称为阳痿，以表达阴茎不能坚硬勃起以

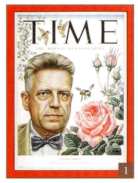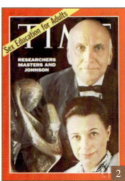

图91 研究人类性学的三个里程碑人物（1.阿尔弗莱德·查尔斯·金西，1953年8月24日成为《时代》杂志的封面人物，他被鸟和蜜蜂所围绕，这是一种通俗委婉的性方面的表示；2.威廉·豪威尔·麦斯特和维吉尼亚·强生，也成为《时代》杂志的封面人物）

完成性交的病症。从不同种族文化的性崇拜到中国古代的房中术，对人类性功能的研究可以说源远流长。

---

① 阿尔弗莱德·查尔斯·金西（Alfred Charles Kinsey，1894—1956），美国生物学家和人类性学科学研究者。曾在印第安纳大学担任昆虫学教授。1947年，他组织建立了专门的性研究所。20世纪60年代，他对人类性学的贡献极大地影响了美国甚至世界的社会以及文化价值观。他掀起了一场性的革命。

② 威廉·豪威尔·麦斯特（William Howell Masters，1915—2001），美国妇科学医师以及科学家，组织了麦斯特与强生性学研究小组，是研究人类性行为的重要科学家。著有《人类的性反应》（1966）、《人类性功能障碍》（1970）、《异性恋》（1994）。

③ 维吉尼亚·伊夏尔曼·强生（Virginia Eshelman Johnson，1925—2013），生于美国密苏里州春田市，性学家与心理学家，与威廉·豪威尔·麦斯特组成了麦斯特与强生性学研究小组，是科学研究人类性行为的先驱者。她与威廉·豪威尔·麦斯特于1971年结婚，1992年离异。2013年的9月29日在美国有线电视网Showtime首播《性爱大师》（Masters of Sex）（共12集），影片中的两位主人公传奇的爱情故事正是麦斯特与强生的故事。

④ 辉瑞公司（Pfizer Inc.），创建于1849年，总部位于美国纽约，是以研发为基础的生物制药公司，产品包括化学药物、生物制剂、疫苗、健康药物等，其卓越的研发和生产能力处于全球领先地位。

⑤ 西地那非（Sildenafil），即"伟哥"，又译昔多芬，万艾可，是用于治疗男性勃起功能障碍（Erectile Dysfunction，ED）的药物。1998年3月27日美国FDA批准其上市。

6.2 现代生殖毒理学的机遇与挑战

人类性功能障碍与人类精子数量减少

1677 年，荷兰人安东尼奥·列文虎克（Antonie van Leeuwenhoek）第一次利用自己制作的透镜，观察到了人类的精子。列文虎克是微生物学创始人，显微镜的发明家。但他当时没有意识到计算精子数量问题，直至 1951 年美国泌尿科专家约翰·马克雷奥德（John MacLeod）公布他对 600 名男子的生育力所进行的调查结果，提出正常男子每毫升精液中含精子数为 1 亿~1.5 亿个。

20 世纪 70 年代初，随着生物学的发展、医疗技术的进步，欧洲和北美科学界加快了对精液的研究，在夫妻间找不孕不育原因时，打破传统观念，第一次将目光投向男子。"男子生育能力"也被列入了研究项目。就在那段时期，英、法、北欧和美国的专家都发现，同样按照约翰·马克雷奥德的统计法，男子精液中精子的含量不如 20 世纪 50 年代，下降到了 1 亿以下，约 9000 万个。而真正让专家大吃一惊的消息是，1974 年美国东部地区的研究结果显示，人类繁殖赖以传种接代的精子，每毫升内的含量竟然从 1 亿个下降到平均 6900 万个，科技界因此开始警觉起来。人类的精子数量究竟是从什么时候开始下降的？历史上是否有过同样情况？幅度多少？会不会降后再升？……所有这些问题科学界目前一概无法回答。因为这一领域的研究仅仅只有 60 余年的时间。

妊娠期用药危险性的评价

对于妊娠期应用中药的危险性，中国山东中医药大学中鲁医院的李希新、高晓山对中药妊娠禁忌药进行了深入研究，发现多种中药和药用食品对孕妇的危险性。许多论著也对中药妊娠禁忌做了阐述，《中药药性论》[1]汇集 81 部古今著作中的妊娠禁忌药，竟多达 716 种；列入 1995 年版《中华人民共和国药典》的孕妇禁用、忌服、慎用中草药仍有 64 种，2000 年版增加至 67 种；2005 年版《中华人民共和国药典》，在[注意]项下收载孕妇禁忌用药总计 69 种，其中慎服药 38 种，忌服药 5 种，禁服药 26 种。一些传统上的非妊娠禁忌药物也显示出了妊娠毒理作用，例如 2004 年钞安（Chan）等在《人类生殖》（Human Reproduction）杂志上就发表了一篇关于人参皂苷 Rb1 在大鼠胚胎培养模型中观察到有致畸作用的报告[2]。因为它不仅关系到自身健康，更关系子代甚至隔代生命安全问题，因此对中药生殖毒理的研究越来越受到关注。

---

[1] 高晓山. 中药药性论. 北京：人民卫生出版社，1992.

[2] CHAN, LYPY, CHIU, et al. An in-vitro study of ginsenoside rb1-induced teratogenicity using a whole rat embryo culture model. Human Reproduction, 2003, 18 (10): 2166.

中国生殖毒理学的发展与未来

20世纪60年代,中国生殖毒理学也开始发展起来。当时,中国生殖毒理学研究以评价化学物致畸效应为主,在20世纪70年代后期出版的《工业毒理学实验方法》《卫生毒理学实验方法》详细描述了致畸和繁殖试验的方法。20世纪80年代起中国制定《新药毒理学研究指导原则》《农药毒性试验方法暂行规定(试行)》《食品安全性毒理学评价程序(试行)》等一系列法规,详细规定喂养繁殖实验、喂养致畸实验和传统致畸实验等生殖毒理实验为必做的实验。这些法规对促进中国生殖毒理学研究起了重要作用。特别是2006年11月颁布的《药物生殖毒性研究技术指导原则》,促进药物生殖毒性的研究水平迈入新高。

20世纪90年代是中国生殖毒理学蓬勃发展的时期。1993年10月中华预防医学会卫生毒理专业委员会生殖毒理学组成立,同年中国毒理学会生殖毒理专业委员会成立,办公机构设立在上海市计划生育科学研究所药理毒理学研究室,卢琦华教授任首届主任委员。《生殖医学》《环境与生殖》《雄(男)性生殖毒理学》和《男性生殖毒理学》等专著的出版,标志着中国生殖毒理学研究进入了新的阶段。生殖毒理学组在福建福州举办的第一次全国学术讨论会交流的139篇论文,发表于《卫生毒理学杂志》1993年增刊。在此期间的研究内容已由单纯致畸研究扩大至女(雌)性和男(雄)性生殖和发育毒理,研究方法由整体动物实验扩大至全胚胎培养、组织培养、细胞培养,并开始将分子生物学理论和技术应用于生殖毒理学研究。

中国以控制人口数量、提高人口素质为基本国策,在全国各地成立了计划生育科学研究所。1988年在WHO的资助下,成立了中国生殖调节药物毒理检测中心,开展以生殖毒性为主的研究,中心主任孙祖越教授培养了几十名药物生殖毒理专业的硕士、博士研究生,并于2008年提出要以现代医学手段重新研究中药的生殖毒性,建立中药生殖毒性数据库。

尽管如此,未来中国生殖毒理学研究与发展要赶上世界先进水平,仍然需要艰辛的努力和开拓性工作。

第58卷

放射毒理学史

本卷主编 朱茂祥 龚治芬

WORLD HISTORY OF POISON
世界毒物全史

卷首语

　　天然放射性物质和人工放射性物质的发现与广泛应用，给人类带来了很大的益处。但是，它们对环境和生态所造成的影响，以及对人类健康所构成的潜在危害也受到人们极大的关注。放射毒理学就是在这种状况下，伴随着核能、核技术以及放射医学的发展而诞生、成长起来的一门新型学科。

　　随着现代核能、核科学技术的发展，从人体健康角度考虑，如何为评价放射性核素内照射危险提供依据，如何为人体内剂量估算和医学处理提供依据，如何为临床合理使用放射性核素提供依据，如何为探讨放射生物学效应的机制提供依据，这些都是放射毒理学需要解决的问题，而且在难度和深度上日趋加大。

　　本卷围绕放射毒理学的萌芽、形成和发展对该学科的发展历程进行梳理，并穿插介绍重要的事件和人物，同时，总结中国放射毒理学研究的发展历程，最后分析放射毒理学面临的任务、发展趋势并提出未来发展的目标。由于放射毒理学的特殊性，本卷内还简要介绍了放射性物质的有关基础知识。

1 放射毒理学的发展历程

1.1 放射毒理学

人工放射性核素是指利用反应堆的中子流和加速器的高能带电粒子流，人为制备的放射性核素。应用人工方法可得到所有元素的放射性同位素，已经得到的人造放射性核素有近千种。它们有的放出 β 射线，有的放出正电子，有的同时有 γ 射线相随放出，有少量重元素的人工放射性核素放出 α 射线。

放射毒理学（Radiotoxicology），又称放射性核素毒理学，是毒理学的一个新兴分支学科，也是放射医学和放射生物学的重要分支学科。[①]

放射毒理学主要研究：

第一，放射性核素[②]在体内的生物转运（吸收、分布、转移和排出过程）、生物转化（代谢）以及其动力学模式；

第二，放射性核素内照射作用的特点、损伤规律、剂量效应与时间效应关系及其影响因素；

第三，减少体内放射性核素的医疗措施，包括阻吸收和促排等；

第四，研究辐射对生殖、遗传物质的损伤、近期和远期效应，即致突变性、致畸性及致癌性和促排药物，以及人体效应观察和流行病学调查，为提出接触放射性核素的安全剂量及卫生标准，并为核医学、放射化学的应用及核动力的利用中防止放射性核素的污染，提供防护、急救和治疗措施。

放射毒理学与放射医学都是应用毒理学方法研究放射性核素对人体健康的影响及其机制的学科，但放射医学主要通过核试验及动物试验来研究核污染的毒作用。而放射毒理学研究的重点主要是：

第一，核素对机体造成的效应和机制；

第二，探索放射性作用于机体后最初出现的生物学变化，以便及早发现并设法排除；

第三，定量评定剂量-效应（躯体、遗传）或剂量-反应关系，为制定放射卫生标准提供依据。

放射毒理学与毒理学的其他分支学科之间，既有共性，又有其特殊性。其共性都是在探讨外源性毒物生物转运和生物转化规律的基础上，研究其损伤效应和剂量、时间、结构的关系，为预防、危险预测提供生物学依据。研究手段、方法以及观察指标也都大致相同。其特殊性在于放射毒理学主要是研究放射性核素所释放的射线或粒子等物理因素的内照射危害，

---

① 顾学箕. 中国医学百科全书·毒理学. 上海：上海科学技术出版社，1981：34.
② 放射性核素，包括天然放射性核素与人工放射性核素。天然放射性核素是天然放射性系列中的核素的统称。自然界中天然存在某些放射性核素，它们不断产生连续的衰变，构成放射性系列。

即辐射毒性。除少数半衰期极长的放射性核素如铀、钍等外，化学毒性是不重要的。

放射毒理学与核物理学、放射化学、辐射剂量学、辐射防护学、放射生物学、放射卫生学等密切相关，彼此间相互渗透、相互促进。

1.2 放射性核素的发现与元素周期表

放射性核素的三个放射性系

放射毒理学研究的对象是放射性核素。目前自然界中存在的放射性核素（也叫天然放射性核素）较少，主要有三个放射性系，即以铀-238为首的铀系、以铀-235为首的锕-铀系（简称锕系）和以钍-232为首的钍系。它们都有相当长的半衰期（以上三者分别为 $4.49×10^9$ 年、$7.13×10^8$ 年和 $1.39×10^{10}$ 年），其原子从开始一直存留到现在。其他原子序数大于81的放射性核素均属重元素，这些核素之所以存在是由于铀和钍等长寿命核素不断衰变的结果。另外，通过对可能的天然放射性系统的研究，证实周期系中的某些天然放射性核素，它们不属于上述三个系列内，如钾-40（半衰期 $1.2×10^9$ 年）、铷-87（半衰期 $6.0×10^{10}$ 年）、铟-113（半衰期 $6×10^{14}$ 年）、镧-138（半衰期 $1.2×10^{11}$ 年）、钐-152（半衰期 $2.5×10^{11}$ 年）、镥-176（半衰期 $2.4×10^{10}$ 年）、铼-187（半衰期 $4×10^{12}$ 年）等。

但利用裂变反应堆和粒子加速器制备的人工放射性核素非常多。目前所知的大约2000种核素中，绝大多数是人工放射性核素。它们在科学研究和生产实践中起着重要作用，例如核燃料钚-239和常用的γ放射源钴-60等。因此，核素及放射性的发现可以说是放射毒理学的最早萌芽。

门捷列夫与元素周期表

1869年，俄国科学家门捷列夫①将当时已知的63种元素依原子量大小并以表的形式排列，把有相似化学性质的元素放在同一行，形成元素周期表的雏形。利用周期表，门捷列夫成功地预测了当时尚未发现的元素的特性（镓、钪、锗）。

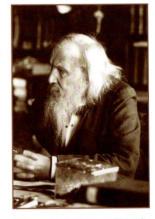

图92 德米特里·门捷列夫

---

① 德米特里·门捷列夫（Dmitri Mendeleev，1834—1907），1834年2月7日出生于西伯利亚托博尔斯克。1848年入彼得堡专科学校，1850年在彼得堡师范学院学习化学，1855年取得教师资格，并获金质奖章，毕业后任敖德萨中学教师。1856年获化学高等学位，1857年任彼得堡大学副教授。1859年他到德国海德堡大学深造。1861年回彼得堡从事科学著述工作。1863年任工艺学院教授，1864年任技术专科学校化学教授，1865年获化学博士学位。1866年任彼得堡大学普通化学教授，1867年任化学教研室主任。1893年任度量衡局局长。1890年当选为英国皇家学会外国会员。1907年2月2日去世，享年73岁。

1913年英国科学家莫塞莱（Moseley）利用阴极射线撞击金属产生X线，发现原子序越大，X线的频率就越高，因此他认为核的正电荷决定了元素的化学性质，并把元素依照核内正电荷（即质子数或原子序）排列。后来又经过多名科学家多年的修订才形成现在的元素周期表（表58-1-1）。

元素在周期表中的位置不仅反映了元素的原子结构，也显示了元素性质的递变规律和元素之间的内在联系，使其构成了一个完整的体系，是化学发展的重要里程碑之一。元素周期表的意义重大，科学家正是用此来寻找新型元素及化合物。

到1925年为止，已被确认的元素总共达88种，其中有81种是稳定的，7种是不稳定的。这样一来，努力找出尚未发现的4种元素（即第43、61、85、87号元素）就成为科学家们的迫切愿望。由于在所有已知元素中，从第84号到第92号都是放射性元素，因此，可以预测第85号和第87号元素也应该是放射性元素。另一方面，由于第43号和第61号元素的上下左右都是稳定元素，所以似乎没有任何理由认为它们不是稳定元素。因此，它们应该可以在自然界中找到。

这4种元素中，首先被确认的是第43号元素。1937年，美国劳伦斯（E. O. Lawrence）用回旋加速器通过高速粒子轰击第42号元素钼获得一种未知的放射性物质，并送到意大利化学家赛格雷（E. Segre）那里去进行分析。赛格雷和他的同事把有放射性的那部分物质从钼中分离出来以后，发现它在化学特性上和铼很相似，但又不是铼。因此他们断言，它只能是第43号元素，并定名为锝，这是世界上第一个人工合成的元素。

1939年，法国化学家佩雷（M. Perey）在铀的衰变产物中分离第87号元素，命名为钫（Fr）。

表58-1-1 元素周期表

族 周期	I	II	III	IV	V	VI	VII	VIII
1	氢=1							
2	锂=7	铍=9.4	硼=11	碳=12	氮=14	氧=16	氟=19	
3	钠=23	镁=24	铝=27.3	硅=28	磷=31	硫=32	氯=35.5	
4	钾=39	钙=40	?=44	钛=18	钒=51	铬=52	锰=55	铁=56,钴=59,镍=59
5	铜=63	锌=65	?=68	?=72	砷=75	硒=78	溴=80	
6	铷=85	锶=87	?钇=88	锆=90	铌=94	钼=96	?=100	钌=104,铑=104,钯=106
7	银=108	镉=112	铟=113	锡=118	锑=122	碲=125	碘=127	
8	铯=133	钡=137	?Di=138	?铈=140				
9								
10			?铒=178	?镧=180	?钽=182	?钨=184		锇=194,铱=197,铂=198
11	金=199	汞=200	铊=204	铅=207	铋=208			
12				钍=231		铀=240		

1940年，美国化学家西格雷（E. G. Segre）等人在回旋加速器中用α-粒子轰击铋靶发现第85号元素，并在1947年提出把这个元素命名为砹（At）。

1945年，美国橡树岭国立实验室的马林斯基（J. A. Marinsky）等从反应堆铀裂变产物中发现并分离出第61号元素，命名为钷（Pm）。

至此，元素周期表从第1号至第92号终于全部齐全。但是，从某种意义上说，向元素进军的最艰巨历程才刚刚开始，因为科学工作者已经突破了周期表的边界。原来，铀并不是周期表中最后一个元素。

1940年，美国艾贝尔森（Philip Abelson）和麦克米伦（E. M. Mcmillam）等用人工核反应得到第93号元素镎（Np）。同年，美国西博格（G. T. Seaborg）、沃尔和肯尼迪等发现第94号元素钚（Pu）。1944年，他们用质子轰击钚原子得到第95号元素镅（Am）。此后，美国西博格和吉奥索（A. A. Ghiorso）等于1949年和1950年用人工核反应分别得到第96号元素锔（Cm）、97号元素锫（Bk）和98号元素锎（Cf）。1952年，美国吉奥索研究氢弹爆炸产生的原子"碎片"时发现第99号元素锿（Es）和100号元素镄（Fm）；1955年，他又用氦核轰击锿得到第101号元素钔（Md）。1958年，美国加利福尼亚大学的科学家们用碳离子轰击锔得到102号元素锘（No）；1961年，他们又以硼原子轰击锔得到103号元素铹（Lr）。1964年，俄国弗廖洛夫和美国吉奥索各自领导的科学小组分别发现104号元素𬬻（Rf）和105号元素𬭊（Db）。1974年，俄国弗廖洛夫等用铬核轰击铅核发现106号元素𬭳（Sg）；1976年，他们用铬核轰击铋核又发现107号元素𬭛（Bh）。1982年和1984年，德国明岑贝格（G. Munzen-Berg）等人工合成108号元素𬭶（Hs）和109号元素鿏（Mt）。1994年，德国达姆斯塔特重离子研究中心由 ^{62}Ni 和 $^{208}P_b$ 核聚变产生110号元素𫟼（Uun）和111号元素𬬭（Uuu）。1996年，德国在达姆斯塔特重离子研究中心合成112号元素鎶（Uub）。

1.3　X线的发现启蒙了放射毒理学

19世纪末，物理学有三项重大的实验发现，即X线[1]、放射性和放射性核素以及电子。正是这些重大发现，奠定了核物理的基础，催生了放射生物学和放射医学的形成，也孕育了放射毒理学的萌芽。

1895年11月8日，伦琴[2]在使用真空

---

[1] X线：波长介于紫外线和γ射线间的电磁辐射。由德国物理学家W. K.伦琴于1895年发现，故又称为伦琴射线。波长小于0.1埃的称超硬X线，在0.1~1埃范围内的称硬X线，1~10埃范围内的称软X线。

[2] 威尔姆·康拉德·伦琴（Wilhelm Konrad Röntgen，1845—1923），德国物理学家，放射学使用影像诊断疾病之父。生于德国莱纳普（Lennep）。3岁时全家迁居荷兰并入荷兰籍。1865年迁居瑞士苏黎世，伦琴进入苏黎世联邦工业大学机械工程系，1868年毕业。1869年获苏黎世大学博士学位，并担任了物理学教授孔脱（August Kundt）的助手；1870年随同孔脱返回德国，1871年随他到维尔茨堡大学，1872年又随他到斯特拉斯堡大学工作。1894年任维尔茨堡大学校长，1900年任慕尼黑大学物理学教授和物理研究所主任。

管进行高压放电效应实验时,一个偶然事件吸引了他的注意。当时房间一片漆黑,放电管用黑纸包严,他突然发现在不远处的荧光屏发出闪光。他很奇怪,就移远荧光屏继续试验。只见荧光屏的闪光仍随放电过程的节拍断续出现。他取来各种不同的物品,包括书本、木板、铝片等,放在放电管和荧光屏之间,发现不同的物品效果很不一样,有的挡不住,有的起到一定的阻挡作用。伦琴意识到这可能是某种特殊的射线,它具有特别强的穿透力,从来没有被观察到过,于是他立刻集中全部精力进行彻底的研究。他一连许多天把自己关在实验室里,连自己的助手和家人都不告知。他把密封在木盒中的砝码放在这一射线的照射下拍照,得到了模糊的砝码照片;他把指南针拿来拍照,得到金属边框的深迹;他把金属片拿来拍照,拍出了金属片内部不均匀的情况。他深深地沉浸在对这个新奇现象的探究中,达到了废寝忘食的地步。六个星期过去了,伦琴已经确认这是一种新的射线,才告诉了自己的亲人。1895年12月22日,他邀请夫人来到实验室,用他夫人的手拍下了第一张人手X线照片。

伦琴的原始论文《一种新的X线》于1895年12月28日发表。1896年1月5日,奥地利一家报纸报道了伦琴的发现。

X线的发现对自然科学的发展具有极为重要的意义。科学家探索X线的本质,发现了X线的衍射现象,并由此打开了研究晶体结构的大门;根据晶体衍射的数据,可以精确地求出阿伏伽德罗常量。在研究X线的性质时,还发现X线具有标识谱线,其波长有特定值,和X线管阳极元素的原子内层电子的状态有关,由此可以确定原子序数,并了解原子内层电子的分布情况。此外,X线的性质也为波粒二象性提供了重要证据。可见,X线的发现打开了近代物理学的大门,也启蒙了放射毒理学。

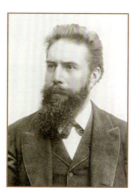 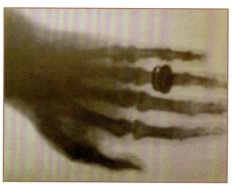

图93 威尔姆·康拉德·伦琴和他拍摄的第一张X线片

1.4 天然放射性核素的发现

1896年法国物理学家贝克勒尔[①]发现了铀的放射性。1898年居里夫人从沥青铀矿样品中发现了钋和镭以后，人们才认识到这是一类具有放射性的元素，并陆续发现了其他放射性元素。铀、钍、钋、镭等元素的天然放射性被发现后，1903年英国物理学家卢瑟福和化学家索迪揭开了探索原子核内部秘密的序幕，揭示了放射性元素同位素理论。正是这些科学家的杰出成就，在科学史上写下了放射性早期历史的新篇章，并且开拓了一个新的研究领域。在以后的半个世纪里，这一领域的研究一直在整个物理学和化学中居于主导地位。由于这些科学家的重大贡献，1903年的诺贝尔物理奖授给了贝克勒尔和居里夫妇，以表彰他们发现天然放射性的卓越贡献；卢瑟福也由于对放射性做了极其重要的研究工作而获得1908年的诺贝尔化学奖；居里夫人由于在发现钋和镭方面立下的功绩而获得1911年的诺贝尔化学奖；1921年的诺贝尔化学奖则授给了索迪，以奖励他在放射性物质化学方面的贡献和对同位素起源与性质的研究。

贝克勒尔发现铀的放射性

1895年，伦琴发现X线后，许多科学家都兴致勃勃地去研究这类新的、具有强大穿透能力的辐射，并展开了对这种射线本性的讨论。法国科学家昂利·彭加勒认为，X线可能与呈现在真空管玻璃壁上的荧光有直接关系，因为看上去X线似乎就是从那儿发射出去的。彭加勒的这个看法虽然不正确，但他的思想却被另一位法国物理学家亨利·贝克勒尔所采纳。

1896年2月，贝克勒尔从他负责的博物馆中选出一块铀盐来做自己的实验。他首先把铀盐暴露在阳光下，直到使铀盐能发出很强的荧光为止，然后，再把它和被黑纸包严的照相底板放在一起。尽管底板从来没有在普通光线下暴露过，但在显影时，贝克勒尔却发现底板感光了。这个结

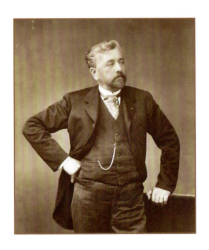

图94 安东尼·亨利·贝克勒尔

[①] 安东尼·亨利·贝克勒尔（Antoine Henri Becquerel，1852—1908），生于法国。1872年就读于巴黎理工大学，后在公路桥梁学校毕业，获工程师职位。1878年在巴黎自然博物馆任物理学教授，1895年任理工大学教授。由于研究荧光现象而发现铀的放射性，并因此获1903年诺贝尔物理学奖。

果似乎证实了荧光中含有 X 线。又过了几天，贝克勒尔正准备进一步探讨这种新现象，巴黎却连日天阴，无法晒太阳，他只好把所有器材包括包好的底片和铀盐都搁在同一抽屉里。也许是出于职业上的某种灵感，贝克勒尔突然产生了一个念头，想看看即使不经太阳照晒，底片会不会也有变黑的现象。于是他把底片洗了出来。底片上的黑影果真十分明显。他仔细检查了现场，肯定这些黑影是铀盐作用的结果。贝克勒尔通过这一现象很快领悟到，必须放弃原来的假设，这种射线跟荧光没有直接关系，它和荧光不一样，不需要外来光激发。

他继续试验，终于确证这是铀元素自身发出的一种射线。他把这种射线称为铀辐射。铀辐射不同于 X 线，两者虽然都有很强的穿透力，但产生的机制不同。同年 5 月 18 日，他在法国科学院报告说，铀辐射乃是原子自身的一种作用，只要有铀这种元素存在，就不断有这种辐射产生。他发现正是铀盐才能表现出这种新的作用，这种作用既与采用哪一种铀的化合物无关，也与外界化学、物理条件的变化无关，而且它的强度似乎也不随时间而衰减，贝克勒尔断定这种射线是从铀元素中释放出来的。这样，贝克勒尔发现了元素的天然放射性。

这就是发现放射性的最初经过。这一发现虽然没有伦琴发现 X 线那样轰动一时，但其意义还是很深远的。因为这一事件为核物理学的诞生奠定了第一块基石。

贝克勒尔发现放射性的初期，人们不知它的危害，他也由于毫无防护而长期接触放射物质，健康受到严重损害，50 多岁就逝世了。科学界为了表彰他的杰出贡献，将放射性物质的射线定名为"贝克勒尔射线"。1975 年第十五届国际计量大会为纪念他，将放射性活度的国际单位命名为贝可勒尔，简称贝可，符号Bq。放射性元素每秒有一个原子发生衰变时，其活度即为 1 贝可。原单位居里（1 居里=3.7×10^{10} 贝可）同时作废。

居里夫人发现镭和钋的放射性

1898 年，波兰化学家玛丽·居里[①]采用新的电学测量方法测量铀的辐射强度时发现："铀的辐射强度正比于所用铀的数量，不受铀和其他元素结合的影响，这种辐射也不受光或温度变化的影响。"玛丽·居里还发现钍也能像铀那样放射同样的射线。钍在已知元素中是仅次于铀的最重的元素，除了铀和钍之外，在当时已经生产或在实验室中使用的许多化学元素中，玛丽·居里没有发现有任何其他元素能够发出贝克勒尔射线。但是，在她对铀、钍混合物的研究过程中，她观测到有些混合物的辐射强度相对于其中的铀和钍的含量而言显得更强些。由此，玛丽·居里得出结论：在这些混合物中还含有未知的放射性元素。玛丽·居里的新进展鼓舞了她的丈

[①] 玛丽·居里（1867—1934），1867 年 11 月 7 日出生于波兰，原名玛丽娅·斯可罗多夫斯卡（波兰文：Maria Sklodowska），跟皮埃尔·居里结婚以后，改名为玛丽·居里，世称"居里夫人"。世界著名科学家，研究放射性现象，发现镭和钋两种天然放射性元素，她被人称为"镭的母亲""放射性元素的母亲"，一生两度获诺贝尔奖（第一次获得诺贝尔物理学奖，第二次获得诺贝尔化学奖）。

夫皮埃尔·居里[1]，使他用毕生的精力同居里夫人一起进行这方面的研究。有一次，他们偶然发现一种沥青铀矿样品的放射性甚至比纯铀的放射性还要强，这就意味着，在这些沥青铀矿中一定还含有别的放射性元素。

上述实验只是提供了新放射性元素存在的证据，进一步的任务是要找到这种新的元素。为此，他们进行了一系列的分离，得到越来越活泼的氯化物，其活性竟比铀大900倍以上。他们把这种新的放射性元素命名为镭（Radium）。

于是，居里夫妇带着十分激动的心情找到几吨沥青铀矿，在很原始的条件下对沥青铀矿进行了长达四年的化学分析。通过处理大量矿物，他们终于发现其中含有两种新的放射性元素：钋和镭，而且这两种元素放射出的射线的强度比铀所放射出的要强得多。后来证明，镭在所有放射性元素中是最为特殊的。钋和镭的发现对后来核物理和核化学的形成起了奠基的作用。

从沥青铀矿中分离镭是一项十分艰难的工作，因为，沥青铀矿中仅含有一千万分之三点四的镭元素，也就是说，在含铀量为60%的1吨矿物中仅含有0.2克镭，钋的含量则更少。它们具有放射性，而且这两种稀有元素有可能通过浓缩的方法使它们具有可以测定的量。同时，它们的辐射能够使周围的空气发生电离，并使之变成导体。居里夫妇经过系统地测量各种残余物和晶体部分的这种效应，从而实现了对这两种放射性元素的浓缩。于是，钋与铋一起沉淀出来，镭跟着钡沉淀出来。然后，将镭和钡这两种元素的氯化物通过部分结晶，便可将它们各自分离。最后，居里夫妇从1吨沥青铀矿中得到100毫克纯氯化镭。由于沥青铀矿仅含有五千万分之一的钋，因而更不可能将钋以纯物质的形式分离出来。后来，居里夫人继续同艾·德比恩一起研究，从几吨沥青铀矿中得到了几毫克的含钋物质，其中所含钋的放射性比等量镭的放射性强50倍。居里夫人还发现，一些放射性元素所发出的辐射是由于它们的原子产生连续分裂所造成的，从一种元素到另一种元素的蜕变速率，依放射性元素的种类不同而不同。例如，钋的半衰期为140天，而镭的半衰期是1580年。

经过四年的奋斗，他们终于从8000千克矿渣中提取出了0.1克的纯镭盐。1902年，居里夫妇宣布，他们测得镭的原子量为225，找到了两根非常明亮的特征光谱线。这时，镭的存在才得到公认。经过几年的辛苦研究，居里夫妇身体日渐衰弱，加上当年缺乏放射性防护的知识，他们不可避免地遭受了放射性的袭击。1906年4月19日，居里先生不幸在街上被马

---

[1] 皮埃尔·居里（Pierre Curie，1859—1906），法国著名的物理学家，居里夫人的丈夫。1859年5月15日出生于法国巴黎。1875年，年仅16岁的皮埃尔到了索邦，当时他的哥哥雅克·保罗·居里（Jacques Paul Curie）是那里的一所医药学校的化学助教，皮埃尔就在该校帮助他哥哥整理物理讲义。1877年，年仅18岁的皮埃尔就得到了硕士学位，1878年被任命为巴黎大学理学院物理实验室的助教，4年后被任命为巴黎市立理化学校的实验室主任。他在该校任教22年，而任教12年之后，获得了博士学位。1900年，皮埃尔被任命为巴黎大学理学院教授。1903年，居里夫妇与放射性的发现者贝克勒尔共同获得了诺贝尔物理学奖。1906年4月19日在领奖的路途中，不幸在街上被马车撞倒后当场死亡。

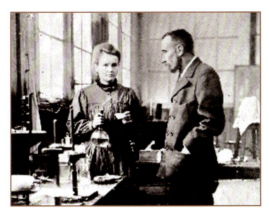

图95 发现镭元素的居里夫妇

车压死,这使居里夫人受到极大打击,但她还是顽强地工作,带领她的学生(其中包括自己的女儿伊伦·居里和女婿弗列德利克·约里奥)继续战斗在放射学的前沿。1934年居里夫人在经过长期贫血的折磨后去世。她的女儿伊伦和女婿也因恶性贫血相继于1956年和1958年去世。居里一家向人类贡献了镭,他们自己却被镭夺去了宝贵的生命。

卢瑟福[①]和索迪创立放射性衰变和同位素理论

在放射性研究进展到这个阶段时,更多的科学家开始研究这种新的辐射。他们虽然也积累了大量的实验数据,但却无法解释放射性现象。1899年英国化学家克鲁克斯(William Crookes)在分离铀矿物过程中,发现一部分铀具有放射性,另一部分铀却无放射性。其他一些科学家也发现了这一现象。同时还发现,钍、镭等放射性元素不仅能产生具有放射性的物质,而且还能使与它有接触的物质也产生放射性。这种放射性还会随着时间流逝而减弱,最后会消失。这些奇异的、当时无法解释的现象引起了那时正在加拿大蒙特利尔大学任实验物理学教授的卢瑟福的极大兴趣。

卢瑟福和他的学生索迪首先对钍的放射性做了大量实验。他们将硝酸钍溶液用氨处理,沉淀出氢氧化钍,过滤后检查干燥的沉淀,其放射性显著降低,而将滤液蒸干除去硝酸铵后的残渣,却有极强的放射性。但过了一个月后,残渣的放射性消失,而钍却又恢复了原有的放射性。他们证实钍的放射性的确变化无常。他们还发现,如果把钍放在密闭的器皿中,其放射性强度较稳定,如果放在一个敞开的器皿中,其放射性强度就会变化不定,尤其容易受表面掠过的空气的影响。他们推测这可能是由于有某种物质放射出来。不久他们便证明这种被放射出来的物质是一种气体,他们称它为钍射气。接着,他们对放射性的镭、锕进行实验研究,也发现它们存在同钍一样的现象。他们把镭放射出来的气体称为镭射气,把锕放射出来的气体叫锕射气。

1903年,卢瑟福和索迪发现,一些放射性元素在放出射线以后,会逐渐减弱其放射性强度,最后变成另一种元素。他们在实验的基础上,提出了原子的自发蜕变

[①] 欧内斯特·卢瑟福(Ernest Rutherford,1871—1937),出生于新西兰纳尔逊的一个手工业工人家庭,并在新西兰长大。他进入新西兰的坎特伯雷学院学习。23岁时获得了文学学士、文学硕士和理学学士三个学位。1895年在新西兰大学毕业后,获得英国剑桥大学的奖学金进入卡文迪许实验室,成为汤姆孙的研究生。提出了原子结构的行星模型,为原子结构的研究做出贡献。1898年,在汤姆孙的推荐下,担任加拿大麦吉尔大学的物理教授。1907年返回英国出任曼彻斯特大学的物理系主任。1919年接替退休的汤姆孙,担任卡文迪许实验室主任。1925年当选为英国皇家学会主席。1931年受封为纳尔逊男爵。

理论。放射性蜕变理论的提出，使那些无次序的新发现的元素逐渐有了排列的顺序。按照这个理论，放射性元素经过一系列的蜕变而连续形成一些新元素，其中每一种元素都在化学性质上不同于产生它们的母元素。中间产物的特性，主要表现为放射性减弱，它们的产生基本上与温度无关。每种放射性元素的半衰期是一个固定的数，它取决于某一放射性元素中在单位时间内发生变化的原子的比例。放射性元素的半衰期是大不相同的，从不到1秒钟到超过100亿年。

放射性元素的蜕变总是伴随着辐射，卢瑟福对这种现象进行了深入研究。他曾试验了射线穿透薄铝板的能力，并发现某些射线被铝板减慢了，而另外一些射线则有更强的贯穿能力。他将前者叫α射线，后者叫β射线。卢瑟福解决了射线的性质问题，这一问题在研究放射性的过程中起着非常重要的作用。

根据实验结果，卢瑟福、索迪提出元素蜕变学说：放射性是由于原子本身分裂或蜕变为另一种元素的原子而引起的。这与一般的化学反应不同，它不是原子间或分子间的变化，而是原子本身的自发变化，放射出α、β、γ射线，变成新的放射性元素。这一发现打破了元素不会变化的传统观念，使人们对物质结构的研究进入到原子内部这一新的层次。

卢瑟福、索迪的开创性工作吸引了许多年轻的科学家。就在1903年以后的几年，人们不断地用各种方法从铀、钍、锕等放射性元素中分离出一种又一种"新"的放射性元素。到1907年，被分离出来并加以研究过的放射性元素已近30种，多到周期表中没有可容纳它们的空位。这就产生了矛盾，人们怀疑周期表对放射性元素是否适用。另外人们对这些新发现的放射性元素进行对比研究后，发现有些放射性不同的元素其化学性质则完全一样。例如钍与由它蜕变生成的射钍，尽管放射性显著不同，可是将它们混合后，却难以用化学方法使它们分离，化学性质则完全一样。这类事实积累得愈来愈多。索迪根据这类事实，于1910年提出了著名的同位素假说：存在不同原子量和放射性，但其他物理、化学性质完全一样的化学元素变种，这些变种应该处在周期表的同一位置上，因而命名为同位素。接着索迪根据原子蜕变时放出α射线相当于分裂出一个氦的正离子，放出β射线相当于放出一个电子，从而提出了放射性元素蜕变的位移规则。发生β蜕变后，向后移一位，即原子序数增1，原子量不变。根据同位素假说，他们把天然放射性元素归纳为三个放射系列：铀-镭系、钍系和锕系。这不仅解决了数目众多的放射性"新"元素在周期表中的位置问题，而且也说明了它们之间的变化关系。根据位移规则推论，三个放射系列的最终产物都是铅，但各系列产生的铅的原子量却不一样。

国际科学界对卢瑟福关于放射性物质蜕变的领域中的开拓性研究做出了极高的评价，认为蜕变理论的一些实验结果，已促使对科学的一些基本概念的崭新的和更加广泛的解释出现。因此，卢瑟福的研究成果奠定了放射性理论的基

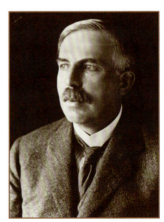

图96 欧内斯特·卢瑟福

础，使后来的物理学和化学发生了一场革命。

欧内斯特·卢瑟福除了理论上的重要贡献外，他的发现在很大范围内还有重要的应用价值，如核电站、放射标识物以及运用放射性测定年代等。

1.5 核裂变及人工放射性核素的发现

核裂变的发现

核裂变（Nuclear Fission），又称核分裂，是一个原子核分裂成几个原子核的变化。只有一些质量非常大的原子核像铀、钍等才能发生核裂变。这些原子的原子核在吸收一个中子以后会分裂成两个或更多个质量较小的原子核，同时放出两个到三个中子和很大的能量，又能使别的原子核接着发生核裂变，使过程持续进行下去，这种过程称作链式反应。原子核在发生核裂变时，释放出巨大的能量称为原子核能，俗称原子能。1吨铀-235的全部核的裂变将产生2万兆瓦小时的能量（足以让20兆瓦的发电站运转1000小时），与燃烧300万吨煤释放的能量一样多。

1934年，费米等人用中子照射铀，企图使铀核俘获中子，再经过β衰变得到原子序数为93或更高的超铀元素，这引起了不少化学家的关注。在1934—1938年间，许多人做了这种实验，但是不同的研究者得到了不同的结果，有的声称发现了超铀元素，有的却说得到了镭和锕。1938年，奥托·哈恩和斯特拉斯曼做了一系列严格的化学实验来鉴别这些放射性产物，结论是：所谓的镭和锕实际上是原子量远比它们小的镧和钡。对这种现象，只有假设原子核分裂为两个或两个以上的碎块才能给予解释。这分裂过程被称为裂变。

裂变释放能量是因为原子核中质量-能量的储存方式以铁及相关元素的核的形态最为有效。从最重的元素一直到铁，能量储存效率基本上是连续变化的，所以，重核能够分裂为较轻核（到铁为止）的任何过程在能量关系上都是有利的。如果较重元素的核能够分裂并形成较轻的核，就会有能量释放出来。然而，很多这类重元素的核一旦在恒星内部形成，即使在形成时要求输入能量，它们也是很稳定的。不稳定的重核，比如铀-235的核，可以自发裂变。快速运动的中子撞击不稳定核时，也能触发裂变。由于裂变本身释放分裂的核内中子，所以如果将足够数量的放射性物质（如铀-235）堆在一起，那么一个核的自发裂变将触发近旁两个或更多核的裂变，其中每一个至少又触发另外两个核的裂变，依此类推而发生所谓的链式反应。这就是称之为原子弹（实际上是核弹）和用于发电的核反应堆（通过受控的缓慢方式）的能量释放过程。对于核弹，链式反应是失控的爆炸，因为每个核的裂变引起另外好几个核的裂变。对于核反应堆，反应进行的速率用插入铀（或其他放射性物质）堆的可吸收部分中子的物质来控制，使得平均起来每个核的裂变正好引发另外一个核的裂变。

裂变是核的大形变集体运动的结果，弄清它的机制，了解裂变过程的各种复杂的现象,到现在仍然是一个需要继续努力研究的方向。因此对于核物理本身,裂变也具有很重要的意义。此外,自发裂变是决定最重的那些核素的稳定性的重要因素;裂变产物提供了大量的丰中子远离β稳定线的核素;裂变研究又提供了原子核在大形变条件下的各种特性(如变形核的壳效应)等。所有这些都说明裂变是核物理的一个重要研究领域。

除了巨大的核能在军事和能源方面的实际应用之外,随着反应堆的建立,放射性同位素开始大规模生产并广泛应用于工农医等各部门。从发现衰变到掌握原子能,是20世纪科学史上的重要一页。

重核在裂变时生成的核,在释放瞬发中子前,称为裂变碎片,释放瞬发中子后的核称为裂变产物,裂变产物又可分为未经β衰变的初级裂变产物和经过一次以上β衰变的次级裂变产物。β衰变不影响核的质量数,因此在讨论裂变产物的质量时不必区分这两种情况。

实验上可以用下述方法来确定裂变碎片的质量分布:同时测两个碎片的动能(或速度),再按能量守恒定律、动量守恒定律加上发射中子的校正,计算碎片的质量。为了确定释放中子后的裂变产物的质量分布,即产额曲线,常通过用放射化学方法进行元素分离,测量它的标识放射性射线能量及半衰期(见放射性)来确定。

1904年,奥托·哈恩①从镭盐中分离出一种新的放射性物质——射钍。以后又发现了射锕、新钍1、核裂变新钍2、铀Z、镤和一些被称为放射性物质的核素,为阐明天然放射系各核素间的关系起了重要作用。

哈恩的重大发现是"重核裂变反应"。20世纪30年代以后,随着正电子、中子、重氢的发现,放射化学迅速发展到一个新的阶段。科学家纷纷致力研究如何使用人工方法来实现核嬗变。正当哈恩和梅特涅一起致力这一研究时,第二次世界大战爆发了。德军占领奥地利后,梅特涅因是犹太人,为躲避纳粹的疯狂迫害,只得逃离柏林到瑞典斯德哥尔摩避难。哈恩虽失去了臂膀,但并未放弃这方面的努力,他与另一位德国物理学家弗里茨·斯特拉斯曼合作,又开始了新的尝试和探索。1938年年末,当他们用一种慢中子来轰击铀核时,竟出人意料地发生了一种异乎寻常的情况:反应不仅迅速强烈、释放出很高的能量,而且铀核分裂成为一些原子序数小得多的且更轻的物质成分。起初哈恩虽然意识

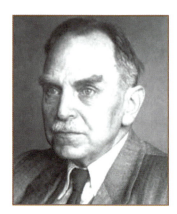

图97 奥托·哈恩

---

① 奥托·哈恩(Otto Hahn,1879—1968),德国放射化学家和物理学家。生于法兰克福。1901年在马尔堡大学获博士学位。1904—1905年,曾先后在拉姆塞和卢瑟福指导下进修。1906年,哈恩回到了德国,在那里他与埃米尔·菲舍尔在柏林大学任教。在第一次世界大战期间,哈恩被征入伍,曾在用中子轰击铀核的过程中,使铀核发生裂变,为纳粹德国原子弹的发展做出贡献。他因发现核裂变获得诺贝尔化学奖,称为"核化学之父"。

到这不是一般的放射性嬗变，但也不敢肯定这就是裂变。他把实验结果和自己的想法写信告诉了梅特涅，却得到了她的有力支持。她在复信中明确指出："这种现象可能就是我们当初曾设想过的铀核的一种分裂。"后来，哈恩经过多次试验验证，终于肯定了这种反应就是铀-235 的裂变。核裂变的意义不仅在于中子可以把一个重核打破，关键的是在中子打破重核的过程中，同时释放出能量。核裂变的发现无疑是释放原子能的一声春雷。在此之前人们对释放原子能的争议中，怀疑论者还占上风，不少人以为要打破原子核，需要额外供给强大的能量，根本不可能在打破的过程中还能释放出更多的能量。而铀核裂变的发现，当时就被认为"以这项发现为基础的科学成就是十分惊人的，那是因为它是在没有任何理论指导的情况下用纯化学的方法取得的。"

尽管当时奥托·哈恩发现核裂变还没有他的同胞伦琴教授发现 X 线的影响大，但就其对于改变人类生活与发展所产生的影响而言，核裂变的意义更为重要，是近代科学史上的一项伟大突破，它开创了人类利用原子能的新纪元，具有划时代的深远历史意义。奥托·哈恩也因此荣获 1944 年诺贝尔化学奖。

放射性铯

在核电站的乏燃料（燃烧以后的核燃料）的裂变产物中，长半衰期的铯-137 的裂变产额较高，是重要的放射性元素。目前已发现的铯放射性同位素有 34 个，由铀裂变生成的铯的重要同位素有铯-135、铯-137，其裂变产额分别为 6.41% 和 6.26%，此外铯-133 也能在裂变中形成，产额为 6.76%，吸收中子后形成铯-134。铯-137 是裂变产生的最重要的放射性铯同位素，其半衰期约需 30 年，完全消失则长达 300 年。由于具有放射毒性，一旦环境中的铯-137 被人体吸收，就会对人体产生危害。因此，在核爆炸或者核事故所致的环境污染检测中，铯-137 是重点检测的放射性元素。尽管用途广泛，铯作为 γ 辐射源的半衰期较长，且易造成扩散，目前铯-137 源已逐渐被钴-60 源取代。

放射性碘

碘也是核电站燃料的主要裂变产物。已表征的碘的同位素有 37 种，其中只有碘-127 是稳定同位素，其他均为放射性同位素。寿命最长的放射性碘同位素是碘-129，半衰期为 1500 多万年。由于其半衰期与地球寿命相比很小，碘-129 是一种已灭绝的放射性核素，它在太阳系早期的存在可通过对其子体氙-129 的观测来推断。碘-131 是核废料中的主要裂变产物之一，由于碘具有易挥发的特点，在核爆炸及反应堆事故时，它是早期污染环境的主要核素。碘-131 是 β 衰变核素，发射 β 射线（99%）和 γ 射线（1%），半衰期为 8 天，用铅屏蔽就可以阻隔其放射线。在碘的放射性同位素中，碘-131 和碘-125 是毒性相对较大的放射性核素。进入血液中的放射性碘，约 70% 存在于血浆中，30% 很快转移到体内各组织器官内，且呈高度不均匀分布，大部分选择性地富集于甲状腺，通常甲状腺内碘浓度可达血浆浓度的 25 倍，在供碘不足的情况下其浓度可达到血浆浓度的 500 倍，所以，放射性碘对人体的危害主要表现为甲状腺辐射损伤。医学上也正是利用放射性碘-131 在甲状腺中的富集行为来治疗甲状腺疾病的。

核电站严重事故有可能向环境释放大量的放射性碘，但目前已运行的和未来的先进核能循环系统均有较高的安全防护设施，通常会尽量防止放射性碘排放到环境中。以美国三哩岛事故为例，反应堆核燃料元件熔化导致大量放射性碘元素释放出来，但均被控制在安全壳内，只有小量放射性碘由于操作失误释放到环境中。类似日本福岛核电站那样的较大规模放射性元素泄漏的事件是较为罕见的，但同时也为将来的核电站设计提出了更高安全性的新要求。

放射性锶

放射性锶的同位素共有 27 个，其中放射性同位素有 19 种。锶-85、锶-89 和锶-90 是具有重要意义的同位素。裂变产生的有锶-90（裂变产额约 5.90%）、锶-89（4.81%）以及质量数为 91~97 的放射性锶，有实际意义的是锶-89 和锶-90。

放射性锶可以作为环境放射性污染的重要标志物，锶-90 和锶-89 是用来评估核试验所致环境污染物的主要核素之一。锶-90 居于被选对象的首位是因为它在裂变产物中的份额较高、物理半衰期较长以及进入人体后有重要的毒理学意义。反应堆运行和乏燃料（辐照后的燃料）后处理产生的放射性废物中含有较多的锶-90。锶-90 可作为 β 辐射源，在军事、科学研究及医学上均有重要用途。锶-89 也可作 β 放射源。锶-85 则是纯 γ 辐射源，是一种常用的示踪剂。动物实验证明，进入体内的放射性锶主要造成骨髓造血组织和骨骼的损伤，其随机性效应主要是骨组织瘤，其次为白血病。

放射性氡

氡是天然放射性惰性气体（故也称氡气），无色无臭，可溶于水，其化学符号为 Rn。氡有很多放射性同位素，其中半衰期最长的同位素是氡-222（半衰期为 3.82 天），前面所说的氡通常是指氡-222。有人把氡气比作"无形的杀手"，因为氡会对人的健康构成危害。世界卫生组织已把氡列为 19 种致癌物质之一，研究表明氡吸入是仅次于吸烟的第二大致肺癌因素。

氡-222 的放射性子体是固态放射性核素，能在空气中形成气溶胶被人吸入。氡-220 是氡的另一种同位素，半衰期为 55 秒。由于氡-220 是钍-222 的衰变产物，也把它称为钍射气。在中国，已发现泥土房和窑洞中氡-220 的浓度较高。

氡无所不在，遍布在我们的生活环境之中，而我们需要特别警惕的是室内的氡，因此，氡也称为居室中的危害气体。室内的氡气可以来自地基下的土壤，也可来自各种建筑材料，或来自空气或用水。一般地下室、窑洞或土坯房子的氡气浓度较高，而通风不好也会导致氡气积累而使浓度升高。因此，为了减少氡及其子体的危害，要保证室内通风良好。

锕系元素与核燃料

锕系元素，是元素周期表原子序数为 89~103 的 15 种化学元素的统称。它们化学性质相似，所以单独组成一个系列，在元素周期表中占有特殊位置。前 4 种元素锕、钍、镤、铀存在于自然界中，其余 11 种全部由人工核反应合成。人工合成的锕系元素中，只有钚、镎、镅、锔等年产量达到千克级以上,锎仅为克级。锿以后的重锕系元素由于量极微,半衰期很短,仅应用于实验室条件下研究和鉴定核素性质。

α衰变和自发裂变是锕系元素的重要核特性,随着原子序数的增大,半衰期依次缩短,铀-238的半衰期为44.68亿年,𨧀-260的半衰期只有3分钟。锕系元素的毒性和辐射(特别是吸入人体内的α辐射体)的危害较大,必须在有防护措施的密闭工作箱中操作。

1.6 核能利用与放射毒理学的发展

在核能利用方面,最重要的核素有铀-233、铀-235和钚-239,它们是反应堆、核电站或其他核动力的易裂变燃料。铀-235在自然界存在,铀-233和钚-239则分别通过钍-232和铀-238俘获中子等人工核反应生成。

天然铀有铀-234、铀-235和铀-238三种放射性同位素,按其质量计,依次占0.006%、0.714%和99.27%。若按放射性活度计,则天然铀中铀-234和铀-238所占份额相近,各约占48.9%,而铀-235仅占2.2%。

用同位素分离技术可使铀中的铀-235的丰度高于其天然铀中的原有丰度,此过程称为铀的富集。低丰度的铀可用作核动力堆燃料,而丰度高达90%以上的高浓铀可用作核武器装料,丰度20%以上的高浓度铀也可用作核爆炸装置的燃料。天然铀中经富集、提取核反应堆和核武器用的铀-235后剩余的副产品贫铀,可作为穿甲弹芯体或γ射线的屏蔽材料。

核燃料是指可裂变物质或可以发生裂变的物质。可以发生裂变的物质与可裂变物质不同。可以发生裂变的物质指的是任何原子核可以发生核裂变的物质,而可裂变物质特指那些能够俘获低能量中子发生裂变,从而具有维持链式反应的能力。例如钚-239是可裂变物质,而钚-240只能在快中子的作用下发生裂变,仅仅是可以发生裂变的物质。因此,可裂变物质是可以发生裂变的物质中的一少部分。铀-238是一种典型的可以发生裂变的物质,但是无法维持中子的链式反应。铀-235裂变产生的中子能量大约是2兆电子伏特,仅仅有一小部分有足够的能量使铀-238发生裂变。但是氘氚核聚变反应产生的中子的能量达到14.1兆电子伏特,可以很有效地使铀-238和其他不是可裂变物质的超铀元素发生裂变。但是铀-238裂变产生的中子的能量仍然无法使铀-238发生裂变,因此铀-238无法维持链式反应。核武器爆炸的第二阶段中铀-238的快速核裂变可以大幅度提升核武器当量,同时也产生了大量的放射性尘埃。

放射性元素氚

氚是元素氢的一种放射性同位素。可写为 ^3H,氚还有其专用符号T。它的原子核由一颗质子和两颗中子组成。在天然氢中,氚的含量为 1×10^{-15} %。1934年,英国卢瑟福等人在加速器上用加速的氘核轰击氘靶,通过核反应发现氚。1939年美国科学家阿耳瓦雷等证明氚有放射性。氚会发射β射线而衰变成氦-3，半衰期为12.5年。自然界的氚是宇宙射线与上层大气间作用，通过核反应生成的。利用核反应：Li+n→^{4}He+^{3}H，然后利用热扩散法，可使氚富集至99%以上。氚主要用于热核武器、科学研究中的标记化合物，制作发光氚管，还可能成为热核聚变反应的原料。

氚及其标记化合物在军事、工业、水文、地质，以及各个科学研究领域里均起着重要的作用；在生命科学的许多研究工作中，氚标记化合物则是必不可少的研究工具。例如，酶的作用机制和分析、细胞学、分子生物学、受体结合研究、放射免疫分析、药物代谢动力学，以及癌症的诊断和治疗等，都离不开氚标记化合物。

美国物理学家恩利克·费米[①]在理论和实验方面都有第一流建树，这在现代物理学家中是屈指可数的。1929年费米发表了他的第一篇主要论文，论述了物理学中的一个深奥的分支，人称量子统计学。在这篇论文中，费米发展了量子统计学，用它来描述某类粒子大量聚集的行为，这类粒子人称费米子。由于电子、质子和中子——构成普通物质的三种"建筑材料"都是费米子，所以费米学说具有重要的科学意义。费米方程可以使我们更好地了解原子核、退化物质（诸如出现在某些种类星体内部的退化物质）的行为，以及金属的特性和行为——一个有明显实际用途的课题。1934年他用中子轰击原子核产生人工放射现象，开始中子物理学研究。

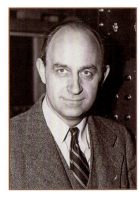

图98 恩利克·费米

被誉为"中子物理学之父"。1936年出版《热力学》讲义，该讲义成为后人教学用书的著名蓝本。由于在中子轰击方面，尤其是用热中子轰击方面的成绩，费米于1938年获得诺贝尔物理奖。但是就在这时他却在意大利遇到了麻烦。一是因为他的妻子是犹太人，意大利法西斯政府颁布出一套粗暴的反对犹太人的法律；二是因为费米强烈反对法西斯主义——墨索里尼独裁统治下的一种危险的态度。1938年12月他前往斯德哥尔摩接受诺贝尔奖，此后就没有返回意大利，而是去了纽约。哥伦比亚大学主动为他提供职位，并为自己的师资队伍中增添了一位世界上最伟大的科学家而感到自豪和骄傲。1944年费米加入美国籍。

100号化学元素镄就是为纪念他而命名的。费米一生的最后几年，主要从事高能

[①] 恩利克·费米（Enrico Fermi，1901—1954），美籍意大利裔物理学家，量子力学和量子场论的创立者之一。美国曼哈顿计划的主要领导者。1901年9月29日出生于罗马。1918年入比萨大学，1922年获得博士学位。在德国哥廷根大学随玻恩工作，后又去荷兰莱顿大学工作。1924年回到意大利，在罗马大学任教，1925年到佛罗伦萨大学任讲师。1927年回罗马在帕尼斯佩纳的物理研究所工作，并在罗马大学担任第一任理论物理学教授。1938年意大利颁布了法西斯的种族歧视法，由于费米的妻子是犹太血统，他于1938年11月利用去瑞典接受诺贝尔奖的机会，携带家眷离开意大利去美国，先在纽约哥伦比亚大学，后在芝加哥大学任教。第二次世界大战后，任芝加哥大学物理学教授。1929年被选为意大利皇家学会会员。1938年因发现新的放射性元素（铀的分裂产物）以及用慢中子进行实验获得诺贝尔物理学奖。1950年被选为英国皇家学会国外会员。美国原子能委员会设立了费米奖金，1954年首次奖金授予他本人。1954年11月28日去世，年仅53岁。

物理的研究。1949 年，揭示宇宙线中原粒子的加速机制，研究了 Π 介子、μ 子和核子的相互作用，提出宇宙线起源理论。同年，他与杨振宁合作，提出基本粒子的第一个复合模型。1952 年，发现了第一个强子共振——同位旋四重态。

根据历年来辐射防护委员会（NCRP）发表的报告内容表明，放射毒理学研究领域在不断地扩展和深入。

1.7 放射毒理学研究领域的扩展

在 1951—2001 年的 50 年期间发表的序号为 8—138 的 100 份报告中，与放射性核素内污染有关的报告占 1/3；20 世纪 50 年代 2 份，60 年代 1 份，70 年代 9 份，80 年代 13 份，1990—2001 年 8 份。研究内容涉及生物代谢动力学、吸收剂量、体内污染的生物监测、致癌效应、遗传效应、对胎儿的影响、环境放射性核素向人体的转移、核能在空间应用的风险评估、除污方法、医学防护、医学应急处理、防护指南、使用医用核素的管理、放射性物质恐怖事件的管理以及内照射容许标准等 15 个方面。

从不同年代报告的内容来看，20 世纪 50—60 年代的报告主要是内照射标准、操作规范以及医用核素的管理；20 世纪 70—80 年代的报告主要是关注测量技术、事故释出的放射性核素向人体转移的生态学以及针对环境释放的放射性碘核素致人危害的医学防护研究；20 世纪 80 年代的报告开始重视内照射剂量、职业和环境氡致工作人员和公众肺癌危险评价与控制以及核素致遗传效应等研究；1991—2001 年的报告中内剂量研究更加深入，发表的报告论及吸入途径的内剂量和吸收剂量分布理论，并扩展到多种核素致人类癌症流行病学调查、环境放射性释放及污染物的筛查模型、核能空间应用的风险和放射性核素用于恐怖事件的防护等热点问题。

由上可见，放射性核素内污染的研究工作紧密结合核燃料生产和各个领域核能应用中提出的实际问题，不断向新能源的应用和放射性核素的新用途方面延伸；服务对象从最初主要针对放射工作人员逐步转向保障一般工作人员和公众成员健康，力争最大限度地减少人群可能受到的内照射危险；随着结合实际的研究不断深入，在内照射剂量学、环境剂量重建以及致癌危险模型的基础理论研究等方面都有新进展。

2

放射毒理学的研究成果

2.1 发现辐射类型与放射性衰变

原子是物质构成的最基本的单位。所有原子都由以下三种基本粒子组成：

第一，中子：不带电荷，质量为 1 个原子单位质量。

第二，质子：带 1 个单位正电荷，质量与中子相等。

第三，电子：带 1 个单位负电荷，质量约为质子的 1/2000。质子和中子组成的原子核，通过电荷引力，与外层高速运动的电子达成电荷平衡，以维持原子的动态稳定。原子中的质子数和电子数决定元素的化学性质，中子数和质子数决定原子的质量。相同元素的原子数、质子数和电子数相同，但中子数可能不同，这些相同元素含不同中子的不同原子叫同位素。

原子核中的粒子（质子和中子）数决定了元素的稳定性，自然界发现的最重的稳定性元素是铅（原子序数 82）的系列同位素（铅-203、铅-206、铅-207 和铅-208）和铋（原子序数 83）的一个同位素（铋-209）。而原子序数大于 83 的天然元素都不稳定，这些不稳定元素不断地通过"核裂解"产生新的元素（称为该不稳定元素的子体或子代产物），并释放出一种或多种形式的具有一定能量的粒子或射线，这一过程即我们通常所说的核衰变，衰变过程中产生具有一定能量的粒子或射线的物理现象称为放射性。因此，放射性描述的是（不稳定性元素）原子自发裂变时释放具有一定能量的粒子或射线的物理现象。核衰变过程将一直进行下去，直到产生非放射性的稳定元素为止。每种放射性元素都有各自的衰变过程和规律，可用半衰期来描述。半衰期是指放射性减少一半所需要的时间。每种放射性元素都存在各自不同的半衰期，长短从几分之一秒到数十亿年不等。

辐射是指从某种物体（源）释放的能量通过空气或其他介质后作用于另一种物质（受体）的过程。这种能量是多种形式的，例如电磁波、光波、各种射线和粒子等。放射性物质产生的辐射能够通过初级过程或次级过程引起受照射物质发生电离，称为电离辐射。原子核由自发地放出某种粒子而转变为新核的变化过程叫作原子核衰变（放射性衰变）。核衰变的主要类型有：α 衰变、β 衰变、γ 衰变、内转换及原子核自发裂变等。此外，随着核辐射测量技术的发展，已发现一些新的衰变方式，如质子衰变、双 β-衰变、^{14}C 衰变等。

原子核自发地放射出 α 粒子而发生的转变叫作 α 衰变；原子核自发地放射出电子或正电子或俘获一个轨道电子而发生的转变，称为 β 衰变。进一步，可把放射电子称为 β- 衰变；放射正电子称为 β+ 衰变；俘获轨道电子的称为轨道电子俘获。α 衰变和 β 衰变的原子核往往处于激发态。处于激发态的原子核要向基态跃迁。

原子核由激发态通过发射 γ 光子跃迁到低能态的过程，称为 γ 衰变或 γ 跃迁。γ 衰变与 α 及 β 衰变不同，不会导致核素的变化，只改变原子核的内部状态。

电离辐射的种类主要有以下几种：

第一，α 粒子：由 2 个质子和 2 个中子组成，相当于一个氦核，带 2 个单位正电荷。穿透力小，其射程在空气中约为 4 厘米，在生物组织中为 25~80 微米，不能穿透皮肤，因此很容易被屏蔽。每发生一次 α 衰变，元素的原子序数下降 2，质量数减少 4。

第二，β 粒子：带 1 个负电荷，相当于 1 个电子的能量，穿透力强于 β 粒子，空气中射程最高可达 15 米，固体中最多为 1 厘米，一般用铝片就能屏蔽，可对皮肤造成损伤。每发生一次 β 衰变，元素的原子序数增加 1（通过原子核中的 1 个电子转换为 1 个质子），但不改变元素的质量数。

第三，γ 射线：也叫高能光子，是原子核发射的一种短波长电磁辐射，相当于 1 个质子的能量，穿透力极强，一般需用较厚的铅砖才能屏蔽。主要造成人体外照射危害。

第四，X 线：穿透力与 γ 射线相似，但来自于原子核外部分，是典型的低能量辐射。

第五，中子：高能粒子，不带电荷。穿透能力极强，只有用极厚的混凝土设施才能屏蔽。每释放一个中子，不改变元素的原子序数，但使原子质量数减少 1。

2.2 确定辐射的分类及其来源

辐射的分类

科学家发现，由于辐射性质不同，从而将辐射[①]分为电磁辐射和粒子辐射。按照辐射与物质作用原理不同，又将辐射分为电离辐射和非电离辐射。

电磁辐射实质上是电磁波，宇宙线、γ 射线、X 线、紫外线、可见光、红外线、微波、无线电波等都是电磁辐射，它们有相同的波速，但频率和波长各不相同，能量相差很大。粒子辐射是一些高速运动的粒子，它们通过消耗自己的动能把能量传递给其他物质。这些粒子包括组成物质的基本粒子，或者由这些基本粒子构成的原子核，例如 α 粒子、电子、质子、中子、介子、重带电子粒子等。

电离辐射[②]分为两大类：一类是所发射的粒子为带电的如电子、质子、α 粒子等，叫直接电离辐射，这些粒子与物质作用时能直接使物质电离或激发；另一类发射的粒子为不带电的如光子（X 线、γ 射线）、中子等，它们与物质作用时不能直

[①] 辐射，是不需要介质参与而传递能量的一种现象。
[②] 电离，是从一个原子、分子或其他粒子束缚态释放一个或多个电子的过程。电离辐射指由带电粒子或不带电粒子或两者混合组成的任何辐射，它们能引起物质电离或激发。

接引起物质电离，而是使靶物质释放直接电离粒子或引起核反应，这些次级带电粒子能再度使物质发生电离。

与电离辐射相反，自然界广泛存在着各种波长不同的辐射，如电磁波、声波等，它们不能引起物质电离，故称之为非电离辐射。

非电离辐射的波长较长，辐射的内在能量较低，主要通过产热与人体组织发生相互作用，而不是电离和激发。

电离辐射的来源

天然辐射照射

在地球上，所有生物体都受到自然界中始终存在的电离辐射的照射，即天然辐射照射。此种电离辐射是来自外层空间和太阳表面的宇宙射线，以及地壳、建筑材料、空气、水、食物和人体内部存在的地球上的放射性核素。另外一些照射随所处的位置不同有较大变化，某些地方土壤中铀、钍的浓度偏高。房屋的建筑材料、设计及通风系统明显地影响着室内放射性气体氡及其子体的水平。全球天然辐射照射所致个人年平均有效剂量为2.4毫希。但个人剂量变化较大，约65%的人预期年有效剂量在1~3毫希之间，约25%的人小于1毫希，其余10%的人大于3毫希。

人工环境照射

由人类活动、实践而导致放射性物质向环境中释放并使人们受到辐射照射称为人工环境照射。全球人类受到的人工环境照射主要来自1945—1980年间进行的大气层核武器试验。据计算，1963年世界人平均年有效剂量最高达150微希，到2000年降至5微希，后者主要是碳-14、锶-90、铯-137等长寿命放射性核素残留在环境中所致。尽管人们对核试验比较担心，但年剂量相对较低，最多仅为天然辐射本底水平的7%左右。

医学辐射照射

电离辐射技术在医学诊断和治疗中的应用非常广泛，是人们受照射的另一来源。对患者个人诊断所致剂量是相当低的，有效剂量为0.1~1.0毫希。而放射治疗是采用很高的剂量精确地照射肿瘤部位，照射剂量为20~60戈（多分次）。2000年世界范围医学检查所致个人平均有效剂量为0.4毫希。

职业辐射照射

由于职业的原因，一些工作人员受到人工辐射源或增强的天然辐射源的照射。例如，核燃料循环、辐射工业或医学应用、国防活动、科学研究等工作人员可能受人工源的照射，而采矿、矿物加工、空中飞行、某些工作场所（氡）的工作人员可受到增强的天然源的照射。职业辐射照射所致个人剂量与工作性质、防护条件、接触时间长短有关。人工源所致职业受照年均有效剂量为0.6毫希（0.1~1.8毫希），增强的天然源则为1.8毫希（0.7~4.8毫希）。由于技术和防护条件的改善以及相关实践活动的减少，职业辐射照射的水平在逐渐降低。

辐射事故照射

辐射事故照射是指核装置或其他辐射源失去控制时，导致异常照射条件而使人员受到不同剂量的辐射照射。除1986年切尔诺贝利事故造成百余人患急性放射病，28人因之死亡外，其他事故受照人数一般不多，往往只涉及操作人员。辐射事故总的趋势是逐渐减少。

2.3 规定辐射剂量的量和单位

电离辐射剂量涉及下列五类的量：第一类为与电离辐射场自身有关的基本量，主要涉及粒子数、能量，用于描述辐射场特征；第二类为电离辐射与物质相互作用的量，这类量表示某一指定的辐射、某一指定物质发生某一指定作用的程度；第三类是量度电离辐射对物质影响程度的量，它是前两类相乘的积，如量度受电离辐射的"照射"，就要涉及辐射场的强度与辐射和物质相互作用的程度之积；第四类是表示放射源特性的量；第五类为表示电离辐射对人体的健康危害程度，包括限值量和实用量。几个重要的概念详述如下：

放射性活度

放射性活度（Activity，简称活度），是指单位时间内放射性核素的衰变数。单位：s^{-1}，活度单位的专名是贝可〔勒尔〕（Bq），$1Bq=1s^{-1}$。已废除的非法定计量单位为居里（Ci），$1Ci=3.7\times10^{10}Bq$。

在表面污染测量中用单位面积的活度表示，单位为Bq/cm^2；在液体污染测量中用单位体积的活度表示，称为放射性浓度，单位为Bq/L；在固体污染测量中用单位质量的活度表示，称为比活度，单位为Bq/kg。

吸收剂量

吸收剂量是指电离辐射给予单位质量物质的平均能量。单位：焦耳/千克（符号J/kg）。吸收剂量单位的专用名为戈（Gy）。$1Gy=1J/kg$。已废除的非法定专用单位是拉德（rad），$1rad=0.01Gy$。$0.01Gy$亦记作$1cGy$。

对人体某器官可定义器官吸收剂量，它可作为急性放射性损伤诊断和分类的重要参考指标，如对骨髓型放射病，可用红骨髓剂量或干细胞计全剂量进行诊断和分类，用全身平均剂量初步判定肠型或脑型放射病，用皮肤剂量估计放射性烧伤的程度等。

照射量

照射量是指在单位质量的空气中，由光子释放的全部电子（负电子和正电子）在空气中完全被阻止时，在空气中产生一种符号的离子总电荷的绝对值。单位：库仑/千克（符号C/kg）。已废除的非法定专用单位是伦琴（R）。$1R=2.58\times10^{-4}C/kg$。

当量剂量

由辐射权重因数对器官吸收剂量加权的量，是一个基本限值量。目的是考虑不同类型辐射的相对危害效应（包括对健康的危害效应）。单位：焦耳/千克（符号J/kg），专用名为希〔沃特〕（Sv），$1Sv=1J/kg$，已废除的非法定计量单位为雷姆（rem），$1Sv=100rem$。

辐射权重因数对光子、电子和μ介子为1，对中子根据其能量不同在5~20之间，质子为5，α粒子等为20。

表 58-2-1　常用辐射剂量单位及其换算

辐射(剂)量	国际单位名称（符号）	单位表示式	专用单位（符号）	换算关系
放射(性)活度	贝可(Bq)	1 次衰变/秒(d/s)	居里(Ci)	1 Ci = 3.7 × 10^{10} Bq 1 Bq = 2.703 × 10^{11} Ci
(放射源)照射量	—	库伦/千克(C/kg)	伦琴(R)	1 R = 2.58 × 10^{-4} C/kg 1 C/kg = 3.887 × 10^{7} R
(受照体)吸收剂量	戈瑞(Gy)	焦耳/千克(J/kg)	拉德(rad)	1 rad = 0.01 Gy 1 Gy = 100 rad
(受照体)当量剂量	希沃特(Sv)	焦耳/千克(J/kg)	雷姆(rem)	1 rem = 0.01 Sv 1 Sv = 100 rem

2.4　电离辐射与生物效应的差异性

不同辐射类型产生的效应也不同，γ射线、中子、X 线等穿透力强的射线一般容易造成外照射急性损伤，而射程短、电离强的 α 和 β 粒子则更容易造成内照射损伤。不同的照射方式（如剂量率和照射途径等）对效应也有影响，一般说来，对于β、γ 放射性核素，当剂量率降低时，效应的发生率及其严重性也减低；相同的放射性核素，吸入比食入可能更容易造成伤害。

不同个体和组织器官受到辐射后的效应差异很大，胎儿、儿童和青少年对辐射的敏感性远高于成人，男性和女性因为生理方面的不同，某些放射性物质在体内的代谢及产生的效应也不同，机体中增殖力强的造血和生殖细胞等比起分化程度高的皮肤和神经细胞等更容易受辐射损伤。此外，身体和营养状况，以及一些环境因素等对辐射效应也会产生影响。

当电离辐射照射人体后，若某一组织中损失的细胞数足够大，而且这些细胞又相当重要，可出现组织或器官功能的不同程度丧失。当照射剂量很小时，产生的这种损害的概率为零；若受照剂量高于某一水平（阈值）时，损伤概率很快增加到 1（100%）。在超过阈值以后，损伤的严重程度会随受照剂量的增加而加重。电离辐射的这种生物效应称为确定性生物效应。由于机体不同细胞和组织的辐射敏感性不同，其受照后发生确定性生物效应的阈值也有明显差异。一般规律是：辐射敏感性高者，其发生确定性生物效应的阈值低。

电离辐射确定性生物效应按机体受照范围的大小，可分为两大类：

第一，全身受照剂量在 1 戈以上时，发生急性放射病，这是一种最严重的确定性生物效应。

第二，机体局部受到超过阈剂量的照射，则引起局部放射性损伤，如放射性皮肤损伤、放射性口腔炎、辐射性白内障等。

当机体受到电离辐射照射后，一些细胞可因受损伤死亡，而有些细胞发生了变异但没有死亡，有可能形成一个变异的细胞克隆，当机体免疫功能不健全时，经过不同的潜伏期之后，由变异但仍活存的体细胞生成的这个细胞克隆可能发生恶性病变，即发生癌变。这种发生概率（不是严重程度）随照射剂量的增加而增大，其严重程度与照射剂量无关。不存在阈剂量的辐射生物效应称为随机性效应。辐射致癌是典型的随机性效应。如辐射所致的变异发生在性细胞（精子或卵子），基因突变的信息会传给后代，而产生的损伤效应称为遗传效应。遗传效应是辐射所致的另一种随机性效应。

3

中国放射毒理学研究进展

3.1 中国放射毒理学研究历史回顾[①]

中国放射毒理学研究自20世纪50年代以来，军事医学科学院放射与辐射医学研究所（原放射医学研究所）、中国医学科学院放射医学研究所、卫生部工业实验卫生研究所、核工业部辐射防护研究所、东吴大学医学院（原苏州医学院）放射医学系、复旦大学（原上海放射医学研究所）放射医学系、白求恩医科大学，以及核工业部、国防科工委所属厂矿、基地的医院及防护部门，以及部分省、市、自治区的放射医学研究所、职防院、防疫站等单位，针对各部门的实际，对铀、氡及其子体、钴、放射性落下灰及混合裂片核素（包括铝、稀土、碘、铯、钷等）、钚、超钚、氚以及某些医学上应用的放射性核素，研究了它们的理化性质、在动物或人体内的代谢、近远期效应、体内污染的监测与内剂量估算、应急医学处理及加速核素排除措施，取得了一批研究成果。其中放射性落下灰内照射的作用特点、损伤规律、体内量的监测和危害评价、防治措施等研究，铀的损伤特点研究，氡及其子体诱发肺癌及癌前阻断治疗的研究，碘核素的比较毒理学研究，氚的遗传效应研究，钴及钚毒理学的研究以及加速排出药物的研究等都为中国核武器发展、核能的应用做出了积极的贡献。

早期（20世纪60年代前）放射毒理学研究

由于天然放射性核素镭、钋及钍的发现，在研究过程中也发现其对人体的伤害作用，于是相应产生了放射毒理学的研究，主要观察其在体内的分布规律及所致内照射毒性效应。特别自20世纪30年代开始，随着钍、镭工业的发展，放射毒理学研究得到相应的发展，但仅限于对钍、镭、氡的研究。

中期（20世纪60—80年代）放射毒理学研究

人工放射性元素的发现和应用，核反应堆的建立，特别是在美国、英国、前苏联等大国大力开展核武器研制的影响下，中国放射毒理学研究内容也扩展到铀、钚及经中子照射后核裂变反应后产生的早期混合裂变产物的研究，包括吸收、分布、蓄积与排泄，所致内照射损伤，自体内加速排出措施的研究，以及晚期裂变产物中的锶-90、铯-137等核素的毒理学研究，

[①] 刘国廉，樊飞跃，叶常青. 我国放射毒理学研究概况及其发展动向. 中华放射医学与防护杂志，2000, 20（1）: 1-3.

进入了放射毒理学研究的鼎盛时期。

近期（20世纪80年代以后）放射毒理学研究

随着原子能和平利用占主导地位，核电站的发展，放射性核素在临床医学中的应用以及在医学、生物学及其他研究领域中的广泛应用，由此产生放射性核素（如氢-3、碘核素、铯-137等）对环境的污染，构成对人体健康的潜在威胁，给放射毒理学研究提出新的要求。在核反应堆事故时，某些放射性核素可能导致内照射损伤，尤其是对小剂量、低浓度放射性核素远期损伤效应的研究更引人注目。

3.2 中国放射毒理学研究主要成果

中国辐射防护和放射医学工作者根据实际需要，针对体内污染的监测、剂量估算、危害评价以及应急医学处理等问题开展了相应的研究，取得了显著的成绩。

铀和贫铀研究取得进展

通过现场调查、动物实验和临床观察，明确了以下几个问题：

第一，体内铀主要损害的器官是肾脏。不同的铀化合物（硝酸钠酰、四氟化铀、二氧化铀、高品位铀矿粉）经不同途径进入动物体内，均可引起动物肾近曲管上细胞坏死性病变，并最终导致动物肾衰竭而死亡。

第二，铀作业人员出现的肝功能异常、外周血细胞数的变化与铀作业无关。现场调查和临床观察表明，铀作业工人中，肝功能异常或肝炎患者的发病和病理经过与从事铀作业所在岗位的空气铀尘浓度无关，也未观察到他们的肾异常，所以，不能认为这些肝功能异常和肝炎是铀引起的。

第三，长期接触难溶性二氧化铀的工人的肾上腺皮质功能和细胞免疫功能下降。

第四，大鼠吸入贫铀气溶胶可导致多种损伤，主要损伤特点是肺、肾组织病变和免疫内分泌功能失调。

第五，体外研究表明，贫铀（DU）具有潜在的致癌性，其机制可能与细胞氧化损伤、细胞膜损伤、DNA损伤、基因突变等多种因素有关。

第六，抗氧化和膜保护剂如二甲基亚砜（DMSO）等，对DU损伤有较好的防治效果。

对生产环境中可溶性浓缩铀（UOZF）通过不同途径污染而吸收到机体的研究阐明了以下几个问题：

第一，通过电镜放射自显影技术观察了浓缩铀在细胞内超微结构的滞留，揭示了其在内污染危害早期主要蓄积于肾组织细胞，尤其呈选择性沉积在近曲细管的上皮细胞核中，从而可导致该细胞的变性、坏死和脱落。浓缩铀在骨组织细胞中的沉积呈持续增升，主要定位于松质骨部位的骨细胞核和破骨细胞核中，而在胞质线粒体中，也有浓集的放射自显影径迹呈现，且滞留期长，很难排除。

第二，对浓缩铀沾污皮肤后的穿透和滞留观察表明，正常皮肤接触浓缩铀1~6小时的穿透和滞留量为（1.36±0.53）%~

(1.55±0.34)%。当皮肤受到擦伤后，在沾污后1小时的穿透滞留量可达到（40.95±9.82）%，要比相应的完整正常皮肤高出28倍以上。到沾污6小时后，其皮肤内的滞留量可高达（53.00±8.04）%。

第三，浓缩铀可诱发骨髓细胞染色体畸变及增殖抑制，而从诱发的畸变类型来看，大多是属于单体型的，可诱发染色单体断裂和对称性染色单体互换。并观察到在细胞中期分裂指数值显著下降的同时，出现分裂异常的超二倍体细胞。

第四，浓缩铀同样可诱发血淋巴细胞染色体畸变及增殖抑制效应，且随着污染量的增升而使染色体畸变率亦相应增高，增殖抑制亦进一步加深。

第五，浓缩铀可诱发精原细胞染色体断片发生，且随着摄入量的增加而诱发的染色体断片发生率亦随之增升。

第六，浓缩铀可诱发初级精母细胞染色体畸变，使染色体断片和多价体出现。实验中观察到的所有多价体均为四价体，并以环状或链状形态出现。

第七，浓缩铀可诱发精子DNA链断裂，并随着浓缩铀摄入量的增大，精子的DNA链断裂率也随之增升，并呈现出良好的线性关系。

第八，浓缩铀可诱发精子畸形，并随着污染量的增加而畸形率亦增升。精子畸形形态主要为双关、双尾和无钩型精子。

第九，浓缩铀可诱发显性致死和显性骨骼突变，致使孕鼠受孕期间所呈现的早期死亡结节和晚期死亡胚胎都呈明显增高，且胚鼠的显性骨骼突变发生率亦随其剂量的加大而相应增升，出现双侧多肋、单侧多肋和点状肋。

第十，浓缩铀可使中枢免疫器官胸腺和骨髓细胞明显受损，^{3}H-TdR（一种^{3}H标记的脱氧核苷酸）的掺入率显著降低。同时对外周免疫器官脾B淋巴细胞的脂多糖（LPS）转化反应在浓缩铀作用下，细胞增殖受到明显抑制，而对脾T淋巴细胞的植物凝集素（PHA）转化反应则出现短暂的细胞增殖抑制。淋巴因子白介素-1和白介素-2对浓缩铀有辐射防护作用，可以部分逆转由浓缩铀损伤B淋巴细胞的细胞增殖能力，且二者对浓缩铀的辐射防护呈现协同作用。

第十一，观察了新合成的络合剂PCDMA促排浓缩铀的效果。发现PCDMA的驱浓缩铀效果显著，而且明显降低了在肾、肝和骨骼中的浓缩铀沉积量。并且发现PCDMA对浓缩铀急性中毒的机体有良好的保护作用。

放射性落下灰及其防治

通过在核试验现场布放动物实验数据，推算了地面落下灰污染量与可能摄入量的关系；用核试验现场落下灰或反应堆生产的早期裂变产物对狗的急性毒性和致癌研究，明确了引起上述效应的实际阈剂量，它们是制定战时摄入落下灰控制量的重要生物依据；收集并整理临床上无甲状腺疾病者摄入放射性碘在甲状腺内沉积和随尿排除的动态规律，提出了用体外测量甲状腺内或随尿排除的放射性碘活度推算摄入落下灰量或放射性碘活度的有关生物参数。主要是：

第一，放射性落下灰中混合碘核素是内照射危害的主要核素。

第二，摄入早期落下灰主要引起甲状腺的损伤，其病程发展缓慢。

第三，落下灰的复合照射中，外照射是主要的。

第四，通过体外测甲状腺中碘核素、

尿中β核素或整体测量裂片核素推算落下灰的进入量。

第五，预防性服用稳定性碘，可大大减轻混合碘核素对甲状腺的损伤。

钚及超钚核素研究成果

钚是制造核武器的重要核燃料，属于极毒类放射性核素。为保护钚作业人员的健康，在吸入钚危害与防护的研究方面取得了成果。

第一，吸入钚是钚生产中钚进入体内的主要途径。在钚作业现场调查的结果表明，在检修或出现意外事故的情况下，钚可经吸入、伤口、严重皮肤污染等途径进入体内。但绝大多数是经吸入途径造成的体内污染。

第二，建成了多种人体内钚的监测方法和快速估算体内量的程序。如碘化钠晶体钚污染伤口监测仪（下限为18贝可）、双探头肺钚监测装置（下限为$3.7×10^2$贝可）以及尿钚常规和快速监测方法，作为钚内污染的监测的主要手段。

第三，钚进入体内后，主要沉积于肺、肝与骨骼。

第四，钚进入体内可诱发肿瘤，如腺癌、鳞癌、乳头癌、混合癌、表皮样疡、未分化癌、透明细胞癌和肉瘤。

氡及其子体诱发肺癌的调查与治疗

对铀矿或非铀矿矿工肺癌的辐射流行病学调查表明，氡及其子体是诱发肺癌的主要因素，而砷是肺癌发病的重要复合因子。用维A酸治疗，对阻断癌前期病变有肯定疗效。测量毛发、骨骼中钋-210、铅-210含量对推算氡暴露量有参考意义。研究表明，毛发中钋-210含量随氡暴露量增加而线性增加，骨中铅-210含量与氡暴露量呈幂函数关系。

天然钍的实验研究和现场人群的随访观察

对含钍纱罩生产和含钍稀土矿开发过程的辐射防护进行实验研究和现场人群的随访观察表明：进入体内的钍主要沉积于骨骼，除发现肝脏的亚显微结构变化外，未发现实质脏器的功能变化。生产含钍纱罩作业中受硝酸钍严重污染的人员，在远期未观察到由钍所致的随机效应发生率增高。稀土矿中接尘矿工肺钍沉积量高于对照组，并预计由于肺钍和钍子体的照射，肺癌增加的例数不会超过0.5~3例。

镭的污染状况调查

根据居民体内镭所致剂量和某些镭作业人员体内污染状况，以及牧草中镭向羊体内转移的情况进行调查，结果表明：人头发和骨骼中镭-226含量可作为人体内镭-226含量的指示器。高本底地区居民及从事含镭夜光粉作业的人员，体内镭-226均高于对照组。牧草中镭-226可向羊体内转移。

氚和氚水

根据氚的辐射与氚在动物体内的代谢与效应的研究发现：

第一，氚在体内与各组织成分结合程度不同，如给大鼠持续喂氚水，其心、肝、脾、肺、肾中总氚的浓度均比脂肪中高2~3倍，血、尿、肝中氚的廓清比肌肉和脑快，脂肪内氚廓清最慢。

第二，氚可引起性细胞及其前身数量明显减少，导致后代先天畸形和显性致死突变等遗传效应，如给大鼠喂入氚水后，组织剂量达0.4戈，睾丸精原细胞数减少

50%，初级精母细胞数减少 23%，对雌性动物卵巢初级卵泡减少 35%，次级卵母细胞减少 63%。剂量增至 1.2 戈时，上述效应更重。

第三，氚对其他器官也有损伤作用，各脏器对辐射敏感性的次序为：性腺>肾>肾上腺>肝>脾>肺>脑。

第四，在体外条件下，氚水或 ^3H-TdR 能诱发人外周血淋巴细胞染色体畸变。

内照射损伤机制研究

围绕 α 粒子损伤与致癌的机制研究发现：

第一，直接损伤。如 α 粒子照射细胞后，诱发的细胞凋亡和坏死、细胞结构与功能改变、DNA 断裂、染色体基因突变等。

第二，间接作用。如诱发细胞产生活性氧导致细胞氧化损伤、膜损伤、DNA 加合物形成等。

第三，旁效应。如通过控制受照细胞比例，观察到群体细胞损伤明显高于受照细胞的预期损伤；通过定点照射细胞，观察到受照射细胞周围未受到照射细胞出现与受照射细胞同样的损伤；用受照射细胞的培养液培养未受照射细胞，也观察到明显的损伤。

加速放射性核素排出药物研究

针对多种毒性较大或常遇到的内污染核素进行了促排药物的研究。这些核素包括：氢-3、钴-60、锶-90、碘-131、铯-137、钍-232、钚-239、镅-241、钚-238、铀-238 等。就促排药物而言，有的药物属于"移植性的研究"，即引用国外资料，进行验证与改进，这些药物如乙二胺四乙酸、二乙烯二胺五乙酸、碘化钾、氯化铵、普鲁士蓝、海带褐藻酸钠、二巯基丁二钠、碳酸氢钠、甲状腺素等等。此外，更有独创的是从祖国医学宝库中寻找新药，如鸡内金促排锶、紫花杜鹃促排肺内难溶性粒子等，都取得了一定的进展。

3.3 中国放射毒理学研究专著

吴企，孙金楷主编的《中国核工业职业医学》（北京：原子能出版社，1991），是一部关于 1959—1988 年的研究成果的摘要选集。

叶常青参与编著了《核武器损伤及其防护》（中国人民解放军战士出版社，1980）。

刘树铮[1]、孙世荃等编著《铀毒理学》（原子能出版社，1995），主要讲述铀的辐射和化学特性，铀的生产工艺，铀在体内

---

[1] 刘树铮（1925—2012），教授，著名放射生物学家，中国辐射兴奋效应理论奠基人。湖南长沙人。1945 年考入湘雅医学院，1951 年到天津第一军医大学工作。曾任天津第一军医大学内科助教、医师，长春第一军医大学病理生理教研室讲师，吉林医科大学放射生物教研室副主任、讲师、副教授，白求恩医科大学工业卫生系、放射生物教研室系主任兼室主任、教授，白求恩医科大学校长，卫生部放射生物学重点实验室主任，白求恩医科大学放射医学研究所所长，卫生部放射生物学重点实验室学术委员会主任，吉林大学放射医学研究所名誉所长。还编著了《低水平辐射兴奋效应》《辐射免疫学》和《医学放射生物学》。

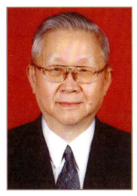
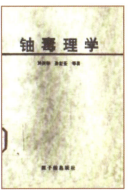

图99 刘树铮与《铀毒理学》（封面）

生物的转运规律，铀作业人员的内照射剂量估算，铀中毒的病理学研究，铀的生物化学效应研究，铀血液学和细胞遗传学研究，铀的免疫学效应，浓缩铀生物效应的实验研究，铀作业事故的医学观察及处理，铀的剂量限值和卫生防护，铀职业性暴露的健康危害评价。

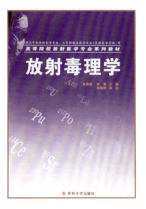

图100 《放射毒理学》（封面，苏州大学出版社，2004）

朱寿彭[①]、李章主编的《放射毒理学》（苏州大学出版社，2004）是在1983年和1992年（第2版，北京：原子能出版社）先后出版的两版《放射毒理学》基础上，结合最新科研进展和教学实践经验，做了较多的增删和修改，增添了分子放射毒理学方面的内容，阐述了放射毒理学的基本概念、基本理论和基本技能及原理。全书分总论和各论两篇，共14章。总论内容包括概论，放射性核素生物动力学，放射性核素内照射作用的机制、特点及影响因素，放射性核素内照射的损伤效应，放射性核素内污染的监测、诊断与危害评价，放射性核素内污染的医学处理，放射毒理学在制定辐射防护标准中的应用，放射毒理学的基本研究方法。各论中论述了铀及铀系主要核素、钚及超钚核素、钍、裂变产物、氡以及医学上常用放射性核素的毒理学。

叶常青[②]、任天山、喻名德主编的《核试验环境辐射与人类健康》（国防工

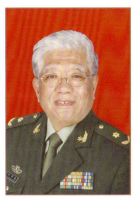
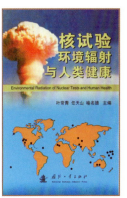

图101 叶常青及其主编的《核试验环境辐射与人类健康》（封面）

---

① 朱寿彭（1931— ），浙江杭州人。曾留学前苏联医学科学院放射医学专业，获医学博士学位。回国后长期从事放射毒理研究。现任苏州医学院教授、博士研究生导师，组建苏州医学院放射毒理学教研室，创建了放射毒理学内照射学科体系，为核素用于提高抗癌作用的临床应用做出了贡献。发表论文180余篇，主编的《放射毒理学》获优秀教材一等奖。

② 叶常青（1933— ），上海市人。1956年毕业于沈阳中国医科大学，即分配至军事医学科学院，从事放射毒理与防护研究。曾任研究室主任、研究所学术委员会主任。1993年和1995年分别获军队科技进步奖一等奖和国家科技进步奖二等奖。参与七部专著的编写，并担任主编或副主编，是五项国家标准或国家职业卫生标准起草人。曾任中国毒理学会秘书长、理事长（1997—2005）。

业出版社，2009）分述了核武器试验的历史、大气层核试验所致的放射性污染与公众的辐射剂量、辐射对人类健康的影响、核辐射损伤的诊断及其人身伤害的赔偿、核试验场区的环境整治与土地再利用、禁止核试验条约后存在的问题。

3.4 中国放射毒理学社团组织

中国毒理学会放射毒理专业委员会于1993年成立。1993年12月，中国毒理学会成立大会及第一届全国代表大会在北京召开。中国放射毒理学的开创者吴德昌院士当选为中国毒理学会第一届理事会理事长，叶常青研究员当选为放射毒理专业委员会第一届委员会主任委员。

放射毒理专业委员会自成立以来，历经了五届委员会。第一、二届委员会主任委员为叶常青研究员，2000年第三届委员会主任委员由刘国廉[①]研究员担任，2004年之后的第四、五届委员会主任委员由朱茂祥[②]研究员担任。

放射毒理专业委员会先后举办了10次全国会议，开展了丰富多彩的学会活动。

1994年9月，中华医学会放射医学与防护学会、放射毒理专业委员会、放射卫生专业委员会与科技情报网等四家联合在广西南宁举办了放射毒理专业委员会第一次全国学术会议。

此外，与有关单位联合举办"氡水平、效应及危害评价专题讨论会""环保型防氡内墙漆成果鉴定会""室内环境学术研讨会"和"天然辐射与控制研讨会"。编制《放射性碘污染事故时碘化钾的使用导则》（国家标准GB/T16138—1995）。编写《环境氡的危害与防护》中国毒理学通讯1998年特刊。编写了《贫铀武器危害与防护研究》。组织专家参加在芬兰举行的第十次国际毒理学大会。

[①] 刘国廉（1938— ），中国著名放射毒理与卫生防护的研究专家。福建仙游人。1960年毕业于第四军医大学，现任中国军事医学科学院二所研究室主任、研究员、博士生导师。著有《细胞毒理学》。

[②] 朱茂祥（1966— ），核辐射事故医学应急专家。湖南常德人，1989年毕业于北京师范大学生物化学专业，1992年北京师范大学研究生毕业，1992年以来在军事医学科学院工作，从事放射毒理与医学防护研究。现任军事医学科学院放射与辐射医学研究所研究员、博士生导师，国家放射卫生防护标准委员会委员。

4
放射毒理学的未来展望

随着现代核能、核科学技术的发展，放射毒理学需要解决的问题在难度和深度上日趋加大。主要是：

第一，为评价放射性核素内照射危险提供依据。从辐射防护出发，放射毒理学的实验研究和人群辐射流行病学调查，以剂量-效应关系为基础，提供可被社会接受的危险水平，以及与之相应的剂量限值，以此作为评价放射性核素危害程度和制定内照射防护标准的重要依据。

第二，为人体内剂量估算和医学处理提供依据。对于职业性或意外事故情况下内污染人员，当务之急是估算其内污染剂量，从而确定其医学处理及预后。

第三，为临床合理使用放射性核素提供依据。放射性核素作为诊断和治疗疾病的手段，也应以放射性核素的辐射毒性和动力学为依据。

第四，为探讨放射生物学效应的机制提供依据。

21世纪，放射毒理学将主要研究放射性核素代谢动力学及其相关的内剂量估算，放射性核素的辐射效应特别是致癌效应，以及内照射辐射流行病调查。为此，将在以下几个方面给予重视。

——在重视涉及面广、危害大的核素的同时，注意新的放射性制剂带来的毒理学问题。对放射性核素体内沉积所致的职业照射和公众照射均应予以足够的重视。

——核素代谢及剂量评估方面，除了进一步积累核素在体内宏观分布的资料，还要应用新技术观察核素的微观分布。根据实验在器官、局部组织和细胞三个水平上估算平均剂量或随机剂量，应重视人体监测资料的积累，提高监测结果的可靠性。

——在损伤效应方面，应提倡流行病学调查与分子生物学研究并举，两者有机地结合。进一步完善动物资料外推到人的手段，提高其合理性，不断积累量效关系的实验资料并使其模式化，注意影响因素的综合利用，以致癌效应为研究重点，扩展研究手段，从粒子径迹结构及亚细胞水平生物学终点两个方面去阐明其分子机制。

——效应终点方面，在观察确定性效应的同时，更多地研究随机性致癌效应。

——标准制定方面，应根据特定情况制定各类介质的次级导出限值。

——医学处理方面，要进一步积累应用传统药物的经验[①]，注意新品种、新剂型的研究与开发，实现防治工作的新突破。对体内意外污染医学处理的全过程应包括：初期急救，减少核素自胃肠道、呼吸道及伤口的吸收，体内污染量的监测与评估，采取促排措施的代价利益分析即减轻损伤效应等。

---

① 1986年前苏联切尔诺贝利核电站事故期间有540万人服用了碘片。

第59卷

兽医毒理学史

本卷主编 史志诚 王建华 洪子鹏

卷首语

兽医毒理学既是兽医学的组成部分，也是毒理学的一个分支学科。现代兽医毒理学诞生于 20 世纪 20 年代，成熟于 20 世纪 70 年代。在不同时期出现的兽医毒物学、家畜中毒学与动物毒物学，三者各有其研究的侧重点，既有区别又有深刻的内在联系。兽医毒物学以毒物为研究对象，突出毒物的毒性作用和发生的中毒事件；家畜中毒学以中毒病例为研究对象，突出临床诊断与治疗。而动物毒物学则继承兽医毒物学和家畜中毒学研究成果，吸收现代毒理学研究新技术和新进展，适应现代社会经济的发展需求，全面阐述与动物，特别是养殖家畜与经济动物有关的一切毒物学问题，包括与动物有关的毒物学知识、动物中毒病的诊断治疗、动物中毒病的预防、毒物的管理以及畜产品安全评价。

本卷重点阐述了兽医毒理学的发展历程，重大科学发现、研究成果，中国动物毒物学学科的发展，兽医毒理学社团组织的发展与推动作用，提出了未来兽医毒理学值得关注的若干问题。

1 兽医毒理学的发展历程

1.1 古代防治动物中毒病的记载

动物中毒病概念的形成

中国古代先民在训养家畜的生产活动中，很早就认识到家畜自逐水草，繁殖生息，受外界不良环境和某些因素的影响，有时发生病、疠。不同病因引起畜禽的特殊病征，区分为外阳、内阴、疠、毒等。就"畜禽中毒病症"方面，如果饲喂了某种含毒饲料得病，称"食毒错倒作难"；如果被蛇咬伤或误食毒虫得病，称"蛇啮""中蜈蚣毒"；如果错灌服某种剧毒药物发生事故，称"中药毒"。凡此种种，因某种有毒物质招致畜禽发生中毒病的概念基本形成。

古代的美索不达米亚已知道许多药物和毒物的知识，在治疗人畜中毒病的方药中就有罂粟、蓖麻油、莨菪、斑蝥等毒物。

中国古代重大动物中毒案例

马的酒糟中毒

《马书》（卷一·喂养事宜禁京师马食酒糟）中，记载了唐弘治六年（1493）军马发生的酒糟中毒事件，即"弘治六年，太仆寺卿何钟表条晨六事，其三言喂养无法。军士爱惜马匹，餧以实草实料；其马始终臕壮，无他病损……而惟以酒糟啖马。酒糟性热而味恶。性热则马生疮而伤气，味恶则不作臕而损力。虽强壮之马，数月之后，即原因之而死亡。今在营每把总下马，有百匹者，有七八十匹者，中间有上臕，有中臕，有无臕。除上臕、中臕听其自养，无臕之马，每令把总下各会集一处，街巷空地，申酉二时，把总官亲至其他点视，以熟草料喂之。一月之后，科道官查验：有臕息者，免其喂养，其无臕者，惩之，仍行严禁不得喂以酒糟。如此则马不致瘦损，而军士知警矣。"

马的毒草中毒

《元亨疗马集·造父八十一难经》[①] 有马的毒草中毒方面的记载。"第八心劳最难医。原因毒草损伤脾，毛落更加肌肉瘦，水草日减渐口羸，四脚难行髓骨瘦，早与名人说的知，莫教变作长年病，急检难经与救之。"据传，造父是周代人，善于牧马，牧马在朔方（今甘肃省宁朔县），当地有名叫"马绊肠"[②] 的毒草，马匹采食毒

---

① 《元亨疗马集》作者是喻本元和喻本亨，该书写于1547年前，刊行于1608年（据丁宾序落款）。喻本元、喻本亨是亲兄弟，中国庐州府六安州（今安徽六安市）人。大约生活在明代嘉靖（1522—1566）到万历（1573—1620）年间。两人长期合作，从事兽医学、畜牧学研究。他们继承先辈之业，收集民间的经验，并且和自己的实践紧密结合，完成《元亨疗马集》。《元亨疗马集》是一部在中国流传甚广的兽医学巨著。

② 棘豆属有毒植物。

草，渡气攻心而成其患，起初草毒伤脾胃，掉毛水草渐减少，患马身体渐渐消瘦，以至于毒气侵入筋骨，四肢疼痛难行走。

动物中毒病的诊治

《陈旉农书》中指出：《周礼》所说的兽医疗兽病，先用药经口灌服，除去体内病物，而后一面继续用药，一面加强饲养和护理，病就逐渐好起来。但是"牛之病不一，或病草胀，或食杂虫，以致其毒，或为结胀，以闭其便溺"。因此，治疗要究其原因。"胀则疏通，毒即解利"。若能辨清不同病理并适宜治疗，任何病都可治愈而不致危及生命而死。有的人不知道这个道理，通称为"疫疠"，其实疫病与之不同，又有治法。

李时珍《本草纲目》中记载了一些解毒剂，如砒石毒用鸡羊血，半夏毒用生姜汁，丹砂毒用兰青汁，钟乳毒用鸡子清，雄黄毒用防风，水银毒用炭末，朱毒用绿豆汁等解毒。在家畜方面还提出："大豆……制金石药毒，牛马温毒"，"鸡犬食蚕欲死者，煎汁灌之。主治……六畜颠狂……兼解诸毒入腹"等。

在中毒病的治疗用药和方法方面，中国很早就应用甘草、兰汁、黑豆、地浆、绿豆粉、绿豆汤等解毒药物。当"猪吃毒错倒作难，治法：以黄泥浆搅水灌之。又方以生桐油灌之即吐"。"治马误食毒草，口中吐沫，闷绝欲死，白矾飞半两、盐一两。"① "牛误食毒草，以致肚胀，气急不能食草，宜先以菜油解其毒，再服（只）壳宽胸散，便秘胀甚者加大黄。" "鸡中毒者，麻油灌之，或茱萸研末唅"。

动物中毒病的预防

古代先民早就注意饲养卫生管理，预防中毒病的发生。中国唐弘治六年（1493），人们在军马中发现酒糟中毒，并认识到"酒糟性热而味恶。性热则马生疮而伤气，味恶则不作臕而损力。虽强壮之马，数月之后，即致羸损；甚至不能唅糟，因也而死。"停止饲喂酒糟"则马不致瘦损。"可见，用酒糟喂马，不可久喂，以间隔饲喂为宜。《豳风广义》中记载养猪有七宜八忌。强调猪要"忌饲酒毒。猪脏最软，偎酒酵时有酒味，厚者便能毒死，或种乌药，不可不知。"《元亨疗马集》卷六中记载，"秋黍叶味辛性热，有小毒不可食，食其作胀损臕。"在预防药物中毒方面，普遍提出"胎娠服忌"。又如用芥子治疗"以渐涂之，使差更涂余处，一日之中，顿涂遍体，则无不死"。如此等等，不胜枚举。

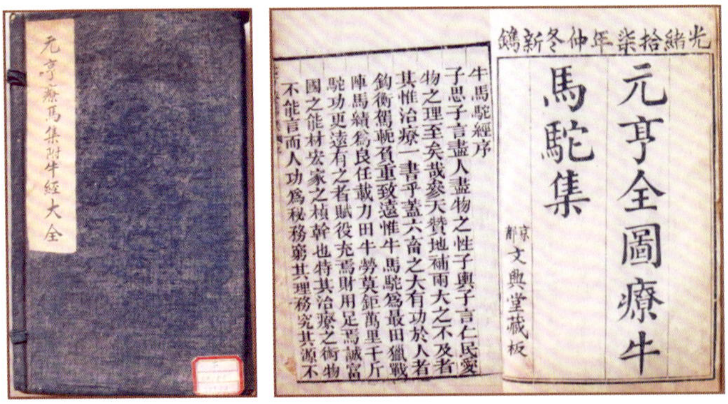

图 102 喻本元与喻本亨著《元亨疗马集附牛经大全》（明刻版）和《元亨全图疗牛马驼集》（清刻版）

---

① 《安骥药方·治杂病》（消毒散）。

1.2 近代兽医毒理学的形成

近代毒理学对兽医毒物学的影响

西班牙人奥尔菲拉（Orfila，1787—1853）作为近代毒理学的创始人，对于当时认为有毒的物质，他用几千条狗做实验，系统地观察了化学物与生物体的关系，提出了化学分析在鉴定中毒案件中的意义，为近代毒理学奠定了基础。

19 世纪的工业革命后，一方面由于近代农业生产和日常生活中不断需要大量新的化合物，于是，化学物的安全评价成为现代毒理学研究的一个重要内容；另一方面，由于生产环境的恶化，职业中毒的频繁发生，促使毒理学家进行实验研究。这样，在 19 世纪初叶出版了第一批毒理学书籍，为兽医毒理学的形成奠定了基础。

兽医毒理学的形成

19 世纪末叶，康尼温（Cornevin）著的《有毒植物》（1893）和 20 世纪初蓝德尔著的《兽医毒物学》（1912），是有关兽医毒物学与家畜有毒植物中毒的两部专著，它们的出版标志着兽医毒物学成为一门独立的学科，同时兽医毒物学也是毒理学的一个重要分支学科。兽医毒物学家在发现新的有毒物质引起动物中毒的同时，又吸收了许多毒理学家的实验数据与毒物鉴定方法，科学地证实了动物中毒，使兽医在临床诊断和治疗中毒病过程中处于主动地位，提高了诊断中毒病的准确性和中毒病例的治愈率。

19 世纪和 20 世纪初期，首次报道的家畜中毒病见表 59-1-1。

表 59-1-1　首次报道的家畜中毒

中毒名称	时间	地点	报道者	文献
猪肉毒梭菌中毒症	1780—1785	南非	—	罗清生：《家畜传染病学》，江苏人民出版社，1960
猪食盐中毒	1856	英国	Adam	罗清生：《猪的疾病》，农业出版社，1963
羊锡中毒	1910	—	Eber	Garner：Veterinary Toxicology，London，1957
黑斑病甘薯中毒	1913	日本爱知县	—	罗清生：《家畜病例汇编》，畜牧兽医图书出版社，1955
慢性铜中毒	1926	—	Hungerford	家畜疾病

1.3 家畜中毒病的流行病学研究

家畜中毒病的流行病学研究是兽医毒理学的一项基础性工作,是将流行病学引入家畜中毒病的调查防治之中的一项重要技术。基于家畜中毒具有普遍散发的特点,加之地理、气候、物种、环境的不同,家畜中毒病在发生的类型上有所差别,形成不同的流行特点。因此,只有掌握家畜中毒病的流行规律,才能使防治工作有的放矢,取得成效。

在美国,家畜中毒病造成的经济损失有时甚至超过某些烈性传染病和寄生虫病的损失。据报道,美国每年因寄生虫病使国家损失 4.2 亿美元,而仅科罗拉多和蒙大拿两个州,因有毒植物中毒所造成的损失就达 2 亿美元。有毒植物是造成美国西部畜牧业经济损失的主要原因之一。据估计,美国每年的经济损失约 5100 万美元,其西部 11 个州的经济损失为 2300 万美元,每年牲畜中毒发病死亡率为 3%~5%。据国家科学院估计,西部州因食入有毒植物造成的家畜营养不良占 8.7%,其中包括 5%的发病率,但不包括其他的社会损失。主要是盐生草、翠雀、羽扇豆和疯草①中毒引起的死亡损失。

在非洲、北美洲及南美洲,有毒植物有时造成家畜较大的损失。在南美洲,每年因吃了有毒植物而死亡的牛就有 10 万头。

在前苏联,20 世纪 50 年代家畜砷、氟、磷中毒严重,在中毒病中占重要地位(表 59-1-2)。

在波兰,据 1965 年报道,家畜、赛马、家禽死于中毒病的有 76775 头(匹、只),其中磷化锌中毒 63570 头(匹、只),砷化物中毒 2845 头(匹、只),氯化钠中毒 4135 头(匹、只),其他化学物中毒 2518 头(匹、只),植物中毒 3607 头(匹、只)。

在英国,据皇家兽医学院卫生系 1959—1960 年毒物检验统计,动物铅中毒依然严重,但砷中毒减少,绵羊中铜中毒的危害增大。

表 59-1-2　前苏联某些毒物造成家畜中毒的情况(占中毒总数的%)

畜别	砷	氟	磷	其他毒物
马	17.4	53.2	16.4	13.0
牛、羊	52.8	24.0	12.1	11.1
猪	7.3	4.2	35.2	53.3
其他畜禽	43.0	21.1	9.8	26.1

---

① 疯草(Locoweed),是棘豆属(Oxytropis)和黄芪属(Astragalus)植物中能引起家畜产生相似中毒症状的植物统称。

在日本，据1948—1957年统计，在动物中毒事件中，牛3%~4%，马1%，山羊10%，绵羊7%~9%，猪20%~30%。[①] 1967—1970年中，牛占1%~2%，肉用牛占4%~6%，种猪占6%~7%。[②]

在中国，根据1981—1986年450篇畜禽中毒报道的统计分析：饲料中毒占首位（88起，占19.55%），有毒植物中毒次之（82起，占18.22%），霉菌毒素居第三位（78起，占17.33%），之后依次为农药中毒（72起，占16.00%）、药物中毒（46起，占10.22%）、环境污染与微量元素中毒（39起，占8.67%）、化肥中毒（19起，占4.22%）、其他毒物中毒（19起，占4.23%）。受害动物依次为：牛（174起，占38.67%）、猪（104起，占23.10%）、家禽（84起，占18.67%）、羊（48起，占10.67%）、马类（40起，占8.89%）[③]。

1.4 现代兽医毒理学的学科发展

兽医毒理学（Veterinary Toxicology）作为研究毒物对家畜家禽以及宠物的作用的科学，各国兽医毒理学家先后出版了许多教科书以及临床兽医毒理学与中毒检验与治疗专著。

20世纪出版的兽医毒理学专著

卡尔·布劳恩斯朵夫（Karl Braunsdorf）著《粮食毒化的原因及其预防》（柏林，1958）。

纳扎罗夫（Г. С. Назаров）著《化学物质引起牲畜中毒的预防与急救》（莫斯科，1966）。

朗格（Long）著《植物对家畜的毒性》（1924）。

宫本三七郎和大川德太郎著《家畜有毒植物学》（1942），由罗伏根译为中文版（南京：畜牧兽医图书出版社，1953）。

拉德凯维奇著《兽医毒物学》（前苏联农业出版社，1951）。

大川德太郎著《家畜中毒学》（日本株式会社文永堂，1964），介绍家畜植物中毒、矿物中毒、新农药中毒、饲料肥料中毒、医药中毒、毒气中毒、动物毒中毒、细菌性中毒的诊断和治疗方法，为一部兽医临床毒理学专著。

凯莱尔（Keeler）等著《有毒植物对家畜的影响》（1977）。

前捷克斯洛伐克巴尔蒂克（M. Bartic）等著《兽医毒理学》，于1981年由爱思唯尔出版社出版，该书吸收了20世纪60—70年代新的研究成果。

谢占武[④]、史志诚、洪子鹏编《家畜常见中毒病检验》（农业出版社，1982）。

---

① 米村寿男. 论家畜中毒. 日本兽医师会杂志, 1961, 14 (8): 334-339.
② 石井进. 畜产兽医家畜卫生手册, 1974.
③ 丁伯良. 近年来国内畜禽中毒概况. 动物毒物学, 1987, 1: 8-11.
④ 谢占武（1937— ），研究员，辽宁省黑山人。1959年毕业于沈阳药学院留校任助教，1962年调中国农科院哈尔滨兽医研究所工作至今。还著有《猪常见中毒病检验》。

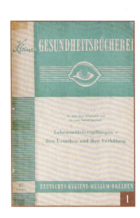 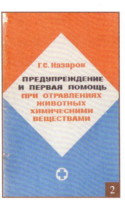 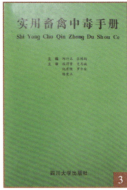 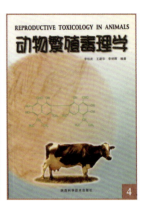

图103 饲料毒物与家畜中毒专著 (1.《粮食毒化的原因及其预防》封面；2.《化学物质引起牲畜中毒的预防与急救》封面；3.《实用畜禽中毒手册》封面；4.《动物繁殖毒理学》封面)

库皮尔（M. R. Cooper）和约翰森（A. W. Johnson）著《英国的有毒植物及对人畜的危害》(1984)。

王建华、李建科等编著《动物中毒病与毒理学》（天则出版社，1993）。

丁伯良著《动物中毒病理学》（农业出版社，1996）。

史志诚、牟永义编著《饲用饼粕脱毒原理与工艺》（中国计量出版社，1996）。

邱行正[①]、张鸿钧主编《实用畜禽中毒手册》（四川大学出版社，1996）。该书分总论和各论两部分，共23章165万字。在中毒病的诊断技术和防治措施方面有比较详细的介绍，便于兽医临床使用，是一部诊断与防治畜禽中毒病的实用手册。

史志诚主编《中国草地重要有毒植物》（1997）。

汪昭贤[②]主编《兽医真菌学》（西北农林科技大学出版社，1997）。

李权武等著《动物繁殖毒理学》（陕西科学技术出版社，1999）。

21世纪出版的兽医毒理学新作

2001年，史志诚主编的《动物毒物学》（Animal Toxicology）（中国农业出版社，2001）将动物毒物学定义为研究各种毒物（如金属与非金属毒物、有毒植物、饲料与营养性添加剂、真菌毒素、细菌毒素、兽药与药物添加剂、动物毒素、有毒气体、辐射物质与军用毒剂、农药、化肥、杀鼠剂等）的来源、种类、性质及其对动物的毒性和引起动物中毒的原因、途径、临床症状、病理变化、诊断、治疗以及预防的科学。从而使动物毒物学成为从现代毒理学和现代兽医学中迅速发展起来

---

① 邱行正（1924— ），高级兽医师，四川江油市人。1950年毕业于兽医大学。先后在四川荣昌畜牧兽医学校、四川农学院等任教，之后在乐山等地、市、县畜牧兽医站从事实际工作。发表论文30多篇。著有《家畜中毒》（乐山地区农林局、沐川县县委，1978年；四川省畜牧兽医总站、乐山地区农业局、沐川县科委，1979年修订）《实用养猪与猪病防治》《实用养鸡与鸡病防治》（四川科技出版社，1998）。

② 汪昭贤（1940— ），安徽省当涂县人，1964年毕业于安徽农学院，1964—1972年在陕西省畜牧兽医总站工作，1973年至今在陕西省畜牧兽医研究所工作。

的一门新学科。

沈建忠[①]主编《兽医毒理学》（中国农业出版社，2002）。

2004年普拉姆利[②]著《临床兽医毒理学》（Clinical Veterinary Toxicology）（爱思唯尔出版社，2004），该书涵盖了整个毒理学各个领域的中毒性疾病。全书分为三个部分，26章。第一部分阐述毒理学原理，共5章；第二部分讲述毒性机制，共12章；第三部分介绍毒物与毒素，共9章，分别是生物毒素、含毒饲料、农户使用的工业品、杀虫剂与杀软体动物制剂、金属与矿物、真菌毒素、药剂、有毒植物以及放射性物质。

李培锋主编的《兽医药物毒理学》（中国农业出版社，2010）为中国兽医药物毒理学方面的第一部教材，重点阐述兽药在一定条件下，对动物机体造成的损害作用及其机制，并介绍了对兽药的毒性作用进行定性和定量评价的实验技能与方法。

兽医毒理学的理论扩展

兽医毒物学、家畜中毒学与动物毒物学三者既有区别又有深刻的内在联系。三者的区别在于研究对象和重点各有侧重。兽医毒物学以毒物为研究对象，突出毒物具有的毒性作用。家畜中毒学以中毒病例为研究对象，突出临床诊断与治疗。而动物毒物学则继承兽医毒物学和家畜中毒学研究成果，吸收现代毒理学研究新技术和新进展，面向社会经济的发展，全面阐述与动物，特别是与经济动物有关的一切毒物学问题，包括与动物有关的毒物学知识、动物中毒病的诊断治疗、动物中毒的预防、毒物的管理以及畜产品安全评价等。

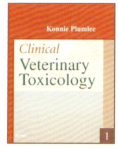
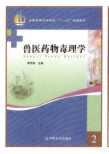
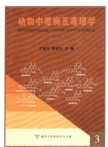
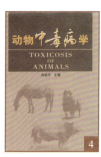
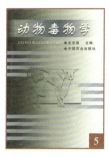

图104 兽医临床毒理学专著（1.《临床兽医毒理学》封面，2004；2.《兽医药物毒理学》封面，2010；3.《动物中毒病及毒理学》封面，2002；4.《动物中毒病学》封面，2006；5.《动物毒物学》封面，2001）

---

① 沈建忠（1963— ），教授，博士生导师。中国农业大学动物医学院院长，教育部长江学者，国家兽药安全评价中心主任，国家兽药残留基准实验室主任，农业部兽用化药和中草药创制与安全评价重点开放实验室主任，农业部兽药安全监督检验测试中心（北京）常务副主任。兼任中国畜牧兽医学会兽医药理学与毒理学分会副理事长，中国毒理学会饲料毒理学专业委员会副主任。

② 普拉姆利（Konnie Plumlee），兽医博士，在阿肯色畜禽委员会诊断实验室工作。

2

兽医毒理学的重大发现与研究成果

2.1 牛"翘摇病"与双香豆素

牛"翘摇病"

20 世纪 20 年代初期,美国北达科他州的阿尔伯塔省出现了一种使牧场破产的牛病——"翘摇病"。临床表现以血凝不良和全身各器官组织广泛性出血为特征。通常在动物较常活动和卧地受压力最大的部位如关节周围、胸部、腹部、臀部等处皮下组织和肌肉中发生弥漫性出血或形成血肿。有时出现鼻出血,胸、腹腔内出血。胃肠道常发生出血,致使粪便带血并呈煤焦油色。乳中也可出现血液混杂物。当去势、分娩及手术时可引起严重的出血不止。失血严重时,动物常出现出血性贫血症状。

病因破解

1933 年,威斯康星州的一位农民带着一头死亡的小母牛、一奶罐不凝固的血液和大约 45 千克腐败的草木樨属①植物(这些草是在那些不景气的年代喂给牛的全部饲料),驱车来到威斯康星大学,将这些东西交给了一位早已对草木樨属病感兴趣的生物化学家科尔森(Corlson)。这位生物化学家花了六年时间于 1939 年从腐败

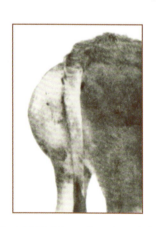

图 105 牛"翘摇病"(牛的左坐骨部的血肿,引自 Hutyra 著《家畜内科学》)

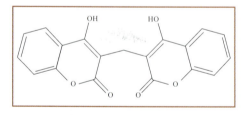

图 106 双香豆素分子结构式

的草木樨饲料中分离出了双香豆素(Dicumarol)②。由此,确定双香豆素是引起"翘摇病"的病因。

当草木樨在冬季因不适当的收获受到损坏或者由于霉变败坏时,草木樨原本含有的香豆素分解变为具有延长血凝时间性

---

① 草木樨属 (Melilotus) 植物,是重要的豆科牧草和绿肥作物,约有 20 种。主要有白花草木樨 (M. Albus)、黄花草木樨 (M. Officinalis)、细齿草木樨 (M. Dentatus)、印度草木樨 (M. Indica) 等。
② 最初称为败坏翘摇素 (Dicoumarin),后来,药学与化学学会改称双香豆素 (Dicumarol)。

质的双香豆素。试验证明，当干草中含 0.0026% 双香豆素时，便能发生有害作用。

1981 年，前苏联伊尔库茨克省阿拉斯加区一农庄的肥育牛发生一次草木樨干草中毒，419 头牛中 59 头发病，死亡 42 头。

牛饲喂保存不当的草木樨 10~16 天后引起中毒，死亡率 80%。哺乳的牛犊常因内出血而死亡。事件再一次证明了霉败草木樨是引起"翘摇病"的原因。

2.2 "震颤痉挛症"与有毒黑麦草

牛羊"震颤痉挛症"的发现

1945—1961 年，美国俄勒冈地区发生饲喂被感染一年生黑麦草（Lolium Multiflorum）的牲畜发生一种神经系统疾病，致使牛、羊出现震颤痉挛和共济失调而死亡。随后在澳大利亚也报道了吃了侵染粒线虫属（Anguina）线虫和棒状杆菌（Corynebacterium sp.）的一年生黑麦草后，牛、羊暴发了以神经症状为主的疾病，以后该病逐渐蔓延，对畜牧业生产造成了严重损失。

20 世纪 90 年代初期，仅南澳大利亚州已有约 8500 头羊、290 头牛死于一年生黑麦草中毒。而西澳大利亚州所受损失更为惨重，自从 1968 年发现此症以来，其所侵袭的农场数和家畜死亡数呈指数增加，1968—1985 年共有约 4 万头羊和 422 头牛死亡；1985—1986 年又有约 6200 头羊和 4 头牛死亡，涉及 187 个农场。

病因的研究

经过科学家研究，一年生黑麦草由于在分蘖期间感染了剪股颖粒线虫（Anguina Agrostis），该线虫的幼虫侵入而变为有毒植物。线虫在秋天从地面的虫瘿中逸出，在初冬时迁移到刚发芽的黑麦草种子的生长点上，以后随着植物生长其上行侵袭量物

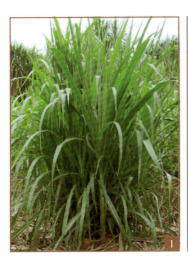

Corynetoxin H 17a

图 107 牛羊"震颤痉挛症"的相关图片（1. 一年生黑麦草；2. 棒状毒素）

的幼花，最终形成虫瘿，它们自身在虫瘿内成熟、交配以产生下一代。在它们从土壤沿植物上行的过程中，往往会感染上棒状杆菌，因此细菌也就可能被其携入虫瘿中。细菌在虫瘿中增殖，有时其数目甚至增大到使其从虫瘿中"分泌"出来。

由此证明，牛羊"震颤痉挛症"是一年生黑麦中毒，其原因是一年生黑麦草的种穗受到粒线虫属线虫和棒状杆菌的侵染所致。

科学家用被寄生虫侵害的一年生黑麦草植物的不同部位，饲喂实验动物，结果发现只有含有细菌的虫瘿才是有毒的，并确认这种细菌在黑麦草虫瘿内合成为棒状毒素（Corynetoxin），其他部分无毒。这种鼻炎棒状杆菌毒素具有抑制蛋白的糖基形成作用，是黑麦草中毒症生化机制的主要因素。在死亡牲畜体中找到感染剪股颖粒线虫和棒状杆菌的黑麦草就可以最后确诊。

科学家还发现，牲畜进入一个有毒的牧场后在 4~12 周内出现症状，与牛和羊的一年生黑麦草中毒症的病状相似，特征是间歇性发作呈现神经系统功能紊乱，如共济失调、震颤、痉挛、惊厥，继之发生死亡；孕畜发生流产。该病的致死率可达100%。一般治疗通常不见成效，用普通麻醉剂或采用大剂量镇静药物可减少绵羊的死亡。

防除措施

为了保持放牧场地不受黑麦草的侵染，应定期将黑麦草穗头的样品送交有关部门进行线虫和细菌的检验。一旦检出田块中有线虫就应该采用措施来加以预防。控制线虫和细菌数目扩大的具体方法是，连续两年除去大田谷物中和草场中的黑麦草，防止虫瘿的产生；把线虫数目降至最低水平；在黑麦草开花结实期施用除草剂，并辅之以提高草场中豆科牧草比例，可达到预防效果。

2.3 牛"水肿病"与栎单宁中毒

早在 1662 年梅斯尔（Maseal）著的《牛的管理》一书中就有栎属植物对动物有毒的记载。1893 年康尼温（Cornevin）著的《有毒植物》一书详细记述了放牧乳牛的"壳斗病"（即橡子中毒）。20 世纪以来，美国、英国、俄罗斯、日本、法国、保加利亚、罗马尼亚、德国、瑞典、前南斯拉夫、匈牙利、新西兰和中国都有动物发生中毒的报道。受害动物有黄牛、乳牛、绵羊、山羊、马、猪和鹿，造成重大经济损失。因牛栎属植物中毒后期的临床特征为颈部下端的肉垂部和腹部下方、会阴部出现无热无痛的水肿，故称之为"水肿病"。

300 多年来，由于对栎属植物所含毒成分未能确定，毒理机制也未能阐明，因此防治工作成效甚微。

从 1962 年到 2012 年的 50 年间，中国毒理学工作者致力于调查牛栎树叶中毒病的流行病学特点，在确定早期诊断标准的基础上，于 1978 年开始，在西北农林科技大学段得贤教授的指导下，建立了"高分子的栎叶单宁经胃肠生物降解（活化）产生多种低分子的酚类化合物引起中毒的假设"，通过 10 项试验证实了"假设"，阐明了栎属植物毒理机制。研究证明：牛栎树叶中毒病的实质是栎叶单宁中毒。栎叶单宁中毒的机制是：可水解的栎叶单宁，进入胃肠道，经生物降解产生多种低分子的毒性更大的酚类化合物，并通过胃肠黏膜吸收进入血液和全身器官组织，从而发生毒性作用。因此，发挥毒性作用的不是栎叶单宁本身，而是栎叶单宁的代谢产物，栎树叶中毒的实质是低分子酚类化合物中毒[①]。至此，牛栎树叶中毒走上科学防治之路。

在阐明牛栎树叶中毒发病机制的前提下，1983 年《牛栎树叶中毒诊断标准与防治原则》得以制定，并通过鉴定作为陕西地方标准。从 1992 年开始，陕西省畜牧兽医总站和中国畜牧兽医学会动物毒理学分会联合在陕西、甘肃、辽宁、河南等省、市、自治区的发病区推广"陕标"，经过五年的推广和防治，牛栎树叶中毒在中国得到控制，有的地方已经不再发生，取得了重大的经济效益。

1997—2002 年，在完成栎属植物的生物学、生态学、毒理学、防治与利用之后，毒理学工作者们又着手建立了栎单宁毒理学基本框架，对过去尚未研究的领域借助现代科技手段进行了深入研究，比如栎树叶中单宁细胞的观察，栎叶单宁的结构及其生物降解产物，不同动物栎单宁中毒的病理组织学观察，硫代硫酸钠解毒机制的研究等。

2003—2012 年，继续研究栎单宁生态毒理系统的形成与消亡规律，总结防控动物栎属植物中毒的科学原理与基本经验。与此同时，研究栎单宁的比较毒理学，为扩展单宁毒性的研究领域、建立"单宁生物活化理论"提供了科学依据。

鉴于 50 年来，中国栎树叶中毒研究取得的主要成果，1982 年中国农业部颁发了技术改进二等奖。2013 年 7 月"第九届国际有毒植物大会"上，史志诚教授发表了题为《中国牛栎树叶中毒研究 50 年》的论文。大会学术委员会主任、美国农业部农业研究局有毒植物研究实验室主任帕特尔（Kip E. Parter）向史志诚教授颁发了"终生成就奖"。

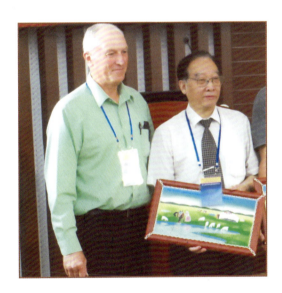

图 108 学术委员会主任帕特尔向史志诚教授（右一）颁发"终生成就奖"（ISOPP，呼和浩特，2013）

[①] 史志诚. 牛栎树叶中毒的发病机制的研究. 畜牧兽医学报，1988，1（增刊）.

2.4 牛"地方性血尿症"与蕨中毒

牛"地方性血尿症"的发现

在土耳其、保加利亚、前南斯拉夫、巴拿马、巴西、北美西北部、日本、澳大利亚、印度的一些山区,牛发生了一种叫"地方性血尿症"的疾病。临床上的突出症状是长期间歇性血尿,并呈现地方流行性无热性疾病。

流行病学调查发现,世界各地所报告的牛"地方性血尿症"的自然病例中,绝大多数见于在蕨生长繁茂的牧地上放牧的牛群中,一般在春夏两季采食蕨叶数周至数月后于夏末秋初暴发此病,但也有少数关于舍饲牛采食了含有蕨叶的刈割饲料及舍内的蕨垫草而发生中毒。

根据英国农业、渔业及食品部对1977—1987年233例牛蕨中毒病例的地理分布的分析,约86%(200/233)的病例发生于威尔士、苏格兰及英格兰西南部蕨分布最多的高地。1990年霍普金斯(Hopkins)统计,除1984年大旱之年发病较多外,每年平均约有20头牛患蕨中毒[1]。

日本最早牛蕨中毒记载见于1961年三浦定夫的报告。牛的蕨中毒多发生于北海道、东北、北陆、中部及九州地区,特别是在改良草地上放牧的牛群,原因是牧地改良后仅仅得到一时性的蕨清除,但两年以后蕨的根茎发育更为繁茂,牧地上蕨叶覆盖度增加,造成放牧牛大批发病。20世纪70年代以后,随着对本病认识的逐渐加深,饲养管理的改善及正确的防治,牛蕨中毒在日本的发生逐渐减少。

中国牛"地方性血尿症"主要分布在黄河以南的山地区域,以贵州、四川、云南、广西、陕西南部及台湾地区最为多见。调查发现牛"地方性血尿症"的发生地区与蕨属植物的地理分布密切相关。1964年,四川农业大学张明谦、冯泽光教授首次报告了1962年5—10月发生在牧场的一组奶牛的蕨中毒[2]。36头奶牛中发病28头,死亡19头。1976年,郑明高、徐忠贤等报告了湖南邵阳南山牧场黑白花育成奶牛蕨中毒的两次暴发[3]。一次是1975年6—7月发病6头,死亡2头;另一次是1976年5月的一个星期之内竟有320头发病,经抢救后仍有70头死亡。1979年,许乐仁[4]等在中国首次进行了试

---

[1] HOPKINS A. Bracken (*P. aquitinum*): Its distribution and animal health implications. British Veterinary Journal, 1990, 146: 316-326.
[2] 张明谦,冯泽光. 乳牛蕨类植物"P. aquilinum"中毒. 畜牧兽医学报, 1964, 7: 69-78.
[3] 郑明高,徐忠贤,等. 奶牛蕨叶中毒症的观察. 兽医科学, 1976 (2): 27-30.
[4] 许乐仁(1944—),中国山东日照市人,贵州大学教授,博士生导师。1965年毕业于贵州农学院兽医专业。曾任贵州农学院副院长、贵州大学副校长。贵州省政协副主席、中国畜牧兽医学会兽医病理学分会理事长、动物毒物学分会副理事长、国际蕨类组织(IBG)成员等学术职务。赴英国(1990)、美国(2000)从事合作研究工作。主编《蕨和与蕨相关的动物病》和《兽医病理学》。

验性蕨中毒的研究。给 3 头黄牛饲蕨三个月左右，成功复制出典型的蕨中毒，并对实验病例进行了临床、血液及病理学观察。实验出现"血汗"症状，与当地的所谓牛的"血珠珠病"十分相似[1]。1986 年，郑明高对奶牛的试验性蕨中毒进行了研究[2]。

据世界卫生组织出版的《家畜肿瘤国际组织学分类》中统计，蕨属植物引起的牛膀胱肿瘤的病例中，复合性肿瘤较为多见，即在一个膀胱内有两种或两种以上组织学来源的肿瘤并存。在"复合瘤"中，绝大部分为上皮性肿瘤与间叶性肿瘤并存。

蕨中的致癌和毒性因子

科学家从凤尾蕨科（Pteridacea）欧洲蕨（*Pteridium Aquilinum*）中分离到一种正倍半萜糖苷，分别命名为 Ptaquiloside 及 Aquilide A。该化合物在碱性环境中可转变为近致癌原二烯酮（Dienone），被普遍认为是蕨中的重要致癌因子和毒性因子。膀胱内的碱性环境似乎有助于肿瘤的形成。引起血尿的原因与膀胱黏膜发生肿瘤有关。

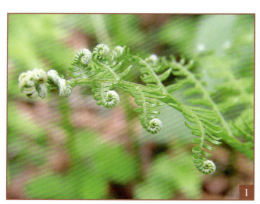
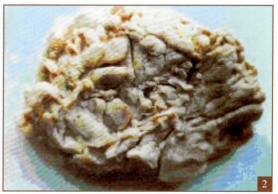

图 109 欧洲蕨（1. 欧洲蕨〔左〕与毛叶蕨〔右〕，1993；2. 膀胱壁内生长成丛的指状、息肉状和绒毛状瘤体，有些瘤体内有出血斑）

2.5 牛"腹泻病"与钼中毒

1938 年，弗格森（W. S. Ferguson）等人报道了在英国萨默塞特（Someeset）地区的牧场放牧的牛和绵羊流行一种原因不明的严重腹泻，已经有 100 年的历史，当时定名为"腹泻病"。经过调查和检测，发现该地区的牧草中钼的含量高达 20~100 微克/克，而其他地区牧草中钼的含量仅为 1~3 微克/克。如果投给健康牛钼酸钠或间接利用钼酸钠给牧草施肥，只需几天甚至 24 小时内即可发生类似的严重腹泻症

---

[1] 许乐仁, 温伦季. 牛的蕨中毒与蕨的致癌性. 兽医科技杂志, 1979, (3): 14-19.
[2] 郑明高. 奶牛蕨中毒的实验性诱发与治疗. 中国兽医杂志, 1986, (12): 1-17.

状。

1946年布里顿（A. H. Britton）等人报道了美国高钼牧场放牧的牛羊同样发生类似的"腹泻病"。1950年坎宁安（I. J. Cunningham）报道了新西兰部分沼泽性的"泥炭土"或腐殖土的高钼牧场，放牧牛发生以腹泻为主症的疾病，称之为"泥炭泻"（Peat Scours）。1954年安诺（Anon）报道新西兰曾过多施用钼肥刺激牧草生长，结果导致放牧牛的"腹泻病"。

1981年高桥达几报道日本岛根县能义郡自1950年以来，当地牛群中流行一种"毛白化病"，其主要症状为严重下痢，体质消瘦及食欲减退，直到1955年才查明该病发生的原因是由于河川上游的辉铅矿及二硫化钼的浮选矿废水污染水质，使该地区牧草含钼量剧增，放牧牛群采食被污染的高钼牧草导致发病。

1981年中国樊璞等人报道了赣南大余县由钨钼选矿厂含钼尾砂水污染饮水及土壤，逐渐形成高钼土壤。经分析土壤中钼含量为25.2微克/克，稻草中182微克/克，牛羊食1千克即中毒。中毒的牛临床表现为持续性腹泻和皮肤发红，当地称为耕牛的"红皮白毛症"。[①]

2.6　牛"气喘病"与黑斑病甘薯中毒

美国于1890年首次发现牛的霉烂甘薯中毒，主要表现为"肺气肿"。之后新西兰、澳大利亚以及南美洲的一些国家也相继发生。日本熊本县于1905年发生并蔓延到日本各地。1937年，甘薯黑斑病从日本传入中国东北、华北等盛产甘薯的地区。随之陆续发生牛、绵羊、山羊和猪的霉烂甘薯中毒。1951—1953年中国河南省大面积暴发甘薯黑斑病，死亡耕牛万余头。中国农业部组织专家组研究发现，家畜采食黑斑病甘薯后，发生以急性肺水肿与间质性肺泡气肿为特征的中毒病，并将其定名为"黑斑病甘薯中毒"。据统计，1950—1989年，仅河南、辽宁、陕西等12省114个县就有64095头牛因饲喂了黑斑病甘薯发生中毒，死亡3560头。

1960年，日本学者庄保忠三郎从霉烂甘薯中分离出甘薯酮（Ipomeamarone），经皮下注射或口服给大白鼠和家兔的毒性试验，中毒的多半死亡，自此确定了霉烂甘薯中毒的原因与甘薯酮的毒性有关。

后来的研究证明，牛甘薯黑斑病中毒是由于牛吃进一定量有黑斑病的甘薯后，发生以急性肺水肿与间质性肺泡气肿、严重呼吸困难以及皮下气肿为特征的中毒性疾病，俗称牛气喘病、牛喷气病。甘薯黑斑病的病原性真菌除长喙壳菌外，还有茄病镰刀菌、爪哇镰刀菌以及甘薯软腐病、甘薯象皮虫病等也可致病。

---

① 樊璞，吴治礼，王继玉，等.耕牛钼中毒的研究初报.江西农业大学学报，1981，1.

2.7 羊"瞎眼病"与萱草根素中毒

羊"瞎眼病"的流行

20世纪40年代，中国陕西省北部的吴旗、志丹、靖边等县的羊只发生一种以双目瞳孔散大、失明、全身瘫痪、膀胱麻痹为特征的"羊瞎眼病"。据志丹、吴旗两县1949—1963年的不完全统计，发生羊瞎眼病2699例。1972—1975年，甘肃省甘南地区的临潭、卓尼、舟曲等4个县16个乡41个大队87个生产队曾发生"羊瞎眼病"。患病的羊由于双目失明不能恢复，长期不能随群放牧，也不能自由采食和饮水，终死于饥饿或被迫宰杀。

病因的发现

为了查明"羊瞎眼病"的病因，陕西省畜牧厅于1962—1963年组织专家组对"羊瞎眼病"进行病因调查、临床检查和药物试治工作。调查报告中曾怀疑有牧草中毒、传染因素、寄生虫因素、炎症和青光眼，并对发病地区的植被状况进行了调查，但未能得出结论。

1975年，曾参加1962年调查的专家组成员孟庆波研究员[①]在陕西省淳化县卜家公社城前头第三生产队偶然发现暴发的"羊瞎眼病"。经调查发现病羊采食了从黄花菜之乡——大荔县购回的黄花菜根而发病。为了证实黄花菜根的毒性，孟庆波自费购羊进行人工发病试验，证明病羊系采食黄花菜根后中毒所致，从而揭开了"羊瞎眼病"之谜[②]。

此后，西北农业大学进行人工饲喂试验，发现陕北吴旗县的小黄花菜（*H. Minor*）根可引起典型的中毒症状，而黄花菜（*H. Citrina*）根则不显中毒症状，从而进一步证实了小黄花菜根是陕北"羊瞎眼病"的真正病因。

1979—1982年，王建华[③]通过山羊、家兔、小白鼠中毒试验和萱草根素的分离鉴定，对萱草属植物六种根的毒性进行了比较研究。试验结果：野黄花菜（*H. Altissima*）根和北黄花菜（*H. Lilioasphodelus*）根中均含有毒成分——萱草根素，并能使动物发生瞳孔散大、失明、全身瘫痪、尿闭等典型的中毒症状。而黄花菜（*H. Citrina*）根、萱草（*H. Fulva*）根、长

[①] 孟庆波（1915—1999），山东单县孟寨村人，兽医师。1932年于中央畜牧兽医医科大学毕业。1948—1960年在中国农业科学院工作，1961—1964年在陕西省生物药厂工作，1964—1970年在陕西省兽医研究所工作，1971—1975年在陕西省关中驴场工作，1976—1983年在陕西省扶风农牧良种场工作。

[②] 孟庆波.陕西省淳化县卜家公社城前头第三生产队羊瞎眼病调查和黄花菜根中毒试验初步报告.甘肃农业大学学报，1977，（1）：1-4.

[③] 王建华（1948— ），西北农林科技大学教授，博士研究生导师。河南省南阳市人。1989年获英国伦敦大学博士学位。先后担任中国畜牧兽医学会动物毒物学分会副理事长、理事长，家畜内科学分会副理事长；中国毒理学理事，饲料毒理专业委员会副主任；《动物毒物学》杂志副主编、主编。主编《动物中毒病及毒理学》《兽医内科学》《饲料卫生学》，与李权武合著《动物繁殖毒理学》（2000）。

苞萱草（变种，*H. Fulra*）根和千叶萱草（变种，*H. Fulra*）根中不含萱草根素，无毒。从而证明不同种的萱草根的毒性有显著差异，这种差异取决于其根中是否含有萱草根素[1]。

萱草根素的研究

1976—1978 年，邹康南[2]等对甘肃省南部地区发生的"羊瞎眼病"进行了调查研究。结果证明，"羊瞎眼病"是羊在放牧过程中采食当地萱草属北萱草（*H. Esculenta*）根中毒所致，并从北萱草根中提取分离了有毒成分——萱草根素（Hemerocallin）。由此把萱草根中毒的病因研究推向新的阶段[3]。

1988 年，王建华等进一步研究了羊萱草根素中毒的临床病理学，确定中毒的特征为脑脊髓白质软化和视神经损害，临床表现为瘫痪和瞳孔散大、失明。

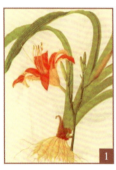 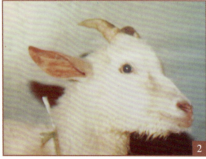 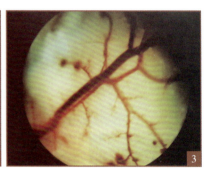

图 110 羊萱草根中毒（1. 萱草全株；2. 瞳孔散大，失明；3. 视网膜血管极度怒胀，末梢广泛性出血，使正常的绿色逐渐变为黄红色，眼底出现红色斑块，王建华摄）

2.8 马"喘气病"与紫茎泽兰中毒

紫茎泽兰（*Eupatorium Adenophorum*），原产于墨西哥，1865 年引入美国、英国和澳大利亚。20 世纪 40 年代自然入侵中国，逐步蔓延在云南、广西、贵州和四川省。紫茎泽兰现分布在 30 多个国家。

紫茎泽兰的传播成为世界上有毒有害生物入侵的典型事例。紫茎泽兰不断竞争、取代本地植物资源，破坏生物多样

---

[1] 王建华. 不同种萱草根的毒性研究. 西北农学院学报，1981（2）.

[2] 邹康南（1926— ），研究员，江苏省无锡县人。1950 年毕业于国立中央大学（今南京农业大学）农学院畜牧兽医系，分配到西北军政委员会兰州西北兽疫防治处工作，任技术员并兼任国立兽医学院助教、讲师。1958 年调至中国科学院兰州分院兽医研究室，组建兽医院。1972 年筹建毒物实验室，开展家畜中毒病的研究。1982 年调南京农业大学兽医系任副教授、教授，内科教研组主任，研究生导师。中国民主同盟会江苏省委常委，江苏省第七届人大代表。中国畜牧兽医学会动物毒物学分会副理事长，家畜内科学分会常务理事等。曾获甘肃省科学大会奖、省科委科技进步二等奖、国家教委科技进步二等奖。参加译、编高校教材《兽医临床诊断学》《中兽医诊断学》和《兽医毒物学》。

[3] 邹康南，杨效铺，等. 羊北萱草中毒（瞎眼病）的研究. 甘南科技，1980（1）：1-12.

性，使当地农业、林业、畜牧业和社会经济发展受到影响。紫茎泽兰含有的毒素易引起动物中毒，马匹尤为敏感。马中毒后的表现为气喘，当地称之为"马哮喘病"或"喘气病"。据统计，1959—1989年中国云南马匹发生紫茎泽兰中毒事件，60个县的67579匹马，中毒死亡51029匹。有的县竟成为"无马县"，牛羊也因无可食饲料而种群数量锐减。发病最为严重的1979年，云南省的52个县179个乡，马中毒5015匹，死亡3486匹。云南省双柏县1972—1979年因紫茎泽兰中毒死亡马匹546匹。

病理学检查发现患有马"喘气病"的病马肺泡壁毛细管扩张，上皮细胞脱落，胞腔内有散在的红细胞，细支气管上皮附有黏液，为支气管肺炎。

为了控制紫茎泽兰的危害，受害地区曾经采用机械方法，但收效甚小。后来，采用生物防治措施。夏威夷于1945年从墨西哥引进泽兰实蝇进行防治，取得成功。此后，澳大利亚、新西兰、印度、尼泊尔引进泽兰实蝇进行防治都取得了成功，但存在引进泽兰实蝇的生态风险、防止天敌危害和紫茎泽兰死亡后出现的"光地板"问题。中国云南于1984年以来先后采用化学方法（毒莠定）、泽兰实蝇生物方法和生态工程方法相结合，在小范围

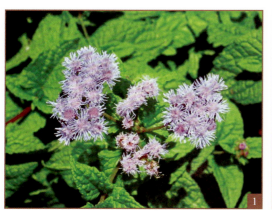
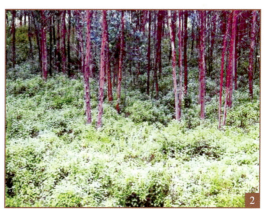

图111 紫茎泽兰（1. 紫茎泽兰鲜丽的花朵；2. 紫茎泽兰在林下形成的群落）

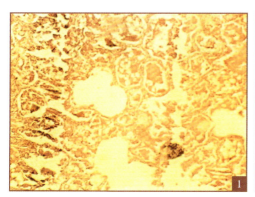
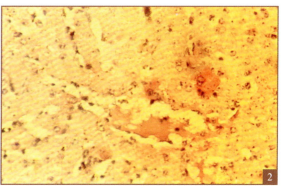

图112 马紫茎泽兰中毒后的病理组织学检查（1. 肺泡壁毛细管扩张，上皮细胞脱落，胞腔内有散在的红细胞，细支气管上皮附有黏液，为支气管肺炎；2. 肝细胞肿胀，细胞核消失，中央静脉扩张，瘀血）

内进行防治。

2003年3月，中国国家环保总局公布的首批入侵国内的16种外来物种黑名单中，紫茎泽兰名列第一。同年，中国农业部制定行动方案，在紫茎泽兰危害较大的云南省开展小范围铲除紫茎泽兰的行动，使紫茎泽兰的铲除率达到60%以上[①]。

2.9 阿里"醉马草"与冰川棘豆中毒

中国西藏自治区阿里地区东三县家畜"醉马草中毒"是影响当地畜牧业发展的主要疾病之一。据不完全统计，措勤县1978—1995年中毒死亡家畜25万多头（匹、只），造成2259万元的经济损失。改则县1987—1991年中毒10.8万多头（匹、只），死亡9.1万多头（匹、只），年损失400万元。革吉县1988—1995年，年平均死亡7800多头（匹、只），年平均经济损失150万元[②]。鉴于上述情况，根据西藏自治区农业厅的邀请，陕西省农业厅于1996—2000年成功地组织西北农林科技大学、中国科学院青藏高原生物研究所和陕西省畜牧兽医总站的专家对西藏阿里地区的"醉马草中毒"进行了五年多的调查研究，查明羊"醉马草中毒"实际上是由有毒植物冰川棘豆（*Oxytropis Glacialis*）引起的。根据试验研究的结果，提出了控制中毒的具体措施。经过多年的防治，羊"醉马草中毒"得到初步控制，得到西藏自治区政府的高度评价。

2000年8月18日，阿里地区草原毒草调查与防除报告会在拉萨举行。自治区副主席加保出席报告会并讲话。会议首先

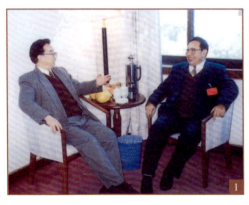
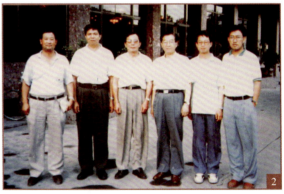

图113 阿里羊"醉马草中毒"的考察（1.陕西省农业厅厅长史志诚〔左〕与西藏自治区农业厅厅长王承杰〔右〕共商赴阿里地区调查"阿里羊醉马草中毒"计划，1996；2.史志诚厅长〔右三〕在西安送行"赴阿里科学考察组"的专家，左起张志恒、王建华、黄荣福、史志诚、沈颂东、高巨星，1996）

---

① 董峻. 我国正在全力围剿紫茎泽兰等外来入侵生物. 新华网，2003-06-04.
② 西藏阿里地区草原毒草调查与防治领导组. 西藏阿里地区草原毒草调查：第1集. 陕西省农业厅印，1997-5.

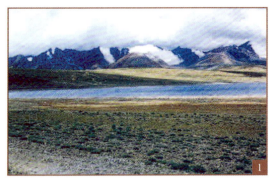 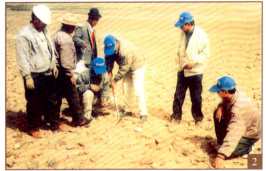

图 114 阿里科学考察组（1. 在阿里地区高寒荒漠草原上发现连片生长的冰川棘豆，海拔 4600 米，王建华等摄，1996；2. 阿里科学考察组在当地牧民配合下进行现场调查）

听取了阿里地区草原毒草调查与防除领导小组组长史志诚教授所做的陕西省支援阿里地区开展草原毒草调查与防治工作的总结。史志诚教授在总结报告中认为，此项调查研究工作取得的重大成果是在国际上首次确定了家畜冰川棘豆中毒，首次从冰川棘豆中分离出有毒成分，并对其毒性进行了一系列研究，在学术上、科学上有重大突破和创新。加保讲话说，阿里地区草原毒草调查与防除工作，年年有进展、有突破，为阿里地区畜牧业发展做出了贡献。他向项目领导小组和调查专家组的全体成员表示感谢。他说，防除冰川棘豆引起家畜中毒是一项长期的任务，我们既要保护阿里地区的草原生态环境，又要合理利用现在的草原牧草，进一步加强毒草防除方法和防治等方面的研究，为阿里地区的畜牧业发展和牧民们致富做贡献。①

2007 年，赴阿里科学考察组的"中国疯草——冰川棘豆生态毒理及毒物生物降解技术研究"获得陕西省人民政府科技进步二等奖。

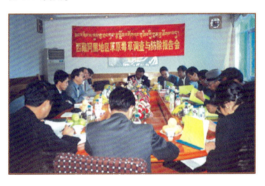

图 115 阿里科学考察组向西藏自治区政府报告考察情况（2000 年 8 月，拉萨）

---

① 格尼·达瓦. 阿里草原毒草调查与防除报告会召开. 西藏日报，2000-08-19.

3

中国动物毒物学学科的发展历程

动物毒物学（Animal Toxicology），是从现代毒理学和现代兽医学中迅速发展起来的一门新学科。动物毒物学作为兽医科学的一个分支学科、经济动物的专门毒理学、保障畜牧业健康发展和动物产品安全的专门科学，主要研究各种毒物（如金属与非金属毒物、有毒植物、饲料与营养性添加剂、真菌毒素、细菌毒素、兽药与药物添加剂、动物毒素、有毒气体、辐射物质与军用毒剂、农药、化肥、杀鼠剂等）的来源、种类、性质及其对动物的毒性和引起动物中毒的原因、途径、临床症状、病理变化、诊断、治疗以及预防的科学。

中国动物毒物学学科是在中国改革开放以来建立与发展起来的新兴学科。从1978年到2013年的35年历程中，为中国畜牧业的健康发展、草原生态安全和动物中毒病的防治做出了贡献。

3.1 确定研究方向，编译学科教材

1978年，西北农学院（今西北农林科技大学）兽医内科学教授段得贤[①]率先在全国招收首批硕士研究生，开创了家畜中毒性疾病研究方向，成为中国最早从事动物毒物学研究的学科带头人。1979年，南京农学院、北京农学院、东北农学院相继招收家畜中毒研究方向的研究生，为中国发展动物毒物学培养了一批高级人才。

在培养研究生期间，段得贤教授组织翻译世界名著——英国皇家兽医学院克拉克教授所著的《兽医毒物学》一书，对其进行了审阅，并作为研究生教材。该书1964年出版后，他又与北京农业大学王洪章教授共同主编《家畜中毒学》，于1985年在农业出版社出版，也作为研究生教材和兽医工作者防治家畜中毒病的参考书。段得贤教授先后指导培养了家畜中毒性疾病研究方向的硕士研究生15名，开设"兽医毒物学""兽医毒物检验"和"家畜中毒学"研究生课程，为中国兽医毒物学的发展培养了人才。

1981年6月，陕西省畜牧兽医学会召

[①] 段得贤（1912—2006），河北尧山县（今隆尧县）人。1940年毕业于西北农林高等专科学校兽医专业，后留校任教。1948—1957年先后在兰州西北兽医学院、内蒙古兽医学院任教，1957年回到西北农学院，历任讲师、副教授、教授。先后兼任西北农学院兽医教研室主任、兽医院院长，中国畜牧兽医学会兽医内科研究会副理事长，西北地区兽医内科学分会理事长。著有《家畜内科学》《家畜中毒学》等。

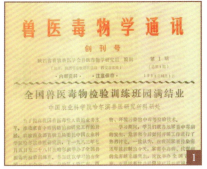 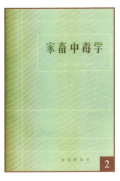

图 116 （1.《兽医毒物学通讯》〔创刊号〕；2.《家畜中毒学》〔农业出版社〕）

开了"首届家畜中毒病研讨会"，会后成立了兽医毒物学研究组，并于 1982 年创办中国第一个《兽医毒物学通讯》。

1982 年，受农业部畜牧兽医局的委托，中国农科院哈尔滨兽医研究所、陕西省畜牧兽医总站和西北农学院分别在哈尔滨（1982）、西安（1983）和杨凌（1985）举办了三期全国兽医毒物检验师资培训班。

1982 年在全国家畜内科学研究会举行的学术讨论会上成立了"动物中毒病组"，从而引起了兽医临床内科学界对中毒病研究的高度重视。所有这些工作，都为建立专门的毒物学社团组织，做了人才、学术和舆论准备，为团结全国农牧系统的毒物学工作者奠定了基础。

3.2 开展学术交流，组建学术团体

1985 年，在西北农学院举办的第三期全国兽医毒物检验师资培训班期间，成立了"全国兽医毒物检验协作组"。

1986 年协作组主办的《动物毒物学》杂志创刊。中国书法家协会第一任主席舒同[①]为《动物毒物学》杂志题写刊名。中国科学院院士盛彤笙[②]题词，热烈祝贺《动物毒物学》杂志的创刊。英国皇家兽医学院 D. J. 汉弗莱斯[③]博士于 1988 年 4 月 19 日来信祝贺。中国农业科学院程绍迥[④]，在《动物毒物学》杂志创刊三周年的时候，于 1988 年 10 月 24 日题写贺词

---

① 舒同（1905—1998），江西省东乡县人。书法大师。曾任中共山东省委第一书记、陕西省委书记，中国人民解放军军事科学院副院长，中国书法家协会第一任主席、名誉主席，中国老年书画研究会名誉会长，中共中央顾问委员会委员。

② 盛彤笙（1911—1987），江西省永新县人。著名的教育家和卓越的兽医科学家。1932 年毕业于国立中央大学（南京大学前身），1934 年赴德国留学，先后获柏林大学医学和兽医学博士学位。1938 年回国后，任西北农学院、国立中央大学教授。1946 年任国立兽医学院首任院长。1949 年后，先后任西北军政委员会畜牧部副部长、西北畜牧兽医学院院长、中国科学院生物学部委员、中国畜牧兽医学会副理事长、名誉理事长；中国农业科学院中兽医研究所、兰州兽医研究所和江苏农科院研究员；第一届全国人大代表和第三、四、五、六届全国政协委员。

③ D. J. 汉弗莱斯（D. J. Humphreys），英国威尔士人，博士，英国皇家兽医学院毒理学副教授。主编的 *Veterinary Toxicology*（第三版）1988 年出版。

④ 程绍迥（1901—1993），重庆黔江人，1921 年清华学校毕业后赴美留学，获兽医学博士和科学博士学位，1930 年回国，曾任农林部渔牧司司长、中央畜牧实验所所长。1949 年历任农业部畜牧兽医局局长，中国农业科学院副院长，中国畜牧兽医学会顾问。获得美国艾奥瓦（IOWA）州立大学兽医学院授予的"斯坦奖"。（"斯坦奖"是以著名兽医学家乔治·斯坦博士名字命名的，即"杰出校友奖"）

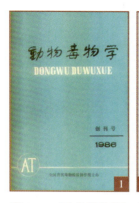

图 117 《动物毒物学》杂志封面（1. 中国书法家协会第一任主席舒同题写刊名；2. 程绍迥的贺信）

并给主编史志诚教授写信，特别表示对《动物毒物学》杂志的满意。

在上述工作的基础上，由段得贤、谢占武、史志诚、洪子鹂发起，于 1991 年成立中国畜牧兽医学会动物毒物学研究会（后改为动物毒物学分会）。研究会成立后，在西安召开了两次"全国动物毒物学与畜禽中毒病防治研讨会"；与中国畜牧兽医学会动物营养学分会在北京联合召开"全国首届饲料毒素及抗营养因子学术研讨会"。

创办《动物毒物学》杂志和成立中国畜牧兽医学会动物毒物学研究会，标志着中国动物毒物学学科的崛起与成熟，也是动物毒物学学科发展历程上的一个重要里程碑。

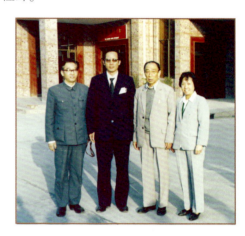

图 118 中国畜牧兽医学会动物毒物学研究会发起人（左起史志诚、谢占武、段得贤、洪子鹂，1988 年于西安）

3.3 总结历史经验，出版学科专著

从 1991 年动物毒物学分会成立到 2001 年这十年当中，动物毒物学分会多次与中国毒理学会、中国疾病预防控制中心（CDC）、全军中毒救治中心、中国草学会、中国农科院畜牧与兽药研究所和西北大学生态毒理研究所联合召开跨学科、跨部门的学术交流。1994 年，与中国毒理学会毒理学史专业委员会在西安联合召开了全国首届毒物学史与毒性灾害研讨会。1995 年，在西安与全国饲料工业协会联合召开了全国首届饼粕脱毒技术研讨会。1997 年，在西安承办中国毒理学会第二届

全国学术会。与此同时，还分别在大庸市（1993）、西安（1996、1998）、天津（1999）和杨凌（2001）召开了五次全国动物毒物学与畜禽中毒病防治研讨会。

科学研究方面，在毒草灾害、免疫毒理学、生殖毒理学、药物残留及毒素利用等方面的研究有了新的突破，体现了贴近政府决策、贴近实际应用和贴近动物中毒病防治基层的特点，达到了提高与普及相结合、地方与军队相结合、动物毒物学与相关毒理学相结合的目的，从而有效地提高了动物毒物学学科的发展水平。

在组织建设方面，吸收了相关学科的会员以及企业的科技工作者参加，不断丰富和发展学科，壮大分会组织。

动物毒物学学科的发展还特别重视中国动物中毒病的历史研究。鉴于中国古代有关动物中毒病的现存可供查阅的资料十分有限，中国中兽医学家于船[1]曾在中国兽医学史料中发掘和整理了中国古代毒物学与畜禽中毒病的防治知识[2]。这些中国古代在实践中总结并记载下来的宝贵经验，不仅成为今天防治动物中毒病不可缺少的知识，而且填补了古代动物毒物学研究的空白，对全面了解古代动物毒物学萌芽时期的状况具有重大意义。

在中国动物毒物学史的研究方面形成的论文有：《对"毒"字的字形学、字义学的研究》（史志诚，1997），《中国有毒植物的研究评述》（王凯等，1990），《中国家畜棘豆中毒的研究史》（李建科，1990），《牛栎树叶中毒的研究史简述》（张胜勋，1993），《人类对蕨中毒的认识史》（许乐仁，1994），《中国动物毒理学研究的现状与展望》（王建华，1994），《家畜钼中毒简史》（李三强，1997）等。

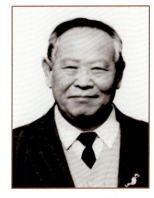

图119　于船教授

2001年，在总结历史经验和20世纪中国动物毒物学研究所取得的成果基础上，由史志诚主编，组织50多名专家编写了158万字的世纪之作——《动物毒物学》专著，由中国农业出版社出版。这不仅标志着中国动物毒物学发展到了一个新水平，而且成为中国动物毒物学学科的奠基之作。

---

[1] 于船（1924—2005），原名孙裕川，陕西三原县人。中国中兽医学家，动物病理生理学家，中国现代中兽医学的主要奠基人。1942年毕业于甘肃省清水国立第十中学。1942—1943年在兰州西北技艺专科学校森林专业学习。1943—1946年毕业于陆军兽医学校。1946—1947年任云南嵩明种马场一等技佐。1948年华北大学农学院任兽医专科主任。1950年在北京农业大学（即今中国农业大学）历任讲师、副教授、教授。曾任中国畜牧兽医学会副理事长、名誉理事长，兼任中国兽药典副主任、《中国兽医杂志》主编。著有《猪中毒的病因及防治》（农业出版社，1973）。

[2] 于船，史志诚. 中国古代毒物学与畜禽中毒病的防治知识. 动物毒物学，1986，1（1）：1-4；西北大学学报，2003，33（增刊）：113-115.

4

兽医毒理学社团组织的发展

4.1 美国兽医毒理学会

美国兽医毒理学会（American Board of Veterinary Toxicology，ABVT）成立于1967年。理事会的成员是受过专门训练的兽医，其宗旨是通过对公共和私人执业兽医和兽医学学生的宣传和教育，努力保护宠物、家畜和野生动物的安全和预防毒物的危害。

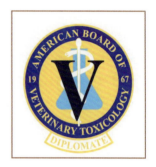

图120 美国兽医毒理学会会徽

4.2 欧洲兽医药理学与毒理学协会

欧洲兽医药理学与毒理学协会（European Association for Veterinary Pharmacology and Toxicology，EAVPT），是面向欧洲国家国籍的组织。其宗旨是：组织交流欧洲及欧洲以外各国兽医药理学与毒理学的教学、研究生培养、科学研究、临床实践、药物评价及药政管理，以推动学科的发展及技术的提高，促进畜牧生产及兽医科学的发展。

该协会于1978年6月29日成立于德汉诺威兽医学院。选出英国的杨克塞尔（Andrew Yoxall）为主席，荷兰的麦里特（Albert van Mierit）为副主席。

该协会每三年召开一次国际性学术会议，在欧洲各国兽医学院药理学（或毒理学）学术机构所在地轮流举行，有约400位有高级学衔及职称的专家学者出席，会议附设新药、技术、器械图书展览。协会的出版物《兽医药理学及治疗学》杂志，由英国兽医临床药理学与治疗学会、美国兽医药理学与治疗学学会及美国兽医临床药理学院等联合创办，在英国出版。举办学术会议时出版论文集。协会设会员及荣誉会员。基本成员来自欧洲各国，包括东欧、前苏联、西欧、北欧，并邀请亚洲、非洲、大洋洲、美洲等国同行及学者参加。

4.3 中国兽医毒理学社团组织

中国畜牧兽医学会动物毒物学分会

1991年，经中国畜牧兽医学会批准，"动物毒物学研究会"（后改为分会）在西安成立，中国畜牧兽医学会陈凌风理事长亲临成立大会宣布批件并表示祝贺。史志诚教授当选为第一、二、三届理事长，王建华教授当选为第四、五届理事长。

动物毒物学分会成立后，在中国畜牧兽医学会的领导下，在陕西省农业厅、陕西省畜牧兽医总站的大力支持下，团结全体会员积极开展毒理学学术活动和科普活动，为经济建设服务。先后召开动物毒物学与畜禽中毒病研讨会12次，与相关学会联合召开专题学术研讨会8次，编辑《动物毒物学》会刊，会员发展到220人。2001年和2003年分别被评为中国畜牧兽医学会的先进学会。会员们在草地毒草调查、家畜棘豆中毒、栎树叶中毒、萱草中毒、蕨中毒、闹羊花中毒、氟中毒、饲料脱毒、毒素利用等方面取得多项成果，荣获多项奖励。王凯和达能太两位会员为防除草原毒草做出突出贡献，分别荣获国务院授予的全国先进工作者、中华全国总工会授予的五一劳动奖章和全国劳动模范称号。

据统计，1982—2012年的30年中，分会的会员编辑出版了有关动物毒物学专著、毒物学辞书、译著、论文集以及科普著作共23部，962万字。分别在11个出版社出版。

中国畜牧兽医学会兽医药理学和毒理学分会

中国畜牧兽医学会兽医药理学和毒理学分会于1986年成立，冯琪辉[①]当选为理事长。2011年第九届理事会上中国农业大学沈建忠教授当选为理事长。

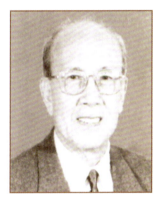

图121 冯琪辉教授

兽医药理学和毒理学分会围绕兽药药效学及作用机制、药物动力学、抗菌药物耐药性研究、兽药残留及动物性食品安全、新兽药新剂型研制及应用等进行交流研讨。

---

① 冯琪辉（1919—2011），广州市人，1943年毕业于中山大学农学院畜牧兽医系，1946年毕业于浙江大学研究院生物学研究部，1950年在荷兰乌特支大学兽医学院城市研究所工作，1952年获原西德汉诺威兽医学院博士学位。1952年10月回国聘任为中山大学农学院教授。著有《兽医药理学》，翻译美国教材《兽医药理学与治疗学》。1986年担任《中国农业大百科·兽医卷》编辑委员会副主任兼《药理毒理》分卷主编。

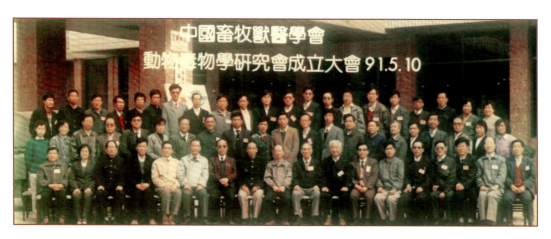

图122 动物毒物学分会成立大会（1991，西安）

中国毒理学会兽医毒理学专业委员会

中国毒理学会兽医毒理学专业委员会于1994年在兰州成立，中国农业科学院中兽医研究所夏文江[1]研究员当选第一、二届委员会主任委员。2001年中国农业科学院兰州畜牧与兽药研究所杨志强[2]研究员当选第三届主任委员。2012年中国农业大学动物医学院沈建忠[3]教授当选为第四届委员会主任委员。

1994—2012年，重点开展了兽药残留的监测、兽药安全评价以及环境毒性因子对家畜的影响。2001年8月在兰州召开的第三次学术会议上重点研讨了中国传统兽药有毒成分、有毒植物、矿物元素的毒理学以及兽药毒代动力学问题，取得重要进展。

中国毒理学会饲料毒理学专业委员会

中国毒理学会饲料毒理学专业委员会于1994年9月在广州成立。其宗旨是团结广大饲料毒理学工作者，为中国饲料安全工程做基础性工作，为中国饲料工业和动物养殖业服务。委员会的任务是举办饲料毒理学学术活动、编辑出版学术资料、评议学术成果、举办培训班、提供学术咨询、开展国际学术交流等。

中国毒理学会副理事长李伟格教授兼任第一届（1994—2000）委员会主任委员，第二届（2001—2004）和第三届（2005— ）委员会主任委员由国家饲料质量监督检验中心（北京）苏晓鸥担任。

---

[1] 夏文江（1936— ），研究员，1959年7月毕业于沈阳药学院。1982—1983年作为访问学者赴丹麦皇家兽医和农业大学药理学与毒理学系进行合作研究。1959年之后，在沈阳药学院、中国农业科学院哈尔滨兽医研究所、兰州兽医研究所、中兽医研究所工作。

[2] 杨志强（1957— ），研究员，博士生导师。现任中国农业科学院兰州畜牧与兽药研究所所长，《中兽医医药杂志》主编。国际微量元素与食物链学会会员、国际毒素学会会员。编著《微量元素与动物疾病》《畜禽中毒病手册》和《动物中毒与营养代谢病学》。

[3] 沈建忠（1963— ），教授，博士生导师。现任中国农业大学动物医学院院长，教育部长江学者，国家兽药安全评价中心主任，国家兽药残留基准实验室主任，农业部兽药安全监督检验测试中心（北京）常务副主任。主编（译）《动物毒理学》《兽医药理学》和《兽药残留检测与监控技术》。

5

兽医毒理学里程碑著作

5.1 《兽医毒物学》专著

英国经典著作：《兽医毒物学》

《兽医毒物学》（*Veterinary Toxicology*），是世界上最早的一部兽医毒物学著作。从1912年至今的100多年中，几经修订增补，多次再版，10多次印刷。该书收集了世界各国兽医毒物学研究成果，既是一部教科书，又是一部难得的经典毒物学之作。该书的出版标志着兽医毒物学从兽医内科学与兽医药理学中分离出来，成为一门独立的学科。

《兽医毒物学》第一版主编是英国著名兽医毒物学家兰德尔（G. Lander），该书于1912年问世，其内容是作者搜集了1893年至20世纪初叶的资料编写而成的。接着于1926年第二版，1945年第三版，1957年和1961年译为俄文出版。

格纳尔（R. Garner）修订兰德尔的版本，于1957年、1961年和1963年连续三次出版。

1957年，英国兽医皇家学院教授克拉克[①]和夫人迈拉·克拉克（Myra L. Clarke）修订格纳尔的版本，并于1967年和1970年出版《格纳尔氏兽医毒物学》，1975年和1978年出第三、四版时，又增补了1966—1973年的文献，改名为新版《兽医毒物学》。

中国西北农学院（今西北农林科技大学）王建元教授等将克拉克夫妇修订的1978年版译为中文，由陕西人民出版社于1984年出版。

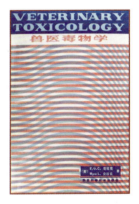

图123 克拉克夫妇著《兽医毒物学》封面（中译本，1984）

前苏联专著：《兽医毒物学》

拉德凯维奇（П. Е. Радкевич）著的《兽医毒物学》（前苏联农业出版社，1951）为官方许可的毒物学教科书。该书

---

① 克拉克（Eustace George Coverley Clarke，1906—1978），英国化学毒物学与兽医毒物学家。1926年毕业于牛津大学林肯学院。曾几度任教，远至南非和泰国。1942—1961年被聘为伦敦大学皇家兽医学院化学部讲师和主任、高级讲师。1960年参加英国法科学会，1968年被选为会长。1968年，克拉克被任命为伦敦大学化学毒物学教授，成为新建立的国际法毒物学家协会的主席。著有《药物的分离与鉴识》。退休后，他被授予伦敦大学化学毒物学名誉教授，担任赛马反兴奋剂委员会主席和赛马场安全服务中心主任。

第二版于1972年在莫斯科出版。1957年中国长春畜牧兽医大学根据第一版，翻译并出版中译本。

此外，巴日乔夫著的《兽医毒物学》于1964年出版。

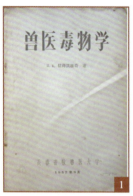 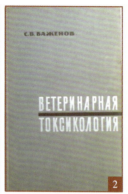

图124 前苏联专著：《兽医毒物学》（1. 拉德凯维奇著，中译本封面，1957；2. 巴日乔夫著，1964）

前捷克斯洛伐克专著：《兽医毒物学》

1981年爱思唯尔出版社出版了前捷克斯洛伐克兽医医学院的巴尔蒂克（Michal Bartic）等合著的《兽医毒物学》（Veterinary Toxicology），该书吸收了20世纪60至70年代新的研究成果。分为总论和各论两部分。总论部分阐述毒物学与毒物的定义、毒物的分类、毒性作用的条件以及与化学结构的关系、毒性机制，鱼和蜂中毒的原因，中毒的诊断、急救与治疗以及预防原则。各论部分介绍无机化合物、杀虫剂、药物、除草剂、有毒植物以及动物毒引起的中毒。并附有重要毒物的鉴定方法和210篇参考文献。

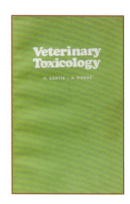

图125 前捷克斯洛伐克巴尔蒂克等著的《兽医毒物学》（1981）

5.2 《兽医毒理学》专著

美国专著：《兽医毒理学》

美国兽医毒理学与昆虫毒理学家罗德福·拉德莱夫[1]著的《兽医毒理学》（Lea & Febiger，1970）是美国兽医毒理学学科的第一本教材，作为兽医临床和兽医专业学生的主要参考书，曾被翻译成西班牙文出版。

美国21世纪专著：《兽医毒理学：基础与临床原则》

拉梅什·C. 古普塔[2]主编的《兽医毒理

---

[1] 罗德福·拉德莱夫（Rudolph Radeleff，1918—1974），1941年毕业于得克萨斯州农业机械学院，获得兽医博士学位。先后在得克萨斯州科尔镇当一名肉品检疫员，在美国农业部下设在科尔镇的毒理学研究实验室任主任。1967—1974年，在得克萨斯州学院的美国农业部农业研究局兽医毒理学和昆虫学研究实验室担任主任。1962—1970年，任美国兽医毒理协会会长。1970年后在美国兽医医学会担任兽医医学特聘专业咨询员。

[2] 拉梅什·C. 古普塔（Ramesh C. Gupta），兽医硕士（MVSC），兽医博士（DVM），获美国毒理学委员会资格认证（DABT）。莫瑞州立大学（Murray State University）毒理学系教授兼系主任，从事实验研究30多年。他在抗胆碱酯酶（有机磷和氨基甲酸酯类农药）的研究领域有独特的贡献。

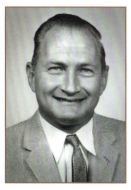

图126 罗德福·拉德莱夫

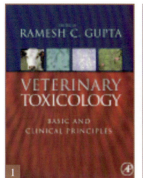 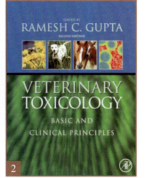

图127 《兽医毒理学：基础与临床原则》（1.第一版，爱思唯尔有限公司，2007；2.第二版，2012）

学：基础与临床原则》（*Veterinary Toxicology*：*Basic and Clinical Principles*），第一版由爱思唯尔有限公司于2007年出版；第二版由学术出版社（Academic Press）于2012年出版。

该书是一部现代兽医毒理学的代表作，全书共18部分91章。其中第1部分：总则（8章，包括动物中毒的流行病学，恐怖主义使用的化学品，兽医毒理学监管等最新资料）；第2部分：器官毒性（10章）；第3部分：纳米粒子，辐射和致癌（4章）；第4部分：使用和滥用药物（2章）；第5部分：金属和微量元素（14章）；第6部分：杀虫剂和灭螺（9章）；第7部分：杀鼠剂（3章）；第8部分：除草剂和杀菌剂（2章）；第9部分：工业毒物（3章）；第10部分：环境毒理学（5章）；第11部分：细菌毒素（2章）；第12部分：有毒和有毒生物（2章）；第13部分：雌激素有毒物（1章）；第14部分：有毒植物（9章）；第15部分：霉菌毒素（8章）；第16部分：饲料和水污染物（3章）；第17部分：毒理学诊断（4章）；第18部分：治疗措施（1章）。

5.3 《家畜中毒学》专著

日本专著：《家畜中毒学》

日本医学博士大川德太郎著的《家畜中毒学》（株式会社文永堂出版，1964）是一部介绍家畜植物中毒、矿物中毒、新农药中毒、饲料中毒、肥料中毒、医药中毒、毒气中毒、动物毒中毒和细菌性中毒的诊断、治疗的专著。在此之前，1938年出版的《家畜中毒学》，主要参考了1881—1942年出版的有毒植物学著作的资料和英国格纳尔《兽医毒物学》的资料编撰而成。第二次世界大战后，特别是1951年许多新农药使用之后，不断有农药中毒的报道，因此，新版的《家畜中毒学》增

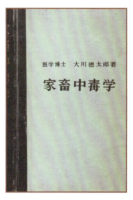

图128 大川德太郎著《家畜中毒学》（1964）

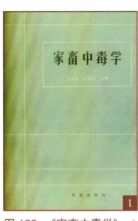
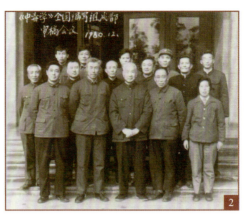

图129 《家畜中毒学》（1. 封面；2.《家畜中毒学》编写组，王洪章教授〔前排右三〕，段得贤教授〔前排右二〕，陈振旅教授〔二排左三〕，倪有煌教授〔二排右二〕，1980年摄于成都）

加了1961年以前的资料。

中国专著：《家畜中毒学》

王洪章、段得贤编著的《家畜中毒学》（中国农业出版社，1984）总结了1949—1979年这30年里中国兽医毒理学工作者面对全新的生产环境，在防治中毒性疾病的过程中积累的许多经验。全书分为总论8章、各论10章。其特点是：

第一，在中毒病的分类上突出中毒原因，书中将家畜中毒病分为饲料中毒、有毒植物中毒、农药中毒、药品中毒、真菌毒素中毒、环境污染物及微量元素中毒、动物毒中毒、有毒气体及辐射物质中毒等。

第二，编辑人员都是从事内科临床的兽医师。书中突出中毒病的临床诊断与治疗，中毒的诊断十分重视病史调查、临床现症的观察与鉴别、临床检查、病理剖解、动物试验和毒物分析。中毒治疗方面十分重视治疗方案的设计、解毒剂的应用、用药途径、药效观察以及病例分析与总结。因此，《家畜中毒学》更接近兽医临床内科的实践与应用。

5.4 《动物毒物学》专著

中国专著：《动物毒理学》

朱蓓蕾[①]著的《动物毒理学》（上海科学技术出版社，1989）是中国第一部有关动物毒理学方面的专著，书中包括毒理动力学、安全试验、安全性毒理学评价、中毒诊断、农药、药物、工业来源的毒物以及金属和类金属毒物，是一部农业高等

---

① 朱蓓蕾（1936—　），教授。上海人，1953年就读于上海华东师范大学生物系，1960年毕业于莫斯科兽医大学，获兽医博士（DVM）学位。1979—1981年在美国艾奥瓦州立科技大学兽医学院完成博士后学习，1994—1995年为该校访问教授。1960年在中国农业大学动物医学院兽医药理毒理教研室任教。创建中国第一个动物毒理学实验室和兽药残留分析室。主编《动物性食品药物残留》。曾任中国畜牧兽医学会第九届副理事长、中国畜牧兽医学会兽医药理学及毒理学会副理事长、动物毒物学会副理事长、《动物毒物学》杂志副主编，美国Sigma Xi科学研究学会会员。

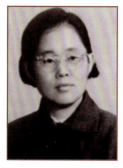
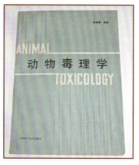

图130 朱蓓蕾与她的《动物毒理学》

院校教材。

中国专著：《动物毒物学》

史志诚主编的《动物毒物学》（中国农业出版社，2001）是一部介绍家畜植物中毒、矿物中毒、新农药中毒、饲料和肥料中毒、医药中毒、毒气中毒、动物毒中毒和细菌性中毒的诊断、治疗的专著。

该书分为总论、各论和毒物检验与毒理试验三篇，共25章，150万字。总论主要介绍动物毒物学的发展历史、毒物的生态学、动物毒物学研究方法、安全性评价与毒物管理和动物毒物学的基础学科及其相关学科；各论介绍金属与非金属毒物、有毒植物、饲料与营养性饲料添加剂中的有毒物质、真菌毒素、细菌毒素、动物毒素、兽药和药物添加剂、有毒气体、辐射物质与军用毒剂、农药、化肥、杀鼠药及其他毒物的中毒诊断与防治技术；毒物检验与毒理试验篇介绍毒物检验程序与检验技术、植物有毒成分检验与鉴定、饲料中有毒有害物质检验、真菌与真菌毒素检验、农药检验、杀鼠剂检验、金属毒物及环境污染物检验、药物与其他毒物检验、一般毒性试验和特殊毒性试验方法。书后附有附录和50幅彩色图谱。

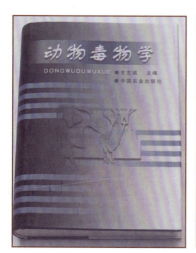
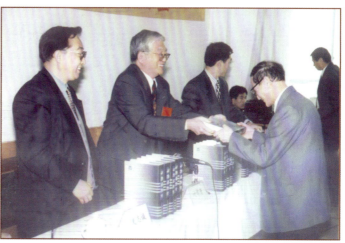

图131 《动物毒物学》首发赠书仪式（左一，作者史志诚；左二，中国毒理学会理事长叶常青；右二，接受赠书的专家，中国黑龙江省哈尔滨兽医防治站兽医师王海青，2001）

6

兽医毒理学展望

未来兽医毒理学的发展目标和任务是：

第一，兽医临床毒理学研究。继续提高家畜、家禽和经济动物中毒病的诊断，制定中毒病诊断防治标准，提高防治水平。

第二，兽药毒理的研究。现代科技使化学工业不断推出新兽药产品，其品种越来越多，使用对象也越来越广。从广度和深度上讲，现代科技引导兽药毒理的科研从急、慢性死亡和一般毒性研究，到致突变、致癌、致畸作用的研究及生殖发育毒性的远期效应研究和对敏感系统的亚临床效应的研究；并从器官、细胞水平的研究进入到亚细胞水平、分子水平的研究。从过程上看，兽药毒理科研从给动物使用兽药开始观察，经过代谢过程，直至毒效应的发现，全方位地研究兽药毒作用的靶器官和靶系统，认识毒作用的本质，并研究敏感的生物监测指标。兽药毒理科研应当远期与近期兼顾，广度与深度结合，目标与阶段并重。

兽药毒理工作应包括指导兽药的生产、加工、使用全过程，制定合理有效的动物性食品中兽药残留限量标准，进行兽药残留监督，参与有关贸易谈判或对有关人员提供专门咨询。市场经济要求兽药毒理研究不仅仅从微观角度研究兽药的毒作用和中毒机制，更应从宏观上研究兽药的管理问题。

第三，饲料毒理的研究。饲料卫生标准及检测方法中包括有毒有害物质和微生物的允许量及其测定方法。为适应迅速发展的现代畜牧业和饲料工业的需求，饲料（含饲料药物添加剂）的安全性研究要为以预防为主的饲料管理提供科学依据和技术支持。

第四，围绕"三个"安全开展咨询服务。关注食品安全、生物安全和生态安全问题，研究有关毒物学问题是未来兽医毒理学的一个主要任务。建立健全"动物中毒控制中心"（APCC），面向社会开展咨询服务。关注社会热点和毒性灾害、地方性中毒的治理难点问题。

第五，努力开拓兽医毒理学研究的新领域。

——应用世界最新的毒物分析方法与诊断技术，提高畜禽中毒病的诊断、防治水平。

——提高毒物检验技术。

——开展草原毒草灾害的生态控制。

——组织生态毒理学研究，为立法提供科学依据。

——参与有毒生物和生物毒素的"三药"产业化开发；加强植物毒素、动物毒素的基础研究，为生物毒素的开发打好基础；积极参与有毒生物与生物毒素的产业化开发，提供制造"三药"的原料。

——发展新的交叉学科。在生态毒理学、生殖毒理学、发现毒理学、灾害毒理学、生物毒素学、环境毒理学、昆虫毒理学等领域的研究方面有所创新、有所作为。

21世纪，兽医毒理学工作者要为食品安全和农业、畜牧业的健康发展，以及保护生态平衡做出更大贡献。

第 60 卷

其他毒理学分支学科史

本卷主编
张天宝
史志诚
吴逸明
梅其炳
苏晓鸥
王汉斌

WORLD HISTORY OF POISON
世界毒物全史

卷首语

《世界毒物全史》第六册《毒理学分支学科史》的第 51—59 卷，分别记述了法医毒理学、工业毒理学、食品毒理学、生化与分子毒理学、环境毒理学、生态毒理学、生殖毒理学、放射毒理学和兽医毒理学的发展史。由于篇幅的限制，众多的毒理学分支学科及其相关学科不能详细评述。

因此，本卷简要记述了药物毒理学、农药毒理学、分析毒理学、临床毒理学、遗传毒理学、免疫毒理学、卫生毒理学、饲料毒理学、昆虫毒理学和管理毒理学等毒理学的基础与应用分支学科；记述了靶器官毒理学及其分支学科，以及毒物与毒素学科。特别对 20 世纪末和 21 世纪初，随着现代毒理学由被动毒理学向主动毒理学（又称积极毒理学）发展过程中出现的发展毒理学、预测毒理学，毒理学与"组学"技术和生物信息学结合形成的毒理基因组学、毒理蛋白质组学和生态毒理基因组学，以及近年来问世的比较毒理学、地理毒理学、急症毒理学、行为毒理学、计算毒理学和灾害毒理学等，也加以简要评述。

可以预见，进入 21 世纪，随着自然科学和技术科学的进步，将会有更多的毒理学新兴分支学科出现，这些分支学科将成为毒理学研究的新领域，引导现代毒理学跨入新的发展时代。

值得指出的是，由于毒理科学涉及科学、文化、社会、管理、法律等广泛的领域，毒理学的应用性、广泛性和特殊性回答了一个严肃的问题，这就是为什么至今毒理学没有一所专门的高等院校、没有一个毒理学专业院系的原因之一。

1

毒理学基础与应用学科史

1.1 药物毒理学

药物毒理学（Drug Toxicology），既是一门古老的学科，又是在现代条件下研究药物在一定条件下，可能对机体造成的损害作用及其机制的一门科学。

药物毒理学研究包括两个方面：一方面研究药物对机体的有害作用及其规律，称为药物毒效动力学；另一方面研究机体对药物吸收、分布、代谢和排泄的规律，称为药物（毒物）代谢动力学。

发展简史

人类在求生存与抵抗疾病的进程中，在品尝动物、植物和矿物的实践中发现了药物和毒物。药物源于人类解除病痛的总结，毒物则源于人类遭受毒害的教训。早在公元前 3000 年，苏美尔人便采用罂粟止痛（短期应用它能解除疼痛，长期吸食却引起人们成瘾）；公元前 400 年，古希腊著名医学家希波克拉底将柳树根或叶浸泡或煎煮提取，用于解除妇女分娩时的痛苦和治疗产褥热。

在亚历山大时期①人们主要研究的是药物的毒性作用而非药理作用。当时用毒药谋杀和刺杀。亚历山大就可能死于这样的一次毒药谋杀，因为对于他的死有众多的疑点②。

公元前 2 世纪，中国汉代的《神农本草经》记载，"上药无毒，多服久服不伤人；中药无毒有毒，斟酌其宜；下药多毒，不可久服"，而且将本经收录的 365 种中药分为上品 120 种、中品 120 种和下品 125 种。

在药物毒物学萌芽的古代，药物毒理仅仅只是对药物毒性的描述，如《神农本草经》记载："莨菪子，使人健行见鬼，多食令人狂走。"现代药理毒理研究证明，这与茄科植物所含阿托品类生物碱如阿托品（Atropine）、东莨菪碱（Scopolamine）过量中毒引起的中枢反应有关。当然，古代的药物毒理也涉及有毒药物临床使用的原则问题。《神农本草经》记载："若用毒药治病，先起如黍粟，病去即止；不去

---

① 亚历山大时期，指公元前 336 至公元前 323 年古代马其顿国王时期，亚历山大创立了帝国。此时，中国正处于七国并立的战国时期。

② 公元前 323 年 6 月，亚历山大在巴比伦突然因发热而病倒，十天后死去，其时还不满 33 岁。长期以来其死因不断有争议。大多数记载是：亚历山大在巴比伦的一次痛饮后得了疟疾。有的认为是得了伤寒而死。还有的认为他死于嚏根草中毒，但人们对下毒产生怀疑，因为在古希腊缺乏长作用时间的毒。美国疾病控制与预防中心在 2004 年 7 月号《新型传染疾病》杂志里刊登了几篇论文，讨论了"亚历山大死于西尼罗河病毒"说法。

倍之，不去十之，取去为度。"即主张使用剧毒药物，应从极低剂量开始，逐渐加量的措施。同样，古埃及、古希腊和古罗马的医学书籍中已有过对有毒植物和矿物的描述。

公元 50 年，希腊医生迪奥克里德斯所著《药物论》是一个重要的里程碑。该书最后六册讲述各种毒药，并把毒物分成动物、植物和矿物，分别加以描述，同时附上图画。在之后的 16 个世纪，这本书一直是毒物的主要资料来源。在文艺复兴时期，该书出现过多种欧洲文字的译本。

从古希腊的医药神 Asklepios 时代到 20 世纪初叶，新药的安全性评价基本上都是靠人尝试，由经验积累而得到的。1802 年，德国药师瑟托纳（Sertoner）从阿片中提纯了吗啡；1826 年，法国药师佩勒泰尔（Pelletier）和卡文托（Caventou）从金鸡纳树皮中提取得到了奎宁，均是直接用于人体；1846 年，莫顿（Morton）发明乙醚麻醉，也仅用他妻子的爱犬做实验后，便亲自尝试，用于患者。

欧洲文艺复兴时期，瑞士人帕拉塞尔苏斯（Paracelsus，1493—1541）奠定了毒理学的基础。一门研究外源因素（化学、物理、生物因素）对生物机体的有害作用的学科——毒理学得到了发展。19 世纪以来，随着有机化学、植物化学、生理学、生物化学、药理学和病理学的发展，人类对毒性作用的认识不断提高、不断深入。毒理学科逐渐细化，分为描述毒理学、机制毒理学和管理毒理学三部分。其中依照研究领域划分，将药物毒理学作为毒理学的一个重要分支学科。与毒理学其他分支不同，药物毒理学只研究用于或潜在用于临床的药物对机体的有害交互作用，由于药物是专供人类防治疾病使用的特殊化学物质，因而药物毒理学具有其自身的内涵和特点。

值得指出的是，药理学是研究药物与机体相互作用及其规律的学科，它的主要目的在于研究药物的有效性与安全性，指导临床合理用药。而药物毒理学只研究药物对机体产生的毒性作用、作用机制及其防治措施，从而更有针对性地为药物安全应用和风险防范提供服务。

19 世纪以来，特别是 20 世纪中叶，随着西方医学与药学的发展，大量的化学药物涌向市场，西方国家加强了药品管理。1862 年，美国农业部下属的化学部门设专人管理药品，1901 年更名为化学局。1906 年，美国通过了《纯净食品和药品法》，化学局在担负科研任务的同时还担负起监管的职能。1927 年，化学局更名为食品、药品和杀虫剂管理局；1930 年，正式更名为食品药品监督管理局（FDA）。为了患者的用药安全，要求药物必须通过动物试验，特别是毒性试验再用于临床。即使这样，也使人们经历了很多伤亡事件，大量患者病情加重，甚至死亡。

1922—1934 年，在欧洲和美国，使用氨基比林退热，引起患者粒细胞缺乏症，美国死亡 1981 人，欧洲死亡 200 余人。

1935—1937 年，在美国使用二硝基酚减肥，引起服药者白内障、骨髓抑制，死亡 177 人。

1937—1938 年，在美国使用磺胺酏剂消炎，造成患者肾衰竭，患尿毒症者 358 人，死亡 107 人。

1900—1940 年，在欧洲和美国使用蛋白银进行尿道杀菌，造成银质沉淀，死亡 100 人以上。

1939—1948 年，在英国威尔士，使用甘汞做泻剂、驱虫剂，造成患者肢端疼痛症，引起儿童死亡 585 人。

1939—1950 年，在美国使用黄体酮治疗先兆流产，引起 600 余女婴外生殖器男性化。

1950—1954 年，在法国使用二碘二乙基治疗疖肿和葡萄球菌感染，造成患者视神经毒性，引起失明、中毒性脑炎 270 人。

1950—1962 年，在欧洲使用反应停治疗妊娠呕吐，造成畸胎、多发性神经炎 12000 人。

1953—1966 年，在欧洲和美国用非那西丁解热止痛，引起肾脏损害、肾衰竭 2000 余人。

1959—1962 年，在美国使用三苯乙醇降低胆固醇，引起患者白内障、乳房增大、阳痿、脱发 1000 余人。

1960—1966 年，在澳大利亚和英国使用异丙基肾上腺素气雾剂治疗哮喘，引起患者心律失常、心动过速，死亡 3500 人。

1965—1972 年，在日本使用氯碘奎治疗肠道感染，引起患者亚急性脊髓视神经痛综合征（SMON）7865 人，死亡 394 人。

1966—1972 年，在美国使用己烯雌酚治疗先兆流产，引起少女阴道腺癌 300 余例。

1970—1979 年，在英国使用普萘洛尔治疗心律失常，引起患者耳-皮肤-黏膜综合征数千人。

正是这些药品不良反应事件的发生所付出的生命代价，引起了各国政府和药品主管部门的高度重视。从 20 世纪 70 年代起，制定了一系列政策法规，确保药物研制和应用的安全。许多国家还陆续出台了良好实验室规范（GLP）法规，加强对临床前药物毒理研究的监督管理。与此同时，也推动了药物毒理学的研究和发展[1]。不仅如此，严重的药害事件也使人们认识到新药临床前毒理学研究的重要意义，从而推动了新药临床前毒理学（非临床安全性研究）研究。

1972 年 10 月 20 日，新西兰在"实验室注册法"中最先提出 GLP 概念；1973 年 3 月 27 日，丹麦提出了"国家实验事会法案；1975 年美国制药企业联合会（PMA）制定了企业 GLP 草案；1976 年 11 月，美国开始试行 GLP 规范；1978 年 12 月 22 日，美国将其作为联邦法规正式颁布，1979 年 6 月 20 日，作为联邦法规正式生效，1984 年进行了修订完善。1979 年到 1980 年间，欧洲共同体制定了实施 GLP 的原则性文件。1981 年 4 月 1 日，日本厚生省制定的 GLP 规范正式生效，并在 1982 年和 1988 年进行了修订和完善。1983 年，欧洲国际经合组织（OECD）开始实施 GLP；英、德、法、荷、意大利、瑞士、韩国等相继实施各自的 GLP。

中国从 1991 年起开始起草 GLP，1993 年原国家科委颁布了 GLP，于 1994 年 1 月生效。1998 年国务院机构改革，国家食品药品监督管理局（SFDA）颁布了《药品非临床研究质量管理规范》，并于 1999 年 11 月 1 日起施行。2002 年，SFDA 组织专家开始在中国实施 GLP 认证。2003 年 5 月，SFDA 下发了药物非临床研究质量管理规范试点检查结果公告，认定国家上海新药评价研究中心、中国药品生物制品检定所等四家药物非临床安全性评价研究机构的实验项目基本符合 GLP 的要求。

---

[1] 谭毓治. 药物毒理学. 北京：科学出版社，2010.

2007年1月1日起，SFDA 规定未在中国上市销售的化学原料药及其制剂、生物制品，未在国内上市销售的从植物、动物、矿物等物质中提取的有效成分、有效部位及其制剂和从中药、天然药物中提取的有效成分及其制剂，以及中药注射剂等的新药非临床安全性评价研究必须在经过 GLP 认证、符合 GLP 要求的实验室进行。

2003年，中国人民卫生出版社和中国医药科技出版社先后出版了《药物毒理学》的药学本科院校教材，从此，药物毒理学作为一门独立学科进入药学本科专业的课堂。

主要著作与刊物

《现代医药中的错误：20世纪的重大错误的治疗》（Modern Medical Mistakes）

爱德华·C. 兰伯特[①]著（印第安纳大学出版社，1978）。该书对20世纪重大的错误的治疗引发的药物灾难进行详细记述。特别是作者在书中提出："母亲用己烯雌酚与女儿后来发生阴道癌有极其密切的关系。"此后，美国食品药品监督管理局和澳大利亚药物评价委员会发出警告，反对孕妇使用己烯雌酚。1982年，刘经棠、朱正芳将此书译为中文，取名为《现代医药中的错误》（广东科技出版社，1982）。

《药物和化学毒物学》杂志（Drug and Chemical Toxicology）

罗素·洋兰（Russel Cattley）主编，由 Informa 公司于1978年创刊，季刊。

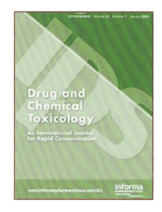

图133 《药物和化学毒物学》（季刊）

《药物毒理学》

楼宜嘉主编（人民卫生出版社，2007）。

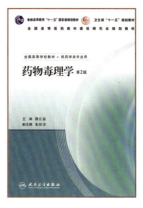

图134 楼宜嘉主编的《药物毒理学》（封面）

《药物毒理学》

周立国主编（中国医药科技出版社，

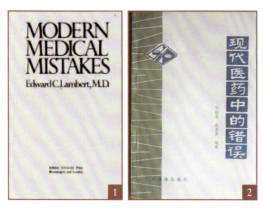

图132 《现代医药中的错误》封面（1. 英文版，1978；2. 中译本，1982）

[①] 爱德华·C. 兰伯特（Edward C. Lambert），是美国纽约州布法罗儿童医院心脏病科主任。

2008)。该书是中国高等医药院校药学类规划教材之一，也是中国教育部普通高等教育第一部有关药物毒理学的教材。全书分总论、靶器官毒理学、药物毒性评价三篇，21章。2009年修订第2版并将其作为全国高等医药院校本科生和研究生的教材，也可供新药研究开发人员、其他毒理学研究人员以及药学工作者在工作中参考。

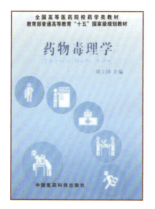

图135 周立国主编的《药物毒理学》（封面）

《药物毒理学》

谭毓治主编（科学出版社，2010）。全书共五篇48章，主要内容包括毒理学和药理学中将药物毒理学的部分分化、独立出来的内容，从一次文献中收集、整理、归纳的内容和作者科研实验中得出的结果等三个方面。第一篇介绍药物毒理学的原理；第二篇阐述药物对肝脏、肾脏、血液系统、免疫系统、呼吸系统、神经系统、心血管系统、内分泌系统、皮肤等靶器官的毒性作用，并论述药物的致癌作用、生殖和发育毒性、遗传毒性、药物依赖和成瘾性等；第三篇阐述临床用药过程中，药物的毒性作用、毒理学机制、防治措施等，并做实例分析；第四篇介绍了全身用药、局部用药的毒性评价，药物致癌、致畸、致突变及成瘾性作用评价的基本原理与基本方法；第五篇阐述了药品主管部门防控药品风险的政策措施，药品生产单位和使用单位在药品风险控制中的责任和义务。此外，本书还对2001年以来国家药品不良反应监测中心发布的药品不良反应信息通报进行了解读和分析。

药物毒理学未来展望

以基因组学技术为代表的生命科学的迅速发展，并在药理毒理学研究中的广泛应用，对新药研发产生了重大影响。据美国FDA估计，大约有30%的新药因安全性因素导致研发失败[①]。因此，如何进行全程式新药安全评价将是未来药理毒理学发展的新方向。

未来新药的研发需要逐步从传统的临床前评价、临床评价两个阶段的模式，向早期发现毒理学（包括体外短期毒性筛选、组学技术、生物信息学教授）、临床评价和上市后监督再评价四个阶段，即全

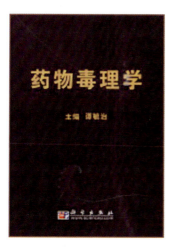

图136 谭毓治主编的《药物毒理学》（封面）

---

① 王全军，等. 药物毒理学研究新进展. 中国毒理学通讯，2007，11（4）：13-16.

程式安全评价模式转变。与此同时，在新药的研发过程中采用基因敲除技术、发现毒理学技术，特别是要重视利用现代组学教授研究新药的毒性机制，降低新药产生的毒副作用及其可能产生的风险。

1.2 农药毒理学

农药毒理学（Pesticides Toxicology），是研究农药（杀虫剂、杀菌剂、除草剂等）的作用靶标和毒杀机制、生物体内的各种酶系对农药的代谢解毒、农药的环境行为以及未来农药发展的方向的一门学科。也表述为：农药毒理学是研究农药对人和畜的危害、食品污染及破坏环境生态作用及其机制，提供制定防护措施与救治方案的理论依据的一门学科。夏世钧认为，农药毒理学是一门关于农药与健康关系的科学[①]。

赵善欢将农药毒理学概括为农药"剂量的科学"（The Science of Doses），因为在不同剂量下农药往往会表现出不同的毒理作用或作用方式，包括农药对植物的药害和生长刺激两种完全相反的作用。这种因接触剂量不同而使作用方式发生变化甚至完全逆转的毒理学现象，在各种生物中普遍存在[②]。

农药毒理学的研究内容主要是：

第一，测试农药的毒性（急性毒性、慢性毒性、蓄积毒性、联合毒性等）和特殊危害（致突变、致畸、致癌，诱发生殖、免疫功能和行为等的改变）。

第二，探究农药对哺乳动物产生的毒性作用的机制，为筛选高效、低毒、低残留、无公害农药，制定防止农药危害措施等提供科学依据。

第三，研究农药的代谢过程——吸收、分布、转化、排泄及蓄积与残留期限，为制定农药的应用范围、使用剂量、安全间隔期及残留量标准提供科学依据。

第四，农药的剂量及影响毒性的因素，农药损伤的性质与测定方法，以及农药损害的预防。

第五，农药中毒的诊断和治疗，农药对家畜、家禽和野生动物的影响。

发展简史

农药伴随人类改造自然、利用自然已有了100多年的历史。农药不仅在疾病防治、植物保护中发挥了巨大作用，促进了农业的发展，给人类带来了巨大的经济效益，而且在人类生存过程与疾病斗争中发挥了重大作用。特别是在毁灭性的自然灾害和非洲抗御疫病的斗争中，拯救了千百万人的生命。然而农药本身具有毒性及副作用，由于人们在长期使用农药过程中只重视有利的一面，而忽视了不利的一面，结果出现了像农药残留毒性、病虫抗（耐）药性上升，次要害虫大发生，环境污染，生态平衡破坏等一系列的问题，成

[①] 夏世钧. 农药毒理学. 北京：化学工业出版社，2008.

[②] CHIU S F. General principles of insect toxicology. Gungzhou：Guangdong Science & Technology Press, 1993：2.

为当今人们迫切需要解决的问题。

20世纪初，随着昆虫生理学、真菌生理学、植物生理学的诞生，推动了昆虫毒理学（Insect Toxicology）和杀虫剂毒理学（Toxicology of Insecticides）的发展，杀菌剂和除草剂的毒理学研究也相继兴起。鉴于"农药"一词是杀虫剂、杀菌剂、除草剂以及其他农用药剂的总称，故统称之为"农药毒理学"（Toxicology of Pesticides）。

自1962年《寂静的春天》一书问世以来，人们对农药的功过有了新的认识。农药是一把双刃剑，关键在于合理使用与科学管理。人们在不断开发化学农药的同时，又开始植物源农药的开发，提出研究和开发"绿色农药"的新概念。科学家预料将有一些植物杀虫剂改造成农药剂型（Pesticide Formulation）[1]，因此，提出了农药剂型毒理学、农药环境毒理学和农药宏观毒理学等新的分支学科，进一步丰富了农药毒理学的内涵。

农药剂型毒理学从可持续发展战略目标出发，促进未来世界农药沿着高效（超高效）、低毒安全、生物合理性和环境相容性好的方向发展。特别是农药剂型的智能化将为农药的研制提供一个新思路。农药剂型的水性化（水基化）和水分散粒剂将越来越受到人们的重视，并具有广阔的发展前景。一种原药可按不同用途加工成多种剂型，一种剂型可有不同有效成分含量的多种规格。两种或两种以上的有效成分还可加工成多种规格的复方制剂。每种剂型按使用性能都有特定的质量指标，例如粒度、浮化性、悬浮性、分散性、贮藏稳定性。由此可见农药加工的主要目的在于：

第一，符合施药技术的方便使用（如喷雾、喷粉等）。

第二，把尽量少的有效成分均匀地分散到应用对象所在的表面或空间，使药效充分发挥。

第三，比较安全地使用，减轻作物药害，减少人畜及非目标生物的中毒机会和环境的污染。

第四，提高有效成分的稳定性，延长药效期。

第五，便于包装、贮运和销售。国际上对部分商品农药规定了统一的标准和测定方法。

农药的宏观毒理学是2004年中国农业科学院屠豫钦[2]提出的新概念。他指出，农药一旦喷撒到目标物上，即开始了向有害生物作用靶位转移的漫长历程，因此，将这个历程区分为两个范畴，即进入有害生物体内以后的体内剂量转移是传统的生

---

[1] 农药经加工制成的各种制剂的形式，简称剂型。在农药工业中，Formulation一词有制剂、剂型和配方三种含义，分别在不同的场合使用。

[2] 屠豫钦（1928—2009），农药学家、植物保护学家，中国农业科学院植物保护研究所研究员。祖籍陕西潼关，1928年8月出生于上海，1947年毕业于上海大同大学附中高中部，同年9月考入北京大学农学院化学系学习，1949年院系调整后到北京农业大学土壤农化系攻读农药专业，1951年攻读农药学研究生。1953年毕业分配到西北农学院任讲师、教研室副主任。后在中国农科院四川省农药研究所、中国农科院植保所工作，2009年12月11日在北京逝世，享年81岁。曾任国家环保局污染控制司专家组成员，联合国粮农组织农业工程（AGSE）专家组成员，中国植物保护学会常务理事、副秘书长，农药学分会副主任。编著《农药科学使用指南》和《中国农业百科全书》（农药卷）。

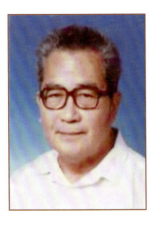

图 137 屠豫钦

理毒理学研究领域，属于"微观毒理学"范畴；之前发生在生物体外的剂量转移历程尚未被作为毒理学问题研究，但许多边缘科学的大量科学事实和现象说明它们实际上属于毒理学问题，应属于"宏观毒理学"范畴[1]。

屠豫钦在"论农药的宏观毒理学"一文中对农药宏观毒理学现象的七个方面进行了毒理学本质的分析和综述，即：

第一，生物体同农药的接触方式和机制与农药发生有效接触是害物摄取中毒剂量之关键。

第二，生物体次生物质外分泌物的宏观毒理学意义。

第三，农药对害物的接触通透作用与假性膜在作物表面上，药剂如何同害物发生有效接触，是向害物体内进行剂量转移的关键。

第四，农药对于生物表面的通透作用机制。

第五，农药的沉积分布状态对于害物种群的选择压力。

第六，微气候对农药毒力水平的影响。

第七，宏观毒理学是农药使用技术研究的理论基础。他指出，宏观毒理学现象是农药剂量转移过程中密切相关、互相衔接的毒理学相关环节，微气候和农药喷洒方式则是完成毒理学进程的必要条件和手段，但也会改变农药的作用方式和毒理学效果。然而长时期来，新农药研制、农药剂型和制剂加工、害物化学防治、植保机械研制等重要领域之间极少沟通，因为缺乏必要的沟通基础。在农药剂量转移过程中所发生的种种宏观毒理学现象，就是这种沟通的理论基础。对农药宏观毒理学的研究将大幅度提高农药的使用技术水平，大幅度降低农药用量，并将为促进农药剂型和制剂的设计、纳米农药技术的研究开发、植保机械的设计研制和农药使用技术的设计、高性能助剂乃至新型合理化农药的研究开发，提供许多创新的契机。

学科专著

《海斯农药毒理学手册》（Hayes' Handbook of Pesticide Toxicology），罗伯特·肯里格（Robert Krieger）主编，编写人员由科学院、政府、特聘专家组成。美国科学院出版（第3版，2010）[2]。该书介绍了杀虫剂的使用，涉及环境、农业、兽医和人类健康。

《农药毒理学》（Toxicology of Pesticides），由

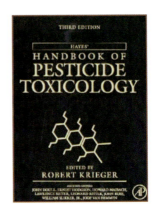

图 138 《海斯农药毒理学手册》（封面）

---

[1] 屠豫钦. 论农药的宏观毒理学. 农药学学报，2004，6（1）：1-10.
[2] 第1版由韦兰·J.小海斯（Wayland J. Hayes）主编，1966年出版。第2版由韦兰·J.小海斯和爱德华·D.劳斯（Edward D. Laws）主编，1991年出版。

美国韦兰·J. 小海斯[1]所著，初版1975年，再版1982年。中国学者冯致英、王穋兰、黄幸纾、周炯亮将1975年版译为中文版，由中国化学工业出版社于1982年出版。全书共10章，第1章为引言；第2章为一般原则：剂量及影响毒性的其他因素；第3章为一般原理：代谢；第4章为一般原则：损伤的性质及其测定方法；第5章为对农药已知的和可能的接触；第6章为农药对人已知的和可能的影响；第7章为中毒的诊断和治疗；第8章为农药损害的预防；第9章为农药对家禽家畜的影响；第10章为农药对野生动物的影响。

作者认为，农药问题不仅关系到化学工业和农民、林业工作者以及施药人员，而且关系到那些从事保护野生生物的人员、负责防治疟疾的人员以及防治人及家畜的其他虫媒疾病的人员。农药问题关系到期望食品价格合理及家庭中杜绝害虫的每一个人。只有依靠正确的毒理学原则，这一问题才能得到解决。这些原则能使负责保护我们的健康、食品和野生生物的那些人意见趋于一致并进行合作。对这些原则的无知，能使一些人限于片面行事，从而危及共同利益。

作者韦兰·J. 小海斯1987年曾经访问中国，与他的两本著作中译本的毒理学专家会面，并访问了杭州、南京、长沙、武汉、西安、天津和北京的大学和研究所，

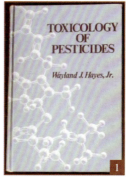
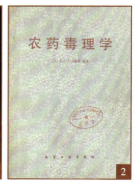

图139 《农药毒理学》（1.英文版；2.中译本）

进行了学术交流。[2]

他还著有《与人有关的农药研究》（Pesticides Studied in Man），1983年出版，为《农药毒理学》的姊妹篇。1990年，中国毒理学家将其译为中文版，取名《农药毒理学各论》[3]。全书共13章。第1章为无机农药和有机金属农药；第2章为植物性农药及其他生物性农药；第3章为增效剂；第4章为挥发剂、溶剂及油杀虫剂；第5章为熏蒸剂及杀线虫剂；第6章为有机氯杀虫剂；第7章为有机磷杀虫剂；第8章为氨基甲酸酯类；第9章为硝基化合物及有关酚类农药；第10章为有机合成杀鼠剂；第11章为除草剂；第12章为杀真菌剂及有关的化合物；第13章为其他农药。

作者在1987年11月给中译本《农药毒理学各论》的序言中表明，希望毒理学家能够总结生产和使用防治病虫害的化学品，并做一详尽的包括正反两面的经验总

---

[1] 韦兰·J. 小海斯（Wayland J. Hayes），是美国田纳西州纳什维尔市范德彼尔特（Vanderbilt）大学医学院生化系环境毒理学中心的教授，美国毒理学会的创始人之一，曾以著名毒理学家的身份长期担任美国国家传染病中心农药规划部的领导工作，在农药毒理学领域做出一定贡献。著有《农药毒理学》《与人有关的农药研究》《关于经济毒物的临床手册》和《环境卫生基准9：滴滴涕及其衍生物》等。

[2] 《环境卫生基准9：滴滴涕及其衍生物》得到世界卫生组织和联合国环境规划署支持，于1979年出版。该书由马连山等译为中译本，于1987年由中国环境科学出版社出版。

[3] 小海斯. 农药毒理学各论. 陈炎磐，夏世钧，译. 北京：化学工业出版社，1990.

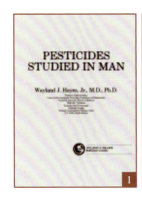
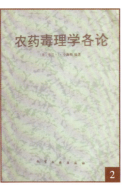

图140 农药毒理学各论（1.《农药毒理学各论》英文本；2.《农药毒理学各论》中译本）

结。即一份既包括职业卫生的医疗保健内容，又能着重阐述各种安全的可能引起损害的化合物和实际操作方法的总结。这样，能使人们在问题的萌芽状态及时避免现代可能发生的错误。

《农药环境毒理学研究》由蔡道基主编，于1999年由中国环境科学出版社出版。

《农药毒理学》由王进军主编，于2004年由西南农业大学出版社出版。

《现代毒理学丛书：农药毒理学》由夏世钧主编，于2008年由化学工业出版

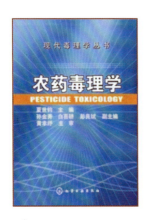

图141 现代毒理学丛书《农药毒理学》（封面）

社出版。该书介绍了农药对机体可能诱发的毒性，在空气、水、土壤、食物、职业和居住生活环境中农药对人群健康的影响，常用的农药品种对试验动物和人的毒性、农药进入机体的途径、代谢过程、引发毒性的机制、风险评价以及农药中毒的诊断、治疗及预防的原则和措施。

除了专著之外，还有涉及农药毒理学的各种专题会议录和意见听取会，特别是美国化学学会发表的，包括有原始科研的报告和综述，以及阐明对各种问题立场的论文。主要有：

第一，美国化学学会1950年召开的"农业植保化学物质"专题研讨会。

第二，美国化学学会1963年召开的"有害生物控制及消灭的新进展"专题研讨会。

第三，美国参议院1966年听取里毕柯福德（Ribicoffd）的报告"农药与国家政策"，以及历次听取会的记录。

第四，美国化学学会1966年召开的"天然的虫害控制剂"和"环境中的有机农药"两次专题研讨会。

第五，美国科学院1966年召开的"虫害防治的科学问题"研讨会。

第六，美国教育、卫生和福利部1969年提交的《部长委员会关于农药及其与环境卫生关系的报告》，这些会议录包括了一些有价值的综述并且提供了发表时的技术情况。《农药文摘》（Pesticides Abstracts）[①]是专门论及农药的唯一杂志，由美国环境保护局出版，美国政府印刷所发行。该杂志系统地摘录了1100多种各种科学杂志以及几种商业杂志、新闻通报中有关农药毒

---

① 此前称为《有关农药的卫生问题文摘通报》（Health Aspects of Pesticides Abstracts Bulletin）。

理的文章,是查询原始文献的宝贵工具。

农药毒理学未来展望

农药是21世纪高效农业必不可少的生产资料,是人类生存发展的需要。21世纪农药将向高效、安全、经济、使用方便的方向发展,与环境相容性好,促进人类社会的可持续发展。进入21世纪生物农药表现出良好的开发前景,而转基因植物也将成为农药应用的新亮点。因此,未来农药毒理学将担负繁重而光荣的使命:一是根据新合成农药的化学结构、药效和毒性进行新农药的筛选;二是对投入生产使用的新农药进行全面的安全性评价;三是为制定防治农药危害的对策和卫生标准提供科学依据。①

1.3 分析毒理学

分析毒理学(Analytical Toxicology),是将毒理学与分析化学结合,运用先进的理论和技术,研究外源性化学品行为的科学,包括从复杂的生物和环境样品中分离、提取和识别它们,测定其含量、组成、结构、状态,研究它们与生物效应的关系的一门学科。它与法医学、卫生学、环境化学、临床毒理学有密切的关系。②

发展简史

毒物检验与现代毒物分析方法的创新

人类社会中毒事件的发生由来已久,因此,与之相关的毒物检验在中国已有一千多年的历史。早在隋代巢元方《诸病源候论》和唐代王焘《外台秘要》中已有"银钗验毒法"与"卵白验毒法"的记载。"银钗验毒法"被载入世界现存最古的法医学著作《洗冤集录》之中,成为后世法医检验中毒的方法。其方法虽不科学,但在毒物检验史上仍具重要的意义。

现代的毒物分析方法概始于欧洲,1813年毒物学家奥尔菲拉发表了他的名著《论毒物》,成为欧洲最早的一本含有许多毒物分析方法的毒物学著作。奥尔菲拉指出,"进入人体的毒物蓄积在一定的组织中"。他最先提出,只有人体的内脏中用化学分析法分离出毒物来,才能够对中毒案件做出公正的裁判。

以砷的化学检测为例,毒物分析方法经历了不断创新的过程。18世纪欧洲最常见的毒物是砷(砒霜),科学家对微量砷的鉴定和研究从未停止。由于人们已经知道在通常的条件下银不会与砒霜起反应,因此,很多化学家和医生在砷的检验方面找到了很多化学反应③。

1775年,化学家舍勒(Carl Wilhelm

---

① 王淑洁.农药毒理学的研究现状.第一届中国毒理学学术会议论文集,1993:7-11.
② 竺乃恺.分析毒理学的现状与展望.第一届中国毒理学学术会议论文集,1993:12-15.
③ 砷用于谋杀已有1000多年的历史。在古代,由于生产技术落后,致使砒霜里都伴有少量的硫和硫化物。当所含的硫和硫化物与银接触,就可起化学反应,使银针的表面生成一层黑色的"硫化银"。因此,一度采用银针探砷方法检验尸体证明砷的存在,曾经使司法步入误区。现代生产砒霜的技术进步,提炼很纯净,不再掺有硫和硫化物。银金属化学性质很稳定,在通常条件下不会与砒霜起反应。

Scheele）发现砷可以被氯水转化为砷酸，如果在砷酸中加入金属锌可以将其还原为有毒性的砷气，如果缓慢地加热，这些气体就能在冷凝管的表面沉积而形成金属样的砷。

1790年，化学家约翰·梅斯格发现在对含有砷的物质进行热处理后，把凉的金属板放置于蒸汽的上方，金属板上就会出现白色的砷氧化合物层。虽然这层砷镜能够证明被检物质内含有砷，但却不能证明这些砷是否存在于身体组织中。

1806年，当时在森林化工厂工作的瓦廷伦·罗兹博士将一具怀疑砷中毒的尸体组织材料放在一个池内煮沸，然后将煮沸的组织滤去，用硝酸处理滤液，成功地将砷从组织检材中分离出来。这个从检材组织中分离砷的方法，后来称为"砷镜反应"。

1836年，英国化学家詹姆斯·马什（James Marsh）在经过长达四年之久的潜心研究后，发展完善了砷镜反应，终于使人类解决了检验小剂量砷的问题。他利用其发明的马氏检砷法在一起砷谋杀案的诉讼中当鉴定人，向陪审法官提交了可靠的证据。从此，砷谋杀者难逃法网。

20世纪50年代初，一个名叫贝丝娜尔（Besnard）的妇女在巴黎一家法庭受审，原因是她被指控多次用砷进行谋杀。在法庭上，辩护人对经典的砷证明法提出怀疑。由于这一原因，现代方法——中子活化分析法首次用于毒理学鉴定，甚至连诺贝尔奖获得者让·弗雷德里克·约里奥-居里[1]也一同参与。尽管证明取得成功，但贝丝娜尔在起诉后几年被释放，因为人们不能完全排除砷通过人们还不太清楚的微生物过程，从公墓的土中进入到死者体内。

毒物分析的扩展与分析毒理学的应用

毒物分析方法可用于化工、农药、医药、滥用药物和天然毒素的监测。毒物分析可以协助诊断、管理、预后、预防中毒。分析毒理学实验室可以参与风险评估、化学品事故处置、治疗药物监测、法医分析、动物中毒的诊断以及药物滥用监测。

19世纪初，植物毒引起了科学界的重视。1806年德国药剂师塞特讷（Serturner）从鸦片中分离出一种呈白色结晶粉末——吗啡[2]。1819年德国化学家弗里德里希·费迪南·龙格[3]第一次分离得到纯的咖啡因。1895年，德国有机化学家埃米尔·费歇尔[4]对茶叶、咖啡和可可等饮料的组分进行研究，分离并分析了茶碱、咖啡因和可可碱等，并进一步化学合成了咖啡因。以后的几十年中，科学家们相继发现了众多品种的植物性毒物，因为它们的化学性质与碱相似，便称之为"生物碱"。

---

[1] 让·弗雷德里克·约里奥-居里（1900—1958），法国物理学家，与妻子伊伦合作发现中子，生成放射性物质，两人同获1935年诺贝尔化学奖。

[2] 刘耀，徐婉. 法医毒物分析化学的发展. 中国法医学杂志，1986（2）.

[3] 弗里德里希·费迪南·龙格（Friedrich Ferdinand Runge，1795—1867），德国分析化学家。

[4] 埃米尔·费歇尔（Emil Fischer，1852—1919），1852年10月9日生，1881年他被埃尔朗根-纽伦堡大学任命为正教授。费歇尔的后半生得到了很多荣誉。他是剑桥大学、曼彻斯特大学和布鲁塞尔自由大学的荣誉博士。1902年他因化合成咖啡因和对糖、嘌呤的合成被授予诺贝尔化学奖。但他的生活是悲惨的，他的一个儿子在第一次世界大战中阵亡。另一个儿子在25岁时因忍受不了征兵的严厉训练而自杀。费歇尔因此陷入抑郁之中，并患上癌症于1919年7月15日去世。

法医毒物分析在俄国称为法化学，在日本称为裁判化学，在欧美称为法毒物学。法医毒物分析主要研究涉及法律问题的生物检材或其他检材中毒物的分离与鉴定，为确定是否中毒或中毒致死提供证据。在司法实践中，法医毒物分析采用毒理学研究的原理、方法和成果，正确分析和判断中毒生理症状和死亡现象。对投毒杀人、服毒自杀、医疗事故、意外事故等案件定性起着十分重要的举证作用。

1880年，德国慕尼黑大学医学系设立了独立的"慕尼黑大学法医学研究所"，该所有法医鉴定人员、毒物分析专业人员、交通损伤工程技术人员和法医生物学专家。根据工作性质主要分为法医学、法医毒物分析及交通损伤生物力学三大部分。

1924年，中国近代毒物分析化学奠基人和开拓者黄鸣驹教授创建药物分析与药物代谢实验室。1933年开始对吗啡等有毒物质进行分析研究，先后建立了尿或乳液中吗啡微量鉴识法、甘油微量鉴识法、碱性含氮毒物鉴识法。

1981年，陕西省畜牧兽医总站创建了中国第一个兽医毒物分析室，承担了农业部"全国兽医毒物检验师资培训班"的任务。

1982年，中国公安部法医研究所与司法鉴定科学技术研究所实行"一套班子、两块牌子"。法医研究所下设法医病理研究室、法医物证研究室和法医毒物分析研究室。司法鉴定科学技术研究所下设痕迹研究室、文书检验研究室、司法化学研究室和司法摄影研究室。

刑事毒物分析承担着投毒、服毒、贩毒案件的技术鉴定任务，是刑事技术的重要组成部分，它起着澄清事实、揭露犯罪、为案件的侦查和诉讼提供直接证据的重要作用。并且由于刑事毒物的检材量小且不可复得，对其分析方法的选定及分析结果的准确与可靠与否关系到能否惩治罪犯、科学办案。各种大型精密仪器的相继问世，使毒物分析发展到对体液或组织中的微量或痕量毒物进行分析的水平。

服务机构与社团组织

Alere 毒理学服务公司

Alere 毒理学服务公司（Alere Toxicology Services, Inc.）成立于1978年。公司最初在美国路易斯安那州成立实验室专家公司。目的是提供异国测试，包括临床工作的 UPS[①] 协助罕见疾病的诊断，对验厂官办公室法医工作、医生和治疗药物进行监测。公司副总裁兼总经理是约翰·彼得森[②]。

20世纪80年代，Alere 公司的业务部门在寻找实验室测试业务的过程中，认识到了国家对毒品管理的独特性与必要性。

---

① UPS 为国际快递公司，提供专业运输与物流服务。服务范围涵盖全球超过200个国家与地区。起源于1907年在美国西雅图成立的一家信差公司，以传递信件而闻名世界。

② 约翰·彼得森（John Peterson），毕业于美国路易斯安那州立大学，获理学学士学位及工商管理市场营销的硕士学位。他是 Alere 毒理学服务公司副总裁兼总经理，负责行政工作以及认证实验室的所有业务和财务。他在 Alere 任职期间，曾担任实验室技术员、客户服务总监、全国销售代表和销售副总裁和市场营销等多个职位。他还是毒品和酒精测试产业协会（Substance Abuse Program Administrators Association, SAPAA）和药物滥用项目管理者协会（Drug and Alcohol Testing Industry Association, DATIA）的成员。

为了尽量减少毒品使用者造成事故，Alere的管理层决定承担对滥用物质的检测业务。1989年，公司的滥用药物研究所服务公司与国家实验室之间建立了联系，承担部分国家认证和测试工作。为了提供更大范围的服务，公司收购了国家药品评估公司（National Drug Assessment Corporation）、全国精神病理学实验室（National Psychopharmacology Laboratory）、病理学实验室有限公司（Pathology Laboratory Limited）、通用毒理学实验室（Universal Toxicology Laboratory, UTL）、马丁诊断国际公司（Martin Diagnostics International, Inc.）和快速分析实验室（Express Analytical Laboratory）等实验室和测试机构。目前，Alere公司的两个实验室提供对全国的服务，并继续致力于公司的基础质量分析，以满足每个客户的独特需求。

中国法医学与分析毒理学社团组织

中国法医学会于1985年10月27日在河南省洛阳市成立。由法医科学、毒物分析和相关学科的科学工作者组成。

中国毒理学会分析毒理专业委员会于1994年成立，竺乃恺当选为第一、第二届主任委员；2003年，江桂斌③当选为第三、第四届主任委员；2010年，吴永宁④当选为第五届主任委员。

湖北同济法医学司法鉴定中心于2001年9月经湖北省司法厅批准成立，为湖北省、武汉市司法鉴定委员会及卫生局指定的医疗纠纷鉴定单位，武汉市交管局交通事故伤残程度评定的鉴定单位。受理省内、外各有关单位和个人委托的各类尸检、亲子鉴定、活体损伤、司法精神病及毒物分析等的法医学鉴定。

北京市公安局刑侦总队法医中心毒物毒品检验室于2008年8月被公安部确定为毒物分析重点实验室，在奥运期间，该检验室作为奥组委兴奋剂检测中心的合作伙伴，参加了为期一个月的运动员兴奋剂监测工作。

2011年1月，北京市公安局"法庭毒物分析公安部重点实验室"学术委员会成立。公安部物证鉴定中心院士刘耀、中国科学院教授毛兰群、军事医学科学院教授李锦、国家反兴奋剂中心教授吴侔天、清华大学教授张四纯等15位专家进入智囊团，对日常工作当中的疑难问题提供咨询和指导。

2011年1月24日，"法庭毒物分析公安部重点实验室"在北京公安局刑侦总队法医鉴定中心揭牌，聘请15名专家组

---

③ 江桂斌（1957— ），中国科学院生态环境研究中心研究员，博士生导师。1957年11月生，山东莱阳人，1982年毕业于山东大学化学系，1987年和1991年在中国科学院生态环境研究中心分获硕士、博士学位。1989—1991年在加拿大国家研究院化学所作访问学者，1994—1996年在比利时安特卫普大学化学系完成博士后研究。主要从事环境分析化学方法、环境污染现状与过程机制和生态毒理学研究。现任中国科学院生态环境研究中心副主任，中心学术委员会常务副主任，环境化学与生态毒理学国家重点实验室主任，《环境化学》杂志主编。

④ 吴永宁（1962— ），研究员、博士生导师。1983年毕业于南京医科大学（南京医学院），获得公共卫生学士，1986年获中国预防医学科学院营养与食品卫生硕士，1997年获得博士学位。主要从事食品安全、食品污染监控技术与风险评估研究。联合FAO/WHO食品添加剂联合专家委员会（JECFA）成员。现任中国疾病预防控制中心营养与食品安全所化学污染监控室主任，WHO食品污染物监测合作中心（中国）主任。获国家科技进步二等奖、国家标准创新贡献奖一等奖。

成智囊团。酒精等毒物事后检测是实验室的研究内容之一。该实验室曾研发了具有独立知识产权的"唾液吗啡试纸条"技术。

联邦国家毒理学与风险分析委员会

联邦国家毒理学与风险分析委员会（Federal-State Toxicology and Risk Analysis Committee，FSTRAC）由美国州卫生和环境机构、环境保护局总部和地区人员组成。主要任务是促进环境保护的国际合作和研究探讨人类健康的风险评估问题。

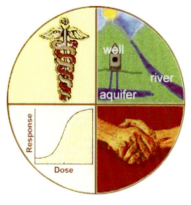

图142 联邦国家毒理学与风险分析委员会的公益标识

学科著作

《毒物分析化学》，黄鸣驹[1]编著，1931年出版（人民卫生出版社，1958年再版），是中国第一部毒物分析专著。

《法医毒物分析》，胡炳蔚[2]编写，于1965年由人民卫生出版社出版。

《刑事毒物分析》，人民警察干部学校编，于1979年由群众出版社出版。

《法医毒物分析》，廖林川[3]主编，于2006年由高等教育出版社出版。

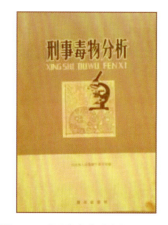

图143 《刑事毒物分析》（封面）

---

[1] 黄鸣驹（1895—1990），中国著名毒物分析化学家和教育家，中国近代毒物分析化学奠基人和开拓者之一。1918年毕业于浙江医药专门学校药科。1921年留学于德国柏林大学医学院，次年转入哈勒大学药学院进修。1924年回国，被聘为浙江医药专门学校教授，1935年，再次留学于德国和奥地利维也纳大学药学系，从事毒物微量分析研究工作。1938年回国后，任浙江医学院教授，国民政府陆军制药研究所所长。1944年后，受聘为中央大学医学院教授。1949年任浙江省立医学院院务委员会主任。1954年调任中国人民解放军军事医学科学院药物系主任。1956年任第二军医大学药学系主任、教授。曾担任卫生部药典委员会委员、药品分析组组长。曾当选为浙江省人大代表，杭州市、上海市政协委员。

[2] 胡炳蔚（1926—   ），教授，山东省济南市人，1945年中央大学医学院（现南京大学医学院）学习，1951年进入该校第一届全国高级法医师资班进修，1953年到西安医学院（现西安交通大学医学院）工作，创建法医学系并任法医学系主任和法医毒理学教研室主任，从事法医学教学、科研及检案实践。曾任中国法医学会常务理事、陕西省法医学会首任理事长、全国法医毒理专业委员会副主任。1964年，他和刘明俊教授合著《常见中毒的法医学鉴定》。为《法医毒理学》副主编。

[3] 廖林川，四川大学华西基础医学与法医学院毒物分析教研室教授。兼任中国刑事科学技术协会毒品及毒物分析专业委员会副主任委员、中国法医学会毒物分析专业委员会委员。参编《刑事技术》《法医学进展和实践》。

《法医毒物分析》，贺浪冲主编，于2006年由人民卫生出版社出版。

《药物与毒物分析技术》，罗国安主编（化学工业出版社，2007）。该书包括现代药物分析和毒物分析两方面内容。在现代药物与毒物分析的方法和技术中，从分析仪器的角度，做了较全面深入的论述，并注重仪器和技术的最新进展及其在药物、毒物分析中的应用，分析仪器和技术包括常见的光谱（如红外光谱、紫外光谱、原子吸收光谱、荧光光谱和电感耦合等离子体光谱等）、色谱（如气相色谱、液相色谱、毛细管电泳和多维色谱）、质谱、核磁、电化学和芯片技术及其联用技术。对于毒物分析，则主要根据毒物分析的特点介绍了毒物分析的方法，还以应用实例为主对毒物在毛发中、体内分析及其代谢物的研究进行了详细的介绍，还对生物碱类、农药类等的分析和检测方法进行了介绍。

《法医毒物分析实验指导》，廖林川主编，于2008年由人民卫生出版社出版。

《法医毒物分析》（第4版），廖林川主编（人民卫生出版社，2009）。该书是为了适应21世纪人才培养的需求，在前三版教材的基础上修订而成的，为法医学专业的高等教育规划教材。全书共13章。

第1章介绍法医毒物分析的任务、工作内容和发展简史；第2章介绍检材及检材处理；第3章介绍常用分析方法的基本原理、特点、结果意义及可靠性验证；第4章详细介绍各种仪器分析方法；第5—12章，分别就各类毒物的来源、种类、用途、化学结构、理化性质、毒性、特殊中毒表现、体内代谢过程等内容进行介绍，并阐述处理检材、检验方法以及结果判断；第13章介绍法医毒物分析中常用文字资料、电子网络数据等信息资源以及关于法医毒物分析信息系统的建立和管理。书末附有参考文献和中英文索引及《麻醉药品品种目录》《精神药品品种目录》和《毒性中药品种与西药毒药品种》。

发展前景

21世纪，分析毒理学面对许多新的机遇和挑战，需要从五个领域开展研究工作。一是纳米材料的分析毒理研究。由于人工纳米材料在真实环境和生物样品等复杂机制中的浓度非常低，从复杂基质中萃取痕量纳米材料是一项巨大的挑战，也是阻碍环境和生物样品中纳米材料的环境过程和环境效应研究的技术瓶颈。二是新持久性有机污染物的分析毒理研究。2004年生效的《斯德哥尔摩公约》规定了需进行严格控制和削减的12种持久性有机污染物（POPs），以后又发现全氟化合物、溴代阻燃剂等一些新型污染物具有相似的环境滞留特性和高毒性特征。目前，已知氟化合物对两栖动物、禽类等具有生殖、发育和神经毒性以及内分泌干扰等多种毒性效应，今后将进行长期的监测研究和连续的跟踪监测。三是新型环境污染物的分析毒理研究。全世界仅注册的用于人用药的

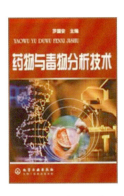

图144 《药物与毒物分析技术》（封面）

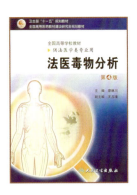

图145 《法医毒物分析》（第4版）（封面）

活性化合物已超过3000种，除了用于人类痢疾治疗，目前全球每年至少有50%的抗生素还用于畜牧业和水产养殖业。许多地区的土壤和水体中都检测到抗生素药物污染情况，一些非处方药物以及香料、洗发水等对生态系统及至人体健康产生的可能影响，都成为国际上继POPs之后的另一个毒理研究热点。四是毒物与生物大分子作用的分析毒理研究。特别是对转基因新物种的毒性效应研究也将是分析毒理学的长期任务。五是基础研究方面的重点是开展复杂生命体系中有毒物质的分离与测定、有效生物标志物的筛选和新型毒性评价方法的建立，创新学科体系。尽管目前高分辨色谱-质谱技术等一些新技术可以满足多数有毒物质定量分析的需求，但快速的生物监测方法仍很缺乏，金属化合物形态分析始终是一个难题，纳米材料的形态和浓度分析仍然是困扰其毒性研究的瓶颈问题。由此可见，分析毒理学的未来任重道远。

1.4 临床毒理学

临床毒理学（Clinical Toxicology），是研究毒物中毒的诊断与救治的一门学科，亦称中毒学。

临床毒理学既是一门古老的临床医学分支科学，也是现代毒理学中一个重要的新兴分支学科[①]。临床毒理学的主要任务是阐明中毒后临床症候的特点与规律，中毒发病机制，为诊断、治疗和采取预防措施提供理论依据；研究药物的副作用，以防止医源性药物中毒；研究毒效学和毒物代谢动力学。在新药评价过程中，临床毒理学和临床药理学同样重要，两者缺一不可，它是药物安全评价的主要方面，也是临床前药物毒性研究的继续。临床毒性表现由于接触毒物剂量的大小和人的生理条件不同，所以所产生的后果也不一样，这一点与机体状态对药物作用的影响有类似之处。

发展简史

由毒物引起的急性中毒是威胁人类的一类特殊疾病。追溯人类5000年的发展史，人同有毒物质的斗争从未停止过。古代中毒救治的历史经验和近现代急诊服务、急救学、急救护理学[②]和国际急救护理的经验为临床毒理学的发展奠定了基础。

---

① 王汉斌. 中毒救治概述. 军事医学科学院附属医院，2004-09-01.
② 急救护理学，是研究各类急性创伤、急性发作及危重患者的抢救与护理的一门学科，具有专科性、独立性、综合性和实践性的特点。现代急救护理学起源于1854—1856年间爆发的克里米亚战争。在那场战争中，南丁格尔率领38名护士奔赴前线实施救护，使前线战伤的英国士兵得到及时的救治。19世纪医院日益盛行之时，紧急照料催生了急救护理和急诊科的建立。20世纪70年代以来，很多国家发展国家级的组织，以传播急救护士的术语和专业思想，同时训练各行业的人员作为二线急救组织成员。1975年5月，在国际红十字会参加下，提出了急救事业的国际化、国际互助和标准化的方针。从此，救急车、国际统一的急救电话号码、急救情报交流，以及救急法律的完善使急救事业逐步走向健康发展之路。

临床毒理学发展的历史就是毒理科学方法进入临床实践的历史。临床毒理学是在毒理学和药理学基础上发展起来的一门分支学科。长期以来，临床毒理学工作者在临床实践中观察药物在人体内的不良反应，对药品的安全性进行评价，并根据毒理学、药理学的理论，研究药物不良反应的机制和药物的相互作用，提出有效的防治措施，以达到安全有效地开发新药、安全合理地使用治疗药物的目的。

早期的研究集中在药物、农药及工业化学物质中毒的临床表现及其发生发展的规律、诊断和治疗方法。随后多以中毒患者为对象，对过量接触人群进行临床生化、生理方法的研究。必要情况下也复制动物中毒模型，探索中毒机制和解毒药，为中毒的早期诊断、急救和治疗提供科学依据。研究成果还为防治药源性疾病、职业中毒和事故性中毒提供科学依据。

自从20世纪60年代初期的反应停事件之后，已有38个国家建立了药物不良反应监察报告制度。世界卫生组织从1968年以后建立了国际药品监测计划，有力推动了国际药品不良反应监测和临床毒理科研工作的开展。

作为毒理学分支的中毒学是一门边缘学科，它与卫生毒理学、职业病学、药物性疾病、中草药中毒、军事毒理学、防化医学、急诊医学和蛇毒学等的内容存在大量交叉。随着科学技术的进步和生产的不断发展，化学产品层出不穷，人们接触毒物的机会日益增多。急性毒物中毒成为急诊科和急诊医学的一个重要组成部分。2001—2002年中国疾病预防控制中心对中国25家综合性医院的统计显示，发生急性中毒人数占同期急诊的1.32%，化学品中毒排第一位，镇静安眠药类中毒第二位，农药中毒排第三位。急性毒物中毒常影响消化系统、神经系统以及心血管系统，严重者可表现为昏迷和心衰、心律失常，甚至死亡。

临床毒理学的发展与中毒控制中心（Poison Control Center，PCC）的发展相辅相成。当20世纪40年代欧洲的一些社团组织成立以医院为基地的中毒抢救治疗机构之后，1953年美国芝加哥成立了第一个中毒控制中心。1978年美国的中毒控制中心发展到650多家，后来通过地区重组、合并和资质认证，减少到不足100家。中毒控制中心的专家为中毒的临床诊断治疗提供各类化学品的具体成分和中毒患者的最佳治疗方案，为提高中毒救治率发挥了重要作用[1]。

长期以来，临床毒理学家在各种急性中毒的发病机制、临床表现、诊断和治疗等方面，积累了十分宝贵的经验。建立了阻止毒物继续作用于人体及维持生命的救治原则。对急性中毒的救治总结为四个阶段。第一阶段：复苏和稳定生命体征。第二阶段：中止毒物对机体的侵入，切断毒源，清除毒物。包括脱离中毒环境，脱去染毒衣服，清除存在胃肠道内、皮肤表面、眼睛等处的毒物。第三阶段：及时正确使用特效解毒药物。第四阶段：对症和支持治疗，预防并发症。此外，还可使用特殊治疗手段（如血液透析、血液灌流、血浆交换、换血等血液净化疗法），加快毒物排出，缩短毒物作用时间，减轻机体损伤程度，最大限度

---

[1] 克莱艾森. 毒理学：毒物的基础科学. 黄吉武，周宗灿，译. 北京：人民卫生出版社，2005：971-972.

地降低毒物对机体的损害。

社团组织

国际临床毒理学的社团组织有临床毒理学中心与毒物控制中心协会世界联合会（World Federation of Associations of Clinical Toxicology Centers and Poison Control Center）、国际治疗药物监测和临床毒理学学会（IATDMCT）、美国临床毒理学学会（American Academy of Clinical Toxicology）、欧洲毒物中心与临床毒理学专家协会（European Associations of Poison Center and Clinical Toxicology）、南亚临床毒理研究协会（South Asian Clinical Toxicology Research Collaboration）。[①]

中国毒理学会于1994年3月28日成立了临床毒理专业委员会，北京大学临床药理研究所李家泰教授当选为第一届主任委员。多年来，临床毒理专业委员会召开专题研讨会，总结交流临床毒理学与药物评价、生物工程药物的不良反应、药物不良反应的监测、肿瘤药物疗效及毒性分析、药物不良反应的临床毒理学评价、治疗药物监测的临床意义，以及抗生素公共安全问题。2005—2006年，中国发生了"齐二药""鱼腥草注射液""奥美定"等重大药物事件，临床毒理专业委员会抓准时机，配合国家食品药品监督管理局开展了全国整顿和规范药品市场秩序专项行动，为进一步完善药品不良反应、药品不良事件和医疗器械不良事件监测报告制度，防止和减少药品、医疗器械严重或重大不良事件的发生，加强医疗机构、制药企业和药品监管部门对重大事件的应急处理与协调能力，推动和促进临床毒理学研究及学术交流，开展药物警戒，提高中国药品安全性评价水平，指导临床合理用药等方面做了大量工作，取得了显著成效。

学科著作

《中毒诊治与解毒剂》（*Treatise on Poisons and Their Antidotes*）是12世纪的名医摩西·迈蒙尼德（Moses Maimonides，1135—1204）的一部名著。书中指出，油腻或多脂肪食物有减少胃部吸收毒性的效果，在四肢使用止血带可以减轻被动物叮咬的疼痛感。这些警告在当时显得尤为重要。

《急症护理毒理学》（*Critical Care Toxicology*）由医学博士杰弗里·布伦特（Jeffrey Brent）等著名医师主编。该书是一部重症监护医师的教科书，介绍对重症中毒患者的治疗、护理以及出现并发症和意外情况下如何给予医疗护理和帮助的一部专著。书中关于解毒剂及其应用的章节尤为精彩。

《临床毒理学》（现代毒理学丛书之

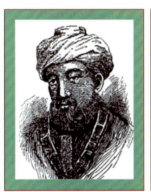 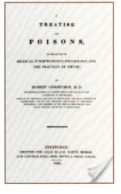

图146 迈蒙尼德与他的名著《中毒诊治与解毒剂》（封面）

---

① 侯芳，苗佳，等. 临床毒理学科发展报告. 中国毒理学通讯，2011，15（2）：1-6.

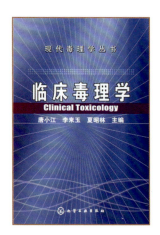

图147 《现代毒理学丛书：临床毒理学》（封面）

一）由唐小江、李来玉、夏昭林主编（化学工业出版社，2005）。该书是中国第一部临床毒理学专著。总结国际最新进展编写而成，既反映了国际水平，又突出了国内特点，其中不少内容属于编者的最新研究成果。全书共13章，包括总论和各论两部分。各论部分包括工业中毒、农药中毒、非处方药与中草药中毒、心血管药中毒、神经系统药中毒、其他化疗药中毒、滥用药中毒和动植物中毒的临床表现与一般治疗原则。

《临床毒理学分析：程序、结果、释义》（Clinical Toxicological Analysis：Procedures，Results，Interpretation）由沃尔夫·库普曼（Wolf Rudiger Külpmann）编著，于2009年5月出版。该书是专门为临床毒理学家编著的实验室手册大全，对于各种药物和毒物检测的实验方法和结果分析做了详尽的描述，所有实验程序都与国际标准组织和协会的规定一致，可作为标准化实验程序使用。书中对有效、合理、安全用药，医师和药理毒理学科技人员需要了解和掌握的临床常见药物，以及中毒与解救等方面研究的最新成果和标准检测程序都有详细介绍。该书最先作为临床毒理学教科书以德语版出版面世，并受到了德语国家读者的广泛好评。2009年的英语版做了一些扩充，增加了毒理学领域最新进展，反映了当时国际毒理学研究水平。

该书分为两卷，第一卷包括1—24章，第二卷包括25—37章。各章题目：序言，毒理学实验室的基本要求，研究材料，临床毒理分析方法，临床毒理分析的可行性，质量保证，结果评价分析，毒理学分析报告，医学解释，法医学方面，临床毒理研究策略，未知毒物分析的筛查程序，非鸦片类镇痛药和抗风湿药，鸦片类镇痛药，抗心律失常药，抗痉挛药，抗凝药，支气管扩张药，钙通道阻断剂，强心苷类药，巴比妥类安眠药，苯二氮䓬类镇静安眠药，非巴比妥类、苯二氮䓬类镇静安眠药，抗精神病及抗抑郁药，β-肾上腺素受体拮抗剂，滥用药，有毒溶剂和吸入剂，杀虫剂，降血糖药，致血红蛋白异常药，其他各种药物和有毒制剂，化学武器制剂，毒理学的生化研究，治疗药物监测，有毒植物，有毒蘑菇，蛇毒和有毒动物。

该书可供临床药理和毒理学科技人员和研究生阅读，亦可作为中毒急救、职业

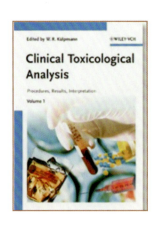

图148 《临床毒理学分析：程序、结果、释义》（封面）

病防治、医药、食品卫生工作者的学习参考书。

该书的主编沃尔夫·库普曼是国际知名的临床毒理学家，从1996年到2006年一直担任德国汉诺威医科大学临床化学研究所所长和德国临床化学协会临床毒理分析工作组主席，同时还在德国标准化研究所、欧洲及国际标准化组织兼职。其他参编者大部分都是或曾是德国临床化学实验医学会会员。

发展前景[①]

21世纪，临床毒理学肩负着临床中毒救治和新药开发的临床研究与全性评价双重任务，为此，临床毒理学有着广泛的发展前景，大有作为。

快速准确诊治中毒患者

急性中毒的病情发展急骤，变化快，一旦人们发生中毒，则要求中毒救治专家对其快速准确诊断和有效治疗。因此，中毒救治专家必须熟悉和利用现代生物化学、分子生物学、有机化学、病理学及信息技术来达到目的，这不仅是中毒救治面临的挑战和不可推卸的责任，也是中毒救治学科兴旺发展的前提。

新药安全性评价

在新药开发过程的早期阶段，新药安全性评价是评价新药的重要部分。新药能否对人体用作治疗药物，除了证实它具有一定的药理作用以外，对它可能产生的不良反应（反应类型、影响的靶器官、发生频度、反应程度、预后和转归等）需要详细地临床观察，这是临床毒理学的重要工作之一。

上市后药品安全性评价

国际上每年都有相当数量的药物因上市后出现严重不良反应而撤市。因此，每一种新药上市之前，虽然都进行了Ⅰ、Ⅱ、Ⅲ期临床试验，经过严格的安全性检测，但由于在临床试验阶段，受试人数、时间和对象的限制，一些罕见的不良反应（发生率小于1/10000）及一些由于药物相互作用而引起的不良反应难以被发现。

所以，药物在Ⅲ期临床试验结束并上市后，临床毒理学家尚需要进行进一步的工作，对出现较少的（或还未出现的但却可能很严重的）药物不良反应进一步考察，根据药物的特点及发现的问题，设计详细的试验方案，在较大范围内组织多中心的临床试验，重点是考察药物的不良反应。特别是在某些药品出现安全性问题时，对某种已经肯定的不良反应，要进一步明确不良反应广泛应用的发生率及严重程度；对尚不能肯定的不良事件重点监察，确定该不良事件与药物的关系。

药品不良反应监测与药物警戒

国际药品不良反应监测的范围已经从一般的化学药品扩展到传统药物、草药、血液制品、生物制品、医疗器械及疫苗，关注的安全性工作已不拘泥于药品不良反应报告制度所要求的监测上市药品不良事件的早期信号，而涉及临床可能发生的任何药源性损害，如假劣药物的使用，用药错误，缺乏药物疗效，无科学依据地扩大药物的适应证，药物的急性、慢性中毒病例，药物相关死亡率的评估，药物的滥用

[①] 侯芳，苗佳，等.临床毒理学科发展报告.中国毒理学通讯，2011，15（2）：1-6.

和误用等所致的潜在性安全性问题，即"药物警戒"①。

鉴于药物不良反应对人类健康影响的严重性，许多发达国家先后开展了药物不良反应监测工作。国家食品药品监督管理局不良反应监测中心以及各省市的不良反应监测中心已经形成了不良反应监测报告的网络，建立了对上市药物的不良反应报告制度和完善的呈报系统，设立有详细信息的表格以及很好的组织体系，避免漏报、误报。经统计学家对数据的处理，药品监督管理部门组织有关专家对各种药品不良反应病例进行因果关系分析评价和药物流行病学调查，并将结果及时反馈和利用，防止药品不良反应的重复发生，最终达到保护人们用药安全的目的，为发现药害事件、控制和避免这些事件危害公众健康做出了积极的努力。

临床合理用药研究

合理用药是医疗质量内涵的重要部分。开展合理用药工作，促进医院医疗质量的提高，是医疗卫生保健工作的一项重要内容。临床用药的合理性一直是医院长期未能得到很好解决的问题，用药错误导致了大量的药源性疾病，轻则增加患者的痛苦，重则使人致残，甚至死亡。用药错误严重影响了治疗效果，使一些疾病未得到及时有效的控制。用药错误增加了医疗费用，造成国家和个人的经济损失。合理用药成为一个社会关注的热点，开展合理用药研究在提高疾病的治愈率、保证医疗安全、减少医疗事故、减轻经济负担以及维护社会稳定中的重要性日益显现。

1.5 遗传毒理学

遗传毒理学（Genetic Toxicology）作为毒理学的分支学科，是研究环境中外源性有害因素对动物机体遗传物质造成损伤从而产生有害作用的一门新兴学科。

遗传毒理学作为遗传学的分支学科，则是用遗传学方法研究环境因素对遗传物质的损害及其毒理效应的一门新兴学科。

发展简史

遗传毒理学作为一门独立的学科始于20世纪70年代，然而，20世纪初的开创性工作为学科的发展奠定了基础，近50年来遗传毒理学得到迅速发展的重要标志在于建立了评价环境遗传毒性的试验，揭示了遗传毒性的机制和潜在的有害健康效应，遗传毒理学得到了广泛的应用②。

20 世纪初的开创性工作

遗传毒理学起源于 20 世纪初，在发现 X 线九年以后，德弗里斯（De Vries）于 1904 年在一次学术报告中指出：X 线能改变生殖细胞的遗传物质。这是美国科学家们首次了解这一新的研究领域。从

---

① 世界卫生组织对药物警戒的定义为：药物警戒是发现、评估、理解和预防药品不良反应或其他与药物相关问题的科学活动。

② 印木泉. 遗传毒理学展望. 中国毒理学通讯，1997，1（1）：2-3.

1905年起，一些科学家开始研究放射线对细胞遗传的影响，也有一些科学家对化学物质的诱变性产生兴趣。尽管当时选用的硫化铈、氧化铜材料不够理想，实验结果也不明确，但他们的工作开创了一个新的研究领域，即化学物质的诱变作用，并在20世纪的前30年中起到了推动作用。

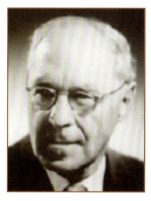

图149 美国遗传学家马勒

1911—1916年，美国遗传学家马勒[①]作为摩尔根果蝇小组的一名重要成员，主要研究果蝇（Drosophila）的遗传交换。他用电离辐射诱发果蝇的基因突变，成为遗传学说的重要基础。1927年，马勒发现了X线的诱变作用，明确X线是一种诱变因子，能够诱发果蝇表性改变，并提出了"突变率"的概念，发明了用果蝇进行检测的方法。这项研究成果不但有助于研究基因的本质和基因如何控制代谢作用及个体发育，有利于通过突变基因进行染色体结构分析研究，而且在诱变育种发展农业生产方面也有重要意义。马勒的开创性工作为诱发突变研究起始的标志。

就在马勒发表《基因的人工蜕变》论文的短时间内，X线致突变的作用得到广泛的证实。1927年12月，美国植物遗传学家斯塔德勒[②]在美国科学发展协会会议上发表了他用X线诱发玉米和大麦基因突变的成功研究。其他一些科学家在月见草、烟草和马蜂等生物体上，也发现了X线诱发的基因突变。

20世纪30年代后期发现诱变与致癌之间的关系

1938年，一些致癌性的碳氢化合物就已被证实具有诱变性。1934年马勒指出，放射线诱发的体细胞的突变可导致癌和白血病等。

1938年，塞克斯（Sax）在马勒研究的基础上，发现X线也能够诱发紫草露花粉颗粒中染色体结构畸变。在完全缺乏有关DNA结构和染色体组成的情况下，塞克斯和他的同事发现染色体内或染色体间的交换需要核内至少有两处大的损伤。科学家现在知道塞克斯所识别的损伤就是DNA双链断裂、碱基损伤或多重损伤基因座，还发现接触X线总剂量不变，但延长接触时间，或在几小时内分为两部分接触，产生染色体畸变的量降低。通过这些观察，产生了射线诱发的损伤修复概念，这也就是后来的特异性DNA修复过程。

[①] 马勒（Hermann Joseph Müller，1890—1967），美国遗传学家。1890年12月21日出生于美国纽约，1907—1909年就读于哥伦比亚大学，1912年任助教，并从事果蝇的遗传学研究，1916年获博士学位，后任哥伦比亚大学讲师。1920—1932年任得克萨斯大学副教授和教授。1931年被选为美国国家科学院院士。1932—1940年先后在德国柏林的威廉皇家研究所、前苏联莫斯科的遗传学研究所和英国爱丁堡遗传学研究所工作。1941年回到美国后任麻省阿默斯特学院教授。1945—1964年任印第安纳大学教授。马勒一生发表遗传交换、生物进化、人类遗传等方面论文约370篇。由于他对X线产生突变的研究做出卓越贡献而荣获1946年诺贝尔生理学或医学奖。1967年4月5日，在印第安纳波利斯逝世。

[②] 斯塔德勒（L. J. Stadler，1896—1954），密苏里大学教授，他是在大麦、玉米中首先发现X线诱发植物基因突变的美国植物遗传学家。

20 世纪 40 年代到 50 年代中期化学物质的诱变作用成为一个明确的研究领域

1942 年遗传学家奥尔巴克（Auerbach）和英国外科医生罗布森（Robson）第一次发现芥子气（烷化剂）可以诱发基因突变①。1943 年弗兰择克尔姆斯发现广泛应用的氨基甲酸乙酯有诱变性。1946 年，奥尔巴克和他的同事们报道了氮芥能诱发果蝇突变，这些突变表型是相同的，由此人们开始考虑化学物的遗传学作用。因此，化学致突变研究与辐射致突变研究是齐头并进的。

1946 年和 1948 年拉普珀特（Rapoport）的研究结果表明，环氧乙烷、乙烯亚胺、环氧丙烷、重氮甲烷、二乙基硫酸、缩水甘油和其他一些化学物质具有诱变性。这些研究结果表明化学物质的诱变作用也是一个明确的研究领域。

1951 年，威廉姆·拉塞尔（William Russell）等人用小鼠特定基因座突变试验检测了 X 线诱发的突变。这些资料清楚地表明，用果蝇实验所获得的结果可以在哺乳类系统中得到重复。为特定基因座试验而建立的小鼠测试品系具有七个基因座的隐性突变，这些基因座均编码为可见突变，例如皮肤颜色、眼颜色和耳形状。这种纯合子侧交品系可用于识别其他小鼠同一基因座的野生型基因的隐性突变。辐射所诱发的生殖细胞突变频率在果蝇和小鼠身上是相同的。

1956 年德国植物学家艾尔弗雷德（Alfred）在《诱变药物》一文中指出：许多具有诱变性的化学物质被应用于医药、食品和化妆品工业中。对这些化学物质不仅需要研究它们的疗效和毒性，还要考虑它们可能具有的细胞遗传学方面的副作用。这一时期，越来越多的科学家注意到这个问题。1960 年，夏洛特（Charlotte）在其论文《化学物质对动物的诱变作用》中指出：随着越来越多的化学物质在医疗和食品等方面的应用，对它们的诱变性的检测将是一种必要的保护措施。1962 年，在美国召开了由 23 位杰出的遗传学家参加的会议。这次会议第三部分的主题就是"诱变物对人类和其他物种的诱变性"。同年索比斯（Sobels）在他为 WHO 提供的论文中提出了化学诱变物在人类环境中不断增长的问题。1963 年马勒在访问 FDA 时应邀做学术报告。作为遗传学的放射诱变研究方面的先驱，他并没有回忆历史，而是谈到他对人类健康的关注。他认为：现代人所接触的许多物质如食品添加剂、药物、尼古丁、抗生素、杀虫剂、避孕药以及空气和水的污染都是前人所未遇到的。1966 年 9 月美国国立卫生研究院（NIH）的遗传学分会发起召开了"人工合成化合物的诱变性对人类的危害"会议。在这次会议上，许多提议成为后来建立的环境诱变剂学会的基本目标。

与此同时，诱变性资料被用来评价危险度。马勒和他的同事们研究发现化学致癌物能在体外和体内与 DNA、RNA 及蛋白质作用形成稳定的共价衍生物。另外，他们还报道了这些衍生物的产生要求将母体化学物代谢为活性代谢产物。这种代谢是某些化学物成为致癌物所必需的。整体

---

① 芥子气是第一批致突变物质之一。英国外科医生罗布森敏锐地发现芥子气灼伤和由 X 线引起的灼烧非常相似，因此他向遗传学家奥尔巴克（Auerbach）建议是否可用芥子气引起突变。奥尔巴克通过试验确实证明了罗布森在 1941 年所预料的芥子气致突变效应。

动物有内源性的代谢能力，但在体外条件下，许多细胞株失去了这个代谢能力。为了克服体外诱变性研究在这方面的不足，马林（Malling）及其同事们建立了一种基于啮齿动物的肝微粒体酶制剂（S9）体外代谢系统。这种外源性代谢系统有其利用价值，但它在种属和组织特异性上却有其缺陷。

20世纪50年代到60年代"反应停"事件推动了遗传毒理学的发展

反应停于1957年开始进入市场。仅在原西德就有近100万人服用过反应停，反应停的每月销量达到了1吨的水平。1961年英国发现"反应停"事件中有600名婴儿出生，400名存活。临床观察于1961年11月16日通过电话向原西德格仑南苏化学公司（Chemie Grünenthal）提出警告，提醒他们反应停可能具有致畸胎性。在后来的10天时间里，药厂、政府卫生部门以及各方专家对这一问题进行了热烈的讨论。最后，因为发现越来越多类似的临床报告，格兰泰公司不得不于1961年11月底将反应停从原西德市场上召回。

但此举为时已晚，1959—1963年，世界范围内诞生了12000多名畸形的"海豹状婴儿"。据原西德卫生部门统计，反应停造成了1万名畸胎儿，其中有5000名仍活着，1600人需要安装人工肢体。

1966年B. M.卡塔纳克分别用辐射和化学物质诱发了小鼠的基因突变，并且认为人类的遗传性疾病也可能由环境因素引起。

1968年J. E.克利弗发现着色性干皮病患者的皮肤很易光化癌化，并且指出这是由于先天缺乏修复为紫外线诱发的DNA损伤的能力所致，并明确指出癌症、环境因素和DNA损伤修复之间的关系。

20世纪70年代艾姆斯试验使遗传毒理学领域有了较大改观

1973年B. N.艾姆斯（B. N. Ames）首创了一种用细菌的恢复突变作为观察指标的快速简便的检测诱变物质的方法，并且发现大约90%的致癌物质具有诱变作用。

这种检测诱变物质的方法后来被称为艾姆斯试验（Ames Test）。艾姆斯试验能快速鉴别化学品、新农药和新食品添加剂的致癌性，作为致癌物质的筛选法而被广泛应用，可以检测许多物质的致癌性。其原理是用遗传学方法培植一种不能自行制造组氨酸的鼠伤寒沙门菌的变异体，这种菌株在无组氨酸的培养基中不能生长。如果将这种菌株与化学致癌物一起培养，则可使其DNA再次突变，恢复到能制造组氨酸的原型（野生型），即在无组氨酸的培养基中也能生长。利用这一特征性变化来测试化学物质有无致突变作用，并根据生长的菌落数目还可以判定其致癌性的强弱。它是作为评价遗传毒性的一个指标。

当时人们认识到工业发达后某些物质的扩散是对人类遗传的潜在危害，于是毒理遗传学应运而生。

在此后的20年内，研究致突变、致癌和致畸三者之间的关系以及通过检测诱变作用来判断药物的致癌和致畸的可能性，成为毒理遗传学的理论探讨和实际应用方面的重要课题。与此同时，遗传学家和遗传毒理学家还要研究接触辐射所致体细胞和生殖细胞的突变和染色体的改变；体外培养的原代细胞或转化细胞株的定量化研究；人淋巴细胞的体外培养（被植物血凝素刺激后进入细胞周期），进一步扩展评价人类淋巴细胞染色体改变的信息；用人类淋巴细胞遗传改变作为评价人接触电离辐射的生物剂量仪。

20世纪70年代中期到20世纪末为遗传毒理学研究深入发展时期

这一时期，国际上建立了200种短期试验用于筛检潜在的致癌性化学物。筛检包括诱变性、DNA损伤、DNA修复、细胞死亡或其他遗传毒性。几个国际的联合研究确定了一组试验方法的敏感度和特异度，并评价了实验室之间的差异性（IPCS，1988）。总之，与肿瘤生物试验相比，这类方法能检测出致癌剂或非致癌剂的有效性达70%。对存在的不一致性有许多解释，最可能的就是许多化学致癌剂并非通过直接致突变作用诱发肿瘤的发生。坦南特（Tennant）等人是在比较了一组标准的、大家公认的短期鉴定致癌剂的试验方法组合的有效性后提出上述观点的。这套组合可预测70%的致癌物。随后发现在致癌性与诱变性间、非致癌性与非诱变性间缺乏紧密联系，一些化学物不直接致突变，而是间接诱发肿瘤发展所必需的损伤，例如扩展已存在的突变细胞（肿瘤促进）。为了与遗传毒物相区别，这类化学物被称为非遗传毒物，如果分类为非直接诱变剂则更为适合。

遗传毒理学研究领域在一定程度上随着分子生物学的发展，已从短期试验评价致癌性转向更为注重机制的研究方法上。科学家将研究重点放在识别非直接诱变剂介导的肿瘤产生机制上，包括再生性细胞增殖、促有丝分裂性、受体介导的过程、甲基化状态的改变以及细胞间通讯的改变。

随着科学研究的不断深入，科学家发现了大量的化学诱变剂。一些农药、色素、染料、洗涤剂，甚至食品等日常生活用品中的某些物质，都具有不同的诱变作用。科学实验表明：各种诱变剂的共同特征都可造成DNA的损害，但不同的诱变剂可能有各自的危害专一性。它们诱发受害基因位点突变是随机的。根据化学诱变剂对DNA作用的特点，一般将其分成四类：

第一，碱基类似物诱发突变；

第二，DNA修饰物（碱基作用物）诱发突变；

第三，结合到DNA分子中的化合物诱发突变；

第四，基因突变与氨基酸顺序。

1990年，欧洲的一些科学家研究了某些化学、生物及物理因素如何以及为什么会导致遗传学改变。这些工作促进了遗传学的迅猛发展，加速了对基因的研究，并使人们开始思考外来因素是怎样影响基因序列发生改变的问题。对于这种改变，欧洲的科学家们用"Mutation"这个词来描述，"Mutation"来源于拉丁语的"Mutare"，是改变的意思。后来，该词就被用来描述基因在数量、质量和排列序列上的改变。遗传毒理学将理化因素所致细胞改变定性、定量评价试验，导致上述改变的分子机制以及相关信息，运用到肿瘤和遗传危险度评价中去。

中国遗传毒理学的发展

20世纪70年代末，中国开始遗传毒理学的研究工作，并将其广泛应用于基础医学、临床医学和预防医学的研究中，且列入新药研究、环保监测、农药开发、新型生物材料研制等一切涉及人类健康或安全性评价的规定检测项目。30多年来中国遗传毒理学的发展可分为三个阶段。

第一阶段：自 20 世纪 70 年代末到 1983 年为启动阶段。这一时期主要是从国外引进了一系列经典的遗传毒性[1]检测方法，逐步建立了遗传毒性检测实验室；筛检了一些中国人群中所接触的环境化学物的遗传毒性；培训了一批专业人员；开展了国际遗传毒理学的学术交流和人才交流，邀请国外著名专家到中国进行指导。后文中国环境诱变剂学会为 1988 年成立!

第二阶段：自 1983 年到 1993 年为学科全面发展阶段。这一时期，遗传毒性的检测方法逐步走向标准化、规范化，遗传毒性机制的研究成为科研的一个重点方向，具有重大意义的是将遗传毒性试验列入新药、农药、工业化学品、食品、化妆品及消毒剂的安全性评价准则或测试规范，标志着遗传毒理学的研究与应用范围得到拓展。

第三阶段：自 1993 年至今，遗传毒理学进入了迅速发展的"分子时代"。其标志是，分子生物学被引入遗传毒理学研究领域，建立了分子致突变测试系统；应用分子生物学方法进行突变的分子分析；开展了基因突变分子机制的研究，并在非定标性突变方面取得了初步成果。

社团组织

1969 年，在亚历山大·霍兰德（Alexander Hollaender，1898—1986）主持下，美国成立了环境诱变剂协会（Environmental Mutagen Society，EMS），标志着遗传毒理学科的建立。该协会以《突变研究》杂志[2]为平台，组织各种学术活动，出版科学著作，还提供了上百种遗传毒理学测试方法，指导对环境污染物和各种

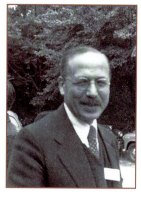

图 150 亚历山大·霍兰德

化学产品的潜在危害性进行遗传学监测，为各国制定环境卫生的有关准则和法规提供依据。

亚历山大·霍兰德是一位在辐射生物学和基因突变研究方面世界领先的科学家。曾在美国橡树岭国家实验室（Oak Ridge National Laboratory）工作。早期研究 X 线和紫外线诱发突变。1939 年他发表的研究报告显示，癣菌孢子的突变发生在相同的核酸吸收光谱，表明核酸形成了积木基因（Blocks of Genes）。1981 年成立了研究生物科学规划的理事会，美国国家科学院授予他生物物理学奖。1983 年，获得美国能源部创办的恩里科·费米奖（Enrico Fermi Award）。

1973 年 5 月，国际环境诱变剂学会联合会（International Association of Environmental Mutagen Society，IAEMS）在美国加利福尼亚州召开的第一次国际环境诱变剂讨论会上成立，从更广的意义上支持遗传毒理学。世界各地也建立了许多研究

---

[1] 遗传毒性（Genetic Toxicity），指环境有害因素损伤机体遗传物质而产生的有害作用，表现为致突变、致畸和致癌作用，这三类不同效应的产生与毒物作用于不同靶细胞有关，对生殖细胞 DNA 引起突变是可以遗传的，其后果是发生遗传性疾病；对体细胞 DNA 损害的结果是引起肿瘤，对发育生物体细胞的损害可以致癌，后两者是不能遗传的。遗传毒性效应通常属于亚毒性接触水平，低剂量长期接触，居多为远期效应。

[2]《突变研究》（Mutation Research）杂志，1964 年创刊，由爱思唯尔出版社出版。

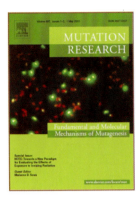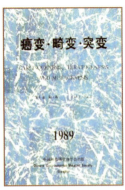

图151 《突变研究》杂志（美国）与《癌变·畸变·突变》杂志（中国）

室，开设培训项目，举办各种研讨会进行国际学术交流与合作。

1988年，中国环境诱变剂学会（Chinese Environmental Mutagen Society, CEMS）成立。由全国从事环境因子致癌、致畸和致突变研究工作的科技工作者自愿组成，成为发展中国"三致"科技事业的重要社会力量。该学会为国际环境诱变剂学会联合会（IAEMS）的团体会员。学会还于1989年创办会刊《癌变·畸变·突变》杂志（双月刊），开展学术交流活动。

1993年中国毒理学会成立遗传毒理专业委员会，标志着遗传毒理学已成为中国毒理学的一门分支学科。

学科专著

《遗传毒理学导论》（Introduction to Genetic Toxicology），作者：莫兹什（J. Moutschen），于1985年由约翰·威廉兄弟出版社（John Wiley and Sons）出版。

《遗传毒理学》（Genetic Toxicology），印木泉[①]主编（科学出版社，2002），是中国第一部遗传毒理学专著。该书作为《现代遗传学丛书》之一，介绍了遗传毒理学的发展简史及其发展趋势，遗传毒物的结构及其在体内的生物转运和转化，DNA损伤及修复，遗传毒物的类型和形成机制，遗传毒作用与细胞周期、信号转导、细胞凋亡、细胞分化的关系，发育与遗传毒理，遗传毒性的后果（如肿瘤、心血管疾病、衰老等），遗传毒性检测策略和方法及其在环境和人群监测、化学物（农药、医药、生物制品、食品及其添加剂、化妆品）安全性评价中的应用，危险度的评价方法和遗传毒作用的干预等。

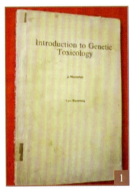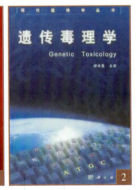

图152 遗传毒理学著作（1.《遗传毒理学导论》（英文版）；2.印木泉主编《遗传毒理学》）

---

① 印木泉（1933— ），教授，博士生导师。1956年毕业于中国第二军医大学医疗系，1956—1957年学习军事医学，1962年在上海第一医学院卫生系进修劳动卫生学，1982—1983年在法国国际癌症研究中心（IARC）、美国国家毒理研究中心（NCTR）和日本国立癌症中心进修。1957年在第二军医大学任教，历任军队卫生学教研室教授、副主任，卫生毒理学教研室教授、主任。先后担任国际环境诱变剂学会理事、中国环境诱变剂学会理事长、中国毒理学会遗传毒理专业委员会主任委员、风险评价专业委员会副主任委员、上海市预防医学会副会长。从事遗传毒物学研究，还著有《遗传毒理学的原理与方法》。

遗传毒理学的未来发展

21世纪环境污染成为危及人类和动物生存的世界性严峻问题。环境毒物对人和动物的损害包括生理学损害和遗传学损害两个层面。生理学损害包括急性、亚急性和慢性中毒，直接伤害机体的组织和器官，表现出明显的病理变化和临床症状。这类问题通常由临床医学予以解决。遗传性伤害指伤及动物机体的遗传物质，扰乱遗传信息，造成动物个体及其后代身体结构和功能的损害，其危害性比生理学损害深远得多，对动物群体影响的真正后果，往往在若干代中显示出来。动物机体的遗传物质是染色体（细胞水平）和基因（分子水平）。各国科学家致力于揭示环境污染、监测环境质量、评价环境污染危害等大量研究工作。对于环境公害危及人和动物健康的许多报道纷纷涉及遗传性损害问题。与此同时，遗传学研究获得了重大突破和进展，进入了分子遗传学和实验遗传学时期。环境科学和遗传学的迅速发展为开创遗传毒理学奠定了坚实的基础，将促进遗传毒理学学科的不断提高和完善。[①]

遗传毒理学将运用毒理学和遗传学的研究成果，揭示环境毒物对机体深层次损害的发生条件、损害机制及远期效应，研究遗传毒物的筛选方法及危险度评价方法，以预防或控制不良环境因素对人和动物的危害，保护动物优良品种基因库不受污染和损害。因此，遗传毒理学对生物学、医学、环境科学以及畜牧业生产等多个方面都有着十分重要的理论和实践意义。

1.6 免疫毒理学

免疫毒理学（Immunotoxicology），是毒理学的一门新分支学科，是系统毒理学的组成之一，是在免疫学和毒理学的基础上发展起来的一门年轻学科。

免疫毒理学的定义有多种释义。1983年沃格（Wong）和内塔拉吉安（Natarajan）提出免疫毒理学是"免疫系统中毒的科学"的一种广义提法。1984年，在卢森堡召开的"免疫系统作为毒性损伤靶的国际研讨会"上提出，"免疫毒理学是毒理学研究外源性化学物与免疫系统相互作用引起不良效应的分支学科"，这个概念的提出是免疫毒理学发展史的重要转折点，促进了免疫毒性评价和免疫毒性危险性评估的发展。1991年，美国技术评估办公室（US Office of Technology Assessment）认为，"免疫毒性是指暴露于外源物质后引起免疫系统的结构和功能上不良的或不适宜的变化，不良效应可表现为免疫抑制、超敏性或自体免疫性"。1995年，伯利松（Burleson）和迪安（Dean）认为，免疫毒理学是检测、定量和解释接触化学物、药物、重组生物物质或环境和职业污染物引起的免疫系统改变的一门学科。2005年吴

[①] 张天宝. 遗传毒理学的回顾与展望. 中国毒理学通讯，2009，13（2）：8-9.

中亮等主编的《毒理学辞典》和2008年陈成章主编的《免疫毒理学》将免疫毒理学解释为：免疫毒理学系研究外来物（化学性、物理性和生物性）对机体免疫系统的不良影响及其作用机制的一门学科。它是随着毒理学和免疫学的迅速发展和相互渗透而形成的边缘学科，是毒理学的重要分支。将作为研究对象的外来物明确为化学性、物理性和生物性。《2010年中国免疫毒理学科发展分报告》中指出："免疫毒理学是应用毒理学和免疫学的理论和实验手段研究外源化学物、物理因素和生物因素对机体免疫系统的结构和功能的影响及其作用机制，评价有害因素的免疫毒性，并提供防护措施的学科。"

发展简史

免疫毒理学是20世纪70年代出现的一门新兴学科，是20世纪80年代才建立起来的作为毒理学一个分支的学科。挪威的杰弗·沃斯（Jeff Vos）和美国的迈克·勒斯特（Mike Luster）与杰克·迪安（Jack Dean）被公认为免疫毒理学之父。回顾20世纪80年代至今国际免疫毒理学的发展史，大致可分为四个时期：

前期（1979年前）

早期不少的研究者没有认识到毒物可对免疫系统产生不良作用。1896年至1922年间，研究兔对实验性链球菌的抵抗力、麻醉剂（如氯仿或三氯乙醛）对各种实验性感染的作用、乙醚对吞噬作用的效应以及水杨酸钠对体液免疫的作用等，均未意识到这是免疫毒理学的范畴。

免疫毒理学的起源始于20世纪60年代中期药物药理学的研究，此时尽管免疫毒理学的概念尚待完善，但有效的免疫抑制剂已进入临床应用，免疫抑制药物直接关系到人类"免疫"药理学的研究趋势。20世纪60年代到70年代，许多免疫学研究者观察到免疫抑制药物可以引起严重的感染并发症，甚至会危及生命。然而，早期的实验研究中很少有学者认识到引起"免疫"毒理学的变化，以及从动物外推到人所需的相应的暴露剂量。如果当时就能恰当运用上述的研究资料，那就会引起人们对免疫抑制药物使用所致不良反应的警惕。1974年10月24日召开了仅着重于关注药物的免疫介导的不良作用的第一个免疫毒理学的专题研讨会。1977年，杰弗·沃斯发表了与毒理学有关、以免疫抑制为题的《毒理学相关的免疫抑制》一文①，根据外源化合物产生的免疫损伤，推测其对人体也可能存在潜在的影响，首次将外源化合物对人体的毒理作用与免疫影响联系起来。

诞生期（1979—1984）

1979年是免疫毒理学发展的重要一年，"免疫毒理学（Immunotoxicology）"这一词第一次出现在《药物和化学物毒理学》（*Drug and Chemical Toxicology*）杂志上，因此，穆尔（Moore）将1979年称为"免疫毒理学现象"（Immunotoxicology Phenomenon）。1982年美国食品药品监督管理局颁布了红皮书 I，在免疫毒性评价方面，仅涉及一般毒理学试验中的血液学指标、血生化指标以及免疫器官脾的组织病理学检测。同年，美国环境保护局最早出台了农药免疫毒性评价指南，要

---

① VOS J G. Immune suppression as related to toxicology. CRC Crit. Rev. Toxicol., 1977, 5 (1): 67-101.

求对新农药进行评价必须采用两级筛选程序。但当时该指导尚不成熟，所推荐的方法和动物模型未被标准化和验证。到1983年，戴维斯（Davies）才在《今日毒理学》（Toxicology Today）杂志上宣告免疫毒理学的诞生。戴维斯在纽约科学学会年会的免疫异常分会会场以及关于药物安全的戈登（Gordon）研讨会上发表了研究成果。这一年，亦开始试图将免疫毒理学从免疫学归入毒理学的领域。此时杰克·迪安（Jack Dean）等提出分级实验程序（Tiered Protocols）。因为免疫应答涉及多种多样的效应物（Effector）和调节机制（Regulatory Mechanisms），从逻辑上来说，不能仅依赖单一分析或试验就能验明化学物和药物的免疫毒性。因此，他们建议采用一系列的分析方法来验明化学物和药物的免疫毒性。为了达到最理想的成本/效益，提出了分级的试验方法。第一级（筛选期），包括作为筛选目的一套体外的和体内的试验；第二级（确证期），根据第一级的试验结果进行确证，增加一系列的附加分析。这一免疫毒性评价策略的思路到今天仍然被认为是正确的，并沿用至今，尽管具体内容有所差别，但仍然是非临床免疫毒性评价的特色。

尽管这一时期仍然将免疫抑制作为免疫毒性的同义词，但随着免疫毒理学方法研究的进展，进一步证明免疫毒物的非临床评价是必要的，且对很多化学物质进行了免疫毒性评价。1982年，美国国家毒理学项目（NTP）启动了非常重要的B6C3F小鼠的实验室间标准验证项目（Interlaboratory Validation Program），把很多已知的或可疑的免疫抑制和（或）有致癌活性的化合物纳入到这个项目，进行了实验室间的比较研究。随后，亦开展了Fisher 344大鼠试验、改良的28天大鼠试验和其他大鼠试验的标准化研究。尽管这一阶段得到的有用资料不多，但为今后对评价策略的改进，尤其是对免疫实验的标准化以及实验模型和免疫分析指标的严格选择等方面是十分有益的。

此外，这一时期举行了几个国际性研讨会，如1979年关于药物安全的哥顿研究讨论会、1981年美国药物制造商协会基金会（US Pharmaceutical Manufacturers Association Foundation）在芝加哥举办的"毒理学的免疫方向研讨会"、1982年美国北卡州三角研究园（Research Triangle Park）举办的"免疫系统作为毒性靶器官的专题讨论会"和英国萨里（Surrey）大学召开的"第一届国际免疫毒理学专题讨论会"，以及1984年国际化学品安全规划署（International Programme on Chemical Safety，IPCS）和欧共体委员会（Commission of the European Community，CEC）在卢森堡共同组织召开的"免疫系统作为毒性损伤靶标国际研讨会"等，为免疫毒理学这一毒理学新学科在国际上的发展及推向新高潮做出了贡献。随着科学的发展，国际上越来越强调对药物和化学物的免疫毒性作用的评价，因此需要敏感的免疫毒理学评价方法和完善统一的检测方案，以便更加准确地评价化学物和药物的免疫毒性。在此背景下，免疫毒理学得到了飞速的发展。

发展期（1985—1989）

免疫毒理学经过若干年专注于免疫抑制的研究之后，在欧洲及美国研究人员的努力下，其研究范围开始扩大。在1982年后的10多年时间里，美国环境保护局（EPA）多次对农药免疫毒性评价指南早期版本进行了修订，曾先后提出了 OPPTS 800.3550、880.3800 和 870.7800 等指南①，用以指导免疫毒性评价。1983 年欧盟首次提出对新医疗产品进行免疫毒性评价的意义和必要性，引发了学术界和官方管理机构对新医疗产品的非临床免疫毒性评价的广泛关注。1988 年美国国家毒理学项目（NTP）推荐小鼠免疫毒性检测方案。这一年 LUSTER 等提出外源性化学物和药物小鼠免疫毒性评价方案，被美国多家毒理学机构及实验室采用。1989 年，在德国汉诺威举办了"国际金属免疫毒性和免疫毒理学研讨会"。从 1989 年卡姆莱尔（Kammüller）等的专著《自体免疫性和毒理学》（Auto-imminity and Toxicology）的内容中可以看出，吸引欧洲毒理学家注意力的第一个新领域就是自体免疫性。而在 1989 年以前已有几种药物，因为证明或显示有自体免疫的不良作用而被禁止销售。β-受体阻断剂普拉洛尔（Practolol）是第一个被禁止销售的药物，它能引起眼-黏膜皮肤综合征（Oculo-mucocutaneous Syndrome）。20 世纪 80 年代美国国家研究委员会（National Research Council，NRC）提出人群免疫毒性检测方案分为三级，要求所有接触免疫毒物的人均需进行一级检测，在一级检测中发现有异常的所有人或选择部分接触人群进行二级检测，如在二级检测群中发现异常者则需进行三级试验。这一时期，外源化学物引起的变应反应（Allergies）是另一种吸引免疫毒理学家注意的新领域。多年来已要求实验性试验和毒理学预测应包括变应反应或超敏反应。目前，学者一致认为用非临床安全评价来预测药物的变应性是最为重要的。

成熟期（1990 年至今）

经过 20 多年的努力，免疫毒理学已发展成为毒理学的一个较成熟的分支学科。在美国、英国及欧洲的毒理学会等都设立免疫毒理学分会，致力于促进免疫毒理学的发展。一些组织如"国际生命科学学会"（International Life Science Institute，ILSI）、"国际职业健康委员会"（International Commission on Occupational Health，ICOH）、"美国的选择方法准确性的机构间协调委员会"（Interagency Coordinating Committee on the Validation of Alterative Methods，ICCVAM）均设立了免疫毒理学专门工作组或委员会，定期开展有关免疫毒理学问题的讲座。1992 年世界卫生组织（WHO）推荐人群免疫毒性检测方案。1993 年 FDA 考虑到所要监管的产品可能具有免疫毒性，颁布的红皮书Ⅱ《直接食品添加剂和着色剂的毒理学安全评价指南》中将免疫毒理学安全评价方法纳入其中。2007 年 FDA 修订的《红皮书 2000》中免疫毒理学安全评价方法继续采用 1993 年版的内容。1993 年在瑞典召开了体外免疫毒理学会议。1994 年在牛津大学举办了国际环境免疫毒理学及人类健康研讨会。1996 年美国 EPA 再次修订了免疫毒性试验指南 OPPTS 800.3550，该指南主要针对农药和有毒有害物质的免疫毒理学安全性评价。尽管超敏反应、免疫刺激和自身免疫也是免疫毒性的重要内容，但该指南仅限于免疫抑制。同年 WHO 也对人群免

---

① OPPTS（Office of Prevention, Pesticides, and Toxic Substances），是美国联邦环境保护局（EPA）下属的"预防、农药及有毒物质办公室"。800.3550、880.3800 和 870.7800 是指南的编号。

疫毒性检测提出推荐方案，方案包括七个方面：血液学检查、体液免疫、细胞免疫、非特异性免疫、淋巴细胞的表面标记、自身抗体、临床化学检查等。1997 年国际协调委员会（International Conference on Harmonisation, ICH）制订了生物技术衍生药物的临床前安全性评价指南 S6，其中涉及免疫毒性效应方面的包括免疫抑制、免疫原性、自身免疫评价指标。1998 年美国 EPA 制订了 OPPTS 870.7800，该指南主要针对农药和有毒有害物质重复暴露的免疫抑制评价，并且引入限制试验的概念。同年，欧洲药品评价局（European Agency for the Evaluation of Medicinal Products, EMEA）的专卖医药委员会（Committee for Proprietary Medicinal Products, CPMP）首次引入免疫毒性的新概念，即免疫毒性评价的重点不再局限于免疫抑制，明确强调药物诱导的自身免疫和超敏反应也是免疫毒性评价的重点内容。2000 年 CPMP 发布了重复剂量毒性试验指南。1999 年美国 FDA 的医疗器械和放射健康中心（Center for Devices and Radiological Health, CDRH）颁布了免疫毒理学试验指南，这一指南用于指导医疗器械及组成成分的免疫毒理学评价，提出最佳的试验方案。2000 年 11 月欧洲首届免疫毒理研究进展会议在荷兰比尔特霍芬举行。2002 年 10 月美国 FDA/CDER 颁布审查新药的免疫毒理学评价行业指南。该指南涵盖了免疫毒性概念中的所有内容如免疫抑制、免疫原性、超敏反应、自身免疫和不良免疫刺激，内容较为全面和详细。2003 年国际标准化组织医疗器械生物学评价（第 194）技术委员会开始制定 ISO/TS 10993-20《医疗器械免疫毒理学试验原则与方法》，标准制定了医疗器械免疫毒性试验基本原则和方法指南。由于目前尚未建立医疗器械免疫毒性方面的标准化试验，该标准给出的仅是免疫毒性试验方法的框架。2004 年日本厚生劳动省（Ministry of Health, Labor and Welfare, MHLW）发布了免疫毒性评价指南草案，该指南草案也采纳了分级筛选的评价策略。2005 年 9 月 15 日，人用药物注册技术要求国际协调会（ICH）发布了专门针对免疫毒性评价的 ICH S8 指导原则，即"人用药物免疫毒性研究"，对于国际免疫毒理学来说是一个极具里程碑的事件。ICH S8 指导原则将欧洲医药署、美国 FDA 和 CDER 以及日本 MHLW 三方关于免疫毒性评价观点中一致的方面统一起来，即关于免疫抑制和免疫刺激的评价。2005 年欧洲药品评价局更名为欧洲医药署（European Medicines Agency, EMA），采用了《人用药物免疫毒性研究 ICH S8》，并于 2006 年实施。此外，一些非营利社团如美国维吉利亚（Virginia）医学院创办的"免疫毒理学基金会"和"免疫毒理学暑期学校"每年都召开有关免疫毒理学的会议。2008 年 EMA 下属的美国人用医药产品委员会（Committee for the Medicinal Products for Human Use, CHMP）发布了《基因治疗药物临床使用前的非临床研究指导原则》。2008 年 4 月 1 日欧盟开展了为期 42 个月的纳米测试（Nano Test）计划，重点是纳米微粒毒理学评估替代试验方法在医学诊断中的策略研究，该计划属于欧盟框架计划 7 的 FP7 项目。2009 年在欧洲，根据化妆品指令第七次修订（2003/5/EC），已全面禁止了化妆品的动物安全测试，当然也包括含纳米材料的化妆品的毒理学测试。2010 年年初 ICH 又发布了 ICH M3，即《药物在人体临床试验和上市授权前的非临床试验指南》,该指南在欧洲、美国和日本之间达成共识,并且希望能对药物的非临床试验方法达成国际间协调,尽量减少各国和地区间的分歧。2010年3月10日至12日在意大利帕尔马举行的第五届环境与卫生部长级会议上宣布由环境署科学家基塔-奥尼(Fatoumata Keita-Ouane)博士牵头,五个国家的十多个组织参加"探讨气候变化和持久性有机污染物(POPs)对人类健康和环境的影响"的研究。近年来,WHO、美国FDA和欧洲EMA分别颁布了疫苗免疫毒性评价相关指导原则,包括《WHO疫苗临床前评价指导原则》《FDA研究药物免疫毒性评价指导原则》《EMA疫苗的临床前药理学和毒理学试验指导原则》等。美国EPA专门成立了基因组学特别机构,发表了危险度评价中应用毒理基因组学的白皮书,并在三角研究园召开了专题研讨会,讨论基因组学技术作为传统免疫毒性筛选方法的替代和辅助的可能性。

近些年来免疫毒理学发展很快,不断开发出高灵敏度、高准确性的免疫毒性检测方法,开展一些新技术的应用,如分子免疫生物学、突变种、转基因小鼠和电脑模拟等。ICH、欧盟EMA和美国FDA/CDER的指导原则也在不断完善。

中国免疫毒理学的发展[①]

20世纪70年代初至80年代中期,随着中国毒理科学的复苏,免疫毒理学科也开始受到关注。

为了促进免疫毒理学的研究,1973—1979年间在预防医学领域,北京大学第一医院、上海第一医学院等单位及中山医科大学教授陈成章、北京大学第三医院教授刘镜愉首先从劳动卫生与职业病方面介绍了国外免疫毒理学研究的经验。为培养从事免疫毒理学研究和免疫毒性鉴定人才,开办了卫生毒理进修班,医学教学中增加了免疫毒理学的内容。1984年,中山医学院在受卫生部委托举办的卫生毒理进修班讲义中增加了免疫毒理学一章,后来成为进修班和研究生的特定教材。1987年,北京医学院薛彬教授开办了免疫毒理方法学进修班,并于1995年出版了免疫毒理方法学专著。

20世纪70年代初,中国一些医学院校、科研院所及省、市职业病防治所先后开展了有关工业粉尘与毒物、环境污染物、农药、药物等对免疫系统的影响和机制方面的研究。1974年中山医学院卫生学教研室毒理学组免疫毒理学指标只作为一般毒性指标进行研究,当时还未意识到属免疫毒理的范畴。自1984年起,由于得到中国自然科学基金和省市资金的资助,许多单位开展免疫毒理学的基础性和应用性研究,出现了神经内分泌免疫毒理学、皮肤免疫毒理学、肺免疫毒理学、免疫系统发育免疫毒理学、分子免疫毒理学等研究领域。在动物模型的建立、发育免疫毒性研究、多因素的联合作用、免疫毒性机制、免疫毒性的研究和鉴定、卫生标准的制定、现场动物实验及人群流行病学等方面也有了新的进展。随着学科交叉范围越来越广,逐步形成了环境免疫毒理学(Environmental Immunotoxicology,EIT)、发育免疫毒理学(Developmental Im-

---

[①] 姚武,吴逸明,等.我国免疫毒理学的研究进展及展望.中国毒理学通讯,2009,13(2):13-15.

munotoxicity，DIT)、方法免疫毒理学（Methods of Immunotoxicology，MIT)、管理免疫毒理学（Regulatory Immunotoxicology，RIT）等一些新的研究领域。

中国免疫毒理学的研究起步较晚，从20世纪70年代末以来有一些关于环境污染物、药物、农药和工业毒物等免疫毒性方面的报道。目前，对外源性化合物的安全性评价中涉及免疫毒性评价的只有化学品毒性鉴定管理规范和中药、天然药物免疫毒性研究的技术指导原则，后者仅针对过敏性和光过敏反应；食品中仅《保健食品检验与评价技术规范》（2003年版）中涉及保健食品增强免疫功能的评价方法；农药登记材料要求仅包含了致敏性试验。免疫毒性研究已经作为药物非临床安全性评价的一项重要内容，在全面评价药物毒性方面发挥着越来越重要的作用。药物免疫毒性作用包括：免疫抑制，即导致免疫功能降低的作用；免疫原性，即药物及其代谢物引起的免疫反应；超敏反应，即药物及其代谢物引起的免疫致敏作用；自身免疫，即对自身抗原的免疫反应；不良免疫刺激，即免疫系统组分的激活。2002年首次要求新型疫苗必须做长期毒性（包括免疫毒性）评价。2005年化学品毒性鉴定技术规范包括了免疫毒性评价试验方法。2011年12月颁布了《化学品免疫毒性试验方法》（GB/T 27817—2011），这规范了中国免疫毒性检测的方法，并与国际检测方法接轨。

总结中国免疫毒理学30多年的研究成果，主要是：

第一，免疫毒理学研究为职业接触或职业病的诊断提供依据；

第二，用免疫毒理学方法研究外源化学物对实验动物免疫功能的影响及影响机制；

第三，从保护工人及人群健康出发，研究拮抗免疫毒性的药物及天然保健品；

第四，重视免疫毒性检测在安全性评价中的作用[1]。

目前，已经发现多氯联苯、多溴联苯、二噁英、多环芳烃等农药（滴滴涕、五氯苯酚、美曲膦酯、甲基对硫磷）、铅、镉、砷、汞、气体污染物（二氧化氮、二氧化硫、臭氧、一氧化碳）、工业污染物（氯乙烯、苯、石棉）等具有免疫抑制作用的外源化学物可致免疫毒性。研究表明，不同的外源化学物可通过直接作用和间接作用影响免疫功能。直接作用主要是细胞毒作用，引起细胞死亡、免疫细胞数目减少、免疫器官萎缩、免疫功能抑制。间接作用主要是内分泌素、环境因素和营养障碍。然而，外源化学物引起免疫抑制的机制并未完全明了。

为了适应毒理学发展的需要，免疫毒理学的社团组织也逐步发展壮大。1989年10月，中华预防医学会卫生毒理学专科学会免疫毒理学组在西安成立，由乔赐彬[2]、

---

[1] 薛彬. 我国免疫毒理学现况及展望. 卫生毒理学杂志，2000，14（1）.

[2] 乔赐彬（1931— ），研究员，山东济宁人。1952年毕业于山东医学院医学系。1959年赴前苏联医学科学院从事劳动卫生职业病研究，1963年获医学副博士学位。回国后在山东省劳动卫生职业病防治研究所工作。曾任中华预防医学会理事，山东省预防医学会常务理事。其"棉酚的避孕研究""煤硅肺的动态观察研究"获1978年全国科学大会奖。参与编著和翻译《急性中毒》《农药中毒》《职业病》《内科理论与实践》《劳动卫生学进展》和《中国医学百科全书》等。

龚怡芬、薛彬等11位成员组成，并且举行了全国第一次免疫毒理学术交流会，标志着中国免疫毒理学进入一个新阶段。1991年10月29日至11月1日在南京召开了全国第二次免疫毒理学术交流会。1993年12月9日至11日在北京召开了中国毒理学会成立暨第一届学术交流大会，乔赐彬教授做了"免疫毒理学进展"的报告。会议期间召开了成立免疫毒理学专业委员会及分工的筹备会。1994年10月6日至9日在山东省泰安市召开的第三次全国免疫毒理学术交流会上，成立了中国毒理学会免疫毒理学专业委员会，乔赐彬当选第一届主任委员。1997年5月在西安召开的第二届全国毒理学术交流会上召开了免疫毒理学专业委员会会议，挂靠单位确定为北京医科大学。2001年10月17日至19日在南京召开的中国毒理学会第三次学术会期间，召开了免疫毒理学专业委员会会议，陈成章当选第三届主任委员，挂靠单位为中山医科大学公共卫生学院。2005年5月免疫毒理学专业委员会召开会议，吴逸明[①]当选第四届主任委员。2007年9月挂靠单位从中山医科大学公共卫生学院变更到郑州大学公共卫生学院。为了开展学术交流，从1990年起，免疫毒理学组和免疫毒理学专业委员会编辑了《免疫毒理通讯》，到1996年共出版了11期。

与此同时，中国免疫毒理学工作者还积极参加国际学术交流。1997年薛彬参加在荷兰举行的"免疫毒理学的流行病学"研讨会。2000年4月，在北京召开的"2000年生命科学与临床医学国际会议"上，免疫毒理学专业委员会的专家与荷兰公共卫生研究所免疫毒理实验室主任洛夫勒（Loveren）进行了座谈。2000年11月，龚怡芬等参加在荷兰举行的欧洲首届免疫毒理研究进展会议，并做了"绿茶对小鼠免疫抑制的调节作用"的报告。2010—2012年吴逸明与美国杜克大学约翰·W.豪林格斯文森（John W. Hollingsworth）教授联合培养免疫毒理学博士研究生。

主要著作

1983年戈登（Gordon）和吉布森（Gibson）合著的《免疫毒理学》[②]是免疫毒理学的开篇之作。

在此前后，丹麦哥本哈根大学安德斯·埃尔姆-佩德森（Anders Elm Pedersen）主编《免疫药理学与免疫毒理学》（*Immunopharmacology and Immunotoxicology*），（Informa Pharmaceutical Science，1978）。卡姆莱尔（Kammüller）等著《自体免疫性和毒理学》（*Auto-imminity and Toxicology*，1989）。薛彬主编《免疫毒理学实验技术》（北京医科大学出版社，1995）。

进入21世纪，更多的专著出版。如：汉斯·威纳尔（Hans-Werner）主编的《免疫毒理学百科提携》（*Encyclopedic Refer-*

[①] 吴逸明（1944— ），教授，博士研究生导师。1944年11月生，1967年毕业于湖北医学院医疗系，任临床医师13年，从事公共卫生专业科研22年，1988—1989年在加拿大麦吉尔大学职业卫生学院做访问学者。1993年晋升为劳动卫生与职业病学及卫生毒理学教授，1991年任硕士生导师，1996年开始担任中国药科大学博士生导师。现任郑州大学博士生导师。并担任中国环境诱变剂学会副理事长、中国毒理学会常务理事、中国毒理学会免疫毒理专业委员会主任委员、《癌变、畸变、突变》杂志副主编。

[②] GORDON G, GIBSON R. Immunotoxicology. England：Academic Press, 1983.

ence of Immunotoxicology）（2005）；陈成章主编的《免疫毒理学》（郑州大学出版社，2008）；常元勋、赵超英、谭壮生、赵振东编的《免疫毒理学》（北京大学医学出版社，2011）等。

免疫毒理学的未来展望

免疫毒理学在过去的20多年虽然发展很快，但是由于免疫系统的复杂性，人们对药物和化学物的免疫学机制的认识仍然有限，特别是免疫毒性检测技术发展还存在局限性，评价方法还有许多不足之处，对于某种化学物其免疫毒性的检测方案也尚未统一。因此，未来免疫毒理学研究的热点将是：

第一，神经－内分泌－免疫调节网络与免疫毒性的因果关系；

第二，细胞凋亡与免疫毒性间的关系及其作用机制，寻找抑制免疫细胞凋亡的药物或保健品，以预防或减轻外源化学物诱发的免疫毒性；

第三，免疫毒性的生物标志物，评价人群由于接触外源化学物而引起免疫系统微小变化；

第四，建立可靠的免疫毒性检测方法，提高免疫毒性检测水平[1]。

与此同时，未来免疫毒理学还需要进一步拓展新的研究领域[2]。主要是：发育免疫毒理学研究外来化合物对新生儿和围产期免疫系统的影响，以及对感染、过敏反应、肿瘤生成和自身免疫疾病易感性的潜在损害；阐明先天性和炎性过程及其毒性作用；开发和研制新的实验模型；发展野生动物、植物的免疫毒理学，阐明免疫毒性物质对生态系统的影响；在限制使用实验动物的情况下，体内／体外的免疫毒理学的研究需要应用细胞培养和计算机技术提高预测性；有针对性地开展疫苗和其他领域的免疫毒理学研究。

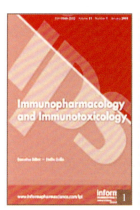 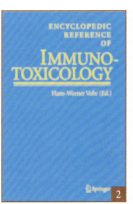 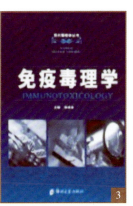 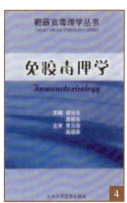

图153 免疫毒理学的相关专著（1.《免疫药理学与免疫毒理学》，1978；2.《免疫毒理学百科提携》，2005；3.《免疫毒理学》，2008；4.《免疫毒理学》，2011）

---

[1] 薛彬. 我国免疫毒理学现况及展望. 卫生毒理学杂志, 2000, 14 (1).
[2] 石年. 免疫毒理学25年：回顾与展望. 中国毒理学通讯, 2011, 15 (2)：9-10.

1.7 卫生毒理学

卫生毒理学（Hygienic Toxicology），是与公共卫生工作有直接联系的各个毒理学分支学科的统称，包括环境毒理学、工业毒理学、食品毒理学、农药毒理学、放射毒理学等。卫生毒理学属于预防医学的范畴，也是毒理学的一个分支学科。

20世纪60年代以来，随着人类开发自然活动的迅速发展，增加了对空气、土壤和水质的污染，特别是由于长期使用低剂量、大面积、残毒久的农药，招致了对人的潜在危害，引起了公众的关注。因此，毒理学进入了卫生学领域，成为公共卫生的基础工作之一，逐渐形成了卫生毒理学这一独立的学科[1]。

任何一种化学物质在一定条件下都可能是对机体有害的，卫生毒理学的目的就在于研究外源化学物质的毒性和产生毒性作用的条件，阐明剂量-效应（反应）关系，为制定卫生标准及防治措施提供理论依据。

由于卫生毒理学是一门综合性学科，涉及化学、生物学、生态学、生物化学、免疫学、遗传生物学、病理学、预防医学、流行病学和卫生统计学等，因此，随着医学生物学和环境科学的发展，卫生毒理学必将渗透到更为广泛的学科领域。

卫生毒理学研究的目的在于预防，其研究方法包括宏观与微观两个方面。其宏观研究对象是人群，主要包括接触者的健康监护和人群中的流行病学调查，应用环境监测资料，以发现化学物对人群及人类环境的危害。其微观研究的对象主要是个体，观察器官、细胞乃至分子与化学物的相互作用，其目标在于早期预测危害，发现病损，探索病因。因此，宏观与微观两个方面的研究既有区别，又相辅相成。

中华预防医学会创办的《卫生毒理学杂志》是中国第一份卫生毒理专业的综合性学术期刊。该刊报道毒理学研究成果、学术进展和学术动态，交流化学物质毒性评价，毒理学实验研究和新技术、新方法、经验介绍和毒理学新理论。后来刊名改为《毒理学杂志》。

20世纪70年代以来，卫生毒理学工作者与医学地理学、医学地质学和医学生态学工作者合作，先后对中国各种癌症高发区的地理特点进行了研究。一些国家的医学地理学工作者应用地理信息系统研究精神健康与公共酗酒问题。特别是在世界卫生组织的指导下，全世界现已确定与地理环境有关的疾病有20余种，其中包括硒过剩引发地方性硒中毒症、氟骨症。未来研究的重点，一是借助现代电镜技术、分子生物学技术、环境元素毒理技术等现代实验室技术，进行更加细微的病因探索；二是应用卫星遥感、地貌航拍、数字地图、环境地理信息系统等，开展包括地方性中毒的医学地理图研究。

---

[1] 顾学箕. 卫生毒理学的任务与发展. 工业卫生与职业病，1986（4）.

1.8 饲料毒理学

饲料毒理学（Feed Toxicology），是研究不同饲料、饲料原料和饲料添加剂中外源性或内源性毒物与动物（尤其是养殖动物）机体间相互作用的一门分支科学。

饲料毒理学是在饲料学、动物毒理学、动物药理学、动物营养学、兽医学等学科基础上随着饲料工业的发展，按照应用对象分类的一个毒理学分支学科。

发展简史

饲料及饲料工业的发展催生了饲料毒理学的诞生

饲料是提供饲养动物所需营养素，促进动物生长、生产和健康，且在合理使用下安全、有效的可饲物质。事实上，能够用于饲料的物质十分广泛，除了常见的谷物、牧草、农产品加工副产物之外，还包括矿物质、化工产品、发酵产品、医药产品等众多原料。

作为以种植业为主的传统农业国家，中国养殖业一直处于副业地位且大都为自给自足状态，产品的商品率极低。随着市场经济的发展及农牧业的规模化、集约化，当出现一些饲养专业户、小饲养场和家庭农牧场之时，对商品饲料才有了一定的需求。现代畜牧业的发展催生了饲料工业的大发展。

20 世纪 70 年代后期，中国农村规模养殖业兴起之时，出现简单的饲料加工。之后，随着畜牧业的规模化、集约化生产，饲料工业从小到大逐步发展壮大成为一个新兴行业。据统计，2009 年中国饲料生产企业 1.2 万家，饲料产品产量 1.48 亿吨，饲料工业总产值达 4713 亿元，位居世界第二位，已经形成了包括饲料加工、饲料添加剂生产、饲料原料开发、饲料机械制造以及饲料科研、教育、质量监测、销售等环节的完整的饲料工业体系，成为国民经济的重要基础产业。饲料工业的迅速崛起，进一步推动了畜牧业区域化、集约化、产业化和现代化进程。与此同时，饲料毒理学的研究工作也在高等院校和科研院所逐步展开，从而催生了饲料毒理学的诞生。

饲料安全问题推动了饲料毒理学的发展

饲料作为动物性食品的源头，饲料安全等同于食品安全，直接关系民众身体健康。在漫长的动物饲养生产实践活动中，人们逐渐认识到一些有毒植物会对动物造成一定的毒害作用，由此对饲料毒理学有了初步的认识。随着近代和现代动物营养和饲料科学在西方国家的迅速兴起，饲料中的一些有毒有害物质如毒素、病原微生物等逐渐被人们所认识，饲料卫生的概念应运而生。与此同时，逐渐开展了针对这些有毒有害物质致毒机制等的研究，探讨该类物质对于动物机体的影响，由此进一步加深了人们对饲料毒理学研究的认识。

在 20 世纪与 21 世纪之交，世界上由于饲料安全问题导致的重大食品安全事件时有发生。特别是英国"疯牛病"事件、比利时"二噁英"污染事件、中国"苏丹红""瘦肉精""三聚氰胺"中毒事件的发生，不仅对人们的健康造成了严重的威胁，而且容易造成社会恐慌，给相关行业带来重大的经济损失。这些突发性重大中毒事件给政府监管和行业发展敲响了警钟。从此，饲料和食品安全问题已经成为当今继人口、资源和环境后的第四大全球性问题。

科学家对饲料安全的认识已经突破了只关注饲料对动物本身的影响，逐渐将目光转移到饲料中有毒有害物质通过动物对人的健康和生态环境所造成的影响，这不仅有力地推动了饲料毒理学研究，并使饲料毒理学成为饲料安全评价的重要技术基础；而且饲料毒理学也不断与分析化学、动物营养、兽医学、食品科学等相关学科交叉融合，伴随着人们对于食品和饲料安全的日益关注而得到了蓬勃发展。

中国三大饲料安全体系的建立

中国饲料安全法律法规体系

饲料毒理学的研究成果为饲料管理提供了重要的技术支撑。同时，在饲料法规和规章中对饲料毒理学资料做出了明确要求。中国饲料管理的第一大法《饲料和饲料添加剂管理条例》第八条规定："研制的新饲料、新饲料添加剂投入生产前，研制者或者生产企业应当向国务院农业行政主管部门提出审定申请，并提供该新饲料、新饲料添加剂的样品和国务院农业行政主管部门指定的试验机构出具的该新饲料、新饲料添加剂的饲喂效果、残留消解动态以及毒理学安全性评价报告"。《新饲料和新饲料添加剂管理办法》第七条规定："新饲料、新饲料添加剂投入生产前，研制者或者生产企业（以下简称申请人）应当向农业部提出审定申请。申请资料包括：农业部指定的试验机构出具的产品有效性评价试验报告、安全性评价试验报告（包括靶动物耐受性评价报告、毒理学安全评价报告、代谢和残留评价报告等）；申请新饲料添加剂审定的，还应当提供该新饲料添加剂在养殖产品中的残留可能对人体健康造成影响的分析评价报告。"饲料毒理学评价与研究在《进口饲料和饲料添加剂登记管理办法》中也进行了相关规定。饲料法规对新饲料和进口饲料有关毒理学试验和安全性评价的要求，一方面保证了饲料的安全性，另一方面也促进了饲料毒理学研究的发展。

此外，饲料毒理学研究成果对于科学实施饲料质量安全管理、制定有毒有害物质限量标准、确定有毒有害物质监测方法、指导饲料生产与应用、保障饲料和畜产品安全以及保护人类健康发挥了重大作用。在进行毒理学研究及参考国外毒理学研究成果的基础上，中国制定了国家强制性标准——《饲料卫生标准》和《饲料添加剂安全使用规范》。《饲料卫生标准》对砷、铅、游离棉酚、异硫氰酸酯、沙门菌、霉菌、黄曲霉毒素 B_1 等 20 种卫生指标在不同饲料中的允许量做出了明确规定。2009 年 6 月中国农业部发布 1224 号公告《饲料添加剂安全使用规范》，规定了氨基酸、维生素、微量元素和常量元素等 49 个营养成分品种的适用动物、在配合饲料或全混合日粮中的推荐用量和最高限量，并将"在配合饲料或全混合日粮中的最高限量"作为强制性指标，要求饲料企业和养殖单位严格遵照执行。

中国饲料质量安全检测体系

中国饲料质量安全检测体系建设开始于 20 世纪 80 年代初，经过 30 年的努力，现已建成 1 个国家级饲料质量监督检验中心，10 个部级饲料质检中心和 33 个省级饲料监察所，73 个地级市、315 个县级饲料质检站，体系完整、设备齐全、人员精干的饲料监测体系已经基本形成。截至2008年年底，中国34家国家级及省部级（包括计划单列市）饲料质检机构年检测样品量8万多批次，可承担400多个饲料组分或参数的检验工作。

饲料质量安全检测分析是饲料毒理学研究的重要组成部分，也是饲料质量安全检测机构的重要工作。饲料中有毒有害物质检测技术采用先进的仪器和技术，高效液相色谱和高分辨磁质谱等高精度分析技术的应用使得化学物质的检测限越来越低，饲料中有毒有害物质的分析检验水平不断提高，为识别和确证饲料中新型的有毒有害物质提供了可能。与分析技术同时发展的还有样品前处理技术，固相萃取、基质固相分散萃取、固相微萃取、凝胶渗透色谱、超临界流体萃取、分子印迹合成受体等技术在饲料中化学污染物分离方面发挥了巨大的作用。饲料质量安全检测技术的进步，推动了饲料毒理学研究不断发展，也进一步促进中国饲料质量安全检测水平的提升，为保障饲料质量安全奠定了有力的技术基础。

中国饲料质量安全评价体系

饲料质量安全评价是饲料毒理学研究的重要组成部分，也是饲料毒理学研究的具体应用。中国饲料质量安全评价体系的软件建设始于"九五"攻关计划，在老一辈动物营养学家们的带领下，在总结国内外研究工作的基础上，结合中国实际情况，编写了一套《饲料生物评价技术规程》，为规范饲料有效性评价试验的规模、试验动物数量、品种、采样方法等提供了科学依据，也成为开展相关科研工作的重要参考依据。《饲料毒理学评价：亚急性毒性试验》《饲料安全性评价：喂养致畸试验》《饲料安全性评价：亚急性毒性试验》《水产饲料安全性评价：急性毒性试验规程》《水产饲料安全性评价：亚急性毒性试验规程》《水产饲料安全性评价：慢性毒性试验规程》《水产饲料安全性评价：残留和蓄积试验规程》等七个国家标准已经颁布实施。此外，还有《饲料急性毒性试验》等毒性试验评价技术规程颁布实施。这些标准的颁布实施为开展饲料和饲料添加剂质量安全评价提供了科学依据。

2000年，中国开始实施的"饲料安全工程"正式把饲料质量安全评价机构体系硬件建设纳入计划，分别依托中国兽药监察所、中国农业大学、中国农业科学院饲料研究所设立了饲料毒性评价基地、畜禽评价基地和水产评价基地。之后，农业部以建设项目的形式，依托中国农业科学院畜牧兽医研究所（北京）建立了反刍动物评价基地。这些基地的建设，对开展饲料和饲料添加剂的质量安全评价，尤其是在2007年和2008年应对三聚氰胺事件，饲料中三聚氰胺限量标准的制定过程中发挥了重要的作用。自2008年起，农业部财政专项中新增了饲料质量安全监管项目，其中有一部分是专门用于开展猪、鸡、反刍动物和水产饲料以及饲料添加剂的安全评价，这些评价试验的开展为饲料添加剂品种目录的修订、饲料添加剂安全使用规范和饲料卫生标准的制定以及饲料原料的安全高效利用等提供了科学依据，也为存在安全隐患的饲料添加剂和饲料的风险评估以及饲料中三聚氰胺等安全限量的制定发挥了重要作用。

社团组织

1994年11月，中国毒理学会饲料毒理学专业委员会在国家饲料质量监督检验中心（北京）成立。中国毒理学会副理事长李伟格[①]教授兼任第一届主任委员。从2001年到2013年，苏晓鸥[②]研究员连任第二到五届主任委员。

饲料毒理学专业委员会重视学术交流，先后开展以"21世纪饲料安全问题""饲料安全方法标准""推进毒理研究，保障饲料安全""饲料、食品安全与风险评估""真菌毒素与饲料安全"为主题的学术研讨。探讨了饲料毒理学的形势和发展、真菌毒素致病机制及其解毒脱毒研究、三聚氰胺的毒性作用、饲料新资源的安全性评价、饲料安全风险及对策等问题，内容涉及饲料的监管现状、分析技术、基础毒理、解脱毒技术以及企业风险控制、领域的最新研究成果和观点等。

学科著作

自1992年于炎湖[③]主编《饲料毒物学附毒物分析》（农业出版社，1992）以来，中国出版了多部有关饲料毒理学及包含饲料毒理学内容的相关专著，如《动物中毒病及毒理学》（王建华主编，天则出

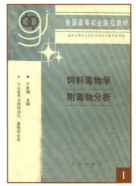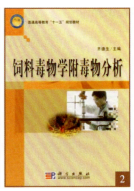

图154 《饲料毒物学附毒物分析》（封面）（1.于炎湖主编，1992；2.齐德生主编，2009）

版社，1993）、《家畜中毒及毒物检验》（李祚煌主编，中国农业出版社，1994）、《实用畜禽中毒手册》（邱行正、张鸿均主编，四川大学出版社，1996）、《饲料卫生学》（王建华、冯定远主编，西安地图出版社，2000）、《饲料安全工作手册》（刘继业、苏晓鸥主编，中国农业科技出版社，2001）、《饲料卫生学》（罗方妮、蒋志伟编著，化学工业出版社，2003）、《畜禽营养代谢和中毒病》（王小龙主编、刘宗平副主编，中国农业出版社，2006）《饲料毒物学附毒物分析》（齐德生[④]主

[①] 李伟格（1929—2012），教授。1929年10月21日生于北京。1953年毕业于北京农业大学农化系农药专业，历任中国农业科学院分析测试中心主任、农业部饲料产品质量监测中心主任、国家饲料质量监督检验中心（北京）主任。曾任中国饲料工业协会第二、三届常务理事，中国毒理学会第一、二届副理事长，饲料毒理学专业委员会第一、二、三届主任委员。著（译）有《农药手册》《公害与农业》《英汉毒理学词典》《农产品及制品质量检测技术手册》和《食品与营养大百科全书》。

[②] 苏晓鸥（1963— ），研究员。满族，辽宁沈阳人，现任国家饲料质量监督检验中心（北京）主任，中国毒理学会饲料毒学专业委员会主任委员，农业部饲料生产许可证评审员。主要从事饲料安全评价与检测技术研究。著有《饲料添加剂大全》和《饲料安全手册》。

[③] 于炎湖（1937— ），教授。湖南慈利人。1958年毕业于华中农学院畜牧专业。1984年赴日本大学研究环境毒理学，1985年回国在华中农业大学畜牧兽医系任教。主要从事家畜环境卫生学与饲料毒物学的教学及科研。曾任中国家畜环境卫生研究会第一、第二届副理事长。编著有《饲料毒物学附毒物分析》《中国农业百科全书畜牧卷》和《家畜环境卫生学》。

[④] 齐德生（1965— ），博士、教授、博士生导师。1986年毕业于华中农业大学兽医专业，1989年获动物营养与饲料科学硕士学位，2003年获环境毒理学博士学位。主要研究方向为饲料毒物与抗营养因子。现任华中农业大学动物科技学院动物营养与饲料科学系副主任，兼任湖北省饲料质量监督检验站站长。

编，科学出版社，2009）。

饲料毒理学的未来展望

21世纪，饲料毒理学将围绕饲料工业的发展和食品安全的总目标，采用传统与现代毒理学研究技术相结合的方法，研究不同饲料和饲料原料中外源性或内源性毒物的种类、来源、性质、毒性和毒作用机制、毒物代谢残留规律、饲料中毒物的检测与防除、饲料质量安全性评价以及经由动物源性食品对人体健康的危害，并确定这些物质在饲料中的安全限量标准。研究的重点是：

第一，不同饲料、饲料原料和饲料添加剂中毒物的结构与理化性质。

第二，毒物及其对动物的毒性作用，包括毒物的种类、分类、一般性质以及毒性作用和中毒机制。

第三，毒物动力学。即毒物在动物体内的吸收、分布、生物转化及排泄的规律，毒物作用的部位以及毒物与作用剂量之间的关系等。

第四，饲料、饲料原料和饲料添加剂中毒物的检测分析技术。

第五，饲料、饲料原料和饲料添加剂中毒物的防除及控制措施。

第六，饲料、饲料原料和饲料添加剂中毒物安全性评价及安全限量制定。

第七，毒物经由动物源性食品对人体健康和环境所造成的风险。

与此同时，需要关注饲料卫生标准制定中的毒理学问题，提高饲料利用率方面的毒理学问题，特别是研究降低饲料营养价值和利用率的抗营养因子的作用，以及新饲料资源开发中的毒理学问题，确保饲料安全和食品安全。①

1.9 昆虫毒理学

昆虫毒理学（Insect Toxicology），是研究有毒物质对昆虫的毒杀机制、昆虫对毒物的反应以及环境对毒物与昆虫相互作用的影响，为杀虫药剂新品种开发与合理应用提供新理论和新途径的一门学科，是毒理学的一个分支学科。

昆虫毒理学运用昆虫生理生化方法研究药物对昆虫的中毒机制以及选择性药剂的解毒机制、昆虫的抗药性机制等，为合成新农药和解决抗性问题提供依据。因此，昆虫毒理学是植物保护、卫生保健及新杀虫剂研究与开发的理论基础。

发展简史

昆虫毒理学较早的记录是1929年霍斯金斯（Hoskins）在美国加利福尼亚州伯克利市（Berkeley）开始讲授昆虫毒理学。

20世纪80年代，相关毒理学的发展大大促进了昆虫毒理学的发展，特别是随着新类型杀虫药剂的发展，昆虫毒理学得到迅速发展。从田间毒理逐步应用示踪原子方法及示踪原子和彩谱相结合的方法进行研究，从最初的剂量-死亡率关系研究到应用基因组学、蛋白质组学的

---

① 于炎湖. 对开展饲料毒理学研究的浅见. 中国毒理学通讯，1998，2（2）：1-3.

研究①，加快了发展的速度。

——在新杀虫药剂发现方面引入许多新的思想，与昆虫毒理学相关的是引入了分子靶标定向指导思想。如新烟碱类药剂的发展大大促进了以乙酰胆碱受体（AChR）为分子靶标药剂的发展。

——生物技术、分子生物学理论、生物信息学的发展，使昆虫毒理学从剂量-反应关系达到了分子水平。

——在药剂靶标酶蛋白、受体离子通道蛋白（例如乙酰胆碱酯酶、乙酰胆碱受体、γ-氨基丁酸受体、钠离子通道等）、药剂解毒酶系（如细胞色素P450、谷胱甘肽转移酶等）的纯化、药剂-受体（酶）蛋白结合及其基因克隆、表达、调控等方面的研究结果，对于指导生态学上可接受的杀虫药剂发现、害虫抗药性的治理、杀虫药剂的合理使用，起到了重要的促进和指导作用。

——在作用机制方面，神经毒剂能够快速阻止害虫对农作物的危害和病害传播，加之神经系统具有许多超敏感的分析靶标，使得这类药剂的使用目前仍占杀虫药剂的90%左右。在昆虫神经系统中有四个主要的神经分子靶标，即乙酰胆碱酯酶（AChE）、烟碱型乙酰胆碱受体（nAChR）、γ-氨基丁酸（GABA）门控氯离子通道以及电压敏感钠离子通道。其中以乙酰胆碱酯酶为靶标的有机磷、氨基甲酸酯类药剂仍占主体，对nAChR亚位点专一性的研究，使选择性的新烟碱类药剂得到了迅速的发展。

——在作用靶标方面，昆虫体内专一性分子靶标的利用是创制选择性杀虫药剂的基础。昆虫的生长、发育、变态显然不同于其他生物，比较容易找到选择性杀虫药剂靶标。几丁质是昆虫、真菌、某些酵母以及甲壳类生物中特有的，昆虫连续的几丁质外骨骼决定了其需要定期蜕皮，以便生长发育，因此是选择性化学药剂开发的理想靶标。几丁质通过几丁质合成酶催化尿苷二磷酸N-乙酰葡萄糖聚合反应合成。苯甲酰基脲类化合物可以阻止几丁质合成过程中的聚合反应，例如除虫脲、虱螨脲等。哺乳动物中没有类似的靶标，该靶标给哺乳动物提供了高度的安全性。

——发现毒理学的研究思路，将药物毒性优化筛选和评价贯穿于新药发现、筛选和安全性评价的整个过程中，以达到加快药物研发进程、降低药物研发费用、提高研发成功率的目的。

——"组学"毒理学及其相关技术以及差异显示技术、膜蛋白基因表达技术在昆虫毒理学研究中的作用进一步得到了体现和运用。膜蛋白基因表达技术的研究加速了膜蛋白杀虫药剂靶标的发现。已经发现的膜蛋白靶标钠离子通道、氯离子通道、乙酰胆碱受体、γ-氨基丁酸受体、谷氨酸受体、甘氨酸受体和鱼尼丁受体等在杀虫药剂靶标研究中显示突出地位。

进入21世纪，昆虫毒理学的研究工作取得了令人鼓舞的成果。中国学者在害虫抗药性研究领域取得了较大的进展，特别是对棉铃虫、棉蚜、小菜蛾、烟粉虱、水稻害虫等的研究在国际上的影响力显著增加。爱思唯尔（Elsvier）出版公司出版物对2004—2008年中国、日本、美国、英国、澳大利亚和德国六个国家科学家发

---

① 高希武，韩召军，邱星辉，等.昆虫毒理学发展与展望.昆虫知识，2010（3）.

表的有关药剂毒理学文章的数量进行了统计，其中，2008 年美国 79 篇、中国 48 篇、英国 39 篇、德国 19 篇、日本 12 篇、澳大利亚 11 篇（表 60-1-1）。

表 60-1-1　爱思唯尔出版公司出版物 2004—2008 年　6 个国家科学家发表的药剂毒理学文章数统计

	中国	日本	美国	英国	澳大利亚	德国
2008	48	12	79	39	11	19
2007	39	15	76	43	10	14
2006	17	19	73	29	11	18
2005	13	19	77	35	9	15
2004	19	12	78	32	10	17

目前，对许多重要害虫的控制仍然依赖于杀虫药剂的使用。但由于杀虫剂在环境中难降解、易于生物富集，给环境带来了很大的影响，促使科学家重新审视农药的发展问题，开始从天然产物中寻找创制环境相容性药剂的线索。科学家已经依据天然产物结构设计杀虫药剂，其中拟除虫菊酯杀虫药剂（Pyrethroid）有望成为昆虫生长调节剂（Insect Growth Regulators, IGRs）。

学科专著

《昆虫毒理学的词汇表》（*A Glossary of Insect Toxicology*），劳伦斯（L. Lewallen Lawrence）著，爱德华兄弟出版社（Edwards Bros., 1962）出版。该书收集了常见的有关昆虫毒理学的字词，如动作电位、乙酰胆碱、乙酰胆碱酯酶、活性剂、节肢动物、生物系统、系数、浓度、曲线、脱氯化氢、酯酶、制定杀虫剂、组化合物、激素分泌、水解、抑制、无机杀虫剂、昆虫毒理学、杀虫剂、杀虫剂代谢物、联合行动、微米直径、耐药菌株、基板、试虫、测试生物、毒物、毒性、毒理学等相关方面的术语近百个。

《昆虫毒理学的新进展》，张宗炳著（北京大学出版社，1982）。该书共七章，分述除虫菊酯的生物化学及毒理机制，灭幼脲及其作用机制，昆虫保幼激素及其类似物的作用机制与生物化学，昆虫不育性药剂，信息激素的化学及作用机制，昆虫毒理学的几个生理生化问题，杀虫药剂在环境中的降解、转移、生物浓缩现象以及对人畜和生物的影响。

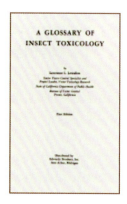

图 155　《昆虫毒理学的词汇表》（来源：明尼苏达大学）

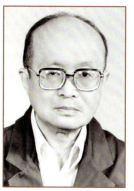
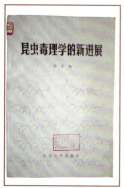

图 156　张宗炳及其主编的《昆虫毒理学的新进展》

作者张宗炳（1914—1988），是中国近现代著名昆虫毒理学家、教育家。北京大学生物系教授，中国昆虫毒理学研究的奠基人之一。他在昆虫抗药性机制和治理的研究上取得了重大成果，完成中国第一部昆虫毒理学专著。他首先发现昆虫体内产生神经毒素——酪胺，首先提出黏虫迁飞假说，为中国昆虫科研事业做出了卓越贡献。

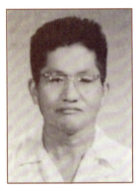

图157 龚坤元

《化学农药的相互作用·杀虫药剂与昆虫毒理进展》，龚坤元[①]编著（科学出版社，1983）。

《杀菌剂毒理学》，林孔勋[②]主编（中国农业出版社，1992）。

《昆虫毒理学原理》（英文版），赵善欢主编（广东科技出版社，1993）。1996年，该书由吴恭谦等翻译，安徽大学出版社出版。全书共七章，分别是绪论、昆虫毒理学基本原理、杀虫剂在昆虫体内的传导与分布、杀虫剂的作用原理、为害农作物的昆虫和螨类对杀虫剂的抗药性、杀虫剂残留及环境毒理学、杀虫剂的田间毒理学。

《昆虫毒理学》，赵善欢主编（农业出版社，1993）。该书作为高等院校教材，运用昆虫生理生化方法研究药物对昆虫的中毒机制以及选择性药剂的解毒机制、昆虫的抗药性机制等，为合成新农药和解决抗性问题提供依据。全书共八章，分别讲述了昆虫毒理学的原理、研究目的，创新杀虫剂的途径及方法；杀虫剂对昆虫表皮的穿透及在虫体内的分布；杀虫剂作用机制；昆虫生长发育调节剂的作用机制及应用；害虫对杀虫剂的抗药性的产生机制、抗药性的遗传、抗药性的监测以及对害虫抗药性的治理；昆虫信息素及其在害虫防治上的应用；杀虫剂的环境毒力。特别是杀虫剂在环境的分散、转移及残留变化以及对人的影响和环境保护有关问题，杀虫剂田间毒力。讲述田间毒理的概念，影响杀虫剂在田间药效的因素，昆虫营养与杀虫剂药效的关系，害虫在田间种群的构成及害虫天敌与使用杀虫剂的关系，在田间条件下害虫抗性种群的产生。最后介绍田间毒理学的研究方法。

作者赵善欢（1914—1999），中国昆虫学家，中国科学院院士。历任中山大学农学院教授、副院长，华南农学院院长，中国科学院广州分院副院长，广东省科协副主席及名誉主席，深圳农业科研中心名誉主任，中国昆虫学会副理事长和中国植物保护学会副理事长等职。提出"杀虫剂田间毒理"的概念，丰富了昆虫毒理学理

[①] 龚坤元（1914—　），中国昆虫毒理学家，研究员。先后在中央农业实验所、湖北农改所、中央卫生实验院、中央大学农学院、南京农学院任职或执教。1949年后，自南京农学院调至中国科学院昆虫研究所及中国科学院动物研究所从事药剂毒理研究，在棉蚜及家蝇抗性研究、烟雾剂的配制、滴滴涕及六六六毒理研究方面取得成果。著有《中国土农药志》（科学出版社，1960）。

[②] 林孔勋（1922—　），福建闽侯人，中国植物病理学家。1947年毕业于广州岭南大学农学院，毕业后留校任教。1945年4月，他被分派到美军1880工兵营第二连做翻译官。1945年返回广州岭南大学复学。主要从事杀菌剂毒理学、病害流行学和病害生理学研究。

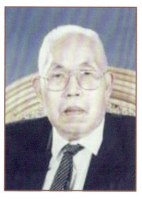 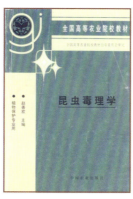 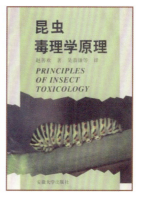

图158 赵善欢及其主编的《昆虫毒理学》和《昆虫毒理学原理》（中译本）

论，对田间防治害虫起到重要的指导作用。他的著作还有《植物化学保护》（北京人民教育出版社，1976）和《昆虫学研究论文集》（广东科技出版社，1994），汇集了他60年来科研成果的精华，受到昆虫学界的重视。

《昆虫毒理学手册》（修正重印版）(A Textbook of Insect Toxicology)，印度萨克斯爱纳(R. C. Saxena)和斯里瓦西塔娃(R. P. Srivastava)编著①，由Himanshu Publications 于 2000 年出版。

昆虫毒理学未来展望

随着药剂的大量使用，害虫抗药性的问题日益突出，目前已经成为决定杀虫药剂使用"寿命"的关键因子。据报道，截至2007年抗性害虫种数已达到543个。害虫抗药性给化学防治带来了严重挑战，同时也成为昆虫毒理学未来的重要研究热点。

昆虫毒理学研究涉及杀虫药剂等外来化合物及其代谢产物的定性和定量问题、毒物的代谢和作用机制、靶标的结构与功能及其与效应物的分子互作等。因此，未来昆虫毒理学的研究需要多学科的知识和技术。随着微量仪器分析技术、分子生物技术的发展以及对医药毒理学研究理论的借鉴，在传统昆虫毒理学研究的基础上，会形成许多新的学科生长点。昆虫基因组测序种数的增加，从分子水平解释昆虫毒理学的现象会迅速发展；生物技术的发展将使毒理学的一些思路以全新的形式展现，通过转基因植物抑制昆虫对杀虫药剂的解毒酶系治理抗药性、发展新的环境相容性药剂；昆虫生理学、生物化学以及分子生物学的发展将大大加速昆虫毒理学的发展，为选择性药剂的创制提供理论指导。此外，利用昆虫病原微生物开发生物农药也是现代农药发展的方向。可以预见，未来随着昆虫毒理学的发展，新的杀虫药剂将会与环境完全相容。

图159 《昆虫毒理学手册》

---

① 萨克斯爱纳（R. C. Saxena），是印度昆虫学博士，副教授，从事昆虫毒理学研究和教学25年，印度《应用昆虫学》杂志的主编，并担任多个国家相关杂志的撰稿人。斯里瓦西塔娃（R. P. Srivastava）是印度昆虫学教授，曾在原西德、英国剑桥大学、阿姆斯特丹做访问学者，从事昆虫学研究和教学35年，曾获得拉贾斯坦邦政府的绩效工资奖。

1.10 管理毒理学

管理毒理学（Regulatory Toxicology），是毒理学的一门新兴分支学科。它将毒理学的原理、技术和研究结果应用于化学物质的管理，以期达到保障人类健康和保护生态环境免遭破坏的目的。因此，管理毒理学的研究内容已超出了经典毒理学以及生命科学的范畴，成为具有一定综合性的科学。

管理毒理学也称为法规毒理学，是将毒理学研究成果应用于外源化学物质管理的应用科学，是现代毒理学的重要组成部分和新的分支学科。管理毒理学的根本任务是为制定化学物潜在危害的管理与控制决策提供科学依据。[1]

发展简史

20世纪80年代以来，随着人们对化学物质认识的不断加深，政府和公众对化学品安全问题日趋重视，管理毒理学的研究范围也得到不断扩大，研究成果也在更多的领域得到应用。

目前，管理毒理学的研究对象包括药品、工业化学品、化妆品、农药、食品添加剂、环境化学物等。在美国、欧盟等大多数发达国家，管理毒理学覆盖了大部分的制造业、商业和环境领域，其影响的产品包括食品、饮用水、日用品、玩具、工作场所、环境介质、饲料、转基因产品、纳米材料等。

管理毒理学的主要研究任务是提供有关化学品的毒理学资料，进行危险度评定。政府部门以危险度评定为依据，结合其他有关因素和实际情况，制定有关法规，对化学品进行卫生管理，从而使卫生决策更为客观，减少工作中的失误。因此，管理毒理学的研究内容必须根据外源性化学物在经济与社会生活中的重要性、生产量、接触人数及可能对人体健康和环境的危害，从众多化学物质中提出优先毒理学研究及管理的物质名单，根据毒理学资料对名单中的物质进行危险性评价，为管理部门对化学物质危害控制，禁止某些极危险化学物质生产、销售及使用，新化学物质生产和进口前审批提供依据。同时，为控制化学物质对接触者和环境的危害制定各类安全性标准，对化学物质等安全性评价和危险性评价的方法学进行研究，不断地改进评价方法和扩展应用的领域。

管理毒理学未来展望

管理毒理学集实验毒理学、流行病学研究于一体，综合公共卫生学的原则以及社会和经济因素，形成危险度评定（Risk

---

[1] 付立杰. 管理毒理学现状与发展的国际比较//中国毒理学会第五次学术会议论文集. [出版者不详], 2009: 6-7.

Assessment)和危险度管理（Risk Management）体系，为制定毒物卫生标准、做出管理决策采取预防措施提供科学依据[①]。为此，管理毒理学的发展将推动毒理学在社会经济管理中发挥不可替代的重要作用。

管理毒理学为政府和立法部门提供科学资料和技术支撑，参与化学事故应急处置，参与相关法律、法规的制定。与此同时，政府管理部门一方面支持管理毒理学的发展，促进研究方法的改进和提高；另一方面，政府管理机构中的管理毒理学专业人员要研究如何将毒理学的研究成果应用于公众政策的制定及其决策过程，通过法规性文件和法律法规来影响和约束污染环境的行为，达到保护人类健康和社会经济与生态环境可持续发展的目的。

[①] 庞应发. 管理毒理学一瞥//第一届中国毒理学学术会议论文集. [出版者不详]，1993：67-71.

2 靶器官毒理学学科史

靶器官毒理学（Target Organ Toxicology），研究外源化学物对机体各类组织器官系统所致损伤的基本原理、规律和评价方法，也称为脏器毒理学。毒物对靶器官的毒性，包括肝脏、肾脏、呼吸系统、心血管、血液、神经系统、行为、皮肤、生殖和发育、眼及耳等。

2006 年，中国出版第一本由庄志雄[①]主编的《靶器官毒理学》（化学工业出版社）。该书着重介绍了外源化学物与机体交互作用导致组织器官损伤的基本原理、规律和评价方法。全书共 20 章，阐述了器官选择毒性的生物学基础，靶器官毒性的一般规律，器官选择毒性的共同机制，毒代动力学与毒效动力学与靶器官毒性的关系。同时，分别阐述主要毒物对肝脏、肾脏、呼吸系统、心血管、免疫、血液、中枢神经系统、行为、皮肤、生殖和发育、内分泌等靶器官的毒性。此外，对以往涉及较少的胃肠道毒理学、胰腺毒理学、外周神经毒理学、眼毒理学、耳毒理学、骨和软骨毒理学及肌肉毒理学做了简要的介绍。

2009 年，北京大学医学出版社委托常元勋[②]担任《靶器官毒理学丛书》总主编，组织全国有关专家作为本丛书各分册的主编。第一批出版的丛书有赵超英和姜允申主编的《神经系统毒理学》（2009），茆文革等主编的《皮

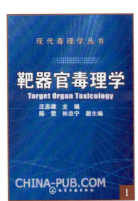 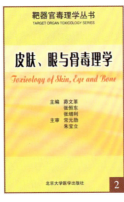

图 160 中国靶器官毒理学专著（1. 庄志雄主编的《靶器官毒理学》封面，2006；2. 茆文革等主编的《皮肤、眼与骨毒理学》，2010；3. 李建祥等主编的《血液毒理学》，2011）

---

① 庄志雄（1946— ），教授，博士生导师。1970 年毕业于中山医学院医疗系，1982 年获硕士学位，1988 年获北京医科大学医学博士学位。1991—1993 年在美国做博士后，1995—1996 年在新加坡做访问学者。1997 年之后历任深圳市卫生防疫站副站长、深圳市疾病预防控制中心主任，兼任中山医科大学教授。中国毒理学会第四届和第五届理事长，亚洲毒理学会理事，担任《卫生毒理学杂志》《中国公共卫生》和《中国公共卫生管理》副主编。

② 常元勋（1940— ），教授。1966 年毕业于北京医学院。现任职于北京医科大学。先后担任中国毒理学会生化与分子毒理专业委员会副主任委员，中华预防医学会卫生毒理专业委员会常委，北京预防医学会卫生毒理专业委员会副主任委员。参加编著《基础毒理学》《急性中毒与救治》《英汉毒理学词典》等。

肤、眼与骨毒理学》（2010），谭壮生、赵振东主编的《免疫毒理学》（2011），曹毅、卢庆生主编的《泌尿系统毒理学》（2011），李建祥等主编的《血液毒理学》（2011），李建祥、李芝兰和张敬旭主编的《生殖与发育毒理学》（2012），有力地推动了中国靶器官毒理学的发展。

2.1 肝脏毒理学

肝脏毒理学（Hepatotoxicology，Liver Toxicology），研究外源性化合物与肝脏的相互作用，探讨影响肝脏产生毒性作用的各种因素，阐明中毒性肝损害的特点和作用机制，为中毒性肝病的预防、诊断和治疗提供科学依据。

外源化学物引起的肝损害作为一个毒理学问题被认识已有100余年历史。19世纪后期，科学家就注意到接触黄磷后产生肝脂肪沉积的机制。之后，又发现单猪屎豆碱（MCT）是一种双稠吡咯啶生物碱，可引起肝脏毒性（肝细胞坏死和静脉闭合性疾病）。

20世纪前40年，胂凡纳明、四氯化碳和三氯甲烷引起的肝损害也在实验动物中得到证实。与此同时，肝硬化与过度酗酒的关系被确认。近30年来，随着现代生物科学特别是细胞与分子生物学理论和技术的飞速发展，赋予肝脏毒理学研究新的启迪和手段，在中毒机制和防治理论方面不断取得一些新的突破。

2.2 肾脏毒理学

肾脏毒理学（Renal Toxicology，Nephro Toxicology），研究外来物质直接对肾脏或经肾脏排泄过程中引起的毒性作用及作用机制、病变类型及中毒表现，为防治中毒性肾脏疾病提出防治措施。

肾脏是毒物的主要排泄器官，易受到损害，往往是许多毒物的作用器官或靶器官。从肾脏的特殊结构和功能，应用生物化学、病理学等方法，探索肾小管、肾小球受损时的早期表现，提供灵敏的特异监测指标，为早期诊断、治疗提出有效措施。

20世纪70年代，拉奥（Rao）等首次报告一例海洛因成瘾者出现肾病综合征肾功能不全，并命名为"海洛因肾脏病"（Heroin-associated Nephropathy，HAN）。后来发现常见的成瘾药物，如甲喹酮、丙氧芬、可卡因、麦角二乙胺、盐酸苄环利定等都能引起海洛因肾脏病。流行病学调查发现海洛因肾脏病发病率在20世纪80年代中期呈稳定的上升趋势。然而1989年以来，其新发例数却急剧减少。其原因是街头出售的海洛因纯度提高，掺杂物对肾脏的毒性减少的缘故。专家认为，应严禁滥用海洛因等成瘾类药物，对已经染毒的应强制戒毒并进行对症治疗，以防发生严重的并发症。

2.3 呼吸系统毒理学

呼吸系统毒理学（Respiratory Toxicology），是研究毒物选择性地作用于呼吸系统的毒性、作用机制及防治对策的一门学科。呼吸器官是气态毒物和气溶胶毒物最易受患的器官，常引起急性和慢性毒性。成人肺的总面积近100平方米，肺脏有40多种不同类型的细胞，还有丰富的微粒体混合功能氧化酶系，其活力仅次于肝脏，也是移除循环血中毒物的器官，通过呼气排出挥发性毒物和某些有害气体。因此，刺激性气体、百草枯、硅尘和砷致癌物等常致呼吸系统损害。

最初，化学品引起的肺损伤与一些职业和工作环境有关。意大利医师拉马齐尼（B. Ramazzini）在1700年出版的专著《职业性疾病》中提供了详细而又惨痛的关于矿工患病的报告。他指出：工人的肺和脑已经受到影响，特别是肺在接触含有矿物油的空气后，首先敏锐地受到损伤。到20世纪，由空气传播毒剂引起的疾病已不仅限于某些职业，空气传播化学物的普遍存在致使空气污染成为呼吸系统的主要致病因素。目前，已知许多肺疾病是由于职业性接触引起的，许多人丧失了活动能力，有些人丧失了生命。主要包括煤矿矿工的煤肺、喷砂工和隧道矿工的硅肺结核、造船厂工人和石棉矿工的石棉肺、职业性暴露于石棉或金属（镍、铍和铬）引起的肺癌以及作为除草剂广泛使用的百草枯引起的以弥散性间质和肺泡内纤维化为特征的广泛性肺损伤。

2.4 心血管系统毒理学

心血管系统毒理学（Cardiovascular Toxicology），研究化学毒物、生物毒素对心血管系统的毒性作用及其作用机制。心血管系统的中毒性损害可分为原发性和继发性两种。前者指物质或生物毒素直接损害心血管系统；后者指毒物或毒素先作用于其他器官系统，然后间接作用于心血管系统。产生直接作用的化学物质有锑、砷、钡、汞、一氯甲烷、溴甲烷、三氟甲烷及八氟异丁烯等。

心脏毒物主要是正常使用和滥用的药物、天然产生的物质（激素、细胞因子和动植物毒素）和工业化学物及其他制剂。20世纪60年代初首次报道了长期饮酒可以引起心肌病，酒精的代谢产物乙醛可引起与饮酒相关的心脏损伤。蛇、蜘蛛、蝎子和海洋生物的毒液中的动物毒素对心血管系统有明显的影响。许多植物如毛地黄、欧洲夹竹桃、乌头等含有的有毒成分也对心血管系统有损害作用。给予早产的新生儿氧气可以造成不可逆的血管收缩和视网膜血管系统的消失，导致永久的失明。

2.5 血液毒理学

血液毒理学（Hematotoxicology），研究外来物质对血细胞有形成分、造血器官所致有害作用、作用机制及实验治疗方法。损害造血系统或直接损害血细胞的有药物、化学毒物、生物毒素及电离辐射等，例如氯霉素常可引起粒性白细胞减少，苯可致再生障碍性贫血，砷化氢、磷化氢可致溶血性贫血，亚硝酸盐类和苯胺类化合物均可产生高铁血红蛋白症。

2.6 神经系统毒理学

神经系统毒理学（Neurotoxicology），研究外来物质对神经系统的结构、功能产生有害作用及其机制，是20世纪70年代后兴起并迅速发展的毒理学分支学科。

神经系统是人体最复杂、最敏感的系统之一。它统辖着人体的其他各器官系统，是机体适应外界环境和联系内部信息的主要系统，也是机体各种机能的调节中心。由于神经系统的重要作用以及它最易遭受环境中各种有害因素影响的特性，即便是其他系统受损也会影响到神经系统，并通过神经系统影响到其他相关器官系统，因此神经系统毒理学在靶器官毒理学中占有重要位置。

毒物对神经组织的不同部位产生毒性作用。按照毒作用的靶器官分类：

第一，神经细胞毒物：汞和汞化合物、锰、铝、谷氨酸、氰化物、铅、1-甲基-4-苯基-1,2,3,6-四氢吡啶（MPTP）。

第二，神经髓鞘毒物：六氯酚、三甲基锡、铅、锑。

第三，神经轴索毒物：正己烷、二硫化碳、长春新碱、丙烯酰胺、氯丙烯、除虫菊酯。

第四，神经递质毒物：尼古丁、有机磷化合物、氨基甲酸酯类杀虫剂、可卡因、兴奋性氨基酸、苯丙胺。不同的神经毒物可作用于不同的位点。

历史上有许多重大毒性事件是由神经毒物引发的。因此，化学物质神经毒性危害的预防和控制技术的研究已经成为毒理学工作者所面临的一个严峻挑战。

卡萨瑞特道认为20世纪20年代美国的"禁酒"打开了神经毒理学早期研究的大门。检验人员发现三邻甲苯磷酸酯（TOCP）、甲醇和铅均在违禁酒之中，这些都是神经毒物[1]。

1994年，美国《联邦公报》（*Federal*

---

[1] 赵超英，姜允申. 神经系统毒理学. 北京：北京大学医学出版社，2009：5-6.

Register）指出，世界范围内每年有上百万人接触已知的神经毒物，反复发生神经毒物中毒事件。近100年发生神经毒物中毒事件30余起，15万人中毒数万人死亡。最严重的是北美1930年发生的三邻甲苯磷酸酯（TOCP）使10万人患周围神经炎，5000多人瘫痪。

环境中的铅、挥发性有机溶剂和大多数杀虫药剂都是神经毒剂，严重损害了人们的健康，中毒事件不断发生，有些毒物的危害还呈上升趋势。因此，国际上将危险度评价的概念引入到化学物质神经毒性危害控制技术之中，建立了化学物质神经毒性危害的危险度评价体系，通过化学毒物神经毒性危害的识别以及暴露因素的特性、强度、途径和健康监护，确定重要化学物质神经毒性危害的危险度水平及暴露水平与不良效应之间的关系。

进入21世纪，随着脑科学的发展，脑毒理学的研究已提上日程，极大地丰富了神经毒理学的研究内容。特别是分子生物学、膜生理学、影像学、电生理学以及现代分析技术的进步，使神经毒理学的研究从宏观到微观，从静态到动态。随着人类宇航和深海科学的探究，神经毒理学的研究已深入到不同的时间和空间。

2.7 行为毒理学

行为毒理学（Behavioral Toxicology），又称神经行为毒理学（Neurobehavioral Toxicology），是研究环境中毒物、生物物质、物理因素对实验动物和人的行为有害影响的一个毒理学分支学科。

行为毒理学运用心理学、行为科学和神经生理学方法，研究这些有害因素（尤其是神经系统）在低剂量时对精神活动及神经生理功能方面的影响。

早在20世纪40年代前苏联就开始将改良的巴甫洛夫条件反射等行为方法应用于毒理学研究之中。美国学者于20世纪60年代开始将条件反射用于毒理学。对这种行为变化尽管有过不少争论，但到20世纪70年代以后由于有了共识，使行为毒理学有了较大的发展。

1962年戈德宝（Goldberg）等人的著述描述了工业溶剂对人的行为的影响，是行为毒理学的开端。1967年白尔德（Beard）和尔圣因（Wertheim）提出的报告，阐述人体暴露在一氧化碳的低浓度之下，对于其从事实验室的工作有所伤害。1974年江森（Johnson）等人研究车辆排出的一氧化碳对于一个收费站的人员行为的影响，发现上班前与下班后行为的变化与碳氧血红蛋白的增加有关。

20世纪80年代，行为毒理学开始用来评价毒物对人体的影响，特别是用来评价孕期接触化学物质对子代的影响，从而出现行为致畸学。

1986年，中国引入世界卫生组织神经行为核心测试组合（NCTB），使之中文化，制成中文版本。1988年首次研制出中文化神经行为评价系统（NES-C1）用于检测工人神经行为功能。在此基础上，于1992年和1998年分别发展出性能更为良好的第二代（NES-C2）和第三代（NES-C3）中文化神经行为测试评价系统。与此同时，中国学者对接触二硫化碳、铅、稳态磁场、视频作业人员用神经行为方法进行了测试[1]，从而开创了中国神经行为毒理学的新局面。

2.8 皮肤毒理学

皮肤毒理学（Dermato Toxicology），是研究外来物理、化学和生物因素对皮肤的直接损害以及通过皮肤吸收引起皮肤局部或全身损伤及其毒性作用的机制和防治措施，并对各种皮肤接触的理化因素进行综合评价的一门毒理学分支学科。

日常生活和工作中，工业化学物、环境污染物、药物、家用化学品、化妆品和日照等均可引起各种皮肤损伤，其中，化学因素造成的损伤占90%，物理因素造成的损伤约占10%。目前世界上约有1/4的商业用的化学物质可被皮肤吸收，引起机体的急性或慢性损伤甚至中毒。环境因子导致的疾病和损伤经大部分与皮肤疾病相互联系，约34%（在某些情况下甚至可以高达70%）的职业病是皮肤病，而实际病例比医学报道的病例可能还要高10~50倍[2]。

2.9 眼毒理学

眼毒理学（Ophthotoxicology），是研究外来物质对眼的有害作用及其机制的一门毒理学分支学科。

20世纪30年代初，由于使用含P-次苯基二胺的人造睫毛，引起严重的眼损害，包括坏死、溃疡、致盲甚至死亡。通过毒理学鉴定以便预测和防止这些眼损害的发生引起人们的关注[3]。

据估计，大约有一半的神经毒物可以引起视觉系统的变化。1971年，霍达（Hotta）指出二硫化碳引起视神经和视束的变性，并对神经元和视网膜血管系统产生有害作用，导致感光细胞和视网膜节细胞结构和功能改变。无机铅影响幼年和成年哺乳动物的杆细胞，导致杆细胞中介的视觉缺失，而且也可见到视网膜节细胞、视皮质和眼球运动系统水平的结构和功能缺陷。1986年，格兰特（Grant）列举了2800种具有眼毒性的物质。萘本身无致白内障毒性，但其代谢产物萘二氢二醇具有致白内障毒性。暴露于萘可导致皮质性白内障和视网膜变性。

眼毒理学研究表明，直接接触化学物质引起的眼损害，其程度取决于物质的理

---

[1] 陈自强，汪根盛，梁友信. 我国神经行为毒理学研究概况与进展. 卫生毒理学杂志，1999，13（4）.
[2] 庄志雄. 靶器官毒理学. 北京：化学工业出版社，2006：195.
[3] 庄志雄. 靶器官毒理学. 北京：化学工业出版社，2006：296.

化性质、剂量（浓度）、持续时间和范围，常可引起刺激性炎症、腐蚀灼伤及过敏反应等。药物或毒物可经黏膜吸收而引起中毒性眼病，如甲醇主要作用于视神经和视网膜，导致视神经萎缩而致盲；二硫化碳、铊奎宁、氯奎、驱虫药等也可致视网膜和视神经的损害；三硝基甲苯和萘常可引起眼白内障。

2.10 耳毒理学

耳毒理学（Ototoxicology），主要研究药物、毒物或物理因素对耳器官（耳蜗系、前庭系和位听神经系等）所致毒性、作用机制及防治办法。耳毒理学应用病理、生物化学、电生理学等技术进行实验研究和临床观察，研究这些药物等因素所致耳毒性的剂量、剂量–反应关系及治疗办法。

长期以来，科学家对奎宁类抗疟药，链霉素、双氢链霉素、新霉素、卡那霉素、庆大霉素等抗生素、噪声及毒物等进行了临床观察和实验研究，为耳毒性的防治提出了具体措施。

3

毒物与毒素学学科史

3.1 有毒植物学

有毒植物学是研究有毒植物的形态特征、生物学性状、生态学、地理分布、有毒部位（包括遗传性状和植物组织学）、有毒成分、危害以及一般防治方法的学科。

有毒植物学的研究对象主要是有毒植物本身。因此，多数研究有毒植物的学者是植物学家或植物化学家，也有植物学家与兽医学家合作进行研究的。

1979年金霍恩（A. D. Kinghorn）主编的《有毒植物》一书，收集了国际经济植物协会召开的第18届年会上关于有毒植物的论文，其中有八篇专论，即：

第一，有毒植物问题；

第二，有毒蘑菇；

第三，茄科和百合科的毒性与致畸性；

第四，商陆科和其他引起淋巴细胞分成因子；

第五，家庭装饰植物对人类的潜在毒性；

第六，大戟科的助癌剂；

第七，有毒的漆树科；

第八，菊科植物引起的地敏和植物性皮炎，讨论了与人和动物有关的植物性食品、饲料、药物、纺织品、燃料及建筑材料的毒性问题。

此外，还有专门研究动物的有毒植物学。如日本宫本三七郎和大川德太郎合著的《家畜有毒植物学》就是其中的代表作。书中按植物学的分类法首先以门、亚门、科、属、种排列，而后对各科、属的有毒种予以描述，包括学名、形态、花候、花色、分布、有毒部位、有毒成分、中毒动物、症状、剖检、疗法和利用等。

世界上关于有毒植物的专著很多，有世界性的，也有地区（国家）性的。多数国家和地区都出版了有毒植物的研究专著。1893年康尼温（Cornevin）著的《有毒植物》是第一部有毒植物的经典著作。之后，许多专著陆续出版。例如：

Long：《植物对家畜的毒性》，1924；

Steyn：《南非的植物毒物学》，1934；

Henry：《植物生物碱》，1939；

Hurst：《新南威尔士的有毒植物》，1942；

宫本三七郎等：《家畜有毒植物学》，1942；

八木康夫：《有毒性蛋白质》，1951；

Mcilroy：《植物的糖苷》，1951；

Connor：《新西兰的有毒植物》，1951、1977；

Manske：《生物碱》等1—12卷，1949—1970；

古斯宁：《有毒植物毒物学》，1955；

Kingsbury：《美国加拿大的有毒植物》，1964；

Watt：《南非和东非的药用和有毒植物》，1962；

Blohm：《委内瑞拉的有毒植物》，1968；

Lampe 和 Fagertrom：《植物毒性与皮炎》，1968；

Foreyth：《英国的有毒植物》，1968；

Lionor：《植物性食品中的有毒成分》，1969、1980；

U. S. National Research Council：《食品中天然产生的毒素》，1966、1977；

North：《彩色有毒植物和有毒真菌》，1967；

Keeler：《有毒植物对家畜的影响》，1977；

Kinghorn：《有毒植物》，1979；

陈冀胜、郑硕：《中国有毒植物》，1987；

史志诚：《中国草地重要有毒植物》，1997。

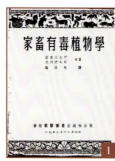 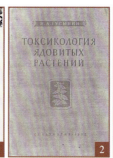 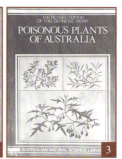

图161 有毒植物著作（1. 宫本三七郎著的《家畜有毒植物学》，中译本，1953；2. 古斯宁著的《有毒植物毒物学》，1955；3. 埃弗里斯特著的《澳大利亚的有毒植物》，1981）

3.2 植物种子毒物学

"植物种子毒物学"是中国西北农林科技大学黄先纬教授于1986年出版的专著《种子毒物学》一书中提出的①。

黄先纬教授认为，植物种子中除了污染有外源性的农药和真菌毒素外，还存在有内源性的有毒性物质，这些物质通过种性遗传和环境适应世世代代遗传下去。一般以种子用作食品或饲料时，由于经过加工处理和摄入量少，不易发生致毒情况。若处理不当或服食过量，则会造成人和畜禽的急性中毒或慢性中毒。据报道，印度和阿尔及利亚的饥民，曾因采食草香莞豆和山黧豆发生多起大规模的中毒事故；中国陕西省西安市1978年发生吃四季豆中毒的病例；中国南部省市儿童在春季常因嚼食蚕豆而发生"胡豆黄"病；以玉米为主食地区的居民常患癞皮病；长期从事面包加工和粮仓工作的人员常患皮疹和气喘等职业病；法国调查每年有20万~25万人发生心血管病，其中有4万~5万人发生的心肌病和大鼠喂食高芥酸油引起的心肌病相似；荷兰人100年前在牛奶中加茶叶作饮料，食管癌发病率高，后改加咖啡则发病减少。至于饲养动物，因喂饲含毒饲料而发生的中毒事故更属常见。这些都是由于植物种子中的有毒物质所造成的。

大部分植物的有毒成分几乎都可以在植物的种子（籽实）中找到，各国科学家的研究资料很多，有些有毒成分的研究进展也比较快，值得借鉴。

---

① 黄先纬. 种子毒物学. 西安：陕西科学技术出版社，1986.

3.3 植物毒理学

植物毒理学（Phytotoxicology），是研究有毒植物在生物体（包括植物体和中毒动物体）内主要器官代谢产物的特性，当动物发生有毒植物中毒时，动物受害器官引起的毒性反应的一门学科。

植物毒理学是美国康奈尔大学植物学教授、纽约州兽医学院植物毒理学讲师约翰·M. 金斯伯里（John M. Kingsbury）于1957年提出来的，他在1975年出版的《毒物学：研究毒物的科学》一书中撰写了"植物毒理学"专论。他认为，目前动物、植物的研究已经深入到亚细胞水平，植物毒理学就是研究生物体主要器官代谢产物的特性，当动物植物中毒时引起了一种什么样的毒性反应的学科。例如，某一植物中毒病例，要精确地鉴定被害器官组织中有毒植物的毒成分及其产物，这些产物从发病到死亡或恢复在动物体内是如何转化的，有哪些途径。他指出，按照上述的构想，目前"植物毒理学"这个领域尚未完全建立起来，努力促使这种构想成为一门独立的学科要比研究有毒植物更困难。尽管如此，建立这门学科仍然是必要的。美国国家情报所（1972）和私立的"毒物控制中心"提供的数字表明，由植物引起人中毒的发病率的数字很不完全，约占中毒事件总数的4%，居第7位。1970年植物中毒事件4059起，占当年中毒报告的4.8%，比镇静剂、杀虫剂、激素、酸和碱、防腐剂、擦光剂、油漆引起的中毒要多。美国每年大约有7.5万人食入有毒植物。家畜和家养宠物比人的中毒更为广泛。美国西部州每年每州（地区）的损失在100万美元以上。有时不得不一次宰杀1500头家畜。因此研究植物毒理学对畜产业的健康发展具有重要意义。

植物毒理学是一门边缘科学，研究工作需要植物学、生理学和病理学的知识，需要更多学科和更多专家配合和合作，如医生、兽医师、毒物学家、临床医生、化学家、生物化学家、植物生理学家、药物学家、药剂学家、农学家、园艺学家、遗传学家和畜牧学家。其研究的范围应包括人和动物，研究的内容包括：毒性反应的识别和描述方法；病史的了解、诊断和治疗；病原的可靠鉴定方法（其中涉及植物的科、属、种的鉴定）；有毒成分的分离和鉴定；季节生态和遗传基因对植物毒素产生的影响及其研究方法；有毒植物特殊作用的描述；家畜中毒，还包括农牧业的损失和预防实践；在人类还要研究从植物中提取的药物。

根据金斯伯里提出的观点，植物毒理学重视动物体在受到毒草的影响后各器官的毒性反应。目前资料较多的还是临床的、形态学的、组织学的以及普通生物化学的水平。进一步达到分子水平的资料还很少。因此，动物有毒植物中毒研究的前景非常广阔，有志从事这项研究的毒物学工作者一定会取得更新的成果，将为人类的事业做出贡献。

3.4 毒素学

毒素学（Toxinology），是研究植物毒素、动物毒素和微生物毒素的一门基础学科。

1962年创立的国际毒素学会（International Society on Toxinology, IST），是一个旨在促进毒素学发展的由科学家和临床医生组成的学术组织。第一次国际会议于1966年在亚特兰大举行。学会创办《毒素》（Toxicon）杂志。刊载有关动物毒素、植物毒素和微生物毒素的原创性研究成果，涉及化学、药理、毒理、免疫学和天然毒素的分子生物学。

1996年，宋杰军、毛庆武主编《海洋生物毒素学》（北京科学技术出版社）。全书分四篇共51章，分述海洋生物毒素的来源、分类与研究进展，海洋生物毒素的化学与毒性机制，海洋有毒生物引起的中毒及其防治，海洋生物毒素的开发利用。书后附有海洋生物毒素对动物的毒性和重要有毒海洋生物的彩色图谱。

2001年，陈宁庆主编《实用生物毒素学》（中国科学技术出版社，2001年第1版，2010年第2版），是一部全面介绍生物毒素的专著。全书分细菌毒素、真菌毒素、动物毒素、植物毒素和海洋生物毒素五篇，附有数十幅黑白和彩色插图、最新参考文献，以及生物毒素名词英汉对照表。本书不但全面介绍了生物毒素学国际研究的新进展，而且更着重介绍了中国科学家对特有的生物毒素的研究进展、检验方法、临床表现、急救和治疗经验等实用技术。

2007年刘岱岳、余传隆、刘鹊华主编《生物毒素开发与利用》（化学工业出版社）。该书从生物毒素的含义入手，介绍了生物毒素开发利用的状况、种类、功能

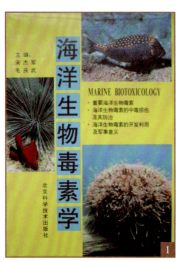 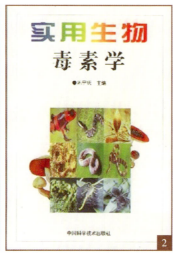 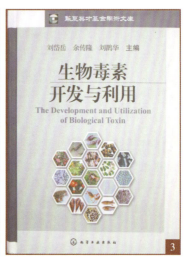

图162 中国毒素学专著（1.《海洋生物毒素学》，北京科学技术出版社，1996；2.《实用生物毒素学》，中国科学技术出版社，2001；3.《生物毒素开发与利用》，化学工业出版社，2007）

与用途；阐述了各类毒素（包括蛇类毒素、蝎子毒素、蜂毒素、蜈蚣毒素、蜘蛛毒素、斑蝥毒素、蟾蜍毒素、水蛭毒素、海洋生物毒素、河豚毒素、真菌毒素、毒素、细菌毒素、苏云菌杆菌毒素、植物毒素、藻类毒素）的开发利用方法和技术，以及这些毒素在医学、药学、生物学等领域的应用现状和前景等。

3.5 植物毒素学

植物毒素学（Plant Toxinology），是研究植物毒素的来源、化学结构、理化性质、毒性、毒素动力学、毒素的生物转化、毒作用机制、人和动物中毒的临床症状、病理变化、中毒的诊断、毒素检定以及中毒的治疗与预防的一门学科。

随着毒物学的深入发展，毒素的研究已从认识毒素及其毒性发展到防治毒素的危害以至于对毒素进行开发利用的时代。在毒素的分类方面，人们将动物产生的毒素称为动物毒素（Animal Toxins；Zootoxins），植物产生的毒素称为植物毒素（Plant Toxions），微生物产生的毒素称为微生物毒素（Microbial Toxins），其中包括细菌毒素（Bactcrial Toxins）和真菌毒素（Mycotoxins）。

许多国家为了解决植物性中毒问题，建立了相应的委员会进行攻关。美国国家科学院食品和营养部的食品保护委员会1966年编辑出版了《食品中天然产生的毒素》，1973年再版。1969年编辑出版了它的姐妹篇《植物性食品中的有毒成分》，1980年再版。美国农业部农业研究服务处在犹他州建立了有毒植物研究实验室，对重要的有毒植物进行了相当深入的研究。

澳大利亚为了争取在有毒植物的研究领域进入世界先进行列，加强了流行病学和经济意义方面的研究。世界上许多人去澳大利亚内地和美国的西部研究有毒植物，其中不少人获得了博士学位。新威尔士南部东南地区的河边平原和维多利亚绵羊的"中毒性黄疸"，经多年研究确诊为慢性铜中毒和因采食了天芥菜属的东方天芥菜引起的吡咯北啶生物碱中毒。

1978年，英国皇家兽医学院副教授汉弗莱斯（Humphreys）曾对近20年来动物中毒趋向进行了评论。他认为，目前有毒植物引起的家畜中毒性疾病日趋增多，概括起来常见的有下列几种：一是花园和农场的花木和树篱，通常包括有瑞香属、石竹属、月桂属、杜鹃花属、木本茄属、金莲花属、女贞属、铁杉属和毒芹属等有毒植物。二是含糖苷类植物多含有氰化物，主要有十字花科、羊角拗属、月桂属、白

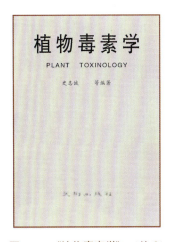

图163 《植物毒素学》（封面）

星海芋和苏丹草植物等。三是含硝酸盐及亚硝酸盐的植物，主要有茄属、酸模属、草木樨属、芸萱和甜菜属植物以及谷物如黑麦和甜菜等。四是含草酸盐植物，主要有甜菜属、植物的糖萝卜和藜属植物中的白藜以及蓼科酸模属和苋属植物等。五是含光动力学物质的植物，主要有金丝桃属和荞麦属植物等。这一研究将植物毒素学的研究与家畜有毒植物中毒的研究紧密地结合起来，有效地提高了动物中毒病的诊断和防治效果。

1991年，史志诚等编著《植物毒素学》（中国杨凌天则出版社）。中国生物化学会毒素专业委员会曾召开多次专业学术讨论会，出版了有关毒素的专业论文集，特别是植物毒素应用于国防和医学方面有了重大进展。

植物毒素学已引起植物学、生物化学、医学、兽医学、农业、环境保护等各界的重视。1989年国际毒素学会在中国桂林举行了学术讨论会。与会专家认为，随着毒素科学的发展和社会生产需要，植物毒素学作为一门新兴学科将会得到迅速的发展。

4

20 世纪毒理学新兴学科史

4.1 发现毒理学

发现毒理学（Discovery Toxicology），作为一门新的毒理学分支学科出现于1993年。发现毒理学认为，毒理学家在药物开发的全部进程中均应发挥积极主动的指导作用，在创新药物的研发早期，对所合成的系列新化合物实体进行毒性筛选，以发现和淘汰因毒性问题而不适于继续研发的化合物，指导合成更安全的同类化合物。目的在于指导药物合成和临床合理用药，降低药物的毒副作用；提高研发成功率，减少资源消耗；减少因毒性导致的新药研发的失败以及避免造成不必要的经济损失。因此，发现毒理学又称为开发前毒理学（Predevelopmental Toxicology）。

据 FDA 估计，约有 30% 的新药因安全性因素而导致研发失败。如果能及早发现药物毒性，淘汰不宜开发的药物，可使制药公司避免不必要的经济损失。最初，药物毒理学家在药物开发中的作用仅局限于中后期参与药物的临床前毒性评价，不能积极主动地指导和协调新药开发的前期工作，导致许多有很好开发前景的药物由于毒性或其他安全性因素而中途夭折；即使经过结构改造后最终进入医药市场，也不可避免地造成人力资源的巨大浪费，人为地拉长了新药研发的周期。因此，为了提高新药早期毒性的科学预测性，国际上

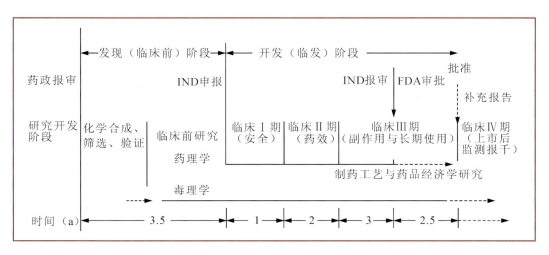

注：IND，即 Investigational New Drug，药品临床试验，是向美国 FDA 提交的，用来支持评审和最终批准药物在美国进行临床试验的文件材料。

图 164　美国新药开发程序与发现毒理学的地位（据付立杰，2000）

各大制药公司将过去临床前和临床安全性评价的药物毒理学早期研究模式转变为在新药发现阶段即对新化学实体（New Chemical Entities，NCEs）进行毒理学与药理学、药效学、药动力学相结合的筛选和优化的发现毒理学研究模式，通过综合分析药效学、药代学及毒理学的各项指标，评价系列NCEs的研发前景，从中筛选出毒性小的候选新药进行后续研究。其研究的思路是将药物毒理学研究贯穿于新药发现、临床前安全性评价、临床试验和上市后监督与跟踪的整个过程中。这就是发现毒理学研究的产生背景。

伴随发现毒理学在新药毒理学研究中的发展，新药毒理学研究的模式也逐步从传统的临床前评价、临床评价的两阶段模式向早期发现毒理学（包括体外短期毒性筛选、组学技术、生物信息学技术）、临床前评价、临床评价、上市后监督再评价的四阶段全程评价模式转变，形成了全程式新药安全性研究评价的新模式。

4.2 金属毒理学

金属毒理学（Metal Toxicology），是研究环境中金属的来源、生物转运、毒性效应，金属中毒的诊断和治疗以及金属毒性安全性评价的一门新兴学科。

历史上，人类对金属毒性的认识在不断深化。早期比较关注金属的急性的、明显的效应，例如铅毒性引发的腹绞痛，摄食腐蚀性的（汞）升华物引起的血性腹泻，这些急性毒性效应现在已不多见。工业革命特别是20世纪80年代以来，那些工业重金属污染严重地区发生的轻度的、慢性的以及长期毒性效应金属中毒事件受到高度的关注。由于人们在生产和生活活动中都可能接触到金属，而且金属对人体健康的损害日益显现，从而使金属毒理学的概念在不断地拓展。

毒理学家在研究砷、铍、镉、铬和镍及其化合物的毒性和致癌性的同时，有机金属的毒性作用成为当代金属毒理学研究的重大焦点。一是甲基汞。例如：以1971—1972年伊拉克暴发的甲基汞中毒事件为线索，进行了大量人群研究；对美国海岸的一些吃鱼人群及某些动物模型进行了追踪；使用神经、行为毒理学技术在甲基汞染毒的哺乳动物模型上寻找早期诊断指标，并探讨有应用价值的人体评价技术。二是有机锡。许多不同结构和化学性质的有机锡化合物均能影响大鼠肝和肾的血红素代谢，表现为血红质氧化酶活性增高和细胞色素P450含量下降，为确定有机锡的毒性提供了一个敏感的代谢系统。此外，毒理学家对有机锡的大脑脱髓鞘作用、中枢神经系统的溶酶体酶改变以及多种行为毒理学指标等均有所研究，提示了把有机锡作为研究神经毒理学的"工具毒物"的新动向。三是一些有机金属化合物，如有机锰、有机镍能导致细支气管上卡拉细胞（Clara Cell）的急性坏死。此外，毒理学家还在工业污染区内研究无公害水稻与金属毒理学效应，了解金属元素通过食物链进入人体的路径和对健康的影响[1]，研究城市污水和工业废水处理过程存在的重金属危害问题。

20世纪80年代，美国金属毒理学的研究取得许多新的进展，将常见金属、稀有金属及微量金属的毒性研究集中在三个方面[2]。一是金属在人体内分布的特性与脑部损害的关系。如镉能引起新生大鼠的小脑出血性损害，出现神经毒性，而成年鼠则不会。二是重金属的一般生化毒理过程。如金属对肺微粒体的脂质过氧化作用亦有影响，汞、铅及锡等金属离子对谷胱甘肽转移酶均可有抑制作用。三是重新评价沿用的络合剂和研究效果更佳的新络合剂。如丙酰青霉胺（NPPA，甲基汞对抗剂）能有效地降低脑及其他靶组织（血、肝、肾）的甲基汞水平，增加尿甲基汞排泄，明显降低全身含量和缩短体内半衰期。

此外，1994年成立的临床金属毒理学国际董事会（International Board of Clinical Metal Toxicology，IBCMT）致力于金属中毒治疗中排毒、脱毒、"螯合"原理、"螯合"技术的研究、应用与推广。

1985年，王文雄[3]著《微量金属生态毒理学和生物地球化学》（四川科学技术出版社），以环境运输、生物累积、生物毒性与风险评估为主要内容，介绍了近20年的研究新成果以及作者近10年在实验室对于微量金属生态毒理学和生物地球化学的研究成果。

2008年，常元勋主编《金属毒理学》（北京大学医学出版社），全书分三个部分，共23章。第一部分，介绍金属的化学性质，环境中金属的来源与转化，金属的生物转运，金属毒性的剂量-反应关系，影响金属毒性的因素，评价金属毒性的生物标志物，金属中毒的诊断和治疗及常见金属中毒，安全性评价和危险性评价，金属的卫生标准及金属纳米材料及毒性。第二部分，介绍金属的靶器官毒性，包括金属的神经系统、呼吸系统、心血管系统、血液系统、免疫系统、消化系统、泌尿系统、生殖系统和皮肤与骨骼毒性。第三部分，金属的遗传毒性与致癌性，介绍砷、铍、镉、铬和镍及其化合物，二氧化硅及石棉对人类的致癌性；可疑人类致癌物铅、汞及其化合物，焊接烟尘，镍金属制品和铁复合物。

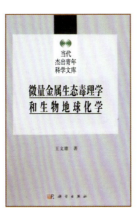

图165 《微量金属生态毒理学和生物地球化学》（封面）

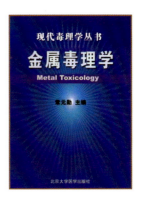

图166 常元勋主编《金属毒理学》（封面）

---

① 朱克纯. 无公害水稻研究与金属毒理学效应. 自然科学进展，1994（1）.
② 周炯亮. 美国金属毒理学的研究近况. 工业卫生与职业病（原名：冶金劳动卫生），1982，8（4）：224-227.
③ 王文雄（1965—   ），教授，福建惠安人，1984年和1987年分别获厦门大学海洋生物学学士和硕士学位，1989—1991年在英国普里茅斯海洋研究所（Plymouth Marine Lab）做访问研究，1996年获美国纽约州立大学石溪分校近岸海洋学博士学位。1997年加入香港科技大学，从事海洋生态毒理学和海洋生物地球化学研究。2003年获得日本琵琶湖生态学奖，2009年获得中国国家教育部自然科学奖一等奖。

4.3 燃烧毒理学

燃烧毒理学（Combustion Toxicology），也称为氧化毒理学，是研究人体暴露在着火燃烧的空气中对健康影响的一门学科。

传统的燃烧物体通常是木材、棉花和羊毛。随着现代工业和材料科技的发展，各种合成聚合物，由于其化学组成和化学添加剂复杂，需要深入研究其燃烧时释放的烟雾和气体的毒性效应与对人体健康的损伤。燃烧毒理学作为一门应用学科，研究各种材料的燃烧产物、燃烧所产生的烟雾的毒性以及燃烧产物的毒性评估方法。其目的在于减少吸入浓烟而引发的伤亡。

1988年，戈登·E.哈特泽尔（Gordon E. Hartzell）主编的《燃烧毒理学进展》（Advances in Combustion Toxicology）1—2卷（Technomic Publishing Co.，1988年11月8日），介绍了基本原理、火灾气体麻醉以及火灾气体毒性。1992年又出版了第3卷。

1990年，德福出版社出版了迦得·C.盖德（Shayne C. Gad）、罗莎琳德·C.安德森（Rosalind C. Anderson）著的《燃烧毒理学》（Telford Press，1990年3月），从此拉开了燃烧毒理学的研究序幕。

1990年，迦得·C.谢恩（Shayne C. Gad）、哈罗德（Harold, L.）和卡普兰（Kaplan, C.）主编《国际讨论会燃烧毒理学进展》（International Colloquium on Advances in Combustion Toxicology）（泰勒&弗朗西斯出版，1990）。

此外，卡洛斯·J.希莱敦（Carlos J. Hilado）著《塑料阻燃性手册》（Flammability Handbook for Plastics）（第五版），介绍火灾反应特点、阻燃功能和国家标准。塞利斯·E.格兰特（Cecile E. Grant）著作《火灾安全科学》（Fire Safety Science），介绍了火灾气体毒性。一些相关的著作，还介绍了阻燃高分子材料、喷气燃料、美国空军的各种燃料的燃烧毒性效应研究。

1996年，哈特泽尔（G. E. Hartzell）在《毒理学》杂志上发表《燃烧毒理学概述》一文，系统介绍了燃烧毒理学的概念，燃烧的性质、严重程度和火灾产生的毒性化合物种类，曝光时产生的不利影响的时间过程；各种缺氧产生的机制，以及导致失能和死亡的原因；有毒气体与燃烧材料的相关性，火的燃烧条件与消防技术。

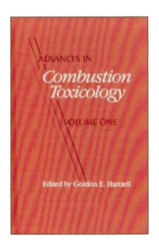

图167 《燃烧毒理学进展》（1988）

4.4 毒性病理学

毒性病理学（Toxicologic Pathology），是病理学与毒理学相结合的一门交叉学科，主要研究毒物对机体的器官、组织和细胞的毒性作用所引起形态、功能改变的特点及其规律，阐明毒物对机体的危害特点，为制定防治措施提供依据。在研究内容上侧重于构成毒性病理的多学科的元素，包括自发性和实验诱导的形态和功能的变化，环境暴露，病例报告，以及风险评估和调查技术。

中毒病理检验分为三个阶段（水平），即大体（整体和器官）水平、光镜（细胞）水平和电镜（亚细胞）水平，使研究由"宏观"走向"微观"。三种检验水平是互相联系的，没有大体水平检验基础，很难做好光镜检验；如果光镜检验基础不佳，电镜检验也会受到影响。鉴于各种检验水平对实验动物、实验材料、实验动物组织标本的处理技术条件和方法以及试剂质量要求不尽相同，因此，在实验设计时应确定检验水平，选择检验手段，以保证检验结果的准确和可靠。

20世纪70年代以来，随着生物技术的不断创新，动物病理学的研究方法已在原有的尸体剖检、活组织检查和光学显微镜组织学检查等传统方法基础上有了较快的发展。电子显微镜技术的建立和随后发明的生物组织超薄切片技术、超低温切片技术、X线、放射自显影、细胞化学、组织化学、免疫电镜和扫描电镜等研究方法和实验技术，使病理学的研究从细胞水平进入到亚细胞水平的分子水平，于是中毒性病理学也从传统的病理学中衍生为一门分支学科。

毒性病理学是20世纪80年代初崛起的一门新兴学科，鉴于它潜在的研究前景，已引起世界众多国家的毒理学家和病理学家的高度重视，研究成果日益增多。在毒性病理研究中，通过动物实验观察形态或功能等各项指标的改变，来阐明外源性毒物对机体的作用。在慢性中毒研究中，由于毒性病理检验指标可反映毒物作用引起的累积性病变以及该指标能较敏感显出毒物作用的影响，因此通常将中毒病理检验作为必须进行的实验室检查项目。特别是新技术、新方法的出现，为中毒病理的检验提供了新的内容和手段。

1980年以来，有关毒性病理学的专著相继出版，如加利（C. L. Galli）等著的《中毒病理学》（1980），格拉斯特（J. R. Glaister）等著的《中毒病理原理》（1986年），戈比纳辛（C. Gopinath）等著的《实验中毒病理图谱》（1987年），哈斯奇克（W. M. Haschek）等著的《中毒病理手册》（1991）。

中国动物中毒病理的研究起步于1984年，朱宣人[①]提出"毒草病理学"新概念，即按植物毒素对靶器官的特殊毒性作用，

[①] 朱宣人（1916—2009），教授，兽医学教育家，兽医病理学家。首次在中国发现羊传染性胰腺瘤样病，证明甘肃省河西地区马气喘病是一种混合性尘肺。曾任甘肃省政协副主席，著有《普通兽医病理学》。

从病理学角度研究有毒植物，为动物中毒病理的研究开辟了良好前景。中国农科院兽医研究所刘绪川研究员继朱宣人教授之后，继续招收动物中毒病理研究生。1996年，丁伯良[①]所著的《动物中毒病理学》，上篇为基础中毒病理学，阐述中毒病理学的概念及研究方法、中毒病理生化基础、细胞受损的生化机制、毒物的致癌作用和毒物的危险度评价；下篇为临床中毒病理学，从脏器水平、细胞水平和亚细胞水平上介绍了有毒植物、环境污染等六大类50余种毒物对机体器官、组织和细胞的毒作用。

国际上出版的《毒性病理学》（*Toxicologic Pathology*）杂志，为毒理学家和病理学家及时了解病理同行评议的进展提供了平台，涉及通过药理、化学与环保药剂、工业中间体、辐射、内源性物质、外源性化学物质的毒性反应所引起的病理学变化。

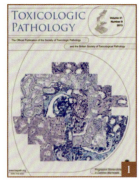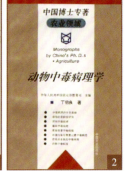

图168 毒性病理学杂志与学科专著（1.《毒性病理学》杂志，封面；2. 丁伯良著的《动物中毒病理学》，封面）

4.5 军事毒理学与军事卫生毒理学

军事毒理学（Military Toxicology），是利用毒理学的概念和方法，从预防医学角度，研究军队平战时环境因素和军事作业中外源化学物特别是化学武器的有害作用及机制、防治和急救措施的科学。

军事卫生毒理学（Military Hygienic Toxicology），是一门研究军事毒物及相关环境因素对机体的有害作用、作用机制及为促进部队指战员健康提出防治措施的科学。

军事毒理学与军事卫生毒理学源于毒理学，是毒理学的一个重要分支，也是卫生毒理学的一个分支学科。军事毒理学与军事卫生毒理学是适应现代军事斗争、和平时期军队建设和国家经济发展的需要应运而生，是军事毒理学和卫生毒理学的交叉融合发展形成的。

第一次世界大战期间，大规模使用的毒剂有氯气、光气、双光气、氯化苦、二苯氯胂、氢氰酸、芥子气等，多达40余种，毒剂用量达12万吨，伤亡人数约130万，占战争伤亡总人数的4.6%。第二次世界大战全面爆发前，意大利侵略阿比西尼亚时首次使用芥子气和光气，仅在1936年的1—4月间，中毒伤亡即达到1.5万人，占作战伤亡人数的1/3。第二次世界

---

① 丁伯良（1948— ），研究员，中国天津市畜牧兽医研究所所长。1987—1990年曾赴英国伦敦大学、利物浦大学从事动物中毒病理学研究。著有《动物中毒病理学》。

大战期间，在欧洲战场交战双方都加强了化学战的准备，化学武器贮备达到了很高水平。各大国除加速生产和贮备原有毒剂及其弹药外，并加强了新毒剂的研制。其中，取得实质性进展的是神经性毒剂。在亚洲战场，日本对中国多次使用了化学武器，造成大量人员伤亡。

第二次世界大战结束至今，世界上局部战争和大规模武装冲突不断发生，由于化学武器在战争中的使用，对参战人员的医学防护就成为军事后勤卫生保障的重要研究课题。

化学武器是国际公约禁止使用的非常规武器。但是，只要有战争，化学武器的威胁就存在，变相（如贫铀弹）、变种的化学武器也会不断产生。和平时期出现的恐怖主义者使用化学弹袭击，以及各国军队的自身建设，有许多毒理学的课题有待于攻克。因此，军事毒理学与军事卫生毒理学仍然是国家经济生活、立法、医疗保障、环境改善、提高生活质量的重要学科领域。

未来军事毒理学与军事卫生毒理学的研究，主要是阐明军事环境因素的有害作用，包括毒性作用的性质、发生的规律及其机制，以及评价此种有害作用的方法；重点研究化学武器的性质、中毒机制和毒理作用，特别是研制有效的防护和急救措施。

4.6 航空毒理学

航空毒理学的定义有几种表述。其一，航空毒理学（Aerospace Toxicology），是研究飞行活动以及维护或修理飞机的劳动过程中所遇到的各种毒理学问题的一门学科。其二，航空毒理学是研究应用于航空的各种化学物质和飞行条件下产生的某些有害物质对机体影响的科学。其三，航空毒理学（Aviation Toxicology），是研究航空活动过程中可能接触的有毒物质对人员的危害作用、作用机制、污染规律和防护措施的应用基础学科。

航空毒理学研究已知的各种燃料、添加剂、技术液体等的毒性；研究飞行条件下座舱空气中可能产生的各种热分解产物的毒性，进行座舱卫生学调查，寻找座舱污染的来源，探讨与飞机材料和结构的关系，以提供改进意见，确保飞行安全。因此，航空毒理学对于保障飞行安全具有重要意义。

航空毒理学是20世纪30—50年代在工业毒理学基础上逐步形成和发展起来的。在此期间已开展了关于酒精、一氧化碳、汽油蒸气和液压液等的毒理学研究。1949年，美国航空医学会专门设立了航空毒理学委员会，负责收集和出版有关航空毒理学的资料。20世纪60年代以后，对航空燃料及添加剂、润滑油、液压油和胶联剂的毒性进行了一系列研究。

中国航空毒理学的研究始于20世纪50年代末期，首先从飞机座舱空气中的有害气体调查入手；20世纪60年代侧重于航空油料、添加剂、润滑油、液压油、退漆剂、浸渍剂、交联剂等技术液体的毒性研究；20世纪80年代以来，先后对座舱软盖固定胶、化学驱鲨剂①等进行了较深入的毒性研究。特别是在密闭环境污染源的研究、非金属材料毒理卫生学评价、各种舱室有害气体容许浓度的制定和检测方法等方面取得重大成果②。

未来航空毒理学的研究主要是飞机座舱空气中有害气体的调查，包括从通风增压系统进入的燃料蒸气和各种涂料、塑料制品等的热分解产物；航空燃料及其添加剂的毒性研究；航空技术液体的毒性研究，主要是浸渍剂③毒性研究；座舱隔热层交联剂④的毒性研究；化学驱鲨剂的毒性研究；座舱软盖固定胶⑤的毒性研究，以及再生座舱⑥的毒理学和卫生标准的研究。

4.7 航天毒理学

航天毒理学（Space Toxicology），是研究航天及相关环境中有害物质对机体毒性作用的机制和防护的学科。有的国家泛称为"密闭环境毒理学"。

载人航天事业及多种学科的结合和发展促进了航天毒理学的形成和发展。航天毒理学在工业毒理学、环境毒理学、分析化学和预防医学等学科的基础上应运而生，主要研究在航天特殊条件下，航天器舱室空气化学污染物的毒理学问题，预防和消除舱室空气污染，保障乘员安全、健康和良好的工作环境。研究内容包括航天舱室污染物的来源、危害、毒作用机制、制定卫生标准、监控及评价等一系列应用和理论问题。

航天毒理学虽然已有30多年的研究历史，拥有一支分布在军队、院校、公司和政府部门的研究队伍，积累了现代研究资料，为保障航天器舱室乘员的安全、健康做出了卓有成效的贡献，但在毒理学领域中，它还是一门年轻的学科。

各种载人航天器的舱室是一个密闭的人工大气环境，从毒理学观点来看，航天器的舱室环境特点是：

第一，舱室内存在各种化学和生物污染源，其污染物对乘员有潜在的毒性危害；

第二，航天失重环境，应激和活动受限等特殊因素能改变乘员对有害因素的敏感性和耐受性；

---

① 驱鲨剂，由十二烷基硫酸钠（SDS）、黑色染料、溴氰菊酯以一定比例混合而成。其毒性实际上是其组分的联合作用，且属简单的相加。
② 欧阳国顺. 航空毒理学研究现况和展望. 解放军医学学报，1994，8（5）：247-250.
③ 浸渍剂过去以三氯联苯为主，目前以硝化和氯化多烷基苯为主，挥发性极小。
④ 座舱隔热层交联剂分别为以辛基锡和二异氰酸苯甲酯为主配成。
⑤ 固定胶由甲基丙烯酸甲酯（MMA）和甲基丙烯酸环氧丙酯（GMA）以一定的比例聚合而成，聚合物是基本无毒的，该胶的毒性主要是胶液中游离的MMA和GMA的联合毒性，并属简单的相加作用。
⑥ 增压座舱有大气通风式和再生式两种。大气通风式增压座舱一般限于24千米以下高度使用。在更高的高度上由于空气稀薄，需要使用再生式增压座舱。再生式增压座舱的空气与大气隔绝，用机载压缩气源对座舱增压并补偿少量的座舱漏气，用过的空气经再生后在舱内循环使用。再生式增压座舱主要用于飞行高度大于24千米的飞机和载人航天器。

第三,密闭舱室空气化学成分复杂,存在毒物的联合作用;

第四,持续暴露方式能增强乘员对有害因素的效应[①]。

由此可见,航天活动给毒理学开辟了崭新的发展领域,给毒理学工作者提出了一系列新的研究课题。

---

① 余秉良. 航天毒理学的研究概况. 解放军医学情报,1994,8(5):245-247.

5

21 世纪毒理学新学科史

5.1 毒理基因组学

毒理基因组学（Toxicogenomics），是研究外源化学物对基因活性和基因产物的影响及相互作用，通过外源化学物在基因组水平的效应评价或预测毒性的一门毒理学分支学科。

在20世纪末21世纪初，随着基因组学的建立和发展，毒理基因组学将传统的毒理学研究手段与先进的基因组学技术结合在一起，在全基因组的水平上研究毒物与基因的相互作用及其与中毒性疾病的关系[1]。

早在1997年，赫勒（R. A. Heller）等就开展了毒理基因组学方面的研究，他们比较了人体细胞对炎性物质脂多糖（LPS）反应与佛波醇乙酯促有丝分裂活性反应的基因表达谱。1999年，纳韦塞尔（E. F. Nuwaysir）最早提出毒物基因组学这一名词并给予定义。他将毒理基因组学定义为将基因组学知识扩展应用于鉴定和评价外源化学物在基因组水平效应的一门毒理学分支学科。

随着研究的深入和基因组学的发展，毒理基因组学的概念又有了扩展。美国国家毒理学规划机构（The National Toxicology Program，NTP）认为，毒理基因组学是研究外源化学物对基因活性和基因产物的影响及相互作用的科学，因而，毒物基因组学整合了多个研究领域的信息，包括利用微阵列技术进行基因组水平的转录表达谱分析，细胞或组织范围的蛋白表达谱分析，遗传多态性分析以及计算机模型的建立等。世界卫生组织（WHO）将毒物基因组学定义为是一门与遗传学、基因组水平上RNA表达（转录组学）、细胞和组织范围的蛋白表达（蛋白质组学）、代谢谱（代谢组学）、生物信息学和常规毒理学结合，以阐明化学物作用模式和基因-环境相互作用的潜在意义的科学。

为推动毒理基因组学在环境与健康领域的发展，国际生命科学研究所（International Life Sciences Institute，ILSI）于1999年成立了基因组学在基于机制的危险度评价中应用的委员会。美国国家环境卫生科学研究所（NIEHS）于2000年6月成立了国家毒理基因组学中心（The National Center for Toxicogenomics，NCT），NCT还主办了毒理基因组学的专门杂志《毒理基因组学》（Toxicogenomics）。

2002年，日本国立卫生科学院邀请医药公司加盟，政府与商业团体联合启动了毒理基因组学合作研究计划。

毒理基因组学的主要研究目标是阐明

---

[1] 万斌. 基因组学与毒理学的交叉发展——毒理基因组学介绍. 中国毒理学通讯，2010，14（3）：12.

环境应激与人体疾病易感性之间的关系，鉴定毒性物质暴露和疾病的生物标志物及揭示毒性的分子机制。焦点是阐明毒性通路，以便采取多个步骤以预防暴露有害物质导致的危害。实践应用表明毒物基因组学在揭示化学物对机体健康的影响和评价其安全性或危险度上有广泛的应用前景。

值得指出的是，毒理基因组学是利用最新的基因组信息和技术来进行毒理学研究的，它能够快速全面地检测出化合物和生物体相互作用后的全基因组表达的变化，再通过生物信息学的方法对化合物的毒性进行定性分析；它可以为传统毒理学检测筛选更多的生物学标志物，解释有毒物质的致毒机制，降低风险评价的不确定性。但是，目前毒理基因组学还存在许多问题，如实验设计不统一、分析理论不完善、检测费用太昂贵等。其中最主要的问题在于研究工作仍然集中在生物标志物的筛选和致毒机制的解释上，而没有充分利用全基因组变化的信息。因此，目前毒理基因组学只能作为风险评价的参考，未来将为风险评价提供有力的理论依据和准确预测，提高风险评价的可靠性。

有关毒理基因组学的第一本专著《毒物基因组学》（Toxicogenomics）由英诺依（T. Inoue）和彭尼（W. D. Pennie）主编，于 2002 年出版。

5.2 计算毒理学

计算毒理学（Computational Toxicology），是运用数学和计算机模型以帮助评价化学物对人和环境的危害性与危险性的一门毒理学分支学科。它是毒理学、系统生物学、生物统计学和计算机科学等学科相结合的交叉学科，旨在帮助管理机构进行暴露化学物的筛选、对化学物进行优先排序，提高毒理工作者评估机体暴露于环境应激的危险度或后果的能力。

计算毒理学的研究始于 20 世纪 80 年代初，其主要原因是待筛选的化合物数量激增以及化合物毒性测试的费用高昂，与此同时，迅速增长的化学毒理研究提供了大量化学物结构及其毒性数据，为计算预测化学物毒性提供了可靠的基础。2002 年，希沙姆·马斯里[1]首先提出计算毒理学概念[2]，同年美国国家环境保护局研究发展办公室（The Office of Research and Development，ORD）开始规划将计算毒理学（主要是生理毒动/毒效学模型）应用于危险性评定，启动了计算毒理学研究计划（Computational Toxicology Research Program，CTRP）。2003 年美国国家环境保护局定义了计算毒理学的概念。2005 年 2 月美国国家环境保护局成立了国家计算毒理中心（National Center of Computa-

---

[1] 希沙姆·马斯里（Hisham A. EI-Masri），是美国佐治亚州亚特兰大有毒物质和疾病登记署（Agency for Toxic Substances and Disease，ATSDR）计算毒理学实验室毒物学科的专家之一。

[2] HYE J, et. al. Applications of computational toxicology methods at the agency. Environmental Health, 2002, 205: 63-69.

tional Toxicology，NCCT），该中心是CTRP的最大组成部分，主要协调化学物筛选和顺位、信息建模和系统建模。自2005年起，NCCT每年都要举行一次国际计算毒理学科学论坛。2009年，欧盟联合研究中心所属的健康和消费者保护研究所成立了计算毒理学和建模实验室。之后，包括中国在内的一些国家的相关学者也开始了计算毒理学方面的研究。

计算毒理学主要用于化学物的危险性评定，如剂量-反应关系的评价、效应的种间外推、化学混合物效应的评价，尤其强调要评定化学物"从源头到结局"的危险性。利用组学技术进行生态危险性评定，是计算毒理学的另一重要应用。

在食品和药物安全性评价中，计算毒理学主要运用在以下方面：

第一，药物理化性质的预测；

第二，毒理学酶QSAR[①]的应用；

第三，利用QSAR方法研究毒理学中的药物运载体；

第四，受体介导的毒性计算模型；

第五，离子通道QSAR方法的应用；

第六，预测突变性的计算模型；

第七，核偏最小二乘法（Kernel Partial Least Squares）的新应用；

第八，应用于毒理学的同源性模型；

第九，毒理学靶的晶体结构；

第十，专家系统；

第十一，制药工业研究与开发（R&D）中使用计算毒理学方法的策略；

第十二，ADME[②]/TOX问题可解释模型的应用，预计未来会越来越多地运用到环境化学物的评定中。

此外，计算毒理学的相关模型开始用于研究环境化学物对健康的影响。"命运（结局）和转运模型"描述化学物从释放源头和通过一般环境时的释放、转运和转化。"暴露模型"将化学物的微环境浓度和某个个体在微环境中的全部时间整合起来，用以评估接触环境化学物的强度、频率和持续时间。"PBPK模型"将机制性质的生物信息整合起来，预测化学特异性的吸收、分布、代谢和排泄，该模型的参数值可以在体内、体外被检测，或者通过计算分子模型来估计。计算毒理学的模型也用于预测呼吸道中呼出气和粒子的剂量（如计算流体动力学模型即有此功能），描述信号通路的正常行为和被外源化学物干扰后的行为，分析肿瘤发生前损害的生长动力学和预测肿瘤发生率（如克隆生长模型即有此功能）。

虚拟器官-计算生物学是未来要重点发展的研究领域。继续完善各种模型，更好地进行化学物的危

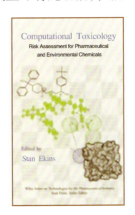

图169 《计算毒理学：药物与环境化学物风险评估》（封面）

---

① QSAR（Quantitative Structure-activity Relationship），是定量结构-活性关系，亦称为定量构效关系，是一种借助分子的理化性质参数或结构参数，以数学和统计学手段定量研究有机小分子与生物大分子相互作用，有机小分子在生物体内吸收、分布、代谢、排泄等生理相关性质的方法。这种方法广泛应用于药物、农药、化学毒剂等生物活性分子的合理设计。

② "ADME"即"毒药物动力学"，指机体对外源化学物的吸收（Absorption）、分布（Distribution）、代谢（Metabolism）及排泄（Excretion）过程。

险度评价，仍然是计算毒理学最重要的发展方向。尽管高通量筛检技术和毒理基因组技术已经得到长足的发展并广泛运用到毒理学的研究上，但是尚未成为主流数据产生的要素，因此，朝此方向努力是计算毒理学将来发展的一个迫切任务。另外，还应将这两种技术运用到新药研发上。

2007 年，约翰·威廉兄弟（John Wiley & Sons）公司出版了肖恩·埃克斯主编的《计算毒理学：药物与环境化学物风险评估》（Computational Toxicology: Risk Assessment for Pharmaceutical and Environmental Chemicals）一书。

5.3 循证毒理学

循证毒理学（Evidence-based Toxicology，EBT），是研究如何慎重、准确和科学地应用所能获得的最佳研究证据对毒性测试工具、测试结果进行评价，确定毒性效应，以对外源化学物的安全性、对人和环境的可能危险做出明确、可靠判定的一门以方法学为主的毒理学分支学科。

1993 年纽格伯尔（Neugebauer）和霍拉德（Holaday）编著的《败血病休克调理手册》（Handbook of Mediators in Septic Shock）一书中首次将循证医学（Evidence-based Medicine，EBM）的原理应用于动物和体外试验研究。2002 年哈滕（Hartung）在欧洲替代方法验证中心（ECVAM）提出了应开展将循证医学转化到毒理学，以循证毒理学作为可能研究方向的观点。此后，哈滕和他的研究生霍夫曼尼（S. Hoffmann）开展研究并进一步发展了循证毒理学的概念。2005 年霍夫曼尼向康斯坦茨大学①提交了《循证体外毒理学》（Evidence-based in Vitro Toxicology）博士论文，这是该领域发表的第一篇研究论文。2005 年，盖兹里安（Guzelian）和他的同事进一步发展了循证毒理学的概念，但与哈滕的研究思路不同，他们聚焦于因果关系，而哈滕聚焦于方法和评价。2007 年 10 月第一次国际循证毒理学论坛在意大利召开，会上比较系统地讨论了循证毒理学的研究方法和相关问题。

由于循证毒理学是研究如何采用最科学的证据对毒性测试工具进行系统评价，对由这些工具产生的结果用一种明了的、架构的方式进行评价，以对产品安全性、对人和环境的可能危险做出明确、可靠判定的一门方法学。因而，循证毒理学正好满足了社会和管理机构对毒理学的需求，从此循证毒理学成为受到人们关注的新兴研究领域。

循证毒理学主要应用于对毒性测试方法的评价、外源化学物质毒性效应的确定

---

① 康斯坦茨大学，是德国巴登-符腾堡州康斯坦茨的一所公立大学，成立于 1966 年。最初几年大学分散在康斯坦茨内城的多个建筑里，1972 年迁往吉斯山，建起了一个占地面积达 9 万平方米的校园。康斯坦茨大学建立之初，就将多个院系组合成跨专业的学院，并以此打破了院系划分的传统，成为德国一所著名的综合性大学。

和安全性或危险度评定、某一健康效应因果关系的分析、临床毒理中的诊断和治疗。其重要意义在于循证毒理学为现代毒理学研究与实践开拓了新的思路，提出了新发展模式，必将更好地发挥毒理学在保护生态环境和人体健康中的作用。

目前，专家们虽然对循证毒理学的作用、意义和内容获得了共识，但对其研究思路和方法仍然存在争议。循证毒理学未来的研究将涉及所有毒理学分支学科、人体健康危险度评定、环境与生态毒理学和临床毒理学，还有赖于循证医学/循证卫生保健的贡献，更需要使专家判断与最佳的客观证据加以科学整合。

5.4 比较毒理学

比较毒理学（Comparative Toxicology），以比较方法研究外源化学物及物理和生物因素对不同种系生物和不同生物个体有害作用的同一性和差异性，阐明其规律和机制，为毒理学安全性和危险度评定的方法学和应用提供科学依据的一门毒理学分支学科。

广义的比较毒理学研究一切生物体对环境因素反应的同一性和差异性，既包括对不同性别、生命的不同时期、不同生理状态和健康状况等对环境因素，尤其是外源化学物作用反应的共性和差异及其规律，也包括研究不同生物体的差异。

狭义的比较毒理学是研究不同种属动物对外源化学物及其物理、生物等有害因素的毒作用规律，根据观察到的整个生物学效应谱及其变化规律，预测有害因素对人群的危险性。

也有表述为：比较毒理学是研究毒物的性状和进入机体途径的差异与动物种间中毒机制关系的学科。例如，1949年，前苏联阿尔捷莫夫研究了蜂毒对29种动物（从无脊椎动物开始）的比较毒理学，确定了18种动物的最小致死量（MLD：每百克体重在腹部蜂螫数），结果证实：蜂毒对低等冷血动物的毒性最弱（如蚯蚓为300，毛虫为100，无尾两栖类为100~150，爬虫为70~75），而对哺乳类动物的毒性作用最强（如麻雀为15，啮齿哺乳类为12~18）[1]。

比较毒理学是随着比较医学[2]的发展而发展起来的，因此，比较毒理学也是比较医学的一门分支学科。1983年《比较生物化学和生理学-C卷：毒理学和药理学》（*Comparative Biochemistry and Physiology -Part C: Toxicology and Pharmacology*）中正式采用了比较毒理学这一名词。以往研究资料较多的是毒物毒性和代谢的比较研究。近年来，随着种间比较基因组学和种内比较基因组学研究的进展，比较毒理学进入了一个机制研究的发展阶段，特别是人类基因组单核苷酸多态性（Single Nucleotide

---

[1] 房柱. 蜂毒的研究与医药应用. 中国养蜂学会，1986：46-47.
[2] 比较医学（Comparative Medicine），是对不同种动物（包括人）的健康和疾病现象进行类比研究的科学，是20世纪80年代发展起来的一门边缘学科。

Polymorphisms, SNPs）和基因拷贝数多态性（Copy Number Polymorphism，CNP）或拷贝数变异（Copy Number Variation, CNV）与个体对环境有害因素的易感性和反应性差异成为研究热点。

比较毒理学是在比较解剖学、比较生理学、比较生化学基础上发展起来的。不同种属动物的生物化学特征，包括组织成分、代谢途径及某些具有特殊性的代谢物质，这对进行联系试验和评价试验结果至关重要[1]，例如：

第一，组织结构的不同致毒性反应的差异。小鼠、大鼠及豚鼠的气管和支气管腺不发达，因此，选用这些动物作化学物致慢性支气管炎的模型就不合适。青紫蓝种家兔后肢窝部有一个粗大的淋巴结，在体外极易触摸和固定，适于向淋巴结内注射化学物，是进行免疫毒理学研究首选的实验动物。苯可引起家兔白细胞减少及造血器官发育不全，但对狗却引起白细胞增多及脾脏和淋巴结增生。苯胺及其衍生物对家犬、猫和豚鼠能引起与人相似的病理变化产生变性血红蛋白，但对家兔则不易产生变性血红蛋白，对鼠则完全不产生。氯苯氧异丁酸乙酯对狗毒性较大，而对大鼠、猴和人毒性不大。

第二，代谢功能的不同致毒性反应的差异。灵长目动物在亲缘关系上与人最接近。猕猴中有71%经研究的化合物与人的近似性较好，狗为19%，而大鼠仅有14%受试物与人近似。

第三，生理反应的不同致毒性反应的差异。猴、家犬、猪、羊、豚鼠、大鼠和小鼠等实验动物是按一定周期进行排卵的，不交配也可正常排卵，但兔、猫属典型的刺激性排卵动物，只有经交配刺激才能排卵，因此观察毒物对排卵的影响时，选择动物就应注意。鸽子、家犬、猴和猫呕吐反应敏感，可作呕吐实验，但家兔、豚鼠等动物呕吐反应不敏感，小鼠、大鼠无呕吐反应，故不宜选作外源性化学物致呕吐的实验。

由此可见，以往的比较毒理学的研究中，主要采用整体动物实验对揭示生物体对环境因素反应的同一性和差异性是不可缺少的，但要阐明同一性和差异性的机制，仅靠整体动物实验难以达到，因此，要使比较毒理学的研究成果更好地应用，还有赖于机制的阐明。

未来比较毒理学的任务是：

第一，研究各种生物体对外来影响因素（包括化学、物理及生物因素）反应的同一性与差异性；

第二，研究同一生物体在生命的不同期对外来影响因素反应的差异；

第三，研究不同种属动物的代谢规律，特别注重研究外源性化学物进入机体后代谢、解毒、排毒过程和规律以及影响这些过程的因素，为防治中毒提供依据。

---

[1] 姜允申，王沭沂. 比较毒理学. 中国公共卫生，2001（3）.

5.5 转化毒理学

转化毒理学（Translational Toxicology），是研究如何将毒理学的基础研究成果发展转化为可应用于人群监测和临床实践、安全性或危险度评价、预防措施和管理决策的理论和方法的一门新的毒理学分支学科。

转化毒理学的研究对象是动物模型和人体，研究范畴既包括对动物及其组织细胞研究中的发现、机制研究成果转化可用于人体和动物的工具与方法的研究，也包括直接以人及其组织细胞为受试对象的新试验模型和体系的研究；既包括对基本毒作用机制（Basic Mechanism）识别、鉴定，毒理信息学分析模型、方法等的理论和方法的研究，也包括如何利用体外资料、机制研究资料以评价安全性、危害性和危险度等应用研究；还包括如何使毒理学家更深入了解工业企业、政府管理机构的需求，而使管理者更好地认识转化研究的成果并用于解决产品研发和公共卫生问题，在毒理研究者与工业企业、政府管理机构之间架起一条快速通道。

转化毒理学是伴随转化医学（Translational Medicine）而产生的。2008年科林斯（F. S. Collins）等人首先提出转化毒理学的概念。2009年马特斯（W. B. Mattes）等进一步明确了"转化毒理学"这一名词及其研究内容。

转化毒理学主要应用于环境和职业暴露人群的监测，外源化学物的危险度评价，药物临床前和临床试验的安全性评价、化学物的诊断和治疗等临床实践，外源化学物有害作用的预防和管理工作，各类化学物生产企业的产品研发等。正如转化医学是未来医学研究的主要模式、是医学研究和发展的必由之路一样，转化毒理学也是毒理学未来研究和发展的必由之路。培养具有转化毒理学研究和管理能力的专业人才，阐明化学物毒作用基本机制，基于机制转化为低成本、有效的人体评价方法和管理模式是未来的主要研究重点。

5.6 纳米毒理学

纳米毒理学（Nanotoxicology，Toxicology of Nanoparticles），是研究纳米物质对生物体的有害效应、毒作用规律和机制，为纳米物质的安全性和危险性评估，防止其对生态环境和人体健康的可能危害提供科学依据的一门毒理学新兴分支学科。简言之，纳米毒理学是研究纳米材料毒性的学科。

诞生于20世纪80年代的纳米技术以惊人的速度发展，纳米材料在工农业生产与医药卫生领域的应用也随之增多，因此，纳米材料对人体的潜在威胁引起毒理学家的高度关注①。如纳米物质由于尺寸小，更易透过血脑、血睾、胎盘等屏障，也易于透过生物膜上的孔隙进入细胞内或细胞器内，导致纳米材料进入机体、细胞，通过血脑和血睾等屏障的概率增加。由于表面积大，可能有更多不同的毒作用方式。如一般的微米铜粉②被认为是基本无毒的，但研究发现，纳米铜粉对小鼠的脾、肾、胃均能造成严重伤害，而相同剂量的微米铜粉却没有损害。因此，原有的对常规尺度物质的安全评估体系是否适合于纳米材料成为人们面临的一个重大问题。2003年4月，《科学》杂志首先发表文章讨论纳米材料与生物环境相互作用可能产生的生物效应问题。随后，《自然》和《科学》杂志在一年内，先后四次发表文章，美国化学会以及欧洲许多学术杂志也纷纷发表文章，与各个领域的科学家们探讨纳米生物效应，尤其是纳米颗粒对人体健康、生存环境和社会安全等方面是否存在潜在的负面影响，即纳米生物环境安全性问题。2003年10月，美国政府在没有预算的情况下，增拨专款600万美元启动了纳米生物效应的研究工作。英国政府委托英国皇家学会与英国皇家工程学院对纳米生物环境效应问题进行调研，历时一年三个月，于2004年7月29日发表了长达95页的研究报告。该报告建议英国政府成立专门研究纳米生物环境效应与安全性的研究中心（年预算1100万美元）。2004年12月5日，欧共体在布鲁塞尔公布了"欧洲纳米战略"，把研究纳米生物环境健康效应问题的重要性列在欧洲纳米发展战略的第三位。同时，欧洲宣布启动"纳米安全要素计划"（Nano Safety Integrating Projects），全面开展纳米生物效应与安全性的研究。中国科学院于2003年成立的纳米生物效应与安全性重点实验室，于2006年启动了"人造纳米材料的生物安全性研究及解决方案探索"的973项目。2012年4月6日，中国毒理学会成立了纳米毒理学专业委员会。

鉴于纳米物质的重要性和在安全性方面的特殊性，2004年国际上提出了纳米毒理学的概念。2005年1月，《纳米毒理学》（Nanotoxicology）专业杂志在英国出版。

目前，纳米毒理学正处于快速发展阶段。2011年美国政府颁布《纳米技术环境、健康、安全研究》白皮书，美国国家科学院颁布《纳米材料的环境、健康、安全研究战略》；2013年美国又启动了《纳米技术环境、健康、安全研究》计划。而欧盟在2005—2010年纳米安全研究领域的经费投入累计达1.25亿欧元，共建立了24个纳米毒理学与安全性研究计划。

与此同时，纳米毒理学的国际学术交流比较频繁。2004年11月31日，中国召开"纳米安全性"的香山科学会议。2006年7月30日召开"纳米材料的生物安全性评估研讨会"东方科技论坛。2011年5月31日至6月2日，以"纳米生物效应与纳米生物分析前沿"为主题的香山科学会议在北京召开。会议中心议题包括：

---

① 张勤丽. 纳米毒理学：一个新兴的毒理学研究领域. 中国毒理学通讯, 2010, 14 (3): 13.
② 微米铜粉，是采用酒石酸钾钠为络合剂、抗坏血酸为还原剂还原硫酸铜制备的微米级铜粉。

第一，与纳米生物医学相关的分析科学前沿；

第二，生物纳米技术中的分析科学前沿；

第三，纳米毒理学与纳米安全性相关的分析科学前沿；

第四，环境纳米技术与生态环境效应相关的分析科学前沿。

国际学术界于 2007 年（意大利威尼斯）、2008 年（瑞士苏黎世）、2010 年（英国爱丁堡）、2012 年（中国北京）召开了多次"纳米毒理学国际大会"①。

21 世纪，在发展纳米技术的同时，同步开展其安全性的研究，使纳米技术成为安全造福人类的新技术。为此，纳米毒理学研究的未来，需要加强纳米技术战略管理和评估，制定纳米技术相关的安全性研究的战略，加强纳米技术的伦理、法律和社会议题的研究，开展科学界与公众的对话，进一步加强对纳米产品的规范，加强国际合作交流。

21 世纪初出版的有关纳米毒理学专著主要有：《纳米毒理学：纳米材料与生物系统的相互作用》（Nanotoxicology：Interactions of Nanomaterials with Biological Systems），赵宇亮、哈里·辛格·纳尔瓦（Hari Singh Nalwa）著（美国科学出版社，2007）（图 170）。

《纳米毒理学：特性，剂量及对健康的影响》，南希·A.蒙泰罗里维埃（Nancy A. Monteiro-Riviere）主编、陈良德参编（泰勒弗朗西斯出版集团出版，2007）。该书由庄志雄、刘建军、袁建辉译为中文版，由科学出版社于 2009 年 11 月出版（图 171）。

《纳米毒理学：纳米材料安全应用的基础》，赵宇亮、柴之芳主编（科学出版社，2010）。

图 170 赵宇亮等著的《纳米毒理学：纳米材料与生物系统的相互作用》（英文版 2007）

《纳米毒理学》，张英鸽主编（中国协和医科大学出版社，2010），全书共 26 章，上篇 8 章介绍纳米毒理学一般知识，中篇 11 章介绍纳米粒子对人体及生物体的毒性作用以及观察到的毒性现象，下篇 7 章介绍纳米粒子的环境毒理学。

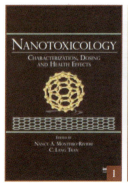
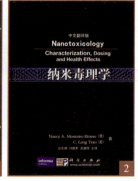

图 171 《纳米毒理学：特性，剂量及对健康的影响》（1.英文版，2007；2.中译本，科学出版社，2009）

---

① 2012 年"纳米毒理学国际大会"，是由中国科学院、科技部、国家自然科学基金委员会、中国毒理学会共同主办，国家纳米科学中心承办，于 9 月 5 日—7 日首次在北京召开的亚洲地区第一次国际盛会。来自美国、英国、中国等 30 多个国家和地区的 600 余名纳米领域的专家学者出席会议。

5.7 预测毒理学

预测毒理学（Predictive Toxicology），是通过采集化学物的化学信息和生物学信息，运用预测程序来预测化学物毒性作用的一门新的毒理学分支学科。

由于化学物的化学信息包括化学物的结构、物理化学特性、代谢和生物转运性质及其生物学性质，化学物的生物学信息包括化学物作用的种属、性别、临床标志、基因和蛋白质表达情况，医学与毒理学信息包括化学物的分类、作用机制、量化的毒性参数等，因此，预测毒理学是化学、生物学、医学、毒理学与统计及计算机之间的一门交叉学科。

较早的预测毒理学体系是由化学物的化学、生物学和毒理学数据资料、预测模型及其应用组成，其目的是揭示化合物结构与生物活性之间的关系以及相应的生物和毒理过程或机制，预测未检测化学物的毒性，为化学物和药物研制机构评价候选化学物的潜在毒作用，为管理机构对无完整毒性资料的化学物做出预测评估。

后来预测毒理学使用不同类型的信息来描述化学物和生物学系统，确定与特定毒作用相关的参数。当化学物的潜在生化机制基本明确时，就容易确定其相关的参数。但在有些化学物的生物化学机制不清楚或过于复杂的情况下，确定合适的参数就会遇到困难。因此，如何选择参数的方法就成为预测毒理学需要研究的重要课题。

目前，科学家利用计算机模型或专家系统预测新化学物的潜在毒性，多采用硅上毒理学（In Silico Toxicology）的技术手段和毒性的定量结构活性模型分析化合物的毒性。在致癌性、致突变性的计算机定量构效关系研究方面已取得较大的进展。硅上毒理学技术可以粗略地分为模拟与毒性相关的生化反应，即制作分子模型（Molecular Modelling）方法，模拟人推断毒理学现象的技术，即专家系统（Expert Systems）和从一套试验已经确定数据进行毒性预测的方法，即数据推导系统（Data Driven Systems）三个方面。

此外，人工智能研究技术也开始运用于预测毒理学，这种以计算机学为基础发展的预测方法主要是：

第一，发现剂量结构-毒性关系的人工智能方法；

第二，预测化学物生物效应谱方法；

第三，用于预测毒性结构活性关系。以上这些方法的共同点都是确定化合物结构与性质之间的关系，化合物具有相同或相近的作用与毒性性质的相关性。

2005 年，克里斯托夫·赫尔玛（Christoph Helma）主编《预测毒理学》（CRC 出版社）。

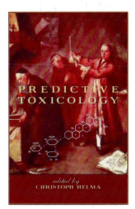

图 172 《预测毒理学》（封面）

5.8 系统毒理学

系统毒理学（Systems Toxicology），是以系统生物学的思想，以毒理基因组学、转录组学、蛋白质组学、代谢组学、相互作用组学和表型组学等组学技术为主要技术平台，借助毒物信息学和计算毒理学，整合分子、细胞、组织等不同研究层次的信息，系统地研究外源化学物和环境应激等与机体相互作用的一门毒理学新兴分支学科。

系统毒理学的概念和框架图首先由沃特斯（M. D. Waters）和福泰尔（J. M. Fostel）于2004年提出。

系统毒理学尚处于形成发展过程中，是伴随系统生物学①的兴起而兴起的。如同基因组学带动生物学向系统生物学发展一样，毒理基因组学也将带动毒理学向系统毒理学转变，因为层次间、系统间的关联是建立在基因组学基础上的，用于毒理学的各种组学技术也是建立在基因组学技术基础上的。又如在基于表达谱的基因组学研究阶段，采用系统毒理学的研究思路和研究方法，必将推动毒物基因组学的健康发展，加快毒理学向系统毒理学的转变。由此可见，系统毒理学不仅要收集细胞成分信息，而且要了解这些成分对毒物应答的对应信息，同时，必须进行系统的结构生物学"应激测试"以获取生物体对该应激的适应、生存或死亡等方面的资料。

系统毒理学将基因、蛋白质等不同水平上观察到的各种相互作用、代谢途径、调控通路的改变综合起来全面、系统地阐明毒性效应，揭示毒理发生机制，定量描述和预测毒作用，评价外源化学物对机体的安全性或危险度。因此，系统毒理学代表着后基因组时代毒理学发展的方向或趋势。

2011年出版的第一本系统毒理学专著是由凯斯西亚诺（D. A. Casciano）和塞赫（S. C. Sahu）合作著的《系统毒理学手册》（*Handbook of Systems Toxicology*）。

5.9 灾害毒理学

灾害毒理学（Disaster Toxicology），是以毒性灾害为研究对象，运用毒理学、灾害学基本实验方法和研究方法对毒性灾害事件进行危险度评定和灾害等级鉴定，研究其发生、发展和演变规律，找出类似事件在国家及全球发生、分布的规律，制定和完善有关毒性灾害的防灾减灾应急预案和法规的一门综合性学科。灾害毒理学

---

① 系统生物学，是在细胞、组织、器官和生物体整体水平研究结构和功能各异的各种分子及其相互作用，并通过计算生物学来定量描述和预测生物功能、表型和行为的学科，因此，称之为21世纪的生物学。

的研究成果为成功应急处置毒性灾害提供了科学决策的依据和技术支撑。

毒性灾害命题的提出及其形成

1994年12月，史志诚在中国首届毒物学史与毒性灾害研讨会上，在分析当代世界50起重大毒性灾害的基础上，首次提出"毒性灾害"（Toxic Disaster）命题，并定义为：毒性灾害是指发生突然、伤亡惊人、经济损失惨重、政治影响深远的重大中毒事件。

1996年，史志诚主编的《毒性灾害》[①]一书出版。接着《光明日报》《灾害学》杂志和《中国毒理学通讯》上连续发表了三篇其有关毒性灾害的论文。

美国"9·11"事件之后，非传统安全问题引起国际社会普遍关注。许多国家将食物中毒和职业中毒列为突发公共卫生事件，并明确应急处置突发性中毒事件的法律法规及其法律责任。这样，突发性毒性灾害成为一个严肃的政治问题和经济问题摆在世界各国政府面前，毒性灾害问题作为一个特殊的急需研究的新课题也被提到了重要议事日程，预防和紧急处置毒性灾害成为各国政府处置非传统突发事件和参与国际反恐斗争的重要组成部分。于是，以毒性灾害为研究对象的灾害毒理学（Disaster Toxicology）应运而生。

2001年，史志诚对20世纪41个国家的200起重大毒性灾害进行了初步统计，分析研究了毒性灾害种类的历史演变、成因与特征，提出吸取历史教训，制止毒性灾害发生和减少其经济损失的对策建议。史志诚在中国毒理学会第三次学术会议上发表《20世纪全球重大毒性灾害及其历史教训》一文，引起社会各界的高度关注。

2002年8月，史志诚在上海召开的第十届东亚国际科学史会议上，发表《20世纪百年重大毒性灾害大事记》一文，引起国内外学者的关注和讨论。

2006年，陈冀胜院士在《如何应对化学恐怖与化学毒性灾害》一书中指出："化学恐怖是突发性化学毒性灾害类型之一。"[②]

2009年，中南大学资源与安全工程学院廖慧敏对灾害毒理学提出新的定义：灾害毒理学是以灾害毒理学事件为研究对象，运用毒理学、灾害学基本实验方法对灾害毒理学事件进行危险度评定和灾害等级鉴定，研究其发生、发展和演变规律，找出类似事件在国家及全球发生、分布的规律，制定和完善相应灾害毒理学事件防灾减灾应急预案和法规的一门综合性学科[③]。并提出"三阶段法"（即预防阶段、应急阶段和减灾恢复阶段）应对灾害毒理学事件，使灾害毒理学理论日趋完善。

随着全球安全问题的凸现和国际反恐斗争的开展，国际上开始关注非传统安全问题（Non-traditional Security，简称NTS；又称"新的安全威胁"，New-security Threats，简称NST）。非传统安全问题指的是人类社会过去没有遇到或很少见过的安全威胁，如恐怖主义、生态污染、危险化学品爆炸、突发性重大中毒事件以及毒物引发的毒性灾害、大规模杀伤性武

---

① 史志诚. 毒性灾害. 西安：陕西科学技术出版社，1996.
② 陈冀胜. 如何应对化学恐怖与化学毒性灾害. 北京：科学出版社，2006.
③ 廖慧敏，吴超，李孜军. "三阶段法"应对灾害毒理学事件. 科技导报，2009，27（15）.

器的扩散等，对人类正常活动和国际社会正常交往构成危险，有的威胁日益严重，甚至到了失控的边缘。作为非传统安全问题之一的毒性灾害也被提到各国政府的重要议事日程。联合国的世界卫生组织（WHO）、美国环境保护局（UNEPA）和互联网上有大量关于毒性灾害的报道。世界各国都将毒性灾害列入突发性公共卫生事件和国家灾害防御计划，积极组织毒性灾害计划的实施。

国际研究机构

瑞典国防研究局（Swedish Defence Research Agency，FOI）成立国家灾害毒理学中心（National Centre for Disaster Toxicology），负责危险评估、建设方案、分析检测、毒理学研究、核生化物质评估以及医疗设施的研发工作，负责有毒化学品、辐射危害和感染生物来源的知识宣传和咨询。该中心有从事化学、生物、放射性和核安全方面的顶尖专家，可以及时处置相关的突发事件。

英国卫生保护局（Health Protection Agency，HPA）的辐射、化学和环境危害中心（Centre for Radiation, Chemical and Environmental Hazards，CRCE），负责公共卫生、有毒有害化学品和突发事件的风险评估，对各种风险提供应急准备和做出应急反应。同时，根据突发事件和健康影响的风险评估结果向政府提出建议。该中心的毒理学家、临床药理学家、环境科学家、流行病学家和其他专家提供24小时的指导和服务。

法国陆军生物医学研究所（The Institut de Recherche Biologique des Armées, I-BRA），主要从事皮肤模型的验证研究，即经皮肤渗透和化学战剂（清洁水）引起的皮肤毒性研究，以及皮肤的保护方法和对清洁水净化使用技术。在过去几年，研究工作主要包括体外研究，评估经皮渗透的有机磷（对硫磷、内吸磷S-甲基、DFP和VX的）和硫芥子气等。

学科展望

未来灾害毒理学的研究重点是：

——制订国家毒性灾害防治计划，将毒性灾害的防治列入国家和地方的减灾计划和生态环境建设计划之中，一并落实，一并实施。

——建立、健全国家核安全、生态安全和食品安全法律体系。坚决依法打击邪教，保护人民生命安全和维护社会稳定。

——政府鼓励和扶持中毒控制中心与咨询服务等公益事业的发展。利用现代计算机网络技术提高全民族安全意识，宣传减灾知识，降低灾害发生率，增强减灾应急能力。

——金融、保险部门进一步完善灾害保险业务，将毒性灾害的保险列为新险种，尽快开展工作，搞好服务。

——研究各种毒性灾害的成因、特点及其演变规律。特别是有毒生物入侵、污染转嫁、环境污染、人为事故、管理缺失、刑事犯罪、邪教施毒和恐怖活动等原因引发的毒性灾害。

——总结世界毒性灾害处置的历史经验，为毒性灾害的应急处置提供科学的决策依据和技术支撑，提高防灾抗灾能力。

——创新普及防控毒性灾害和安全教育的方法与方式，提高主动预防和积极处置突发毒性灾害的自觉性。

——开展国际学术交流，不断丰富和发展灾害毒理学和安全科学。